检验技术与临床应用

主编 满 慧 马 磊 刘敬利 蔡新华
邵 凯 李 芳 初泓锦 严 敏

上海科学技术文献出版社
Shanghai Scientific and Technological Literature Press

图书在版编目（CIP）数据

检验技术与临床应用 / 满慧等主编. -- 上海：上海科学技术文献出版社, 2024. -- ISBN 978-7-5439-9219-1

Ⅰ. R446.1

中国国家版本馆CIP数据核字第2024S8P535号

组稿编辑：张　树
责任编辑：苏密娅
封面设计：宗　宁

检验技术与临床应用
JIANYAN JISHU YU LINCHUANG YINGYONG
主　　编：满　慧　马　磊　刘敬利　蔡新华
　　　　　邵　凯　李　芳　初泓锦　严　敏
出版发行：上海科学技术文献出版社
地　　址：上海市长乐路746号
邮政编码：200040
经　　销：全国新华书店
印　　刷：山东麦德森文化传媒有限公司
开　　本：787mm×1092mm　1/16
印　　张：22
字　　数：563 千字
版　　次：2024年8月第1版　2024年8月第1次印刷
书　　号：ISBN 978-7-5439-9219-1
定　　价：200.00 元

编委会

主　编

满　慧　马　磊　刘敬利　蔡新华

邵　凯　李　芳　初泓锦　严　敏

副主编

迟小伟　陶　炜　吕云霞　刘　慧

甘　峰　陈　真　陈　焱　于　倩

编　委（按姓氏笔画排序）

于　倩（河北省沧州市中心医院）

马　磊（东营市利津县利津街道卫生院）

王天娇（浙江省疾病预防控制中心）

甘　峰（深圳市宝安区福永人民医院）

吕云霞（成武东大中医医院）

刘　慧（枣庄市妇幼保健院）

刘敬利（滕州市疾病预防控制中心）

严　敏（新疆医科大学附属肿瘤医院）

李　芳（乐陵市人民医院）

初泓锦（烟台毓璜顶医院）

迟小伟（山东中医药大学附属医院）

张石磊（河北友爱医院）

陈　真（平邑县人民医院）

陈　焱（江山市人民医院）

邵　凯（乐陵市人民医院）

陶　炜（安徽省皖南康复医院/芜湖市第五人民医院）

满　慧（微山县人民医院）

蔡新华（潍坊市中医院）

前言
FOREWORD

临床检验学是建立在基础医学与临床医学之间的桥梁，由血液学、生物化学、微生物学、免疫学等多个基础学科组成，是医疗卫生工作的重要组成部分。它是一门运用临床学科的理论、技术和方法，通过检验人体的血液、排泄物等物质为疾病的诊断、治疗等提供检验依据的学科。

近年来，随着基础理论研究的不断深入和分析技术的迅速发展，大量的新技术、新方法、新设备逐渐被引入到实验室与临床。因此，为了更好地使临床医师了解临床检验学的发展进程，达到治疗临床疾病、减轻患者经济负担和提高患者生活质量的目的，编者们编写了《检验技术与临床应用》一书，希望能为临床检验学的进步与发展贡献一份力量。

本书在充分考虑检验技术应用的广泛性与实用性的基础上，首先简要介绍了临床检验的基础内容，然后重点讲述了临床常用医学检验的理论知识和实践操作。另外，本书对检验项目标本的采集、参考值、临床意义和注意事项进行了最新解读。编者们在坚持科学性的前提下，对内容和形式的编排进行了大胆的尝试，打破了以往传统的编写模式，突出了检验为临床实践服务的重要性。本书论述详尽，内容新颖，科学性和实用性强，适合广大医学检验人员、护理人员、临床医师及实验科研人员参考使用。

虽然编者们已反复校对、多次审核，但书中难免有疏漏之处，殷切希望使用本书的广大检验科医师和相关科室的医师提出宝贵意见，以便提高。

《检验技术与临床应用》编委会

2024 年 6 月

目录
CONTENTS

第一章　临床检验标本的采集方法 …… (1)
　第一节　血液标本的采集 …… (1)
　第二节　排泄物标本的采集 …… (6)
　第三节　微生物检验标本的采集 …… (8)
第二章　临床常用检验技术 …… (14)
　第一节　离心技术 …… (14)
　第二节　放射免疫测定技术 …… (18)
　第三节　分子生物学检验技术 …… (24)
　第四节　微生物的分离培养和鉴定技术 …… (28)
第三章　红细胞检验 …… (43)
　第一节　红细胞形态学检验 …… (43)
　第二节　红细胞计数 …… (52)
　第三节　网织红细胞计数 …… (54)
　第四节　红细胞沉降率检验 …… (58)
　第五节　红细胞平均指数检验 …… (62)
　第六节　血细胞比容检验 …… (64)
　第七节　血红蛋白检验 …… (66)
第四章　白细胞检验 …… (72)
　第一节　概述 …… (72)
　第二节　白细胞检验的基本方法 …… (74)
　第三节　白细胞检验的临床应用 …… (84)
　第四节　白细胞计数 …… (90)
　第五节　嗜酸性粒细胞直接计数 …… (95)
第五章　凝血检验 …… (98)
　第一节　血小板形态学检验 …… (98)

第二节　血小板计数 …… (99)
第三节　血小板功能检验 …… (101)
第四节　凝血系统检验 …… (108)
第五节　抗凝与纤溶系统检验 …… (117)
第六章　输血检验 …… (124)
第一节　红细胞血型抗体筛检和鉴定 …… (124)
第二节　交叉配血试验 …… (125)
第三节　输血相关免疫检查 …… (126)
第七章　尿液检验 …… (132)
第一节　尿液的理学检验 …… (132)
第二节　尿液的化学检验 …… (135)
第三节　尿液的沉渣检验 …… (147)
第八章　粪便检验 …… (157)
第一节　粪便的理学检验 …… (157)
第二节　粪便的化学检验 …… (159)
第三节　粪便的显微镜检验 …… (163)
第九章　体液及分泌物检验 …… (168)
第一节　脑脊液检验 …… (168)
第二节　痰液检验 …… (174)
第三节　胃液检验 …… (178)
第四节　精液检验 …… (182)
第五节　前列腺液检验 …… (188)
第六节　阴道分泌物检验 …… (190)
第七节　浆膜腔积液检验 …… (193)
第八节　关节腔积液检验 …… (196)
第十章　激素类检验 …… (207)
第一节　甲状腺激素检验 …… (207)
第二节　促甲状腺激素检验 …… (209)
第三节　肾上腺皮质激素检验 …… (211)
第十一章　糖类及其代谢产物检验 …… (215)
第一节　血糖测定 …… (215)
第二节　口服葡萄糖耐量测定 …… (217)

第三节　血糖调节激素测定…………………………………………………………（219）
第四节　胰岛自身抗体测定…………………………………………………………（223）
第五节　糖化血红蛋白测定…………………………………………………………（226）
第六节　糖化血清蛋白测定…………………………………………………………（230）
第十二章　蛋白质检验…………………………………………………………（233）
第一节　血浆蛋白质的功能和分类…………………………………………………（233）
第二节　疾病时血浆蛋白质的变化…………………………………………………（234）
第三节　血浆蛋白质检验……………………………………………………………（235）
第十三章　酶类检验……………………………………………………………（244）
第一节　酶的测定方法………………………………………………………………（244）
第二节　酶在临床诊断中的应用……………………………………………………（246）
第三节　酶类肿瘤标志物检验………………………………………………………（248）
第十四章　肝功能检验…………………………………………………………（259）
第一节　丙氨酸氨基转移酶检验……………………………………………………（259）
第二节　天冬氨酸氨基转移酶检验…………………………………………………（260）
第三节　r-谷氨酰转肽酶检验 ………………………………………………………（261）
第四节　胆红素检验…………………………………………………………………（263）
第五节　血清总蛋白和清蛋白、球蛋白比值测定 …………………………………（264）
第六节　透明质酸检验………………………………………………………………（266）
第十五章　微生物检验…………………………………………………………（267）
第一节　化脓性球菌检验……………………………………………………………（267）
第二节　分枝杆菌属检验……………………………………………………………（277）
第三节　厌氧性细菌检验……………………………………………………………（279）
第四节　肠杆菌科检验………………………………………………………………（288）
第五节　流行性感冒病毒检验………………………………………………………（296）
第六节　副黏病毒科检验……………………………………………………………（299）
第七节　风疹病毒检验………………………………………………………………（303）
第八节　腺病毒检验…………………………………………………………………（304）
第九节　轮状病毒检验………………………………………………………………（305）
第十节　肝炎病毒检验………………………………………………………………（307）
第十一节　黄病毒科检验……………………………………………………………（316）
第十二节　疱疹病毒科检验…………………………………………………………（321）

第十三节　人乳头瘤病毒检验…………………………………………………………（327）
第十六章　细菌性食物中毒的微生物检验…………………………………………（330）
第一节　食品中沙门菌检验…………………………………………………………（330）
第二节　食品中金黄色葡萄球菌检验………………………………………………（333）
第三节　食品中大肠埃希菌检验……………………………………………………（340）
第四节　食品中志贺菌检验…………………………………………………………（342）
参考文献………………………………………………………………………………（344）

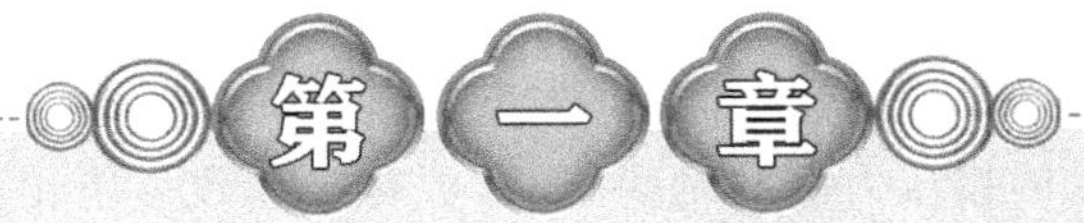

第一章 临床检验标本的采集方法

第一节 血液标本的采集

一、静脉血的采集

(一)原理

利用负压的原理,使用真空采血管或注射器将针头刺入浅静脉后,通过真空负压控制定量采集静脉血或通过手工控制吸取一定量的静脉血。

(二)试剂与器具

压脉带、垫枕和手套;70%乙醇、消毒棉球或棉签;一次性无菌针头、持针器和真空采血管,或者使用注射器和试管;胶带。

(三)操作

(1)对照申请单核对患者身份。

(2)采血部位的选择:患者取坐位或仰卧位,前臂置于桌面枕垫上或水平伸直。检查患者的肘前静脉,为使静脉血管充分暴露,可让患者握紧拳头,系上压脉带。采血人员可用示指触摸寻找合适的静脉,触摸时能感觉到静脉所在区域较周围其他组织的弹性大,一般肘臂弯曲部位或稍往下区域是比较理想的穿刺部位。如在一只手臂上找不到合适的静脉,则用同样的方法检查另一只手臂。如需从腕部、手背或脚部等处的静脉采血,最好由有经验的采血人员进行。

(3)静脉穿刺的准备:选择好合适的穿刺部位后,放松压脉带,依照《医疗机构消毒技术规范》(WS/T2012—367)的要求,使用70%~80%的乙醇擦拭消毒2遍,作用3分钟,消毒范围强调以穿刺部位为中心,由内向外缓慢旋转,逐步涂擦,共2次,消毒皮肤面积应大于等于5 cm×5 cm。

(4)静脉穿刺:①将患者的手臂置于稍低位置,在穿刺点上方约6 cm处系紧压脉带,嘱受检者紧握拳头,使静脉充盈显露。采血人员一手拿着采血装置,另一只手的手指固定穿刺部位下方的皮肤,以使静脉位置相对固定。②手握持针器或注射器,保持穿刺针的方向和静脉走向一致,穿刺针与皮肤间的夹角约为20°,针尖斜面朝上。③将穿刺针快速、平稳地刺入皮肤和静脉。使用真空采血器时一只手固定住持针器和穿刺针,另一只手将真空采血管从持针器另一端推入;使用注射器穿刺成功后右手固定针筒,左手解开压脉带后,再缓缓抽动注射器针栓至采集到所需血量。④血液开始流出即可解开压脉带，或者在开始采最后一管标本后立即解开压脉带，同时嘱患者松开拳头。⑤用消毒干棉球压住穿刺点，拔出针头，嘱患者继续按压棉球并保持手臂上举数分钟，如患者无法做到，则由采血人员按压穿刺点直至不出血。⑥在静脉穿刺处贴上不会引起过敏的胶条以助止血，如穿刺点的按压力度和时间不够，可能会导致皮下出血，形成瘀斑。⑦来回颠倒采血管数次将标本和抗凝剂混匀，但不可剧烈摇晃。⑧将采血针弃于利器盒内。⑨按实验室要求在每支采血管上贴好标签。⑩如果是门诊患者，嘱其静坐片刻，确认无头晕、恶心等不良反应后再允许患者离开。

(四)注意事项

(1)采血部位通常选择肘前静脉，如此处静脉不明显，可采用手背、手腕、腘窝和外踝部静脉；幼儿可采用颈外静脉。

(2)使用真空采血器前应仔细阅读厂家说明书。使用前勿松动一次性真空采血试管盖塞，以防采血量不准。

(3)使用注射器采血时，切忌将针栓回推，以免注射器中气泡进入血管形成气栓，造成严重后果。

(4)采血过程中应尽可能保持穿刺针位置不变，以免血流不畅。

(5)压脉带捆扎时间不应超过 1 分钟，否则会使血液成分的浓度发生改变。

(6)如果一次需要采集多管血液标本，应按以下顺序采血：血培养管→需氧，血培养管→厌氧，凝血项管，无抗凝剂管(含或不含促凝剂和分离胶)，有抗凝剂管。

(7)如遇受检者发生晕针，应立即拔出针头，让其平卧。必要时可用拇指压掐或针刺人中、合谷等穴位，嗅吸芳香氨酊等药物。

二、末梢血的采集

(一)试剂与器具

(1)一次性使用的无菌采血针。

(2)70%乙醇棉球。

(3)一次性手套和消毒干棉球。

(4)不同检测所需特殊器具(如用于制作血涂片的玻片、微量移液管、血细胞计数稀释液、微量血细胞比容测量管)。

(二)操作

(1)采血部位：成人以无名指或中指的指尖内侧为宜；特殊患者(如烧伤)必要时可从足跟部两侧或拇指采血；婴儿理想的采血部位是足底面两侧的中部或后部，针刺的深度不应超过2 mm，靠近足底面后部的针刺深度不应超过 1 mm。

(2)可轻轻按摩采血部位，使其自然充血，用 70%乙醇棉球消毒局部皮肤，待干。

(3)操作者用左手拇指和示指紧捏穿刺部位两侧，右手持无菌采血针，自指尖内侧迅速有力地穿刺，即刻拔出采血针并弃于利器盒内。

(4)用消毒干棉球擦去第 1 滴血，按需要依次采血。采血顺序：血涂片、EDTA 抗凝管、其他抗凝管、血清及微量采集管。

(5)可轻柔按压周围组织以获得足量的标本。

(6)采血完毕，用消毒干棉球压住伤口，止血片刻。

(三)注意事项

(1)所选的采血部位要避开冻疮、炎症、水肿和瘢痕等患处;除特殊情况外,不宜从耳垂采血。

(2)不宜从婴儿的手指以及脚后方跟腱处采血,以防止可能造成骨组织和神经组织的损伤。

(3)采血部位宜保持温暖,有利于血液顺畅流出。

(4)消毒皮肤后应待乙醇挥发,皮肤干燥后方可采血,否则流出的血液不呈圆滴状,也可能会导致溶血。

(5)穿刺深度一般不超过 2 mm;针刺后,稍加按压以血液能流出为宜。

三、抗凝剂的选用

血液一般检验常用的抗凝剂有以下 3 种。

(一)枸橼酸钠(柠檬酸钠)

枸橼酸能与血液中的钙离子结合形成螯合物,从而阻止血液凝固。市售枸橼酸钠多含 2 个分子的结晶水,相对分子质量为 294.12,常用浓度为109 mmol/L(32 g/L)。枸橼酸钠与血液的比例多采用 1∶9(*V*∶*V*)。常用于凝血试验和红细胞沉降率测定(魏氏法血沉测定时抗凝剂为 0.4 mL 加血1.6 mL)。

(二)乙二胺四乙酸二钠或乙二胺四乙酸二钾

抗凝机制与枸橼酸钠相同。全血细胞分析用 $EDTA\text{-}K_2 \cdot 2H_2O$,1.5～2.2 mg可阻止 1 mL 血液凝固。由于 $EDTA\text{-}Na_2$ 溶解度明显低于 $EDTA\text{-}K_2$,故 $EDTA\text{-}K_2$ 特别适用于全血细胞分析,尤其适用于血小板计数。由于其影响血小板聚集及凝血因子检测,故不适合做凝血试验和血小板功能检查。

(三)肝素

肝素是一种含有硫酸基团的黏多糖,相对分子质量为 15 000,与抗凝血酶结合,促进其对凝血因子Ⅻ、Ⅺ、Ⅸ、Ⅹ和凝血酶活性的抑制,抑制血小板聚集从而达到抗凝。通常用肝素盐或锂盐粉剂(125 U=1 mg)配成 1 g/L 肝素水溶液,即每毫升含肝素 1 mg。取 0.5 mL 置小瓶中,37～50 ℃烘干后,能抗凝 5 mL 血液。适用于血气分析、电解质、钙等测定,不适合凝血常规和血液学一般检查(可使白细胞聚集并使血涂片产生蓝色背景)。

四、血涂片制备

(一)器材

清洁、干燥、无尘、无油脂的载玻片(25 mm×75 mm,厚度为 0.8～1.2 mm)。

(二)操作

血涂片制备方法很多,目前临床实验室普遍采用的是手工推片法,即用楔形技术制备血涂片方法,在玻片近一端 1/3 处,加 1 滴(约 0.05 mL)充分混匀的血液,握住另一张边缘光滑的推片,以 30°～45°使血滴沿推片迅速散开,快速、平稳地推动推片至载玻片的另一端。

(三)注意事项

(1)血涂片应呈舌状,头、体、尾三部分清晰可分。

(2)推好的血涂片在空气中晃动,使其尽快干燥。天气寒冷或潮湿时,应于 37 ℃恒温箱中保温促干,以免细胞变形缩小。

(3)涂片的厚薄、长度与血滴的大小、推片与载玻片之间的角度、推片时的速度及血细胞比容有关。一般认为血滴越大、角度越大、速度越快则血膜越厚;反之则血膜越薄。血细胞比容高于正常时,血液黏度较高,保持较小的角度,可得满意结果;相反,血细胞比容低于正常时,血液较稀,则应用较大角度、推片速度较快。

(4)血涂片应在1小时内染色或在1小时内用无水甲醇(含水量<3%)固定后染色。

(5)新购置的载玻片常带有游离碱质,必须用约1 mol/L HCl浸泡24小时后,再用清水彻底冲洗,擦干后备用。用过的载玻片可放入含适量肥皂或其他洗涤剂的清水中煮沸20分钟,洗净,再用清水反复冲洗,蒸馏水最后浸洗后擦干备用。使用时,切勿用手触及玻片表面。

(6)血液涂片既可直接用非抗凝的静脉血或毛细血管血,也可用EDTA抗凝血制备。由于EDTA能阻止血小板聚集,故在显微镜下观察血小板形态时非常合适。但EDTA抗凝血有时能引起红细胞皱缩和白细胞聚集,因此最好使用非抗凝血制备血涂片。

(7)使用EDTA-K_2抗凝血液样本时,应充分混匀后再涂片。抗凝血样本应在采集后4小时内制备血涂片,时间过长可引起中性粒细胞和单核细胞的形态学改变。注意制片前,样本不能冷藏。

五、血涂片染色

(一)瑞氏染色法

1.原理

瑞氏(Wright)染色法使细胞着色既有化学亲和作用,又有物理吸附作用。各种细胞由于其所含化学成分不同,对染料的亲和力也不一样,因此,染色后各种细胞呈现出各自的染色特点。

2.试剂

(1)瑞氏染液:①瑞氏染料0.1 g。②甲醇(AR)60.0 mL。

瑞氏染料由酸性染料伊红和碱性染料亚甲蓝组成。将瑞氏染料放入清洁干燥的研钵里,先加少量甲醇,充分研磨使染料溶解,将已溶解的染料倒入棕色试剂瓶中,未溶解的再加少量甲醇研磨,直至染料完全溶解,甲醇全部用完为止,即为瑞氏染液。配好后放室温中,1周后即可使用。新配染液效果较差,放置时间越长,染色效果越好。久置应密封,以免甲醇挥发或氧化成甲酸。染液中也可加中性甘油2~3 mL,除可防止甲醇过早挥发外,也可使细胞着色清晰。

(2)pH 6.8磷酸盐缓冲液。①磷酸二氢钾(KH_2PO_4):0.3 g。②磷酸氢二钠(Na_2HPO_4):0.2 g。加少量蒸馏水溶解,再用蒸馏水加至1 000 mL。

3.操作

以血涂片染色为例。

(1)采血后推制厚薄适宜的血涂片(见血涂片制备)。

(2)用蜡笔在血膜两头画线,然后将血涂片平放在染色架上。

(3)加瑞氏染液数滴,以覆盖整个血膜为宜,染色约1分钟。

(4)滴加约等量的缓冲液与染液混合,室温下染色5~10分钟。

(5)用流水冲去染液,待干燥后镜检。

4.注意事项

(1)pH对细胞染色有影响。由于细胞各种成分均由蛋白质构成,蛋白质均为两性电解质,所带电荷随溶液pH而定。对某一蛋白质而言,如环境$pH<pI$(pI为该蛋白质的等电点),则该蛋白质带正电荷,即在酸性环境中正电荷增多,易与酸性伊红结合,染色偏红;相反,则易与亚甲蓝结合,染色偏蓝。因细胞着色对氢离子浓度十分敏感。因此,应使用清洁中性的载玻片,稀释

染液必须用 pH 6.8 缓冲液，冲洗载玻片必须用中性水。

(2)未干透的血膜不能染色，否则染色时血膜易脱落。

(3)染色时间的长短与染液浓度、染色时温度及血细胞多少有关。染色时间与染液浓度、染色时温度成反比，染色时间与细胞数量成正比。

(4)冲洗时不能先倒掉染液，应用流水冲去，以防染料沉淀在血膜上。

(5)如血膜上有染料颗粒沉积，可用甲醇溶解，但需立即用水冲掉甲醇，以免脱色。

(6)染色过淡，可以复染。复染时应先加缓冲液，创造良好的染色环境，而后加染液，或加染液与缓冲液的混合液，不可先加染液。

(7)染色过深可用水冲洗或浸泡水中一定时间，也可用甲醇脱色。

(8)染色偏酸或偏碱时，均应更换缓冲液再重染。

(9)瑞氏染液的质量好坏除用血涂片实际染色效果评价外，还可采用吸光度比值(ratio of absorption，RA)评价。瑞氏染液的成熟指数以 RA(A650 nm/A525 nm)=1.3±0.1 为宜。

(二)瑞氏-吉姆萨复合染色法

1.原理

吉姆萨染色原理与瑞氏染色相同，但提高了噻嗪染料的质量，加强了天青的作用，使细胞核着色效果较好，但和中性颗粒着色比较瑞氏染色法差。因此，瑞氏-吉姆萨(Wright-Giemsa)复合染色法可取长补短，使血细胞的颗粒及胞核均能获得满意的染色效果。

2.试剂

瑞氏-吉姆萨复合染色液。

Ⅰ液：取瑞氏染粉 1 g、吉姆萨染粉 0.3 g，置洁净研钵中，加少量甲醇(分析纯)，研磨片刻，吸出上层染液。然后加少量甲醇继续研磨，再吸出上层染液。如此连续几次，共用甲醇 500 mL。收集于棕色玻璃瓶中，每天早、晚各振摇 3 分钟，共 5 天，以后存放一周即能使用。

Ⅱ液：取 pH 6.4～6.8 磷酸盐缓冲液。

磷酸二氢钾(无水)6.64 g，磷酸氢二钠(无水)2.56 g，加少量蒸馏水溶解，用磷酸盐调整 pH，加水至 1 000 mL。

3.操作

瑞氏-吉姆萨染色方法基本上与瑞氏染色法相同。

(三)30 秒快速单一染色法

1.试剂

(1)储存液。瑞氏染粉 2.0 g，吉姆萨染粉 0.6 g，天青Ⅱ0.6 g，甘油 10.0 mL，聚乙烯吡咯烷酮(PVP)20.0 g，甲醇 1 000 mL。

(2)磷酸盐缓冲液(pH 6.2～6.8)。磷酸二氢钾 6.64 g，磷酸氢二钠 0.26 g，苯酚 4.0 mL，蒸馏水加至 1 000 mL。

(3)应用液：储存液、磷酸盐缓冲液按 3∶1 比例混合放置 14 天后备用。

2.操作

将染液铺满血膜或将血片浸入缸内，30 秒后用自来水冲洗。

(四)快速染色法

1.试剂

Ⅰ液：磷酸二氢钾 6.64 g，磷酸氢二钠 2.56 g，水溶性伊红 Y 4.0 g(或伊红 B 2.5 g)，蒸馏水

1 000 mL，苯酚 40 mL，煮沸，待冷后备用。

Ⅱ液：亚甲蓝 4 g，蒸馏水 1 000 mL，高锰酸钾 2.4 g，煮沸，待冷后备用。

2.操作

把干燥血涂片浸入快速染色液的Ⅰ液中 30 秒，水洗，再浸入Ⅱ液 30 秒，水洗，待干。

（满　慧）

第二节　排泄物标本的采集

一、尿液标本种类和收集

实验室应制定并实施正确收集和处理尿标本的指导手册，并使负责收集尿标本的人员方便获得这些资料或向患者告知收集说明。有关尿液标本种类和收集方法请参见卫生行业标准 WS/T348—2011《尿液标本的收集及处理指南》和 CLSI 指南 GP-16A3《尿液分析》的要求。尿液标本收集注意事项如下。

（一）标本留取时间

1.收集常规尿液分析的尿标本

应留取新鲜尿，以清晨第 1 次尿为宜，较浓缩，条件恒定，易检出异常，便于对比。

2.收集急诊患者尿液分析的尿标本

可随时留取（随机尿）。

3.收集特殊检验尿液分析的尿标本

（1）收集计时尿标本：应告知患者留尿起始和终止时间；留取前应将尿液排空，然后收集该时段内（含终止时间点）排出的所有尿液。

（2）收集使用防腐剂的尿标本：应建议患者先将尿液收集于未加防腐剂的干净容器内，然后小心地将尿液倒入实验室提供的含防腐剂容器中。

（3）收集多项检测尿标本：应针对不同检测项目分别留取尿标本（可分次留取，也可一次留取分装至不同容器中）。

（4）收集特定时段内尿标本：尿液应保存于 2～8 ℃条件下。

（5）收集时段尿尿标本：如总尿量超过单个容器的容量时，须用两个容器，检测前必须充分混匀两个容器内的尿液，最常用的方法是在两个尿容器之间来回相互倾倒尿标本；第 2 个容器收集的尿量一般较少，故注意加入防腐剂的量相应减少。

（6）收集卧床导尿患者的尿标本：将尿袋置于冰袋上；如患者可走动，应定期排空尿袋，将尿液存放在 2～8 ℃条件下。

（二）标本收集容器

应清洁、无渗漏、无颗粒；制备容器的材料与尿液成分不发生反应；容器和盖均无干扰物质附着，如清洁剂等；容器的容积一般应≥50 mL，收集 24 小时尿标本的容器的容积应为 3 L 左右；容器口为圆形，直径应≥4 cm；容器底部应较宽，适于稳定放置；容器盖应安全、密闭性好而又易于开启；推荐使用一次性容器；收集微生物检查标本容器应干燥无菌。

(三)标本容器标识

尿标本容器的标签材料应具有置于冰箱后仍能粘牢的特性;应在容器上粘贴标签,不可只粘贴于容器盖上;标签提供的信息应至少包含:①患者姓名;②唯一性标志;③收集尿液的日期和时间;④如尿标本加入防腐剂应注明名称,并加上防腐剂如溢出可对人体造成伤害的警示内容(还需口头告知患者)。

(四)标本留取书面指导

至少应包括以下几项。

(1)洗手清洁:患者留取标本前要洗手,并实施其他必要的清洁措施。

(2)信息核实:交给患者的尿液收集容器应贴有标签,并要求核对患者姓名。

(3)最少留尿量:留取所需检验项目的最小尿标本量(还需口头告知患者)。

(4)避免污染和干扰源:如避免污染经血、白带、精液、粪便,烟灰、糖纸等,避免光照影响尿胆原等化学物质分解或氧化。

(5)容器加盖:防止尿液外溢。

(6)记录标本留取时间。

(五)尿液防腐与保存

通常,尿标本采集后应在 2 小时内完成检验,避免使用防腐剂;如尿标本不能及时完成检测,则宜置于 2~8 ℃条件下保存,但不能超过 6 小时(微生物学检查标本在 24 小对内仍可进行培养)。根据检测项目特点,尿标本可采用相应的防腐剂防腐,而无须置冰箱保存。

选择适当的防腐剂。有多种防腐剂适用于该分析时,应选择危害性最小的防腐剂。

(六)检验后尿液标本的处理

1.尿标本

应按生物危害物处理,遵照各级医院规定的医疗废弃物处理方法进行处理。

2.一次性使用尿杯

使用后置入医疗废弃物袋中,统一处理。

3.尿容器及试管等器材

使用后可先浸入消毒液(如 0.5%过氧乙酸、5%甲酚皂液等)浸泡消毒 12 小时后再处理。

二、粪便收集

(一)常规检验

采集粪便标本的方法因检查目的不同而有差别,如常规检验留取新鲜指头大小(约 5 g)即可,放入干燥、清洁、无吸水性的有盖容器内送检。不应采取尿壶、便盆中的粪便标本,因标本中混入尿液和消毒剂等,可破坏粪便的有形成分,混入植物、泥土、污水等,因腐生性原虫、真菌孢子、植物种子、花粉等易干扰检验结果。粪便标本检验时,应选择其中脓血黏液等病理成分,若无病理成分,可多部位取材。采集标本后,应在 1 小时内完成检查,否则可因 pH 及消化酶等影响,使粪便中细胞成分破坏分解。

(二)寄生虫检验

粪便必须新鲜,送检时间一般不宜超过 24 小时。如检查肠内原虫滋养体,应于排便后迅速送检,立即检查,冬季需采取保温(35~37 ℃)措施。血吸虫毛蚴孵化应留新鲜粪便,大于等于 30 g。检查蛲虫卵需用透明胶带,在清晨排便前由肛门四周取标本,也可用棉签拭取,但均须立即镜检。检查寄生虫体及虫卵计数，须用洁净、干燥的容器，并防止污染；粪便不可混入尿液及其他体液等，以免影响检查结果。

(三)化学检验

采用化学法做潜血试验应嘱患者于收集标本前 3 天起禁食动物性和含过氧化物酶类食物(如萝卜、西红柿、韭菜、木耳、花菜、黄瓜、苹果、柑橘和香蕉等)，并禁服铁剂和维生素 C 等，以免出现假阳性反应；连续检查 3 天，并选取外表及内层粪便；收集标本后须迅速送检，以免因长时间放置使潜血反应的敏感度降低。粪胆原定量检查应收集 3 天粪便，混合称量，从其中取出约 20 g 送验；查胆汁成分的粪便标本不应在室温中长时间放置，以免阳性率降低。

(四)细菌检验

粪便标本应收集于灭菌有盖容器内，勿混入消毒剂及其他化学药品，并立即送检。

(五)检验后粪便标本的处理

1.粪标本

应按生物危害物处理，遵照各级医院规定的医疗废弃物处理方法进行处理。

2.纸类或塑料等容器

使用后置入医疗废弃物袋中，统一处理。

3.瓷器、玻璃等器皿

使用后可先浸入消毒液(如 0.5%过氧乙酸、5%甲酚皂液等)浸泡消毒 12～24 小时再处理。

(满　慧)

第三节　微生物检验标本的采集

一、血液标本的微生物检验

(一)标本采集时间、采集频率

1.一般原则

一般情况下应在患者发热初期或发热高峰时采集。原则上应选择在抗生素应用之前，对已用药而因病情不允许停药的患者，也应在下次用药前采集。

2.疑为布鲁氏菌感染

最易获得阳性培养的是发热期的血液或骨髓。除发热期采血外还可多次采血，一般为 24 小时抽 3～4 次。

3.疑为沙门菌感染

根据病程和病情可在不同的时间采集标本。肠热症患者在病程第 1～2 周采集静脉血液，或在第 1～3 周采集骨髓是最佳时间。

4.疑为亚急性细菌性心内膜炎

除在发热期采血外应多次采集。第 1 天做 3 次培养，如果 24 小时培养阴性，应继续抽血 3 份或更多次进行血液培养。

5.疑为急性细菌性心内膜炎

治疗前1～2小时分别在3个不同部位采集血液，分别进行培养。

6.疑为急性败血症

脑膜炎、骨髓炎、关节炎、急性未处理的细菌性肺炎和肾盂肾炎除在发热期采血外，应在治疗前短时间内于身体不同部位采血，如左、右手臂或颈部，在24小时内采血3次或更多次，分别进行培养。

7.疑为肺炎链球菌感染

最佳时机是在寒战、高热或休克时，此时采集样本阳性率较高。

8.不明原因发热

可于发热周期内多次采血做血液培养。如果24小时培养结果阴性，应继续采血2～3份或更多次做血液培养。

(二)采集容量

采血量以每瓶5～8 mL为宜。当怀疑真菌感染时采集双份容量。

(三)采集标本注意事项

(1)培养瓶必须平衡至室温，采血前后用75%乙醇或聚维酮碘消毒培养瓶橡胶瓶盖部分。采集标本后应立即送检，如不能及时送检，请放在室温中。在寒冷季节注意保温(不超过35 ℃)。

(2)标本瓶做好标记，写好患者姓名、性别、年龄、病历号。

(3)严格做好患者采血部位的无菌操作，防止污染。

(4)应在申请单上标明标本采集时间。

(5)如同时做需氧菌及厌氧菌培养，应先把血样打入厌氧瓶，再打入需氧瓶，且要防止注射器内有气泡。

二、尿液标本的微生物检验

(一)采集时间

(1)一般原则：通常应采集晨起第1次尿液送检。原则上，应选择在抗生素应用之前采集尿液。

(2)沙门菌感染一般在病后2周左右采集尿液培养。

(3)怀疑泌尿系统结核时，留取晨尿或24小时尿的沉渣部分10～15 mL送检。

(二)采集方法

1.中段尿采集方法

(1)女性：以肥皂水清洗外阴部，再以灭菌水或高锰酸钾(1∶1 000)水溶液冲洗尿道口，然后排尿弃去前段，留取中段尿10 mL左右于无菌容器中，立即加盖送检。

(2)男性：以肥皂水清洗尿道口，再用清水冲洗，采集中段尿10 mL左右于无菌容器中立即送检。

2.膀胱穿刺采集法

采集中段尿有时不能完全避免污染，可采用耻骨上膀胱穿刺取尿10 mL并置于无菌容器中立即送检。

3.导尿法

将导尿管末端消毒后弃去最初的尿液，留取10～15 mL尿液于无菌容器内送检。长期滞留导尿管患者，应在更换新管时留尿。

(三)注意事项

尿液标本采集和培养中最大的问题是细菌污染,因此要严格无菌操作,标本采集后应立即送检。无论何种方法采集尿液,均应在用药之前进行,尿液中不得加入防腐剂、消毒剂。

三、粪便标本的微生物检验

(一)采集时间

1.采样原则

腹泻患者应在急性期采集,以提高检出率,同时最好在用药之前。

2.怀疑沙门菌感染

肠热症在 2 周后;胃肠炎患者在急性期,早期采集新鲜粪便。

(二)采集方法

1.自然排便法

自然排便后,挑取有脓血、黏液部位的粪便 2～3 g,液状粪便取絮状物盛于无渗、漏、清洁的容器中送检。

2.肠拭子法

如不易获得粪便或排便困难的患者及幼儿,可用拭子采集直肠粪便,取出后插入灭菌试管内送检。

(三)注意事项

(1)为提高肠道致病菌检出率,应采集新鲜粪便做培养。

(2)腹泻患者应尽量在急性期采集标本(3 天内),以提高阳性率。

(3)采集标本最好在用药之前。

四、痰及上呼吸道标本的微生物检验

(一)采集时间

1.痰

最好在应用抗生素之前采集标本,以早饭前晨痰为好,对支气管扩张或与支气管相通的空洞患者,清晨起床后进行体位引流,可采集大量痰液。

2.鼻咽拭子

时间上虽无严格限制,但应于抗生素治疗之前采集标本,咽部是呼吸和食物的通路,因此也以晨起后早饭前为宜。

(二)采集方法

1.痰液标本

(1)自然咳痰法:患者清晨起床后,用清水反复漱口后用力自气管咳出第 1 口痰于灭菌容器内,立即送检。对于痰量少或无痰的患者可采用雾化吸入加温至 45 ℃的 10%NaCl 水溶液,使痰液易于排出。对咳痰量少的幼儿,可轻轻压迫胸骨上部的气管,使其咳嗽,将痰收集于灭菌容器内送检。

(2)支气管镜采集法:用支气管镜在肺内病灶附近用导管吸引或支气管刷直接取得标本,该方法在临床应用有一定困难。

(3)小儿取痰法:用弯压舌板向后压舌,用无菌棉拭子伸入咽部,小儿经压舌刺激咳嗽时,可喷出肺部或气管分泌物沾在棉拭子上,立即送检。

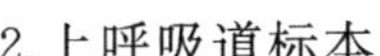

2.上呼吸道标本

采集上呼吸道标本通常采用无菌棉拭子。采集前患者应用清水反复漱口，由检查者将舌向外拉，使腭垂尽可能向外牵引，将棉拭子通过舌根到咽后壁或腭垂的后侧涂抹数次，但棉拭子要避免接触口腔和舌黏膜。

五、化脓和创伤标本的微生物检验

（一）开放性感染和已溃破的化脓灶

（1）外伤感染、癌肿溃破感染、脐带残端、外耳道分泌物等感染部位与体腔或外界相通，标本采集前先用无菌生理盐水冲洗表面污染菌，用无菌棉拭子采集脓液及病灶深部分泌物；如为慢性感染，污染严重，很难分离到致病菌，可取感染部位下的组织，无菌操作剪碎或研磨成组织匀浆送检。

（2）结膜性分泌物：脓性分泌物较多时，用无菌棉球擦拭，再用无菌棉拭子取结膜囊分泌物培养或涂片检查；分泌物少时，可做结膜刮片检查。

（3）扁桃体脓性分泌物：患者用清水漱口，由检查者将舌向外牵拉，用无菌棉拭子越过舌根涂抹扁桃体上的脓性分泌物，置无菌管内立即送检。

（4）外耳道分泌物：脓性分泌物较多时，先用无菌棉球擦拭，再取流出分泌物置无菌管送检。

（5）手术后切口感染：疑有切口感染时可取分泌物，也可取沾有脓性分泌物的敷料置灭菌容器内送检。

（6）导管治疗感染：应做导管尖端涂抹培养再加血培养。

（7）瘘管内脓液：用无菌棉拭子挤压瘘管，取流出脓液送检；也可用灭菌纱布条塞入瘘管内，次日取出送检。

（二）闭合性脓肿

（1）皮肤化脓（毛囊炎、疖、痈）和皮下软组织化脓感染：用2.5%～3.0%碘酊和75%乙醇消毒周围皮肤，穿刺抽取脓汁及分泌物送检，也可在切开排脓时，以无菌注射器或无菌棉拭子采集。

（2）淋巴结脓肿：经淋巴结穿刺术取脓液，盛于无菌容器内送检。

（3）乳腺脓肿、肝脓肿、脑脓肿、肾周脓肿、胸腔脓肿、腹水、心包积液、关节腔积液：可在手术引流时采集脓液或积液，也可做脓肿或积液穿刺采集脓液或积液，盛于无菌容器内立即送检。

（4）肺脓肿：体位引流使病肺处于高处，引流的支气管开口向下，痰液顺体位引流至气管咳出；也可在纤维支气管镜检查或手术时采集。

（5）胆囊炎：①十二指肠引流术采集胆汁，标本分三部分，即来自胆总管、胆囊及肝胆管。②手术时采集：在进行胆囊及胆管手术时，可从胆总管、胆囊直接采集。③胆囊穿刺法：进行胆道造影时采集胆汁。

（6）盆腔脓肿：已婚妇女可经阴道后穹隆切开引流或穿刺采集脓液，也可在肠镜暴露下经直肠穿刺或切开引流采集脓液检查。

（7）肛周脓肿：在患者皮肤黏膜表面先用碘酊消毒，75%乙醇脱碘，再用无菌干燥注射器穿刺抽取脓液，盛于无菌容器内立即送检。

六、生殖道标本的微生物检验

（一）生殖道分泌物

1.男性

（1）尿道分泌物：清洗尿道口，用灭菌纱布或棉球擦拭尿道口，采取从尿道口溢出的脓性分泌物或用无菌棉拭子插入尿道口内 2～4 cm 轻轻旋转取出分泌物。

(2)前列腺液：清洗尿道口，用按摩法采集前列腺液盛于无菌容器内立即送检。

(3)精液：受检者应 5 天以上未排精，清洗尿道口，体外排精液于无菌试管内立即送检。

2.女性

(1)尿道分泌物：清洗尿道口，用灭菌纱布或棉球擦拭尿道口，然后从阴道的后面向前按摩，使分泌物溢出，无肉眼可见的脓液，可用无菌棉拭子轻轻深入前尿道内，旋转棉拭子，采集标本。

(2)阴道分泌物：用窥器扩张阴道，用无菌棉拭子采集阴道口内 4 cm 内侧壁或后穹隆处分泌物。

(3)子宫颈分泌物：用窥器扩张阴道，先用灭菌棉球擦拭子宫颈口分泌物，用无菌棉拭子插入子宫颈管 2 cm 采集分泌物，转动并停留 10～20 秒，让无菌棉拭子充分吸附分泌物，或用去掉针头的注射器吸取分泌物，将所采集分泌物盛于无菌容器内立即送检。

(二)注意事项

(1)生殖器是开放性器官，标本采集过程中，应严格遵循无菌操作以减少杂菌污染。

(2)阴道内有大量正常菌群存在，采取子宫颈标本应避免触及阴道壁。

(3)沙眼衣原体在宿主细胞内繁殖，取材时拭子应在病变部位停留十几秒钟，并应采集尽可能多的上皮细胞。

七、穿刺液的微生物检验

(一)脑脊液

1.采集时间

怀疑为脑膜炎的患者，应立即采集脑脊液，最好在使用抗生素以前采集标本。

2.采集方法

用腰穿方法采集脑脊液 3～5 mL，一般放入 3 个无菌试管，每个试管内 1～2 mL。如果用于检测细菌或病毒，脑脊液量应≥1 mL；如果用于检测真菌或分枝杆菌，脑脊液量应≥2 mL。

3.注意事项

(1)如果用于检测细菌，收集脑脊液后，在常温下 15 分钟内送到实验室。脑脊液标本不可置于冰箱保存，否则会使病原菌死亡，尤其是脑膜炎奈瑟菌，肺炎链球菌和流感嗜血杆菌。常温下可保存 24 小时。

(2)如果用于检测病毒，脑脊液标本应放置冰块，在 4 ℃环境中可保存72 小时。

(3)如果只采集了一管脑脊液，应首先送到微生物室。

(4)做微生物培养时，建议同时做血培养。

(5)采集脑脊液的试管不需要加防腐剂。

(6)进行腰穿过程中，严格无菌操作，避免污染。

(二)胆汁及穿刺液

1.检测时间

怀疑感染存在时，应尽早采集标本，一般在患者使用抗生素之前或停止用药后 1～2 天采集。

2.采集方法

(1)首先用 2%碘酊消毒穿刺要通过的皮肤。

(2)用针穿刺法抽取标本或外科手术方法采集标本，然后放入无菌试管或小瓶内，立即送到实验室。

(3)尽可能采集更多的液体,至少 1 mL。

3.注意事项

(1)在常温下 15 分钟内送到实验室。除心包液和做真菌培养外,剩余的液体可在常温下保存 24 小时。如果做真菌培养,上述液体只能在4 ℃以下保存。

(2)应严格无菌穿刺。

(3)为了防止穿刺液凝固,最好在无菌试管中预先加入灭菌肝素,再注入穿刺液。

(4)对疑有淋病性关节炎患者的关节液,采集后应立即送检。

八、真菌检验

(一)标本采集的一般注意事项

(1)用适当的方法准确采集感染部位的标本,避免污染。

(2)注意标本采集时间。清晨的痰和尿含菌较多,是采集这类标本的最佳时间。另外,应尽可能在使用抗真菌药物前采集。

(3)标本采集量应足够。如从血中分离真菌,一般采集量为 8～10 mL。

(4)用于真菌学检验的标本均需用无菌容器送检。

(5)送检项目有特殊注意事项时,一定要在检验申请单上注明,或直接与真菌实验室联系,以便实验室采用相应特殊方法处理标本。

(二)临床常见标本的采集

1.浅部真菌感染的标本采集

(1)皮肤标本:皮肤癣菌病采集皮损边缘的鳞屑。采集前用 75%乙醇消毒皮肤,待挥发后用手术刀或玻片边缘刮取感染皮肤边缘,刮取物放入无菌培养皿中送检。皮肤溃疡采集病损边缘的脓液或组织等。

(2)指(趾)甲标本:甲癣采集病甲下的碎屑或指(趾)甲。采集前用 75%乙醇消毒指(趾)甲,去掉指(趾)甲表面部分,尽可能取可疑的病变部分,用修脚刀修成小薄片,5～6 块为宜,放入无菌容器送检。

(3)毛发标本:采集根部折断处,不要整根头发,最少 5 根。

2.深部真菌感染的标本采集

(1)血液:采血量视所用真菌培养方法确定,一般为 8～10 mL。如用溶剂-离心法,成年人则需抽血 15 mL 加入 2 支 7.5 mL 的 Isolator 管中。此法可使红细胞和白细胞内的真菌释放出来,尤其适用于细胞内寄生菌,如荚膜组织胞质菌和新型隐球菌的培养。采血后应立刻送检,如不能及时送检,血培养瓶或管应放在室温或 30 ℃以下环境中,但不要超过 8 小时,否则影响血中真菌的检测。

(2)脑脊液:≥3 mL,分别加入 2 支无菌试管中送检。一管做真菌培养或墨汁染色,另一管用于隐球菌抗原检测或其他病原菌培养。其他深部真菌感染的标本采集,如呼吸道、泌尿生殖道等标本,采集及送检方法与细菌学检验相同。

(满　慧)

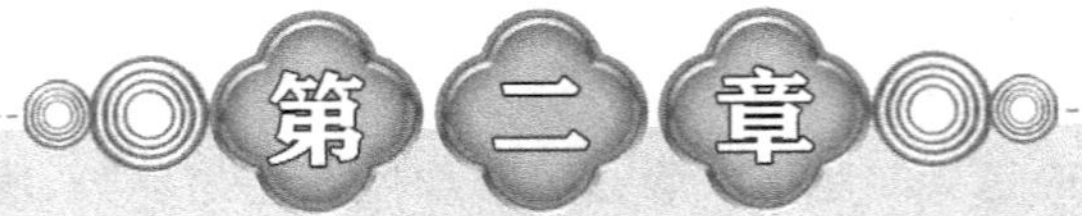

第二章 临床常用检验技术

第一节 离心技术

一、基本概念和离心机的工作原理

(一)匀速圆周运动与离心现象

物体在做匀速圆周运动时,必须存在一个向心力,才能维持其运动。这个向心力是物体所受的外力或外力的合力,其方向与速度方向垂直,指向圆心。

当物体所受外力大于圆周运动所需要的向心力时,物体将向圆心的方向运动;当物体所受外力小于圆周运动所需要的向心力时,物体将向远离圆心的方向运动。物体远离圆心运动的现象称为离心现象,离心运动是由向心力消失或不足造成的。

(二)液体中的微粒在重力场中的分离

地球上的物体可以看成是以地球自转速度在绕地轴作匀速圆周运动,其向心力的大小等于其重力,地球上的物体随地球运动的向心加速度为重力加速度,它可以看成是单位质量的物体所受到的重力大小,又称为重力场。

根据阿基米德定律,物体在介质中所受的浮力大小等于物体所排开同体积介质的重量。

沉降过程中,当微粒在介质中向下移动的速度增加时,微粒将与介质分子摩擦而受到阻力,其大小与物体的运动速度成正比。

介质中的微粒在重力场作用下开始沉降时,微粒进行的是加速运动,随着其速度越大,阻力越来越大;当阻力增加到与微粒所受重力、浮力的合力相等时,微粒运动的加速度为零,此时微粒表现为等速运动。

(三)液体中的微粒在离心力场中的沉降

在离心机中,把离心管放在离心机转头里,开动离心机时离心管绕离心转头的轴做圆周运动,在离心机内的样品颗粒将做同样的圆周运动。对于离心管而言,样品颗粒由试管顶部下移到底部,这与重力场中的物体由高处落到低处相似。这种颗粒在做圆周运动时的切线运动称为离心沉降。现实当中颗粒是在介质中运动的,颗粒作切线运动时将受到介质的摩擦阻力,颗粒在介质中受到的阻力越大,颗粒在离心管中沉降的速度越小,颗粒沉降的距离也越短。颗粒在离心管中的沉降速度与离心机的转速有关,旋转速度越快颗粒沉降越快。

(四)沉降系数

沉降系数是指单位离心力场下的沉降速度,用 S 表示,单位是 s。

沉降系数反映的是一定条件下的沉降颗粒的物理性质,沉降系数与样品颗粒的质量和密度成正比。样品颗粒的质量或密度越大,它的沉降系数亦越大。许多生物样品的沉降系数差别很大,利用它们沉降系数的差别就可以应用离心技术来进行分离制备和进行定性、定量分析。

二、常用的离心方法

(一)差速离心法

差速离心法是利用样品中各组分的沉降系数不同而进行分离的方法,通常两个组分的沉降系数差在 10 倍以上时可以用此法分离。差速离心法的优点是样品的处理量较大,可用于大量样品的初分离。其缺点是分离复杂样品和要求分离纯度较高时,离心次数多,操作复杂。

(二)密度梯度离心法

密度梯度离心法又称为区带离心法,可以同时使样品中的几个或全部组分分离,有良好的分辨率。

(三)分析性超速离心法

分析性超速离心法主要用于研究生物大分子的沉降特性和结构,它是在离心机上装配光学检测系统,采用特殊的透光离心池,在样品离心沉降过程中直接对样品进行定性或定量分析,这种离心机称为分析离心机。利用分析离心机进行的离心方法称为分析离心法。分析性超速离心法通常用于以下情况。

1.测定生物大分子的相对分子量

测定相对分子质量主要有三种方法:沉降速度、沉降平衡、接近沉降平衡。其中应用最广的是沉降速度方法,在超速离心分析过程中,沉降速度使得任意分布的粒子通过溶剂从旋转的中心辐射地向外移动,在清除了粒子的那部分溶剂层和尚含有沉降物的那部分溶剂之间形成一个明显的界面,然后用照相记录,通过 Svedberg 方程即可求出粒子的沉降系数。

$$M=RTS/D(1-\upsilon\rho)$$

式中:M 为该分子不含水的相对分子质量;R 为气体常数;T 为绝对温度;S 为分子的沉降系数;υ 为分子的微分比容(指 1 g 溶质加到一个大体积的溶液中所占有的体积);ρ 为溶剂的密度。

2.生物大分子的纯度

分析性超速离心法已广泛地应用于研究 DNA 制剂、病毒和蛋白质的纯度。用沉降速度的技术来分析沉降界面是测定制剂均质性的最常用方法之一,出现单一清晰的界面一般认为是均质的,如有杂质则在主峰的一侧或两侧再现小峰。

3.分析生物大分子中的构象变化

分析性超速离心法已成功地用于检测大分子构象的变化,这些构象上的变化可以通过检查样品在沉降速度上的差异来证实。

三、离心机的分类与结构

(一)离心机的分类

由于离心机的用途广泛,机型种类较多,各生产厂商生产的离心机都有不同特点,很难用一种方法来将它们分类，目前常用的分类方法有以下几种。

1.按离心速度分类

(1)低速离心机：分为锥型台式离心机、水平型桶式低速离心机、大容量立式低速离心机以及带冷冻系统的大容量低速离心机，转速一般可达 4 000 r/min，而且多为连续可调，最大相对离心力可达 6 000 g，可用于各种细菌、细胞、细胞核等的分离。低速离心机是临床及实验室中最为广泛使用的一类离心设备。

(2)高速离心机：转速可达 20 000 r/min，相对离心力可达 50 000 g，由于运转速度高，一般都配备冷冻控温装置。高速离心机适用于各种生物细胞、病毒、血清蛋白等有机溶液、无机溶液、悬浮液及胶体溶液等样品进行分离、浓缩、提取等制备工作，它是细胞生物和分子生物水平研究的基本工具。

(3)超速离心机：分为分析用超速离心机和制备用超速离心机两种，其转速在 30 000 r/min 以上，最大相对离心力可达 6×10^5 g，由于超速离心机转速高，产生的相对离心力场极强，对离心机的材料及各项质量要求极高，超速离心机是临床医学、检验医学、生物学、生物化学、农业科学等研究领域的重要仪器之一。

2.按使用功能分类

分为普通离心机、制备离心机、生产专用离心机、分析离心机和连续流离心机等。

3.按用途分类

(1)小型离心机：一般指体积较小的台式离心机，转速通常小于 6 000 r/min。

(2)制备型大容量低速离心机：这种机型最大的特点是体积大，通常为落地式，转速通常小于 6 000 r/min，但离心容量可达 6×500 mL。

(3)高速冷冻离心机：与大容量低速离心机相似，但该种类型离心机离心速度比大容量低速离心机快并设有制冷系统，最大速度可达 20 000 r/min。

(4)超速离心机：具有较大的相对离心力，速度可高达 100 000 r/min。

4.按驱动系统分类

(1)空气驱动离心机。

(2)油轮驱动离心机。

(3)电机驱动离心机。

(4)磁悬浮驱动离心机。

(二)离心机的基本结构

1.普通离心机

普通离心机通常指低速离心机，由电动机、离心转盘、调速器、定时器、离心套管与底座组成。

2.高速、超速离心机

(1)离心机的主要技术参数。①最大离心力：离心机可产生的最大相对离心力场。②最大转速：离心转头可达到的最大转速，单位是转/分(r/min)。③最大容量：离心机一次可分离样品的最大体积，通常表示为 m×n，m 为一次可容纳的最多离心管数，n 为一个离心管可容纳分离样品的最大体积，单位是 mL。④调速范围：离心机转头转速可调整的范围。⑤温度控制范围：离心机工作时可控制的样品温度范围。⑥工作电压：离心机电机工作所需的电压。⑦电源功率：离心机电机的额定功率。

(2)离心转头的常用标记及转头参数。离心转头的常用标记通常由三部分组成。第一部分为英文字母符号，表示离心转头的类型：FA 为有固定角转头，SW 为水平转头，V 为垂直转头，CF 为连续转头，Z 为区带转头；第二部分为数字，表示转头的最高转速；第三部分如标注 Ti 表示由钛或钛合金为材料制成的转头，没有标出的均为锡或铝合金做成的转头。

四、离心机的使用、维护及常见故障排除

(一)离心机的使用、维护

(1)离心机使用时要放置在平稳、坚固的台面上，大容量低速离心机和高速冷冻离心机要相应地安放在坚实的地面上，水平放置。超速离心机重达数百千克，应放在很坚实的地面上，并有防尘、防潮设备。离心机工作前应将负荷(离心管重量)平衡好，如果两侧负荷没有平衡好，会引起离心机剧烈振动，损坏离心转头和转轴。具有自动平衡功能的离心机，在超过离心机说明书规定两侧负荷误差许可范围时，同样会引起离心机剧烈振动，损坏离心机。

(2)针对高速、超速或带冷冻功能的离心机应参照专门的使用注意事项。①严格按照离心机操作规程使用。②不允许使用超过转头的最大转速。③不允许使用超过转头所能承受的最大离心力。④不允许使用非平衡运行，样品要注意重量平衡和对称放置离心管。⑤开始启动离心机前确定将离心腔门、盖子或转头的盖子关紧。⑥离心机启动未达到预设定的转速时，操作者不要离开离心机，直到离心机转速达到设定转速并且正常运转方可离开。

(二)离心机常见故障及排除方法

1.电机不转

(1)电源指示灯不亮：检查保险丝及室内配电板保险丝是否熔断、电源线是否接触良好，处理方法是重新接线或更换插头、插座。

(2)主电源指示灯亮而电机不能启动：多数情况是由电刷磨损造成，更换电刷即可。

(3)电机烧坏。

2.电机达不到额定转速

多数情况是由于电刷磨损或整流子表面有一层氧化物，使电刷凹凸不平，造成电刷与整流子外沿不吻合或接触不良，使转速下降。处理方法是清理、清洁整流子及电刷，使其接触良好，或更换电刷。再者是由于离心机使用数年没有检查过轴承，可能是轴承磨损或轴承缺油引起摩擦阻力增大，使电机达不到额定转速。

3.转头损坏

转头在使用时可能因金属疲劳、超速、过应力、化学腐蚀、选择不当、使用中转头不平衡及温度失控等原因而导致离心管破裂，样品渗漏，转头损坏。电机有上下轴承，应定期(半年或 1 年)加油。注意：为了使用者的安全请在转头的安全系数及保证期内使用。

4.冷冻机不能启动及制冷效果差

常见的原因是电源方面有问题。

(1)电源不通：与电机不转的故障相同，检查电源线及保险丝等。

(2)电压过低：检查是否是配电板配线过多。

(3)仪器放置的位置通风效果不好：仪器散热器散热效果差或是积满灰尘，也会影响制冷效果。

5.离心机机体振动剧烈、响声异常

(1)对应两个转头负荷不平衡(近代新型自动平衡型离心机，对应转头负荷轻度不平衡不会

造成离心机机体振动剧烈，但会比负荷平衡时噪声稍大些）、离心管放置不对称；解决方法是平衡好两侧转头的负荷。

（2）转轴上端固定螺帽松动，转轴磨损或弯曲，离心机转子本身损坏。

（3）离心机腔门、盖子、转头盖子未关紧或未盖好。

（马　磊）

第二节　放射免疫测定技术

一、基本原理

放射免疫技术根据其方法学原理，可分为两种类型。

（一）放射免疫分析

放射免疫分析是经典的放射免疫技术，通过放射性同位素标记的抗原与反应系统中未标记抗原竞争性结合有限量特异性抗体的抗原抗体反应，来定量检测样品中的抗原量。

（二）免疫放射分析

免疫放射分析将待测抗原与过量标记抗体进行非竞争性抗原抗体反应，然后加入固相免疫吸附载体祛除游离的标记抗体，而后通过放射性活度推算待测抗原的量。

另外，广义的放射免疫技术还包括放射受体分析、放射配体结合分析、放射蛋白结合分析等分析技术。

二、材料

（一）放射性核

在放射免疫技术中，常用到的放射性核有^{125}I、^{131}I、^{3}H、^{14}C等，其中^{125}I是目前应用最为广泛的放射性同位素。

1.^{3}H和^{14}C

^{3}H和^{14}C在早期放射免疫分析中得到应用，由于本身存在一些无法克服的缺点，现在应用越来越少。主要缺点：①发射的是能量弱的β射线，必须采用复杂而且操作烦琐的液体闪烁技术来检测，不易在一般实验室实行；②半衰期长，限制了标记物的比活度，从而降低了检测的灵敏度；③放射性废物处理困难。

2.^{125}I

与^{3}H和^{14}C相比，^{125}I有很多优点。①^{125}I释放能量强的γ射线，可使用晶体闪烁计数仪直接测量，方法简便，易于推广。②^{125}I的化学性质活泼，易于标记成功，可以用较简便的办法来标记抗原或抗体。③^{125}I在衰变过程中不产生电离辐射强的β射线，对标记的多肽、蛋白质抗原的免疫活性无显著影响。④用^{125}I标记时，容易获得高比活度的标记物，测定的灵敏度较高。另外，和^{131}I相比，^{125}I的半衰期（^{125}I为60.0天，^{131}I为8.1天）、同位素丰度（^{125}I大于95%，^{131}I仅为20%）及计数率更为适用。

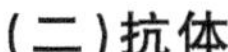

(二)抗体

放射免疫分析方法所使用的特异抗体可根据需要而制备,要求有较高的效价、高亲和力和高特异性。

1.抗血清的制备

最常用的方法是用待测物作为免疫原在动物体内诱导产生抗体。

(1)抗原:当考虑建立某种待测物的放射免疫分析方法时,首先要考虑该物质是否具有免疫原性,以及其免疫原性的强弱。大分子具有免疫原性(分子量>5 000),分子量小的物质免疫原性弱或不具备免疫原性,通常认为分子量<1 000 的物质不具备免疫原性。如果待测物为半抗原,应先将其和大分子载体耦联,从而使其具备免疫原性。常用的载体为蛋白质。其次要考虑的是抗原的纯度,对纯度差的抗原很有必要进行处理,采用盐析法、溶剂提取法、电泳、凝胶过滤、离子交换等一般处理方法即可满足要求。如果混有分子结构和大小相近的其他抗原,则需要在一般纯化的基础上使用免疫学纯化技术来祛除。

(2)动物免疫接种:选择年轻、健壮的动物,采用抗原与佐剂制成的乳剂多点皮内注射进行基础免疫和加强免疫。基础免疫时使用福氏完全佐剂,加强免疫时最好使用福氏不完全佐剂,并且要避开抗体滴度较高的时间段,在抗体滴度明显下降时进行加强注射。加强注射的剂量为基础免疫的半量,位置靠近原注射位置。一般在加强免疫后 1～10 天取血测定抗体滴度,如果不理想,应继续加强免疫,直到获得满意的抗血清。

2.抗血清的质量鉴定

亲和力、特异性、滴度是用来衡量抗血清或抗体质量的三个主要参数。

(1)亲和力:反映抗原抗体结合能力大小的参数,用亲和常数 K 来表示,即抗原抗体反应达到平衡后的平衡常数,单位为稀度单位,表示要使抗原抗体结合达 50%,需要将 1 mol 抗体稀释至多少升。抗体的亲和力直接影响分析方法的灵敏度。K 值越大则实验灵敏度越高,体现在最小检出值越小或标准曲线的斜率越大。为提高放射免疫分析的灵敏度,需要选择 K 值大的抗血清(10^9～10^{12} L/mol)。

具体到某一特定的抗原-抗体反应系统中,亲和常数就是正/逆向反应速度常数的比值。在一定温度下 K 值是固定的,不会随浓度的变化而变化。根据能斯特定律,K 值和温度呈负相关,即温度越低,亲和常数越大。实际应用中,对于 K 值足够大的抗原抗体反应,可以采取在较高温度下缩短孵育时间的措施,牺牲亲和力而达到缩短检测时间的目的。

(2)特异性:抗体的特异性是指抗体识别相应抗原决定簇的能力,它影响分析结果的准确性。生物样品的组成十分复杂,常常存在与待测物结构类似的成分,由于结构上的类似,它也可以和待测物的抗体发生结合反应,即所谓交叉反应,从而对待测物的检测产生干扰。检测抗血清特异性的意义就在于测定这些类似成分对待测物的干扰程度。

抗体的特异性用交叉反应率表示:交叉反应率=(待测物 ED_{50}/交叉反应物 ED_{50})×100%。通常的做法是抗血清与标记待测物建立抗原抗体反应系统,分别加入待测物和交叉反应物为竞争物来建立各自的剂量反应曲线,然后求出标记待测物的结合率被抑制 50%时的剂量,即待测物 ED_{50} 和交叉反应物 ED_{50},然后按照上述公式即可求得。交叉反应率越低,说明抗体的特异性越高,测定结果的准确性越高。

(3)滴度:又称效价,是反映抗血清中有效抗体含量的相对参数。测定抗血清的滴度时,通常采用将一种抗血清系列稀释后与定量标记抗原发生结合反应,计算不同稀释度时的结合率,绘制抗体稀释度曲线，把结合率为50%所对应的稀释度称为该抗血清的滴度，也叫做工作稀释度。抗血清的滴度越高，说明抗体的浓度越大。

通过免疫动物获得抗血清来进行放射免疫分析是传统而廉价的方法，但往往会因为抗原纯化程度、被免疫动物个体差异等因素而影响抗体的质量，进而影响实验的测定结果。目前，很多质量要求高的放射免疫试剂盒都应用了分离纯化的抗体或者是杂交瘤细胞技术制备的单克隆抗体，使得该方法的灵敏度和抗交叉反应能力大大提高。

（三）标记物制备与鉴定

标记物是指通过直接或间接的化学反应将放射性同位素连接到被标记分子上所形成的化合物，也称为放射性同位素标记的示踪剂。标记物是放射免疫分析的关键试剂，其质量的优劣，直接影响测定的结果。制备高纯度、高比活度和具有完整免疫活性的标记物是建立高质量放射免疫分析方法的重要条件。在此重点介绍目前应用最广泛的^{125}I标记物的制备与鉴定。

1.标记原理及注意事项

用^{125}I制备标记物的基本原理是用^{125}I原子置换被标记物的氢原子：酪氨酸残基或组胺残基具有强烈的“嗜碘性”，他们分子结构中某些位置上的氢原子很容易被^{125}I原子所取代。因此，在结构上含有上述基团的蛋白质、肽类等化合物，均可用^{125}I直接标记；对于不含有上述基团的小分子化合物，可在其分子结构上连接相应基团后再行标记。为保证获得高质量的标记物，需要注意如下几个方面。

（1）待标记的化合物的纯度应大于90%，以保障标记物在应用时的反应特异性。

（2）待标记的化合物具有完整的免疫活性，否则会导致灵敏度的下降。

（3）标记小分子化合物时，要考虑所引入相应基团的分子结构，避免遮盖抗原决定簇。

（4）标记过程中要尽量减少标记物的化学损伤，避免降低被标记物的生物学活性。

2.标记方法

^{125}I标记化合物的方法可分为直接标记法和间接标记法。

（1）直接标记法：采用化学或酶促氧化反应直接将^{125}I结合于被标记物分子中酪氨酸残基或组胺残基上，常用于肽类、蛋白质、酶的碘化标记。直接法操作简便，容易获得高比活性标记物；但不适用于分子结构中无上述残基的化合物，也不适用于可碘化残基位于被标记化合物的免疫活性功能域的情况。常用的有两种方法。

1）氯胺T(ch-T)法。①原理：氯胺T是一种温和的氧化剂，化学名为N-氯化对甲苯磺胺钠盐，溶于水后产生具有氧化作用的次氯酸，可使I分子氧化为+1价的I离子，后者进而与被标记物发生反应，取代苯环上的氢原子，使得蛋白质或多肽得以标记。②步骤：试管底部按顺序加入纯化的待标记物和Na^{125}I；快速加入新鲜配制ch-T，震荡混匀1～2分钟；加入新鲜配制的偏重亚硫酸钠终止反应；分离纯化。③要求：供标记的放射性碘源(Na^{125}I)有高比放射性(>20 mCi/mL)；反应液体积要小(<200 μL)；反应液的pH保持弱碱性(pH 7.4～7.6)；待标记物用量要少(5～20 μg)，ch-T用量要少；反应时间控制在1～2分钟。

2）乳过氧化物酶法。①原理：乳过氧化物酶能够催化过氧化氢释放具有氧化作用的新生态氧，后者使^{125}I分子氧化为+1价的I离子而取代被标记物中暴露的酪氨酸残基苯环上的氢原子，从而完成标记。②步骤：在25 ℃条件下，在小试管内加入反应混合物(待标记物+乳过氧化物酶+Na^{125}I+pH 5.6醋酸钠缓冲液)；加入过氧化氢进行标记(每10分钟加一次，次数因被标记物不同而异)；分离纯化。③优点：乳过氧化物酶法反应温和，待标记物免疫活性损伤小；酶活

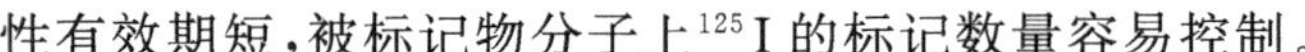

性有效期短，被标记物分子上^{125}I的标记数量容易控制。

(2)间接标记法：与直接标记法相比，间接标记法有效地避免了氧化还原剂对被标记物免疫活性的损伤，适用于对氧化敏感的肽类化合物，以及不含酪氨酸残基或该基团未暴露在分子表面的化合物。不足之处在于添加的配体有可能影响标记物的免疫活性。

联接标记法是最常用的间接标记法，其基本原理就是先将^{125}I连接到一个配体上，该配体具有可以和待标记物发生交联的活性基团，而后^{125}I标记好的配体和待标记物反应，从而将^{125}I标记到待标记物上。该方法主要应用于包括甾体类化合物、环核苷酸、前列腺素等小分子化合物的标记。

3.标记物的纯化

无论是直接标记还是间接标记，标记反应终止后，都需要将标记物分离纯化，祛除游离的^{125}I和其他试剂。游离的^{125}I并不参加与抗体的结合反应，但又增加放射性计数，故而对放射免疫的结果影响很大；换句话讲，游离^{125}I的存在降低了标记物的放射化学纯度，而用于放射免疫分析的标记物一般要求放射化学纯度要大于95%，但标记反应很难达到如此高的结合率，所以必须采取措施祛除游离的^{125}I。另外，其他试剂等杂质的存在也不利于标记物的保存与使用。

标记物分离纯化的方法很多，常用的有凝胶过滤法、离子交换层析法、聚丙烯酰胺凝胶电泳法、高效液相色谱法等。

标记物的纯化还包括另外一种情况。分离纯化后的标记物储存一段时间后，可能会发生脱碘，即^{125}I会脱落下来成为游离的^{125}I；另外，在储存过程中放射性同位素的自身辐射会导致标记物本身分子结构的损伤，造成化学键的断裂、基团的破坏、碳链的降解而形成化学碎片。为保证标记物的放射化学纯度，需要重新纯化来祛除上述物质。

4.标记物的鉴定

(1)免疫活性：反映在标记过程中，被标记物免疫活性受损情况的指标。用少量标记物与过量抗体反应，测定沉淀物(B)的放射性，然后计算它与加入的标记物总放射性(T)的百分比(B/T%)，要求大于80%，该值越大，说明标记物的免疫活性越高，被标记物损伤越小。

(2)放射化学纯度：单位标记物中结合于被标记物上的放射性占总放射性的百分率。具体而言，也就是指与被标记物结合的^{125}I的放射性占总放射性的百分比。主要是三氯醋酸沉淀法。用三氯醋酸将待测样品中的所有蛋白质沉淀后测定沉淀物的放射性，而后计算其占待测样品总放射性(沉淀加上清液的放射性)的百分比。要求大于95%。该值越大，说明标记物放射化学纯度越高。

(3)比活度：也称为比放射性，是指单位化学量的标记物中所含的放射强度，可以理解为每分子的标记物上平均被标记了多少个^{125}I，常用Ci/g、mCi/mg、Ci/mmol、μCi/μg等单位表示，可用计算法和自身置换法来计算。比活度高时，可以提高放射免疫分析方法的灵敏度，但如果比活度过高，自身辐射损伤会增大，会影响标记物的免疫活性和储存的稳定性。

(四)分离剂

分离剂是指在放射免疫分析技术应用的过程中将结合标记物和游离标记物分离开的物质。由于放射免疫分析的定量依据就是分别计数结合标记物和游离标记物的放射性，所以说两者的分离是极为重要的环节。因此，分离剂在放射免疫技术中的作用非常重要。

一种分离剂或分离方法的好坏，取决于其分离的完全程度、分离速度的快慢、操作简便与否、是否干扰或参与待检测的抗原抗体反应体系以及是否经济适用。根据分离剂的使用情况，派生出很多不同的分离技术，常见的有如下几种。

1.吸附法

用的分离剂是吸附剂，常见的吸附剂有纤维素、活性炭、硅酸盐、离子交换树脂等，其作用原理就是吸附反应体系中的游离标记物。这种方法简便快速，但是特异性差。

2.沉淀法

用的分离剂是沉淀剂，聚乙二醇和第二抗体是最常用的两种沉淀剂，前者的作用原理是破坏蛋白质分子表面的水化层从而使抗原抗体复合物聚集而沉淀，是非特异性沉淀；后者是特异性结合抗原抗体复合物中的抗体而使其聚集沉淀，属于特异性沉淀。

上述两种方法都属于液相分离技术，其共同之处在于都必须通过离心才能实现最终的分离，操作烦琐且不易实现放射免疫检测的自动化。另外，层析法、电泳法、盐析法等都属于液相分离技术，但由于自身的缺陷和不完善而应用不广泛。

3.固相法

该法是将分离剂预先直接固化到反应管管壁或固相颗粒上，反应终止后直接弃去反应液即可实现分离的方法。该方法被广泛应用到各种类型的自动化放免仪器。第二抗体是这种方法中最常用到的分离剂。

三、放射免疫分析

放射免疫分析是一种经典的放射免疫分析技术，用于样品中抗原的定量测定。

放射免疫分析是体外竞争性放射结合分析方法中应用最为广泛的一种免疫分析方法。该方法具有高的灵敏度，可准确定量 $10^{-9} \sim 10^{-12}$ g/mL 浓度水平甚至更低浓度水平的物质，是一种超微量的分析技术。另外该方法具有高的特异性，基于它的分析原理为抗原抗体的专一性结合反应，因此能够有效地避免其他组分的干扰。

（一）原理

放射免疫分析的基本原理是基于标记抗原和非标记抗原与限量特异性抗体的竞争结合反应。

要应用于放射免疫分析，该竞争反应还必须满足下述条件。

（1）Ag 和 Ag 必须具有相同的生物学活性和理化性质。

（2）Ag 和 Ag 的化学量之和大于 Ab 的结合位点，并且 Ag 和 Ab 都是限量的。

（3）Ag、Ag、Ab 必须在同一个反应体系中。

（二）测定方法

放射免疫分析的测定方法分为三个主要步骤：抗原抗体竞争结合反应；标记抗原抗体复合物（B）与游离标记物（F）的分离、放射活度的测量。

1.抗原抗体反应

在放射免疫分析中，抗原抗体反应可采取两种反应方式。一种是平衡法，反应管内同时加入待测样品（或抗原标准品）、标记抗原、特异性抗体三种物质进行反应；另一种是顺序饱和法，先加待测样品（或抗原标准品）与特异性抗体，温育反应一段时间达到结合平衡后再加入标记抗原竞争结合抗体。两种方法各有利弊，前者操作简便，精密度好，但是灵敏度相对较差；后者的灵敏度相对较高。

不管采取哪种反应方式，都需要在一定条件（温度、时间、介质）下进行。其反应介质常用

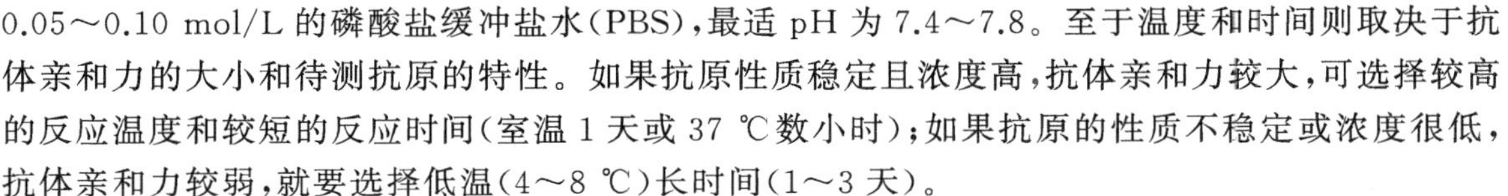

0.05～0.10 mol/L 的磷酸盐缓冲盐水(PBS)，最适 pH 为 7.4～7.8。至于温度和时间则取决于抗体亲和力的大小和待测抗原的特性。如果抗原性质稳定且浓度高，抗体亲和力较大，可选择较高的反应温度和较短的反应时间(室温 1 天或 37 ℃数小时)；如果抗原的性质不稳定或浓度很低，抗体亲和力较弱，就要选择低温(4～8 ℃)长时间(1～3 天)。

2.B、F 的分离

在放射免疫分析反应中，抗原和抗体的用量甚微，达到平衡后，形成的标记抗原抗体复合物(B)含量极少，不能自行沉淀，需要采取适当的分离技术将它与游离标记物(F)分开，而后分别测定放射性。

常用到的分离技术为第二抗体沉淀法和 PEG 沉淀法。以固相分离技术为基础建立起来的“固相放射免疫测定”，因操作简便、易于实现自动化正在逐步取代传统的液相分离技术。

固相放射免疫测定是利用聚乙烯、聚丙烯和聚苯乙烯塑料试管为固相载体和反应容器，于管壁包被特异性抗体的纯化 IgG，制成固相抗体。进行放射免疫分析时，只需要加入待测样品(或抗原标准品)和标记抗原，反应终止后吸去上清液，洗涤后测量反应管的放射强度，即可获得测定结果。另外，如果固化第二抗体，则可以作为通用的固相分离管使用。

3.放射性活度的检测

B、F 分离后，即可对标记抗原抗体复合物(B)进行放射性的测定，有的实验需要测定游离标记抗原(F)的放射性。^{125}I 标记物的测量仪器为晶体闪烁计数仪，或称作 γ 射线检测仪，计数单位为该仪器输出的电脉冲数，单位为计数/分(cpm)或计数/秒(cps)。每次测定都要制作剂量反应标准曲线，而后根据待测样品的放射性活度在标准曲线上得到其准确的浓度。

四、免疫放射分析

免疫放射分析是在放射免疫分析的基础上发展起来的放射性同位素标记免疫分析。免疫放射分析是用过量^{125}I 标记抗体与待测抗原进行非竞争性免疫结合反应，用固相免疫吸附剂进行分离，其灵敏度和检测范围要优于经典的放射免疫分析，操作也简便。

经典的免疫放射分析的基本原理是基于待测抗原与过量标记抗体进行抗原抗体反应，形成免疫复合物，再加入固相抗原免疫吸附剂，吸附游离的标记抗体，离心后吸附游离抗原的固相免疫吸附剂沉淀于管底，上清液中仅留下免疫复合物，测定上清液中放射性活度，根据标准曲线即可得出待测样品中抗原的浓度。

目前广泛应用的则是双抗体夹心免疫放射分析。在固相载体反应管壁包被特异性抗体，加入待测抗原后可与之结合，洗涤后再加入标记抗体。在管壁形成 Ab-Ag-*Ab 复合物，洗后即可进行放射性测定。如将标记抗体制成通用的抗抗体(二抗)，例如兔抗羊或羊抗鼠 IgG，则可省却在多种免疫放射分析中标记第一抗体的烦琐。在反应管壁包被第一抗体，捕获待测抗原后再加入针对另一抗原位点的第一抗体和放射性同位素标记的抗鼠 IgG(二抗)，在管壁形成 Ab-Ag-Ab-*Ab 复合物，洗去未结合物即可进行放射性测定。

五、应用

在近半个世纪的发展和完善过程中，放射免疫分析技术应用非常广泛，新的试剂盒层出不穷，国内外有文献报道的用放射免疫分析检测的各种激素、微量蛋白质、肿瘤标志物、药物、生物活性肽等已达 300 余种，临床常规开展的检测项目也有 100 余种，对多种疾病的诊断有很大的帮助。

目前，放射免疫分析技术凭借其经济、灵敏、多样化等优势，仍是一些基层单位用于超微量物质检测的主要手段。但由于存在放射性危害这一致命弱点以及其他非放射标记免疫测定技术的迅速发展，放射免疫分析检测的项目，已逐渐被其他方法检测取代。

（初泓锦）

第三节　分子生物学检验技术

一、PCR 技术

聚合酶链反应简称 PCR，是一种常用的分子生物学技术，用于放大特定的 DNA 片段。

（一）基本原理

PCR 技术的基本原理类似于 DNA 的天然复制过程，其特异性依赖于与靶序列两端互补的寡核苷酸引物。PCR 由变性-退火-延伸三个基本反应步骤构成。①模板 DNA 的变性：模板 DNA 经加热至 93 ℃左右一定时间后，使模板 DNA 双链或经 PCR 扩增形成的双链 DNA 解离，使之成为单链，为下轮反应做准备；②退火（复性）：模板 DNA 经加热变性成单链后，温度降至 55 ℃左右，引物与模板 DNA 单链的互补序列配对结合；③延伸：DNA 模板与引物结合物在 TaqDNA 聚合酶的作用下，以 dNTP 为反应原料，靶序列为模板，按碱基互补配对与半保留复制原理，合成一条新的与模板 DNA 链互补的半保留复制链。重复循环变性-退火-延伸三过程就可获得更多的“半保留复制链”，而且这种新链又可成为下次循环的模板。每完成一个循环需 2～4 分钟，2～3 小时就能将待扩目的基因扩增放大几百万倍。

（二）基本操作

16SrRNA 集保守性与特异性于一身，是目前应用最广的微生物分子检测的靶基因，已被众多学者用于细菌的快速鉴定，以及慢生长和难以培养细菌的鉴定。

1.标准 PCR 过程

分为三步，每一循环经过变性、退火和延伸，DNA 量即增加一倍。

（1）DNA 变性（90～96 ℃）：双链 DNA 模板在热作用下，氢键断裂，形成单链 DNA。

（2）退火（25～65 ℃）：引物与 DNA 模板结合，形成局部双链。

（3）延伸（70～75 ℃）：在 Taq 酶（在 72 ℃左右，活性最佳）的作用下，以 dNTP 为原料，从引物的3’端→5’端延伸，合成与模板互补的 DNA 链。

2.PCR 扩增产物分析

最常用的检测 PCR 扩增产物的方法是凝胶电泳。凝胶电泳分为琼脂糖凝胶电泳和聚丙烯酰胺凝胶电泳两种。

（1）琼脂糖凝胶电泳：该法是一种、简便、快速、常用的分离纯化和鉴定核酸的方法。琼脂糖是从海藻中提取的一种线状高聚物，根据琼脂糖的溶解温度，把琼脂糖分为一般琼脂糖和低熔点琼脂糖。低熔点琼脂糖熔点为 62～65 ℃，溶解后在 37 ℃下维持液体状态约数小时，主要用于 DNA 片段的回收，质粒与外源性 DNA 的快速连接等。溴乙啶（EB）染色后，紫外线下观察电泳条带及其位置，并与核酸分子量标准比较扩增产物的大小。

(2)聚丙烯酰胺凝胶电泳：该法适宜分离鉴定低分子量蛋白质、小于 1 kb 的 DNA 片段和 DNA 序列分析。其装载的样品量大，回收 DNA 纯度高。长度仅相差 0.2%(即 500bp 中的 1bp)的核苷酸分子也能分离。

电泳法检测特异性并不高，因此引物二聚体等非特异性的杂交体很容易引起误判。但因为其简捷易行，成了主流检测方法。近年来以荧光探针为代表的检测方法，有逐渐取代电泳法的趋势。

(三)PCR 技术分类及应用

1.PCR 技术

PCR 技术是用一对等量特异性引物，引导扩增 DNA 模板上的目的片段的技术，该方法是应用最多、范围最广，可用于传染病病原体检测、寄生虫病的早期诊断、肿瘤相关基因检测、遗传病早期诊断、动植物检疫、法医学鉴定以及各类分子生物学研究。

2.巢式 PCR

巢式 PCR 是指为提高扩增反应的敏感性和特异性，由两对引物分两次扩增同一目的片段的方法。第一对引物称为外引物，其序列为待扩增片段两端的互补序列，扩增出一条较长的产物；第二对引物称为内引物，以此产物为模板扩增出一条较短的目的片段，由于第二次扩增反应的模板是第一次扩增的产物，不但大大提高了反应的灵敏度，而且可根据第二次扩增产物的出现与否判定扩增反应的特异性。

3.多重 PCR

多重 PCR 又称多重引物 PCR 或复合 PCR，其反应原理、反应试剂、操作过程与一般 PCR 相同，只是在同一 PCR 体系里加上两对以上引物，同时扩增出多个目的片段。多重 PCR 能在同一 PCR 管内同时检出多种病原微生物，或对有多个型别的目的基因进行分型，比经典 PCR 效率更高，而且多种病原体在同一反应管内同时检出，将大大节省时间、试剂及经费开支。多重 PCR 主要用于多种病原微生物的同时检测或鉴定，如在同一患者或同一供血者体内，有时存在多种肝炎病毒重叠感染，有时是甲、乙、丙型肝炎病毒重叠，有时是甲、乙型病毒重叠，有时是乙、丙型肝炎病毒重叠；而肠道致病性细菌的检测，如伤寒、痢疾和霍乱，有时具有相似的肠道症状，单一项目检测容易漏检。多重 PCR 还可用于某些病原微生物、遗传病及癌基因的分型鉴定，如某些病原微生物、遗传病或癌基因，型别较多，或突变或缺失存在多个位点，多重 PCR 可提高其检出率并同时鉴定其型别及突变等。如乙型肝炎病毒、乳头瘤病毒及单纯疱疹病毒的分型等。为了检测方便，不同病原体或不同亚型的目的产物的长短要有一定的差别，以便产物的电泳分析。

4.膜结合 PCR

膜结合 PCR 与经典 PCR 的不同之处在于先将 DNA 模板经一定处理后固定于硝酸纤维素膜或尼龙，再将固定的 DNA 用于扩增反应。膜结合 PCR 特别适用于 DNA 模板含量极少而其他杂质又太多的样品，可通过漂洗膜纯化 DNA 模板；也可经过电泳将目的 DNA 与其他 DNA 分离，以增加 PCR 的特异性。

5.原位 PCR

原位 PCR 是在组织细胞内进行 PCR，其基本方法为将组织细胞固定于预先用四氟乙烯包被的玻片上，经一定处理后，在组织细胞片上，加 PCR 液，覆盖并加液状石蜡后，直接放在扩增仪的金属板上，进行 PCR 扩增（有的基因扩增仪带有专门用于原位 PCR 的装置）。扩增结束后，用标记的寡核苷酸探针进行原位杂交，或者使用荧光素标记的引物，扩增后直接观察，既能分辨鉴定带有靶序列的细胞，又能标出靶序列在细胞内的位置，如可用于病原体在细胞和组织内的定位监测。该方法结合了具有细胞定位能力的原位杂交和高度特异敏感的 PCR 技术的优点，对于分子和细胞水平上研究疾病的发病机制和临床过程及病理与转归有重大的实用价值。

6.不对称 PCR

将反应系统中由于引物浓度的巨大差别，导致扩增的产物以某条单链 DNA 为主的 PCR 称为不对称 PCR。其反应原理、反应试剂和操作过程与一般 PCR 相同，只是两条引物的浓度比例相差很大[(50～100)：1]，浓度低的称为限制性引物，浓度高的称为非限制性引物，在最初的十几个循环中，两条 DNA 的目的片段得到等量扩增，但后来限制性引物被消耗殆尽，只有非限制性引物尚存，扩增的产物主要为该引物引导的单链 DNA。不对称 PCR 主要为序列测定制备单链 DNA，其优点是不必在测序之前除去剩余引物。

7.反转录 PCR

以 RNA 为模板的 PCR 称为反转录 PCR(reverse transcriptase PCR，RT-PCR)，与前述 PCR 的不同之处在于首先需在一单引物的介导和反转录酶的催化下，合成 RNA 的互补链，该互补链称为 cDNA，通过加热使反转录酶失活后，加入另一引物，再以该 cDNA 为模板，在 DNA 聚合酶催化下合成目的双链 DNA 片段。反转录 PCR 的模板可为细胞、病毒的总 RNA 或细胞 mRNA，该方法用于检测 RNA 病毒或研究真核细胞的基因表达。

8.标记引物 PCR

标记引物 PCR 是利用荧光素、放射性核素或生物素等对 PCR 引物的 5' 端进行标记，通过检测荧光素或者放射性核素，直接显示产物的存在；或者利用生物素-亲和素系统与酶促反应结合，借助酶促反应的放大效应，显示目的片段的存在，更加提高 PCR 的灵敏度。

9.免疫 PCR

免疫 PCR(IM-PCR)是将抗原抗体的特异性反应与 PCR 技术结合起来，以检测微量蛋白质的方法。其被检测的目的物不是核酸而是蛋白质，是一种检测病原微生物抗原，尤其是病毒抗原的 PCR 技术。多利用生物素与亲和素的反应特性，以生物素与亲和素分别标记已知任意 DNA 和与待测抗原相应的单克隆抗体，生物素与亲和素的结合使两者形成单抗与 DNA 的嵌合体，再与固相化的待测抗原结合后，用标记引物扩增已知 DNA，通过检测扩增产物达到检测抗原的目的。当待测抗原难以直接吸附于固相载体时，可用双抗体夹心 IM-PCR 检测。其原理是将与被检抗原对应的抗体吸附在载体上，然后使被检抗原与之反应，再用生物素化的特异性多抗结合此抗原，通过亲和素再与生物素化 DNA 相联结，再以适当的引物对 DNA 指示分子进行扩增，以扩增产物的有无与多少，反映待测抗原的存在与数量。

二、基因探针技术

基因探针即核酸探针，是一段带有检测标记，且顺序已知的、与目的基因互补的核酸序列(DNA 或 RNA)。基因探针通过分子杂交与目的基因结合，产生杂交信号，能从浩瀚的基因组中把目的基因显示出来。用基因探针技术对人畜共患病病原体进行检测，可得到直接、可靠的结果，并且灵敏度高，有时甚至只要存在一个病原体即可检出。

(一)探针制备

根据杂交原理，作为探针的核酸序列可以包括整个基因，也可以是基因的一部分；可以是

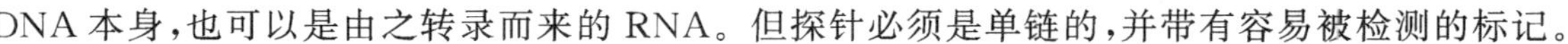

DNA 本身，也可以是由之转录而来的 RNA。但探针必须是单链的，并带有容易被检测的标记。

1.基因组 DNA 探针

先制备基因组文库，即把基因组 DNA 打断，或用限制性酶作不完全水解，得到许多大小不等的随机片段，将这些片段体外重组到运载体（噬菌体、质粒等）中去，再将后者转染适当的宿主细胞，如大肠埃希菌，通过原位杂交，从中可筛出含有目的基因片段的克隆，然后通过细胞扩增，制备大量的探针。

2.cDNA 探针

首先需分离纯化相应 mRNA，以 mRNA 作模板，在反转录酶作用下，合成与之互补的 DNA（即cDNA）。cDNA 与待测基因的编码区有完全相同的碱基顺序，但内含子已在加工过程中切除。

3.寡核苷酸探针

寡核苷酸探针是人工合成的与已知基因 DNA 互补的序列，长度可从十几个到几十个核苷酸的片段。如仅知蛋白质的氨基酸顺序量，也可以按氨基酸的密码推导出核苷酸序列，并用化学方法合成。

(二)探针标记

为确定探针是否与相应的基因组 DNA 杂交，有必要对探针加以标记，以便在结合部位获得可识别的信号，通常采用放射性核素^{32}P 标记探针的某种核苷酸 α 磷酸基。但近年来已发展了一些用非放射性核素，如生物素、地高辛配体等作为标志物的方法。但都不及放射性核素敏感。非放射性核素标记的优点是保存时间较长，而且避免了放射性核素的污染。最常月的探针标记法是缺口平移法。首先用适当浓度的 DNA 酶Ⅰ（DNAseⅠ）在探针 DNA 双链上造成缺口，然后再借助于 DNA 聚合酶Ⅰ（DNA polymerasⅠ）的 5’→3’ 的外切酶活性，切去带有 5’ 磷酸的核苷酸；同时又利用该酶的 5’→3’ 聚酶活性，使^{32}P 标记的互补核苷酸补入缺口，DNA 聚合酶Ⅰ的这两种活性的交替作用，使缺口不断向 3’ 方向移动，同时 DNA 链上的核苷酸不断为^{32}P 标记的核苷酸所取代。

探针的标记也可以采用随机引物法，即向变性的探针溶液中加入 6 个核苷酸的随机 DNA 小片段，作为引物，当其与单链 DNA 互补结合后，按碱基互补原则不断在其 3’OH 端添加放射性核素标记的单核苷酸，这样也可以获得灵敏度很高的 DNA 探针。

(三)探针杂交

分子杂交是通过各种方法将核酸分子固定在固相支持物上，然后用放射性标记的探针与被固定的分子杂交，经显影后显示出目的 DNA 或 RNA 分子所处的位置。根据被测定的对象，分子杂交可分为两种。

1.Southern Blot

DNA 片段经电泳分离后，从凝胶中转移到硝酸纤维素滤膜或尼龙膜上，然后与探针杂交。被检对象为 DNA，探针为 DNA 或 RNA。

2.Northern Blot

RNA 片段经电泳后，从凝胶中转移到硝酸纤维素滤膜上，然后用探针杂交。被检对象为 RNA，探针为 DNA 或 RNA。

根据杂交所用的方法，分为斑点杂交、狭槽杂交和菌落原位杂交等。

有 3 种固相支持体可用于杂交：硝酸纤维素滤膜、尼龙膜和 Whatman 541 滤纸。常规细菌筛选和各种杂交时多选用硝酸纤维素滤膜作为固相支持体。不同商标的尼龙膜需要进行不同处理，在 DNA 固定和杂交的过程中要严格按生产厂家的说明书来进行。Whatman 541 滤纸有很高的湿强度，最早用于筛选细菌菌落。该滤纸主要用于筛选一些基因文库。固定化 DNA 的杂交条件基本与使用硝酸纤维素滤膜时所建立的条件相同。

三、基因芯片技术

基因芯片是指大量序列已知的寡聚核苷酸探针被固定于支持物(玻璃片、硅片、硝酸纤维素膜等)上后，与待测标本中标记的 DNA 或 RNA 进行分子杂交，通过检测每个探针分子的杂交信号强度，获取样品分子的序列信息。该技术最大的优势在于能够同时分析成千上万个基因，其无可比拟的信息量、高通量及快速、准确地分析基因的能力在菌种鉴定、耐药性检测、基因组比较分析等方面发挥着重要的作用，但由于仪器昂贵和制备芯片成本偏高等因素限制了其临床推广。随着芯片技术在其他生命科学领域的延伸，基因芯片概念已泛化到生物芯片，包括基因芯片、蛋白质芯片、糖芯片、细胞芯片、流式芯片、组织芯片和芯片实验室等。

(蔡新华)

第四节　微生物的分离培养和鉴定技术

一、培养原理

临床微生物诊断的一个重要组成部分就是分离培养、鉴定和分析引起人类疾病的病原微生物，辅助感染的诊断，并预测和解释相关病原对抗菌药物的敏感性。尽管 100 多年来诊断微生物学有了长足的发展，但在任何临床微生物学实验室，培养基的使用在诊断大多数细菌和真菌的感染方面一直占据着中心地位。

(一)细菌的培养原理

在人体寄生的所有细菌、真菌都是异养型菌，对营养需求范围非常宽，细菌培养基必须提供各种细菌生长的所需营养，包括碳源、氢和氮形成氨基酸的物质；硫化物合成氨基酸，如半胱氨酸和蛋氨酸(甲硫氨酸)；磷作为核酸组成成分。钾、镁和钙是主要的细胞阳离子，铁是细胞色素的主要成分，微量元素如锰、钴和锌是重要的酶的协同因子。对于苛养病原菌的培养基中还需添加额外的营养物质，如维生素、嘌呤和氯化血红素等。

培养时还须考虑 pH、培养温度和环境中气体的组成，通常致病菌生长的最佳 pH 是中性，配制培养基时调整 pH 终浓度 7.0～7.5；温度将影响细菌培养的生长率，细菌最佳生长温度接近人体温度 37 ℃，实验室常规在 35 ℃培养细菌。一些致病菌也喜欢在低温生长，在室温(25 ℃)或提高温度(42 ℃)细菌的生长能力可作为一些细菌的诊断特征。

人体共生细菌的生长对气体的要求有严格需氧、严格厌氧、兼性厌氧。空气中含有约 21% O_2 和 1% CO_2，一些嗜二氧化碳细菌在额外增加 5%～10% CO_2 的空气中生长更好，当需氧培养箱的 CO_2 增加至 10%，培养基的氧含量约降至 18%。微需氧致病菌弯曲菌要求 O_2 含量为 5%～6%，低于空气中氧气含量，故只能在培养罐或产气袋中利用商品化微需氧发生系统环境培养。严格厌氧菌必须生长在无氧气或氧含量降到极低的水平。兼性厌氧菌常规培养在空气环境，与厌氧环境培养相比，成本低且方便。

细菌复制呈二分裂方式，细菌培养的速度取决于细菌复制的速度，分裂一代最短需 20 分钟，如快生长的大肠埃希菌，最长需要 24 小时的慢生长的结核分枝杆菌。当细菌生长处在一个平衡状态，培养生长曲线呈四个阶段。①延迟阶段：细菌分裂的准备阶段。②对数阶段：细菌数量增加呈对数增长。③静止阶段：营养有限细菌的数量稳定（活性可能下降）。④死亡阶段：死细胞数量超过活细胞。对病原菌的鉴定和药敏试验均应在其对数生长阶段进行。

（二）真菌的培养原理

真菌培养是对临床上怀疑真菌感染的患者在病损部位采集适当标本，接种于人工制备适合真菌生长的培养基上，在一定温度和湿度条件下，寄生形态的菌丝和孢子发育生长为特定形态、按一定规律排列的菌落。获得纯培养物，进一步从形态学分类、生理生化特点、致病性分析，可根据菌落形态结合显微镜观察菌丝、孢子特征、排列规律等特点鉴别致病性真菌，再经生理生化鉴定后准确报告真菌的属种，对临床抗真菌药物治疗有指导意义。绝大多数致病性真菌都可人工培养。

培养基有固体琼脂、液体培养基和双相培养基。固体琼脂适合所有真菌标本培养，液体培养基适合血培养，双相培养基适合菌量特别少的标本。最常用培养基是沙保弱葡萄糖琼脂（Sabouraud dextrose agar，SDA），适合酵母样真菌和多数丝状真菌生长；曲霉菌及青霉菌则用察氏培养基或麦芽浸膏培养基（malt extract agar，MEA），毛霉和暗色孢科真菌应加用马铃薯葡萄糖琼脂（potato dextrose agar，PDA）。

培养方法有试管法、平皿培养（大培养）和玻片培养（小培养）三种。平皿培养主要用于酵母及酵母样真菌的培养，容易获得纯菌落。丝状真菌在平皿中可充分生长，便于观察菌落形态、产色素等。缺点是易污染，不适合传染性强的真菌，如粗球孢子菌等。玻片培养对于临床分离的待定真菌，接种在带有培养基的盖玻片上，在恒温恒湿条件下，易于显微镜下观察菌丝和孢子的生长结构等特征。

（三）病毒的培养原理

病毒的诊断方法可以分为三大类：①直接检测。②间接检测（病毒分离培养）。③血清学检测。

（1）直接检测方法是直接检查临床标本中是否存在病毒颗粒、病毒抗原或核苷酸，使用的技术手段为 PCR、电子显微镜和免疫荧光检测技术。

（2）血清学检测是病毒学实验室最常用的方法。临床上大多数常见病毒感染可通过血清学检测方法进行诊断。血清学检测技术即检测感染急性期和恢复期阶段抗体滴度的升高，或检测 IgM。血清学检测还可通过检测 IgG 判断患者对所感染病毒的免疫状况。

（3）由于直接检测方法和血清学检测方法不能区分有感染毒力的病毒和死病毒，因此目前尚不能放弃传统的病毒分离培养方法。

间接检测是将标本接种到细胞系、鸡胚或动物体内，让病毒生长，即病毒的分离培养。然而，鸡胚和动物培养不易操作，因此大多数临床诊断实验室仅采用细胞培养方法。不同病毒对细胞培养的敏感性不同。对于特定疑似病毒，使用最为敏感的细胞系是非常重要的。

一些致病菌，如衣原体，不能在实验室培养基上生长，必须生长在组织上或用其他方法检测。

二、培养基的选择

(一)需氧及兼性厌氧菌培养基

1.强化营养非选择培养基

(1)含5%羊血的血平板(blood agar plate,BAP):5%羊血的血平板是分离临床标本中最常用的培养基,除少量苛养的革兰氏阴性菌外,大多微生物都能生长的加强营养培养基,特别是对营养要求较高的一些细菌也能生长。对于培养基中加入血或血清,除了可提高苛养菌的生长,还可通过细菌的溶血来筛选致病菌进行鉴定。根据配方成分的不同,可分为哥伦比亚血平板、布氏血平板、胰酶大豆血平板(trypticase soy agar,TSA)、CDC血平板等,用途稍有差别,如哥伦比亚血平板易于观察溶血效果。

(2)巧克力平板(chocolate,CHOC):在血平板基础上在85 ℃条件下添加5%兔血,混匀后,因红细胞的破坏,培养基呈巧克力色,其中含有苛养菌如流感嗜血杆菌、脑膜炎奈瑟菌和淋病奈瑟菌生长所需的特殊因子,且降低了琼脂浓度,可提供细菌生长所需较高湿度,在CO_2气体环境下培养。

(3)营养肉汤和脑心浸液肉汤:胰蛋白胨肉汤可支持一般细菌的增菌培养,用于无菌体液标本中可能存在的致病菌的增殖;脑心浸液(brain heart infusion,BHI)肉汤用于支持苛养细菌的生长。

2.选择培养基和鉴别培养基

(1)胆汁七叶灵琼脂:用于选择肠球菌的培养基,除肠球菌可生长外,还可水解培养基中的底物七叶灵产胆汁。在胆汁-七叶灵琼脂中加入6 μg/mL万古霉素,可选择万古霉素耐药的肠球菌(vancomycin resistant enterococci,VRE),VRE菌株在平板上呈黑色菌落,万古霉素敏感的肠球菌不生长。

(2)哥伦比亚多黏菌素-萘丁酸琼脂(CAN):用于选择革兰氏阳性球菌,培养基中添加多黏菌素抑制大多数革兰氏阴性菌的生长,萘丁酸抑制变形杆菌的多数菌株。

(3)伊红亚甲蓝琼脂(eosin methylene blue,EMB):EMB是用于检测和分离革兰氏阴性肠道杆菌的鉴别培养基,含有作为指示剂的伊红亚甲蓝,根据终产物pH改变引起发酵乳糖和(或)蔗糖的菌落的颜色改变,来区别分解乳糖和(或)蔗糖的菌落呈黑色、深紫色或黑心,其他菌落呈粉紫色,特别是大肠埃希菌菌落有金属光泽。不发酵乳糖或蔗糖的菌落透明或无色。大多数正常的肠道细菌均发酵乳糖和(或)蔗糖。伊红亚甲蓝抑制革兰氏阳性菌,琼脂比例增加至5%,可抑制变形杆菌属的蔓延生长。葡萄球菌和肠球菌呈小菌落,铜绿假单胞菌呈紫色,边缘较薄。

(4)麦康凯(Maconkey,MAC)琼脂:MAC用于鉴别和分离肠道杆菌,发酵乳糖的细菌在培养基上产粉色菌落,不发酵乳糖菌落呈无色。培养基中的胆盐抑制革兰氏阳性菌的生长,琼脂浓度增加至5%可抑制变形杆菌的蔓延生长。

(5)Thayer Martin(TM)或改良TM琼脂(MTM):巧克力琼脂的改良培养基,用于分离淋病奈瑟菌和脑膜炎奈瑟菌,其他细菌也可能生长。VCN抑制剂含万古霉素,可抑制大多数革兰氏阳性菌,黏菌素可以抑制除变形杆菌属外的大多数革兰氏阴性菌,制霉菌素可以抑制酵母菌,乳酸甲氧苄啶可以抑制变形杆菌属,而乳糖奈瑟菌可在此培养基上生长。

(6)Hektoen肠道琼脂(HE)。HE推荐用于从粪便标本中分离沙门菌属和志贺菌属,HE含有乳糖蔗糖和水杨酸。沙门菌属和志贺菌属通常不发酵乳糖和蔗糖或水杨酸,将在培养基上产蓝色或绿色菌落。而大多数肠杆菌科细菌至少发酵这些糖中的一种并产酸，HE 中的溴百里酚蓝指示剂在酸性条件下变黄色，酸性复红产红色。红色和黄色复合物与肠杆菌作用呈橘色或红色。不同种属的细菌在 HE 琼脂上的典型菌落形态如下。①沙门菌属：绿色至蓝绿色，通常有黑心。②沙门和志贺菌属：当被一些发亮的发酵肠杆菌围绕时，可呈带浅绿的淡粉色，但在胆汁沉淀区域常有清楚的环围绕着菌落，当把平皿拿到灯光附近时，可见明显的光环。③志贺菌属：通常绿色或蓝色。④枸橼酸杆菌属：常受抑制；有时生长呈蓝绿色小菌落。⑤变形杆菌属：常受抑制；有时生长呈黑心（产 H_2S）的黄或绿色小菌落，不产 H_2S 的菌落像志贺菌属，但志贺菌属菌落更小。⑥大肠埃希菌、克雷伯菌属和肠杆菌属：淡橘黄色至鲑鱼粉色；常常有深粉色沉淀围绕菌落周围。

（7）木糖-赖氨酸-脱氧胆酸琼脂（XLD）。XLD 琼脂是用于分离肠道致病菌，特别是志贺菌属的鉴别、选择培养基。通过在培养基中增加脱氧胆酸钠抑制某些肠道正常菌群来增加选择性。正常肠道菌群因发酵木糖、蔗糖和乳糖呈黄色菌落，志贺菌、普罗威登菌和一些变形杆菌不发酵这三种糖中的任何一种，而产红色菌落（碱性）。爱德华菌属和沙门菌属发酵木糖，但不发酵蔗糖和乳糖。为了平衡酸产物，将赖氨酸加入培养基，爱德华菌和沙门菌使赖氨酸脱羧，XLD 中木糖-赖氨酸的比例允许这些微生物消耗木糖后再利用赖氨酸，引起碱性 pH 的变化而产生红色菌落。为了防止其他赖氨酸脱羧酶阳性的肠杆菌细菌也发生这种变化，在培养基中加入双倍的乳糖和蔗糖，并将酚红作为 pH 指示剂。枸橼酸铁胺反应产 H_2S。将可疑带有沙门菌、爱德华菌或志贺菌的标本接种至 XLD 琼脂，在 35 ℃下过夜培养。可以根据 XLD 琼脂上的不同菌落形态区分不同的细菌。①黄色菌落：埃希菌属、肠杆菌属、志贺菌属、克雷伯菌属和沙雷菌属、异型枸橼酸、雷极普罗威登菌、摩根菌和肠炎耶尔森菌。②带黑心的黄色菌落：费劳地枸橼酸杆菌、普通变形杆菌、奇异变形杆菌。③红色菌落：志贺菌属、普罗威登菌、H_2S 阴性沙门菌、假单胞菌和部分雷氏变形杆菌。④带黑心的红色菌落：沙门菌属和爱德华菌。

（8）致病菌筛查显色培养基：产色物质可混合到琼脂基础培养基形成产色培养基。这类培养基通常含有选择剂，因此起到既选择又鉴别的作用。

（9）沙门菌和大肠埃希菌 O157 显色培养基：沙门菌显色培养基的主要优势在于通过其高度特异的颜色菌落分离沙门菌。依据临床标本中的大量沙门菌株不产 β-半乳糖苷酶的特征，通过在培养基中加入一种 β-半乳糖苷酶，而使大多数常见肠杆菌科细菌（如大肠埃希菌、克雷伯菌属、肠杆菌属、枸橼酸杆菌属等）生产显色的物质，从而形成蓝色菌落，沙门菌通过发酵丙二醇，而使培养基中所含有的中性红指示剂变红色，可区别其他菌落（如变形杆菌属、铜绿假单胞菌属）。但沙门菌显色培养基不像脱氧胆酸钠琼脂和 XLD 培养基可鉴别志贺菌属。当只需选择分离沙门菌时，用沙门菌选择培养基较方便。

O157 可引起出血性肠炎，需从粪便中分离。依据出血性大肠埃希菌与多数大肠埃希菌的不同点，即 O157 不发酵山梨醇，也不产 β-葡萄糖苷酶，利用这种酶的显色物可用于显色培养基的鉴别。市场上已有基于此方法的一些显色培养基在售。

（10）金黄色葡萄球菌（包括 MRSA）显色培养基：金黄色葡萄球菌通常分离自皮肤和软组织感染拭子标本，医院内感染的防控需筛查患者和医务人员中苯唑西林耐药菌株（MRSA）的定植，需特异性检测金黄色葡萄球菌和 MRSA 的显色培养基，可选择性抑制革兰氏阴性菌和肠球菌。在培养基中添加 β-内酰胺抗菌药物（如头孢西丁）抑制葡萄球菌苯唑西林敏感菌株。显色物磷酸酶底物活性或 a-葡萄糖苷酶活性用于鉴别金黄色葡萄球菌与其他葡萄球菌。

(11)用于筛选尿道致病菌的显色培养基:尿道感染中大肠埃希菌是优势菌,其他肠杆菌科和肠球菌也是常见分离菌。非选择显色培养基设计为分离和鉴别所有尿道感染的致病菌。一些可用的培养基大多数都是基于相同原理,包括添加显色底物用于检测两种酶,即β-半乳糖苷酶和β-葡萄糖苷酶,并且含铁盐的色氨酸用于检测变形杆菌-普罗威登菌-摩根菌(PPM)群的脱氨酶活性,因水解显色物质,产β-半乳糖苷酶的菌落有红-粉色因水解显色物质,β-葡萄糖苷酶产蓝色或绿色菌落。色氨酸脱氨酶在铁离子存在下导致可扩散的棕色菌落。

大约99%的大肠埃希菌菌株产β-半乳糖苷酶,但不产葡萄糖苷酶,生长菌落呈粉色或红色。克雷伯菌-肠杆菌-沙雷菌(KES)群典型的产两种酶,并且菌落表现优势的蓝色。肠球菌也有很强的β-葡萄糖苷酶活性并呈蓝色但菌落较小。PPM群菌落呈棕色。额外的生化试验可用于鉴定并确认显色培养基上的菌落,包括斑点吲哚试验鉴定大肠埃希菌。费劳地枸橼酸杆菌在尿标本中不是经常出现,但当出现时,常常生长为粉色菌落,因β-半乳糖苷酶活性强而β-葡萄糖苷酶活性弱或缺失。对粉色菌落做快速吲哚试验以排除费劳地枸橼酸杆菌,通过可靠的确认试验证明是大肠埃希菌(吲哚阳性)。

3.特殊菌生长用培养基

(1)军团菌分离培养基。缓冲液活性炭酵母琼脂培养基(buffer charcoal yeast agar,BCYEa琼脂)和不含L-半胱氨酸培养基(羊血琼脂平板)。①BCYEa琼脂:主要成分为N-2-乙酰氨基-2-氨基乙烷磺酸(ACES)、酵母浸膏、可溶性焦磷酸铁、活性炭、琼脂、L-半胱氨酸、KOH(试剂级)、a-酮戊二酸(单钾盐)、水、pH为6.9。②甘氨酸、万古霉素、多黏菌素B、放线菌酮(glycine、vancomycin、polymyxin B、actidione,GVPC)琼脂:在BCYEa琼脂中加入甘氨酸、万古霉素、多黏菌素B、放线菌酮,混匀倾注平皿,用于军团菌分离。③鉴别试验:β-内酰胺酶试验、氧化酶试验、触酶试验、马尿酸试验。

(2)分枝杆菌:结核分枝杆菌(Mycobacterium tu-berculosis,MTB)生长缓慢,在人工固体培养基上繁殖一代需15~20小时。该菌为专性需氧菌,培养时如供给5%~10% CO_2 可刺激生长。生长温度35~40 ℃,最适温度35~37 ℃。生长时尚需一定湿度,固体培养基需要适量的凝固水,以保证其湿度。在pH 5.5~7.2培养基上能生长,最适pH 6.8~7.2。MTB营养要求较高且特殊。初次分离培养时,需用含鸡蛋、血清、马铃薯、氨基酸、丙三醇等复杂有机物及少量无机盐类如磷、钾、硫、镁等的培养基才能生长。经多次传代或长期保存的菌种在营养较简单的综合培养基中也能生长。一般需2周以上始见菌落。在改良罗氏培养基、小川鸡蛋培养基上菌落粗糙、凸起、厚、呈结节状或颗粒状,边缘薄且不规则,乳白色或淡黄色,无可溶性色素。在不含表面活性剂的液体培养基中MTB呈菌膜状生长,随着菌龄增长,菌膜渐渐加厚,有毒菌株在液体培养基呈索状生长。

分离用固体培养基:固体培养基(管状或平板状)的优点是其可在混合培养物和污染物中分离分枝杆菌。常用以鸡蛋为基础的或以琼脂为基础的培养基。以鸡蛋为基础的培养基的主要优点是其支持大多数分枝杆菌的生长,并且可以检测烟酸。但是在培养基的表面更容易发生污染。以琼脂为基础的培养基的主要好处是污染较少,且更容易也更早观察到可见的菌落。菌落可有助于鉴定分枝杆菌。在分离时需同时使用选择性和非选择性培养基。选择性培养基含有一种或多种抗生素,可抑制污染菌的生长。

液体培养基:①BACTEC MGIT 960自动化系统所用培养基,分枝杆菌生长指示管(Mycobacteria growth indicator tube,MGIT管)用于在各种临床标本中(除血液和尿液)快速检测分枝杆菌。由美国BD公司制造的BACTEC MGIT 960自动化系统包含液体培养基(改良MiddLebrook 7H9肉汤)、促生长成分和各种抗菌药物,可抑制污染菌的生长。MGIT管用于从肺或肺外标本分离分枝杆菌,但不能用于检测尿和血标本。含有其他菌的标本如痰,必须经过消化和灭菌后检测。收集的无菌标本,因不含污染菌,可不经灭菌直接接种。BACTEC MGIT 960自动化系统所用培养基BBL MGIT中含7 mL改良的MiddL ebrook 7H9肉汤基质,并有酪蛋白胨;MGIT960补充试剂盒中含有生长补充基质,如清蛋白、葡萄糖、触酶、油酸和脂肪酸聚氧乙烯酯;BBL MGIT PANTA中含冻干的混合抗菌药物(多黏菌素B、两性霉素B、萘啶酸、甲氧苄啶、苯咪唑青霉素)。②VersaTREK(ESP培养系统Ⅱ),VersaTREK可检测各种类型的标本,包括血和骨髓标本。血标本收集需使用ISOLATOR管或含EDTA的管,并在处理后接种到Myco瓶中。从身体各部位获得的标本通常含有各种细菌,需灭菌后接种到Myco培养瓶中。黏性标本如痰必须先进行消化。VersaTREK所用试剂Versa TREK(ESP)Myco中含有MiddLebrook 7H9肉汤、酪胨、甘油;Versa TREK(ESP)GS中含有牛血清清蛋白、葡萄糖、油酸、触酶、氯化钠;Versa TREK(ESP)Myco AS和PVNA含抗生素的冻干混合物中含有Versa TREK(ESP) Myco AS、多黏菌素B、苯咪唑青霉素、磷霉素、萘啶酸、两性霉素B、稳定剂及装填物。Versa TREK(ESP)Myco PVNA中含有多黏菌素B、萘啶酸、两性霉素B、万古霉素、加溶剂(指增加溶解性的试剂)。③MB/BacT分枝杆菌检测系统,MB/BacT分枝杆菌检测系统可检测肺和肺外标本,也可检测血标本。BACTEC MGIT 960自动化系统所用基质包括BacT/ALERT MP处理瓶(10 mL基质)、MiddLebrook 7H9肉汤、胰酶消化酪蛋白胨、牛血清蛋白、触酶;在真空环境下的含CO_2、N_2和O_2的气体环境检测;MB/BacT抗生素补充试剂盒(为减少污染)含冻干的抗菌药物有两性霉素B、苯咪唑青霉素、萘啶酸、多黏菌素B、甲氧苄啶、万古霉素和填充剂;BacT/ALERT MB(血)培养瓶;MB/BacT富集液。

(3)支原体。①A8琼脂:用于分离和鉴别生殖道支原体,在培养基中加入尿素来鉴别脲原体属与非水解尿素的支原体。基础培养基含$CaCl_2$、TSB、酵母提取液、腐胺、DNA、精选琼脂、超纯水;添加剂包括马血清、Iso VitaleX增菌剂、10%尿素、GHL三肽溶液、2%L-半胱氨酸、1 000 U/mL青霉素用于抑制细菌的过度生长,最终pH调整至6.0。倾倒平皿后室温放置2小时,倒置平皿室温过夜,用封口塑料袋包装后置4 ℃,保质期不超过4周,4周后添加的抗菌药物将失效,导致无法抑制非无菌部位标本中细菌的过度生长,不易分离到支原体。②10B肉汤:10B肉汤富含营养,用于培养脲原体属和人型支原体。10B肉汤中含有支原体肉汤基础(无结晶紫)、精氨酸、DNA、酚红和超纯水;分别添加马血清、25%酵母提取液、Iso VitaleX增菌剂、10%尿素、4%L-半胱氨酸、1 000 U/mL青霉素抑制细菌的过度生长,最终pH调整至5.9~6.1。每只管分装1 mL备用,4 ℃冷藏,保质期不超过4周,可保证添加的抗菌药物的抑菌效果。③SP-4肉汤和琼脂:SP-4肉汤富含营养,用于培养多种支原体,包括肺炎支原体。SP-4肉汤中加入琼脂后成为固体培养基,根据培养目的而加入葡萄糖和(或)精氨酸作为代谢底物。基础培养基中有不含结晶紫的支原体肉汤、三肽、蛋白胨、精氨酸(仅当用于培养人型支原体时)、1%酚红、DNA、Noble琼脂(仅当制备SP-4琼脂时)及超纯水;制备的琼脂高压后放在56 ℃水浴中平衡后,加入以下添加剂:10倍CMRL1066、25%酵母提取物、2%酵母粉、灭活胎牛血清、50%葡萄糖、1 000 U/mL青霉素以抑制细菌的过度生长;制备肉汤则在常温下加入添加剂;最终pH调整7.4~7.6。倾倒平皿后室温放置2小时,倒置平皿室温过夜,用封口塑料袋包装后置4 ℃冷藏。根据培养时间长短决定用无菌管分装肉汤的量,用于肺炎支原体培养需分装1.8~4.5 mL,用于培养生殖道支原体需分装 0.9～1.0 mL。琼脂和肉汤的保质期均不超过 4 周，以保证添加抗菌药物的抑菌效果。

(二)微需氧菌生长用培养基

分离空肠弯曲菌和其他肠道弯曲菌最常使用的培养基是浓缩的选择性血平板（CAMPY BAP）。这种商品化培养基含布氏琼脂基质、10％羊血和一系列抗菌药物。其他可用于分离培养弯曲菌的选择性培养基有 Butzler 培养基和 Skirrow 培养基。培养基 V 是对 Butzler 培养基进行改良后的培养基，含头孢哌酮、利福平、黏菌素和两性霉素 B；较改良前能更好地抑制结肠内的正常菌群。胎儿弯曲菌、直肠弯曲菌、曲形弯曲菌可以用常规培养基进行分离。

分离幽门螺杆菌可以组合使用非选择性培养基（如巧克力琼脂）和选择性培养基（如 Skirrow 培养基）。培养基的新鲜和潮湿非常重要，在培养环境中也要增加湿度。

(三)厌氧菌生长用培养基

1.强化营养厌氧血平板

于 5％羊血平板基中添加生长因子，包括氯化血红素、维生素 K 及还原试剂 L-半胱氨酸，以降低培养基的氧化-还原电势。厌氧血平板适合所有厌氧菌生长，兼性厌氧菌也可生长。

2.厌氧庖肉汤

厌氧庖肉汤包括巯基乙酸钠 THIO 疱肉营养肉汤，支持大多数厌氧菌的生长；当标本中致病菌数量少或致病菌生长受抑制时，用于无菌体液、脓液的厌氧增菌培养。在 35 ℃培养，直到在厌氧基础血平板上可见菌落生长。若平皿上不生长，需液体培养至少 7 天。

3.厌氧选择培养基

由于厌氧菌感染的标本来源通常有正常菌群，因此对于不同来源标本可能存在引起感染的厌氧菌，应采用相应的选择培养基，这对于快速分离和鉴别可疑厌氧菌有很大帮助。

(四)常用真菌培养基

1.放线菌酮-氯霉素琼脂培养基

该培养基常用于酵母样真菌包括念珠菌分离培养，含葡萄糖、蛋白胨、琼脂、水，其中氯霉素和放线菌酮可抑制细菌生长。

2.TTC-沙氏琼脂平板（SAB）

培养基主要成分葡萄糖、蛋白胨、琼脂、水、氯霉素及 1％TTC（氯化三苯四氮唑）水溶液。TTC 还原反应是念珠菌初步鉴定的便捷方法，热带念珠菌形成紫红色菌落；白色念珠菌形成白色菌落，其他念珠菌呈现红色菌落。SAB 选择性培养基 pH 低至 5.6，可促进真菌的生长而抑制细菌繁殖，培养温度 30 ℃。

3.玉米-吐温 80 琼脂

培养基含玉米粉、琼脂、吐温 80 和水，玉米粉经煮沸过滤补充其他成分后高压、分装，使用时融化置于载玻片上，穿刺接种，在潮湿平皿中，室温孵育 24～72 小时，显微镜下观察厚膜孢子及假菌丝。

4.糖发酵试验用培养基

含氮基础培养基主要成分有硫酸铵、磷酸二氢钾、结晶硫酸镁、酵母浸膏、琼脂和水；加入相应的糖类可观察同化生长利用情况。

5.显色培养基检测鉴别酵母菌

酵母菌显色培养基的根本特征是含有显色物质 N-乙酰-b-葡萄糖苷酶，可据此区分和鉴定临床最常见且重要的菌——念珠菌，如白色念珠菌，用这种底物（如 5-溴-4-氯-3-吲哚-b-D-N-乙酰-葡萄糖苷酶)导致白色念珠菌形成特征的绿-蓝色菌落,但不能与都柏林念珠菌区分。

一些酵母菌的显色培养基还包括第二种显色物质(如磷酸酶活性),能与白色念珠菌以外的其他菌区分。

有的琼脂含两种底物,可区分白色念珠菌(绿色菌落)和热带念珠菌(蓝色菌落),其他菌落形态有粉色和白色,克柔念珠菌形成特征的粉色扁平菌落。

三、培养方法

根据微生物生长对气体的需求,分需氧培养、厌氧培养、微需氧培养。

(一)常规需氧培养

需氧菌和兼性厌氧菌的实验室常规培养通常接种以下几种培养基。

(1)一种非选择琼脂平板。

(2)一种加强营养培养基:用于无菌体液来源的苛养菌培养或可能有苛养菌感染的情况。

(3)一种选择和鉴别培养基:用于肠道革兰氏阴性杆菌和多数常规细菌培养。

(4)一种用于分离标本来源中的革兰氏阳性菌的平板,以及可能存在混合革兰氏阳性菌和革兰氏阴性菌的情况。

(5)额外的选择培养基:用于分离特殊的致病菌(当需要时,如根据标本来源可能有致病性奈瑟菌,分离需要一种选择奈瑟菌的平板)。

(6)一种肉汤培养基:在一些实验室常规不使用,其他实验室用巯基乙酸盐肉汤培养来自体液、组织、溃疡损伤、伤口和脓液的标本。至少当接种正常无菌部位体液标本时应考虑使用肉汤。

(7)一种马铃薯葡萄糖琼脂:用于分离酵母菌。

(二)厌氧培养

对于大多数标本,厌氧的布氏血琼脂(含马血或羊血,添加氯化血红素和维生素 K_1)为非选择培养基。拟杆菌胆汁-七叶灵琼脂用于选择分离脆弱拟杆菌群和嗜胆菌属;添加溶解的羊血及卡那霉素-万古霉素琼脂用于选择带色素的和非产色素的普雷沃菌属及其他革兰氏阴性厌氧杆菌;苯乙酯乙醇羊血琼脂用于抑制特定的梭菌蔓延。厌氧菌肉汤作为备份培养基,应该接种培养。如检测厌氧引起的关节感染,肉汤应在特殊环境下持续培养 14 天。培养基应置于厌氧环境培养。使用厌氧箱(手套箱)处理所有标本并培养是最好的保证苛养的厌氧菌存活的最好办法。当前,少量的培养容器如塑料封袋,塑料盒、小罐、自动充气设备均用来缩短培养平板在空气中的暴露时间(氧毒性)。厌氧罐或袋在培养过程中至少 48 小时内不要打开,防止还未成熟或生长缓慢的厌氧菌在其对数生长期内在空气中暴露后死亡。

(三)微需氧培养

微需氧菌的致病性有其特点,如胎儿弯曲菌可引起肠外感染,空肠弯曲菌、大肠弯曲菌引起腹泻,幽门螺杆菌与胃炎及消化性溃疡有关。因此,对微需氧菌的分离培养具有临床意义。

弯曲菌在普通培养基上不易生长,布氏肉汤基础加血或血清可作为基础营养培养基,加入抗菌药物抑制消化道正常菌群,有利于选择分离弯曲菌。

弯曲菌是微需氧型呼吸代谢,适合的微需氧环境非常重要,通常是 5% O_2、10% CO_2 和 85% N_2,某些初次培养需增加 6% H_2,另有些菌株生长则需氧或厌氧条件。现有商品化微需氧气袋,与微需氧气罐、盒配合使用,可以达到所需培养的气体环境。

弯曲菌种和亚种对温度的要求不同,胎儿弯曲菌在 25～37 ℃均生长,但在 43 ℃不生长;空肠弯曲菌在 25 ℃不生长，但在 37 ℃和 43 ℃可生长。

头孢哌酮-万古霉素-两性霉素（cefoperazonevancomycin-amphotericin，CVA）琼脂培养基在 37 ℃的孵育温度下，可以更好地抑制粪便中正常菌群。因此在 42 ℃培养被抑制的弯曲菌种，可使用 CVA 培养基在 37 ℃培养。

螺杆菌的最适生长温度为 37 ℃，需潮湿气体环境，低氧浓度 5%～10%可刺激生长，多数菌株在空气环境生长不良，某些菌株可在微需氧或厌氧环境生长。

培养基用脑心浸液琼脂、布氏琼脂和哥伦比亚琼脂培养基中加入 7%脱纤维马血或羊血，加入不同抗菌药物成为选择性培养基。在非选择培养基上培养 3～5 天才可见菌落。

（四）病毒培养

病毒的诊断方法可分为三大类：直接检测、间接检测（病毒分离培养）、血清学检测。①直接检测方法是直接检查临床标本中是否存在病毒颗粒、病毒抗原或核苷酸。常用的技术手段为 PCR、电子显微镜和免疫荧光检测技术。②血清学检测是病毒学实验室最常用的方法。临床上大多数常见病毒感染可通过血清学检测方法进行诊断。血清学检测技术用于检测感染急性期和恢复期阶段抗体滴度的升高，或检测 IgM，还可通过检测 IgG 判断患者对所感染病毒的免疫状况。③由于直接检测方法和血清学检测方法不能区分有感染能力的病毒和死病毒，因此目前尚不能放弃传统的病毒分离培养方法（间接检测），即将标本接种到细胞系、鸡胚或动物体内，让病毒生长。

1.病毒培养的方法

病毒培养的方法有三种：细胞培养、鸡胚培养和动物培养。然而，鸡胚和动物培养不易操作，因此大多数临床诊断实验室仅采用细胞培养方法。准备细胞培养，首先要裂解组织碎片，通常使用胰蛋白酶或胶原酶辅助裂解。随后将细胞悬液吸入含液体培养基（如 Eagle's）和动物血清的平底的玻璃或塑料容器中。经过延迟期后，细胞将会在容器底部贴附和伸展，随后开始分裂，形成初代培养。对于正常细胞的生长来说，黏附于固体支持物表面是必需的。初代培养需要一周换液 2～3 次。细胞长满瓶底后要进行传代培养，将一瓶中的细胞消化悬浮后分至 2～3 瓶继续培养。在初代培养和传代培养中，细胞保持其来源组织的特征。来自初代培养的细胞可连续多次传代，细胞以稳定的频率繁殖若干代后，最终进入衰老阶段，不能再被传代转移。人类二倍体细胞在大约 50 次传代后生长率下降。在细胞株增殖阶段，一些细胞发生改变，获得无限繁殖能力，即永生细胞，但其仍保持接触抑制。

2.细胞培养的类型

细胞培养的类型有三种。①初代细胞培养：如猴肾细胞。来自新鲜处死的成年动物的正常细胞。这些细胞只能传代 1～2 次。②半连续细胞：如人胚肾和皮肤成纤维细胞。来自胚胎组织的细胞可以传代 50 次。③连续细胞：如 HeLa、Vero、Hep2、LLC-MK2、BGM。永生细胞，如肿瘤细胞系可以无限次传代。

不同病毒对细胞培养的敏感性不同。对于特定疑似病毒，使用最为敏感的细胞系非常重要。

3.临床标本的细胞培养

根据标本的性质和临床来源，接收后的标本被接种到不同种类的细胞系中。培养基需 1 小时后进行更换，如果实际中不可行，可第二天早晨更换。接种管应在 35～37 ℃的旋转孵育。分离呼吸道病毒及诱导多种病毒较早出现细胞病变效应（cytopathic effect，CPE），旋转孵育是最佳方法。如果使用固定管，培养管的放置位置就很关键，要保证单层细胞浸润在培养基中。

至少需要每隔一天观察培养的细胞是否出现 CPE。某些样本，如尿和粪便，可能含有对细胞培养有毒的物质，而导致细胞产生 CPE 样改变。如果产生大量毒性作用，则须对接种的细胞进行传代。当细胞培养被细菌污染，需重新接种或者使用细菌滤器过滤。细胞培养需定期更换培养基。当观察到 CPE，建议将感染的培养液转移到含相同细胞类型的新鲜培养物中。对于细胞相关病毒，如 CMV 和 VZV，则需胰蛋白酶化后转移完整的感染细胞。其他病毒如腺病毒能够在冻融感染细胞后做再次培养。

初代细胞培养被广泛认为是最好的细胞培养系统，因为其所支持的病毒范围广。但是其费用高而且常较难获得可靠的供应。连续细胞是最容易操作的，但其所支持的病毒范围常常有限。

4.病毒生长检测指标

CPE 可能是特异的或非特异的，如 HSV 和 CMV 产生特异的 CPE，而肠道病毒不产生特异的 CPE。①血细胞吸附-培养细胞获得黏附哺乳动物红细胞的能力。②血细胞吸附主要用于检测流感和副流感病毒。③可以通过中和试验、血细胞吸附抑制、免疫荧光检测或分子试验等方法确认病毒的特性。

5.细胞培养的局限性

细胞培养的主要问题是获得结果的时间较长（长达4 周）。而且敏感性低，其敏感性与许多因素有关，如样本状况和细胞层的状况。细胞培养也易于被细菌污染，易受样本中有毒物质影响。此外，许多病毒在细胞培养中不能生长，包括乙肝病毒（Hepatitis B virus，HBV）、丙肝病毒（Hepatitis C virus，HCV）、导致腹泻的病毒和细小病毒。

目前已有的快速培养技术可实现在接种后 2～4 天检测到病毒抗原。快速培养技术的例子包括巨细胞病毒免疫荧光检查。此检测技术中，细胞层（人胚胎成纤维细胞）生长在塑料瓶的单层盖玻片上。接种后，培养瓶低速旋转 1 小时（加速病毒的吸附）后孵育 2～4 天。取出盖玻片用免疫荧光试验检查是否存在 CMV 早期抗原。

在病毒感染诊断中细胞培养的角色正在接受快速诊断方法的挑战。因此，细胞培养在未来的临床应用中会减少，可能只集中在大的中心参考实验室进行细胞培养。

（五）真菌的培养方法

培养真菌所用培养基有固体琼脂、液体培养和双相培养。固体琼脂适合所有真菌标本培养，液体培养适合血培养，双相培养基适合菌量特别少的标本。最常用培养基是沙保弱琼脂，适合浅部和深部病原真菌（酵母样真菌和多数丝状真菌）的生长；曲霉菌及青霉菌则用察氏培养基或麦芽浸膏培养基（malt extract agar，MEA）；毛霉和暗色孢科真菌应加用马铃薯葡萄糖琼脂（potato dextrose agar，PDA）；橄榄油培养基用于分离糠秕孢子菌。

培养方法有试管法、平皿培养（大培养）和玻片培养（小培养）三种。平皿培养主要用于酵母及酵母样真菌的培养，容易获得纯菌落。丝状真菌在平皿中可充分生长，边缘观察菌落形态、产色素等。缺点是易污染，不适合传染性强的真菌，如粗球孢子菌等。玻片培养对于临床分离的待定真菌，接种在带有培养基的盖玻片上，恒温恒湿条件下，易于显微镜下观察菌丝和孢子的生长结构特征。

真菌的培养基 pH 范围一般为 5.0～7.0，培养最适温度为 25～28 ℃，深部致病真菌一般适合在 37 ℃培养，双相真菌菌落形态及结构可随温度变化而改变，26 ℃菌丝相，37 ℃酵母相，因此温度试验对鉴别有一定帮助。

四、快速手工鉴定试验

(一)触酶试验

触酶用于将潜在细胞毒性物质过氧化氢分解为水和氧气，在细菌种属的鉴别上应用广泛，检测触酶对于区分不同属细菌有重要作用，比如区别葡萄球菌(＋)和链球菌(－)，或李斯特菌(＋)和乳杆菌(－)。

(二)氧化酶试验

氧化酶是用来鉴别细菌是否为细胞色素C作为呼吸系统的酶。氧化酶试验非常简单，最常用试剂是盐酸4-甲基对苯二胺，为无色水溶性，能将氧化酶阳性的细菌快速氧化，产生蓝紫色。氧化酶常用于鉴别革兰氏阴性菌的科和属。肠杆菌科细菌氧化酶均阴性，可与假单胞菌属、气单胞菌属和邻单胞菌属区别；革兰氏阴性球杆菌不动杆菌的氧化酶阴性，可与氧化酶阳性的革兰氏阴性球菌莫拉菌和奈瑟菌相区别。此外，某些革兰氏阳性菌的氧化酶也很活跃，可利用氧化酶阳性的赛氏葡萄球菌区分大多数其他葡萄球菌。

(三)水解酶

1.糖苷酶

糖苷是糖的衍生物，许多临床重要的细菌都可水解糖苷酶，糖苷酶的名称以水解的糖的来源命名，如半乳糖苷酶。糖苷酶不水解糖本身，而是水解糖的衍生物。七叶灵是最常见的糖苷之一，能被β-葡萄糖苷酶水解释放七叶苷和葡萄糖，在铁盐存在下形成棕黑色螯合物。七叶灵和胆汁用于区分肠球菌、D族链球菌与其他链球菌，同时对肠杆菌科种内之间的鉴别也很有用处。

2.多肽酶

大量氨基酸多肽酶对于生化鉴定，包括r-谷酰胺多肽酶可鉴别脑膜炎奈瑟菌(＋)与其他奈瑟菌(－)。脯胺酰多肽酶可鉴别淋病奈瑟菌(＋)与其他奈瑟菌(－)，并且是难辨梭菌的鉴定标志指标。B-丙胺酰多肽酶是鉴定铜绿假单胞菌鉴定标志指标。亮胺酰多肽酶(LAP)用来区分明串珠菌属、绿色气球菌与链球菌。

(四)快速尿素酶试验

产尿素酶微生物能分解作为终产物的尿素释放氨基酸。氨基酸产物呈碱性，引起pH指示剂苯酚红由黄色变为紫红色。此项检测用于筛查不同培养基上接种的粪便标本中乳糖阴性菌落，同时也用于区分沙门菌与志贺菌(尿素酶阴性)，其他非致病菌如变形杆菌属尿素酶试验为阳性。由于新型隐球菌尿素酶试验为阳性，其他酵母菌通常尿素酶试验阴性，因此许多微生物学诊断实验室将此方法作为快速筛查痰标本中的新型隐球菌(引起肺炎和脑膜炎的病原菌)的一种方法。

(五)吲哚试验

产色氨酸酶的微生物能将色氨酸分解为吲哚。吲哚结合专门的醛类形成可检测的有色的复合物。在滤纸中加入吲哚(须是饱和)，然后将分离的菌落涂抹在滤纸上。若加入的醛类指示剂为1%的对二甲氨基亚苄罗丹宁，阳性结果为在滤纸上呈现蓝色或绿色，而阴性依旧为无色。此试验用于变形杆菌种间区分，以及作为大肠埃希菌的初筛方法。

(六)吡咯烷酮(pyrrolidone，PYR)试验

PYR，L-吡咯烷酮基-β-萘酰胺为吡咯烷酮基芳香酰胺酶的底物。用来快速鉴定肠球菌属和β-溶血链球菌。可使用商品化PYR的纸片。阳性反应为在5分钟内纸片涂菌处变为明亮的红

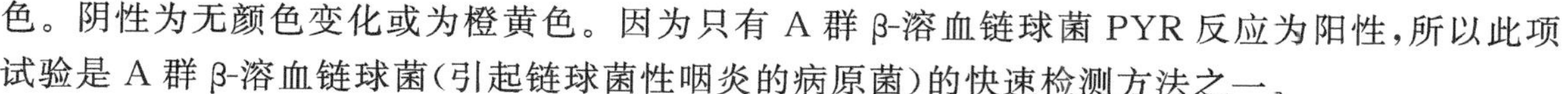

色。阴性为无颜色变化或为橙黄色。因为只有 A 群 β-溶血链球菌 PYR 反应为阳性，所以此项试验是 A 群 β-溶血链球菌(引起链球菌性咽炎的病原菌)的快速检测方法之一。

(七)碳水化合物氧化/发酵

许多临床的重要菌种可以利用糖，通过氧化或发酵产生有机酸。用适当的 pH 指示剂如酚红或溴麝香草酚蓝，可以在厌氧条件下通过发酵葡萄糖产酸来区别主要的细菌群，如区别所有肠杆菌科(+)与非发酵属如假单胞菌(－)、不动杆菌(－)和嗜麦芽窄食单胞菌(－)或区分葡萄球菌(+)和微球菌(－)。

(八)凝固酶

金黄色葡萄球菌是临床上常见的最优势的致病菌之一。检测葡萄球菌凝固酶或用试管法检测"游离型凝固酶"是确认金黄色葡萄球菌非常可靠的手段。在其他葡萄球菌中，凝固酶阳性少见，如施氏葡萄球菌(S.schleiferi)和中间葡萄球菌，缺少凝固酶的金黄色葡萄球菌非常少见。

凝固酶的生化机制非常复杂，酶与热稳定的像凝血酶样物质存在于血浆中，形成纤维状凝结。推荐使用来源于人或兔并经过抗凝处理(如加柠檬酸)的血浆，也可购买商品化的血浆。细菌与血浆混合后 37 ℃培养，如果细菌含有凝固酶，4 小时应有可见凝固。

很多金黄色葡萄球菌菌株还产结合型凝固酶或称"凝集因子"，可用玻片法检测(试管法可检测两种类型的凝固酶)。检测时，必须先用生理盐水将待测菌处理成均一的悬液，不产生自身凝集，如果培养基中含有高浓度盐(如甘露醇盐琼脂)，试验是无效的。菌液均一混匀后，加入一环血浆混合，如果是金黄色葡萄球菌，则立即可见凝集，任何长于 20 秒钟的反应，都应用试管法确认。两种方法均需做阳性和阴性对照，并且只有当阳性和阴性对照都得到预期结果时，才可判断测试菌株的凝固酶结果。

(九)卵磷脂酶(磷脂酶 C)

蛋黄含有丰富的卵磷脂，可添加入琼脂培养基，使卵磷脂酶发生作用。产卵磷脂酶的菌落周围有一个乳白色圆环，因酶活性作用卵磷脂产生甘油二酯沉淀。卵磷脂酶是梭菌属大部分细菌的特性，包括产气荚膜梭菌、索氏梭菌(C.sordellii)、双酶梭菌(C.bifermentans)。芽孢杆菌属包括致病性蜡样芽孢杆菌和炭疽芽孢杆菌的卵磷脂酶试验也是阳性。通常，卵磷脂酶反应用于鉴别产气荚膜梭菌。难辨梭菌 a-毒素对卵磷脂酶有活性，并在蛋黄培养基上被特殊的抗毒素中和。

Nagler 反应：在含蛋黄的琼脂培养基平皿表面涂上半个平皿的特异抗毒素，将可疑产气荚膜梭菌株铺满平皿，经培养，产气荚膜梭菌显示清楚的可见乳白色环，被抑制的一半平皿上菌落被特异性抗毒素中和。

(十)芽管形成试验

芽管试验，即观察芽管和芽生孢子出芽，是简单快速鉴定白色念珠菌的方法。白色念珠菌产生芽管和芽生孢子，连接处不出现收缩现象，即箭状；其他念珠菌产生起始菌丝和母体芽生孢子，连接处呈紧缩现象。培养时间应不超过 3 小时。

五、商品化鉴定系统

(一)血培养仪器系统

随着科学技术进步和微生物学的发展，微生物学家、计算机专家和工程技术人员相结合，研制出许多自动化的连续监测血培养系统(continuous monitoring blood culture systems，CMBCSs)，这些 CMBCSs 具有一些共同特征。

BacT/ALERT 系统(bioMerieux,Inc.)的检测原理是在血培养瓶底部有一个固相传感器,传感器上有半渗透性薄膜将培养基与感应装置隔离,只有二氧化碳能通过薄膜。如果培养瓶内有细菌生长,则细菌在培养基中代谢基质时会产生 CO_2,导致检测 CO_2 变化的传感器改变颜色,改变反射光的强度。反射光强度的改变被仪器测量后,信息传输到电脑系统中。电脑系统中有一系列运算法则,出现以下情况时,样品被确定为阳性:反射光的强度改变超过设定阈值、CO_2 水平持续增加,和(或)CO_2 生成速率变化。值得说明的是,BacT/ALERT 采用塑料血培养瓶,大幅提升了使用上的安全。

BACTECTM 系列全自动血培养系统(BD diagnostics)是采用高灵敏的荧光增强技术在临床上快速检测血液及体液中细菌和真菌。其可根据实验室的血培养能力需求提供各种设备版本。与 BacT/Alert 系统相似的是,BACTEC™系统的培养瓶底部也有 CO_2 传感器;与 BacT/Alert 系统不同的是,BACTEC 仪器使用荧光感应机制检测微生物的生长。细菌代谢产生 CO_2,仪器可检测到 CO_2 所伴随的荧光增加。其主要检测荧光量的线性增加及荧光产生速度的变化。

Versa TREK 血培养系统使用与其商业前身 ESP 系统相同的技术,与 BacT/Alert 和 BACTEC 9000 不同。VersaTREK 系统的血培养瓶放置于仪器内,通过传感器检测培养瓶顶部气体(氧气、氢、氮和 CO_2)的压力改变,这些气体在微生物代谢过程中或产生或被消耗。每 12 分钟检测一次需氧瓶,每 24 分钟检测一次厌氧瓶。根据压力变化与时间的关系绘制生长曲线,仪器内部运算法则可标记阳性血培养瓶。另外,VersaTREK 系统需氧瓶内使用不锈钢搅拌子对血-肉汤混合物进行搅拌,而 BacT/ALERT 系统和 BACTEC 9 000 系统通过轻微摇动实现搅拌。VersaTREK 系统的厌氧瓶不搅拌,而另外两个系统的厌氧瓶与其需氧瓶的搅拌方式相同。

阳性血培养结果的解释同手工血培养系统部分。

(二)细菌和真菌手工鉴定系统

微生物手工鉴定长期以来一直沿用一百多年来进行微生物分类的传统方法。包括观察含基质试管中的反应;观察物理特性如菌落形态、气味,并结合革兰氏染色、凝集试验和药敏谱特征。其特点是人为地选择几种形态生理生化特征进行分类,并在分类中将表型特征分为主、次。一般在科以上分类单位以形态特征、科以下分类单位以形态结合生理生化特征加以区分。最后,采用双歧法整理实验结果。

随着商品化试剂的发展,制造商将常用生化反应简化为更为方便的形式,即制作成手工试剂条。常用的细菌鉴定手工试剂条有法国生物-梅里埃公司(bioMerieux,Inc.)生产的 API 细菌鉴定手工试剂条和美国 Remel 公司生产的 Rap ID 快速鉴定试剂条。

API 细菌鉴定手工试剂条是细菌数值分类分析鉴定系统。该系统涵盖 15 个鉴定系列,约有 1 000 种生化反应,已可鉴定超过 600 种的细菌。鉴定过程中,可根据细菌所属类群选择适当的生理生化鉴定系列,如 API 20E 革兰氏阴性杆菌鉴定、API 20NE 非发酵菌鉴定、API STAPH 葡萄球菌及微球菌鉴定、API STREP 链球菌鉴定、API 20A 厌氧菌鉴定等。根据微生物对各种生理条件(温度、pH、氧气、渗透压)、生化指标(唯一碳氮源、抗生素、酶、盐碱性)代谢反应进行分析,并将结果转化成软件可以识别的数据,进行聚类分析,与已知的参比菌株数据库进行比较,最终对未知菌进行鉴定。目前是世界范围内应用最广、种类最多、最受微生物学家推崇的国际标准化手工试剂条产品。

Rap ID 手工鉴定系统为美国 Remel 公司的产品。共有 8 种鉴定试剂条,可鉴定 390 余种临床常见的重要细菌。Rap ID 系统的鉴定原理:细菌通过分解细菌预成酶系统的反应,产生颜色变化，可在4小时内完成细菌鉴定。其鉴定周期较常规方法大大缩短，但部分鉴定试剂条的部分反应孔读取结果有一定难度，某些反应试验阳性颜色变化的界限不太明显，在结果判断时存在一定的人为主观因素，并由此可能导致最终鉴定结果的不准确性。另外，其没有葡萄球菌属的鉴定试条。

临床手工细菌鉴定是临床上尤其在中小医院应用最广泛的方法。这些方法的特点是方便、易操作、成本低，而且灵活性强。其缺点是操作烦琐、经验依赖性强、报告结果慢，不能完全适应临床治疗的需要。

(三)自动化细菌和真菌鉴定系统

1.半自动化微生物鉴定系统

自动化微生物鉴定系统使原来缓慢、烦琐的手工操作变得快速、简单，其包括半自动微生物鉴定系统和全自动微生物鉴定系统。测试原理主要是利用物质产生 pH 变化、能释放色源或荧光源复合物的酶学反应、四氮唑标记碳水化合物代谢活性的产生、挥发或非挥发酸产生，或可见生长。

VITEK-ATB(bioMerieux，Inc.)和 MicroScan Panel(Siemens)均是半自动微生物鉴定系统。VITEK-ATB 鉴定系统是将肉眼观察的结果输入电脑，计算机数据库由许多细菌条目(taxa)组成，将输入结果与数据库内细菌条目比较，自动地得到鉴定结果。系统是由 API 金标准改良而成，拥有庞大的细菌资料库及严格质控，可鉴定多达550种细菌。另外，ATB 系统操作方便，只需将培养结果输入电脑就可得到结果。MicroScan Panel 使用测试板及快速接种系统，人工判读后将编码结果输入电脑软件得出反应结果。操作简便，价格便宜。

2.全自动微生物鉴定系统

VITEK 2 COMPACT 全自动微生物分析系统是生物梅里埃公司(bioMerieux，Inc.)集合多年的微生物方面的经验，于2005年上半年推出的最新的微生物鉴定药敏智能系统。操作更加方便和人性化并优化和扩大了微生物数据库。其鉴定工作原理为多参数显色法：由于细菌各自的酶系统不同，新陈代谢的产物也因此不同，这些产物与相应底物反应产生颜色等变化，仪器每隔15分钟自动测定每孔透光度变化，达到判读阈值时，指示已完成反应，仪器自动对数据进行处理分析，得出最后结果及报告可信指数。VITEK 2 COMPACT 系统的平均鉴定时间为5小时。在细菌鉴定能力上，Vitek 提供的鉴定卡片种类多，已发表文献评估其准确率在90%以上。

Phoenix-100 全自动细菌鉴定药敏检测系统是由美国 BD 公司(BD diagncstics)生产的全自动系统。其细菌鉴定原理是利用比色与荧光相结合的检测方法。45个鉴定反应孔中包被了传统生化反应底物(色原底物)及荧光底物，以红、绿、蓝光对反应孔的颜色变化，以荧光对反应孔的荧光强度进行实时、连续监测，将得到的数据利用内置的运算法则进行运算并分析，从而得出鉴定结果。Phoenix 系统由PHOENIXTM100主机(PHOENIXTM50)、BBL 比浊仪、BDXPertTM 微生物专家系统、BD Epi-CenterTM 微生物学实验室专业数据管理系统等组成。Phoenix 系统鉴定采用荧光与显色相结合的检测方法，在鉴定准确的基础上大大提高了检测速度，平均鉴定时间3小时。Phoenix 与 Vitek 2 系统的荟萃分析结果显示，鉴定革兰氏阳性及革兰氏阴性细菌，在属和种水平两系统无显著性差异。

MicroScan 自动微生物鉴定及药敏测试系统是由美国 Dade Behring 公司所生产的全自动系统。MicroScan WalkAway 系列采用8进制计算法分别将28个生化反应转换成8位生物数码。计算机系统自动将这些生物数码与编码数据库进行对比，获得相似系统鉴定值。快速荧光革兰

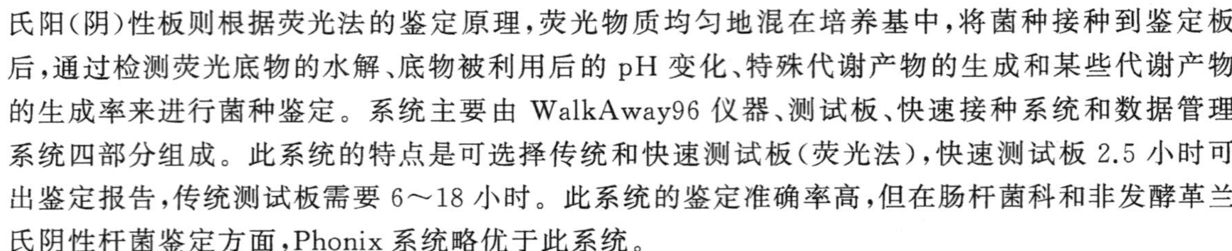

氏阳(阴)性板则根据荧光法的鉴定原理,荧光物质均匀地混在培养基中,将菌种接种到鉴定板后,通过检测荧光底物的水解、底物被利用后的 pH 变化、特殊代谢产物的生成和某些代谢产物的生成率来进行菌种鉴定。系统主要由 WalkAway96 仪器、测试板、快速接种系统和数据管理系统四部分组成。此系统的特点是可选择传统和快速测试板(荧光法),快速测试板 2.5 小时可出鉴定报告,传统测试板需要 6～18 小时。此系统的鉴定准确率高,但在肠杆菌科和非发酵革兰氏阴性杆菌鉴定方面,Phonix 系统略优于此系统。

(四)微生物鉴定系统的局限性

微生物鉴定系统准确性的支柱是强大的数据库及数据库的时效性。由于病原体持续进化及分类学的调整,微生物鉴定系统的数据库需要定时更新。例如,在克罗诺杆菌(阴沟肠杆菌产黄色素变种)未加入仪器数据库前,克罗诺杆菌引起的新生儿脑膜炎在鉴定系统中报告为阴沟肠杆菌。微生物学实验室工作者需要注意制造商声明的仪器准确性受限于数据库的版本。对于大多数商品化的鉴定系统,数据库维护是一个持续性的过程,并且随着主要的分类学变化,由生产商提供软件更新,或每 4 年 1 次,或间隔固定的时间段。一些系统允许在本地工作站做小的改动。

对于少见微生物或具有不典型表型特征的常见微生物,系统常不能给出可靠的鉴定结果。

从临床标本中分离的细菌常常倾向于超出分类学的规则,并且其可能不像商品化系统所期待的那样产生相应的反应。若发现不寻常的生化反应谱,或者出现意外的药敏谱,需要使用其他鉴定手段进行补充实验,或者将分离株送到参考实验室进行分析。

紧密相关菌种的生化反应特征非常相似,仪器的运算法则很难或不可能准确区分这些微生物;然而,在属内不能区分所有种对患者的治疗可能并无影响。例如,一些鉴定系统不能准确鉴定所有新公认的枸橼酸杆菌属的各个种。

微生物学实验室必须注意制造商发布的产品相关信息,以及已发表文献描述的其他实验室使用这些鉴定系统时遇到的潜在问题。同样,使用者也有责任报告所使用系统或产品出现的问题,以便制造商不断改进系统。

(刘敬利)

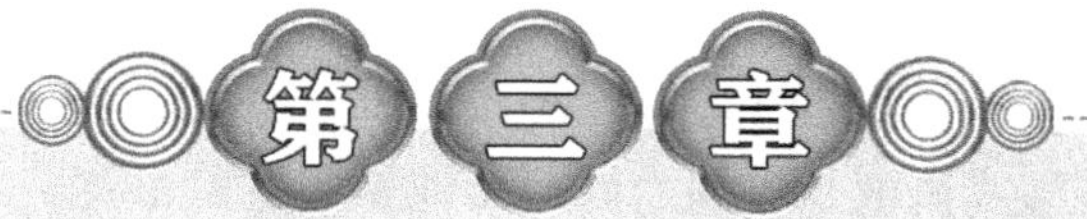

红细胞检验

第一节 红细胞形态学检验

不同病因作用于红细胞发育成熟过程不同阶段，可致红细胞发生相应病理变化及形态学改变（大小、形状、染色及结构）。红细胞形态学检查结合 RBC、Hb 和 Hct 及其他参数综合分析，可为贫血等疾病诊断和鉴别诊断提供进一步检查线索。

一、检验原理

外周血涂片经瑞特-吉姆萨染色后，不同形态红细胞可显示各自形态学特点。选择红细胞分布均匀、染色良好、排列紧密但不重叠的区域，在显微镜下观察红细胞形态。

二、操作步骤

（1）低倍镜观察：观察血涂片细胞分布和染色情况，找到红细胞分布均匀、染色效果好、排列紧密，但不重叠区域（一般在血涂片体尾交界处），转油镜观察。

（2）油镜观察：仔细观察红细胞形态（大小、形状、染色及结构）是否异常，同时浏览全片是否存在其他异常细胞或寄生虫。

三、方法评价

显微镜检查可直观识别红细胞形态，发现红细胞形态病理变化，目前仍无仪器可完全取代，也是仪器校准和检测复核方法。

四、质量管理

（一）血涂片制备及染色

应保证血涂片制备和染色效果良好。操作引起的常见红细胞形态异常的人为因素如下。

1.涂片不当

涂片不当可形成棘形红细胞、皱缩红细胞、红细胞缗钱状聚集。

2.玻片有油脂

玻片有油脂可见口形红细胞。

3.EDTA 抗凝剂浓度过高或血液长时间放置

EDTA 抗凝剂浓度过高或血液长时间放置可形成锯齿状红细胞。

4.涂片干燥过慢或固定液混有少许水分

涂片干燥过慢或固定液混有少许水分可形成面包圈形、口形、靶形红细胞。

5.涂片末端附近

涂片末端附近可形成与长轴方向一致假椭圆形红细胞。

6.染色不当

染色不当可形成嗜多色性红细胞。

(二)检验人员

检验人员必须有能力、有资格能识别血液细胞形态。

(三)油镜观察

油镜观察应注意浏览全片,尤其是血涂片边缘,观察是否存在其他异常细胞。

五、临床应用

(一)参考范围

正常成熟红细胞形态呈双凹圆盘状,大小均一,平均直径 7.2 μm(6.7～7.7 μm);瑞特-吉姆萨染色为淡粉红色,呈正色素性;向心性淡染,中央 1/3 为生理性淡染区;胞质内无异常结构;无核;可见少量变形或破碎红细胞。

(二)临床意义

正常形态红细胞(图 3-1):除了见于健康人,也可见于急性失血性贫血、部分再生障碍性贫血。

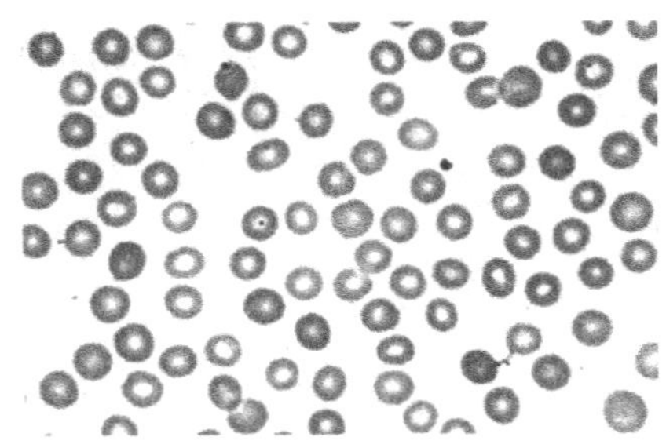

图 3-1　正常红细胞形态(瑞特-吉姆萨染色)

形态异常红细胞:如发现数量较多形态异常红细胞,在排除人为因素后,提示为病理改变。红细胞形态异常可分为大小、形状、染色(血红蛋白)、结构和排列等五大类。

1.红细胞大小异常

(1)小红细胞:指直径＜6 μm 红细胞,出现较多染色浅、淡染区扩大的小红细胞(图 3-2),提示血红蛋白合成障碍。见于缺铁性贫血、珠蛋白生成障碍性贫血。遗传性球形红细胞增多症的小红细胞内血红蛋白充盈度良好,甚至深染,中心淡染区消失。长期慢性感染性贫血为单纯小细胞性,即红细胞体积偏小,无淡染区扩大(小细胞正色素红细胞)。

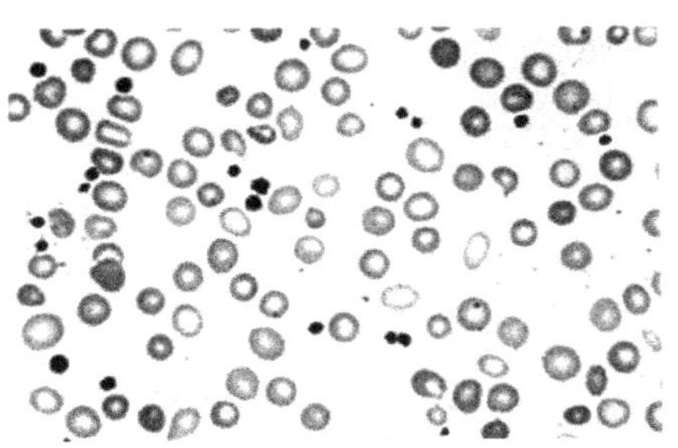

图 3-2 小细胞低色素红细胞

(2)大红细胞:指直径大于 10 μm 红细胞(图 3-3),呈圆形(圆形大红细胞)或卵圆形(卵圆形大红细胞)。见于叶酸、维生素 B_{12} 缺乏所致巨幼细胞贫血,为幼红细胞内 DNA 合成不足,不能按时分裂,脱核后形成大成熟的红细胞。也可见于溶血性贫血和骨髓增生异常综合征等。

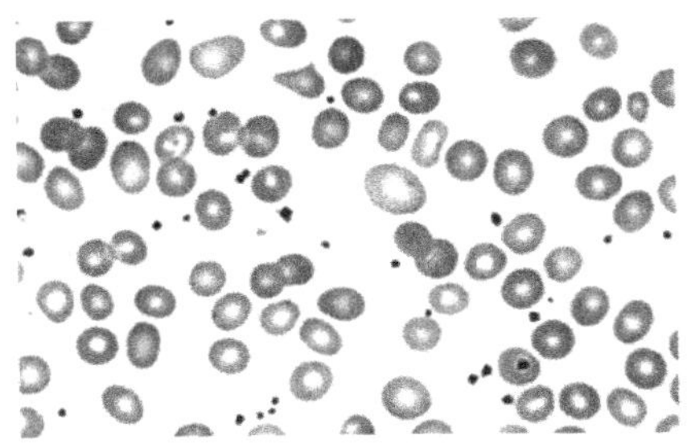

图 3-3 大红细胞和红细胞大小不均

(3)巨红细胞:指直径>15 μm 红细胞(图 3-4)。见于 MA、MDS 血细胞发育不良时,后者甚至可见直径>20 μm 超巨红细胞。

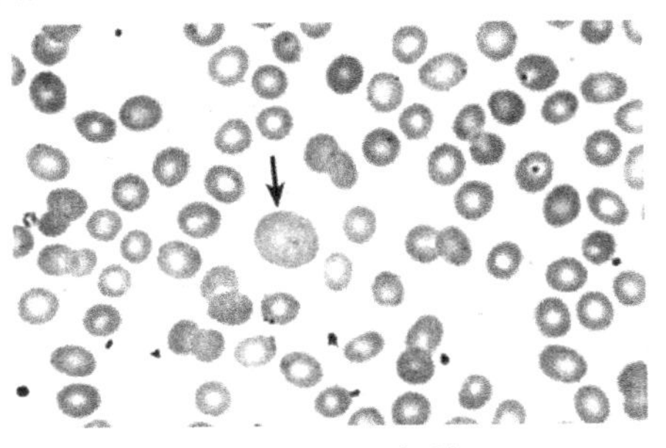

图 3-4 巨红细胞

(4)红细胞大小不均:指同一血涂片上红细胞之间直径相差 1 倍以上,由红细胞体积分布宽度(RDW)反映。见于贫血,MA 时尤为明显,与骨髓造血功能紊乱或造血监控功能减弱有关。

2.红细胞形状异常

(1)球形红细胞:红细胞直径<6 μm,厚度>2.6 μm,小球形,着色深,无中心淡染区,直径与厚度之比(正常为 3.4∶1)可减少至 2.4∶1 或更小(图 3-5),与红细胞膜结构异常致膜部分丢失有关,此类红细胞易于破坏或溶解。见于遗传性球形红细胞增多症(常大于 20%)、自身免疫性溶血性贫血和新生儿溶血病等。

(2)椭圆形红细胞:也称卵圆形红细胞,红细胞呈椭圆形、杆形或卵圆形,长度可大于宽度 3 倍,可达 5∶1(图 3-6),形成与膜基因异常致细胞膜骨架蛋白异常有关,且只有成熟后才呈椭圆形，因此，仅在外周血见到，正常人外周血约占1%。见于遗传性椭圆形红细胞增多症（常大于25%，甚至达75%）和巨幼细胞贫血（可达25%）。

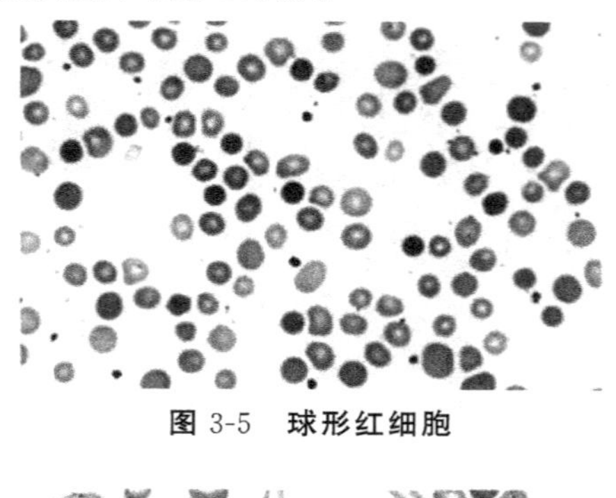

图 3-5　球形红细胞

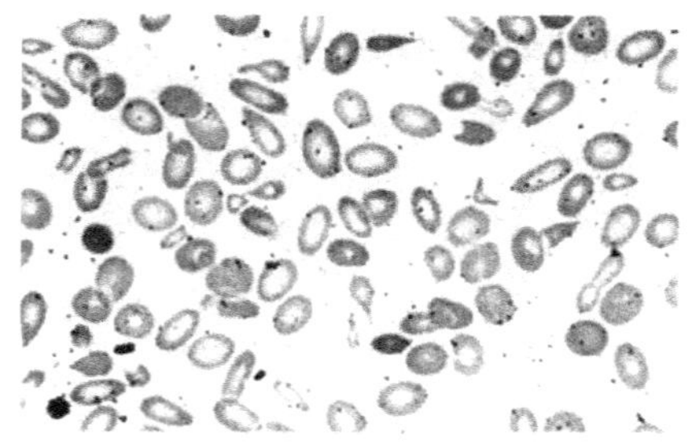

图 3-6　椭圆形红细胞

（3）泪滴形红细胞：红细胞泪滴样或梨状（图 3-7），可能因细胞内含 Heinz 小体或包涵体，或红细胞膜某一点被粘连而拉长，或制片不当所致。正常人偶见。见于骨髓纤维化、溶血性贫血和珠蛋白生成障碍性贫血等。

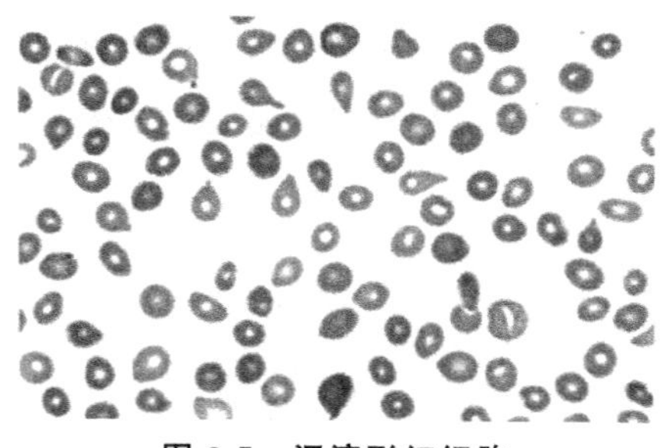

图 3-7　泪滴形红细胞

（4）口形红细胞：红细胞中心苍白区呈张口形（图 3-8），因膜异常使 Na^+ 通透性增加，细胞膜变硬，细胞脆性增加，生存时间缩短。正常人偶见（小于4%）。见于遗传性口形红细胞增多症（常大于10%）、小儿消化系统疾病所致的贫血、急性酒精中毒、某些溶血性贫血和肝病等。也可见于涂片不当，如血涂片干燥缓慢、玻片有油脂等。

（5）镰状红细胞：红细胞呈镰刀状、线条状或呈“L”“S”“V”形等（图 3-9），可能为缺氧使红细胞内 HbS 溶解度降低，形成长形或尖形结晶体，使胞膜变形。见于镰状红细胞病。血涂片中出现可能是脾、骨髓或其他脏器毛细血管缺氧所致。在新鲜血液内加入还原剂，如偏亚硫酸钠，然后制作涂片有利于镰状红细胞检查。

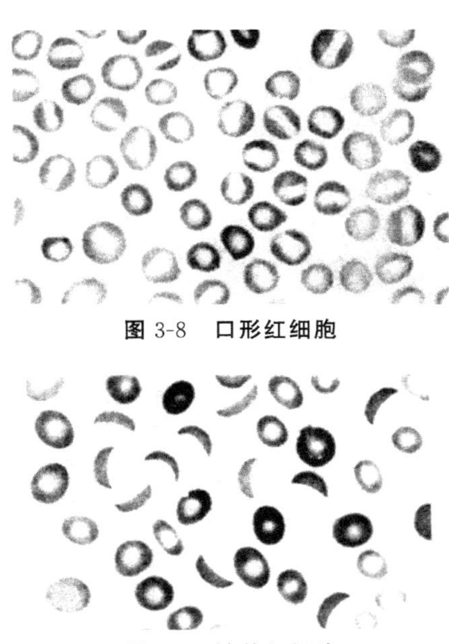

图 3-8 口形红细胞

图 3-9 镰状红细胞

（6）靶形红细胞：比正常红细胞稍大且薄，中心染色较深，外围苍白，边缘又深染，呈靶状（图 3-10）。有的红细胞边缘深染区向中央延伸或相连成半岛状或柄状，形成不典型靶形红细胞。可能与红细胞内血红蛋白组合、结构变异及含量不足、分布不均有关，其生存时间仅为正常红细胞的 1/2 或更短。见于珠蛋白生成障碍性贫血（常大于 20%）、严重缺铁性贫血、某些血红蛋白病、肝病、阻塞性黄疸和脾切除后，也可见于血涂片制作后未及时干燥固定、EDTA 抗凝过量等。

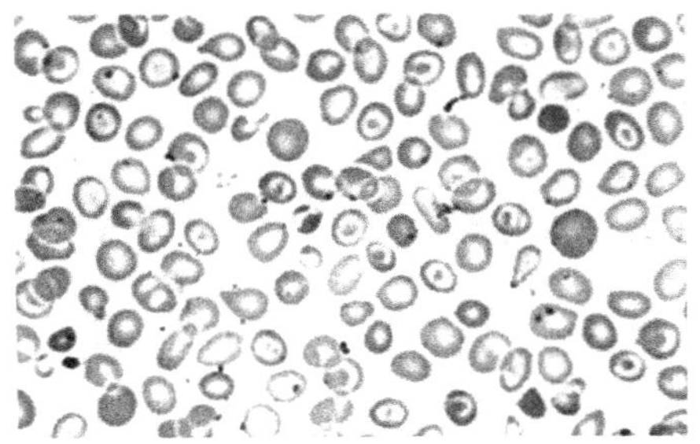

图 3-10 靶形红细胞

（7）棘形红细胞：红细胞表面有多个不规则针状或指状突起，突起长宽不一、外端钝圆、间距不等（图 3-11）。见于遗传性或获得性无 β-脂蛋白血症（可达 70%～80%）、脾切除后、酒精中毒性肝病、神经性厌食和甲状腺功能减退症等。

（8）刺红细胞：也称锯齿形红细胞，红细胞表面呈钝锯齿状，突起排列均匀、大小一致、外端较尖（图 3-12）。见于制片不当、高渗和红细胞内低钾等，也可见于尿毒症、丙酮酸激酶缺乏症、胃癌和出血性溃疡。

（9）裂红细胞：也称为红细胞碎片或破碎红细胞，指红细胞大小不一，外形不规则，可呈盔形、三角形、扭转形（图 3-13），为红细胞通过管腔狭小的微血管所致。正常人血片中小于 2%。见于弥散性血管内凝血、创伤性心源性溶血性贫血、肾功能不全、微血管病性溶血性贫血、血栓性血小板减少性紫癜、严重烧伤和肾移植排斥时。

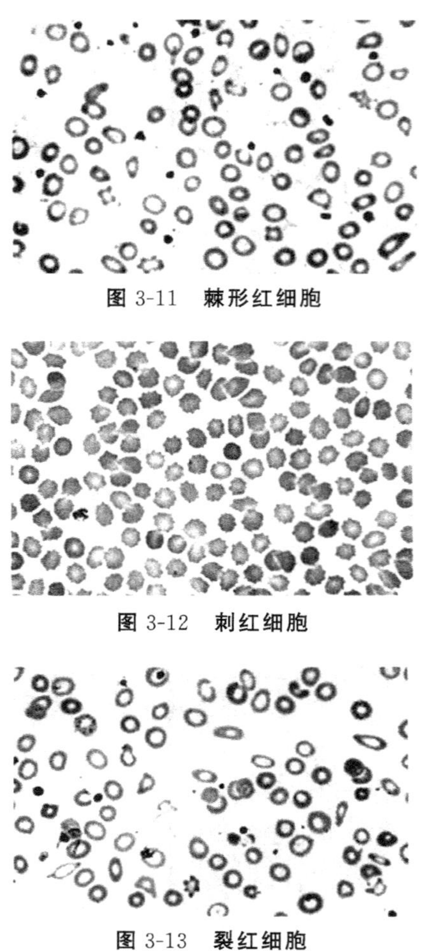

图 3-11　棘形红细胞

图 3-12　刺红细胞

图 3-13　裂红细胞

（10）红细胞形态不整：指红细胞形态发生无规律变化，出现各种不规则的形状，如豆状、梨形、蝌蚪状、麦粒状和棍棒形等（图 3-14），可能与化学因素（如磷脂酰胆碱、胆固醇和丙氨酸）或物理因素有关。见于某些感染、严重贫血，尤其是 MA。

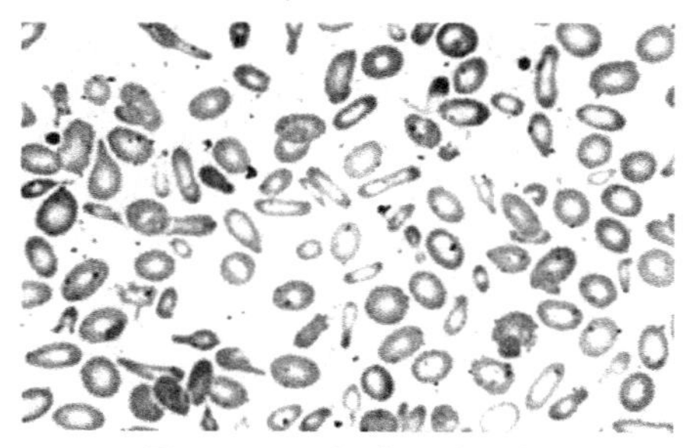

图 3-14　红细胞形态不整

3.红细胞染色异常

（1）低色素性：红细胞生理性中心淡染区扩大，染色淡薄，为正细胞低色素红细胞或小细胞低色素红细胞，甚至仅细胞周边着色为环形红细胞（图 3-15），提示红细胞血红蛋白含量明显减少。见于缺铁性贫血、珠蛋白生成障碍性贫血、铁粒幼细胞性贫血和某些血红蛋白病等。

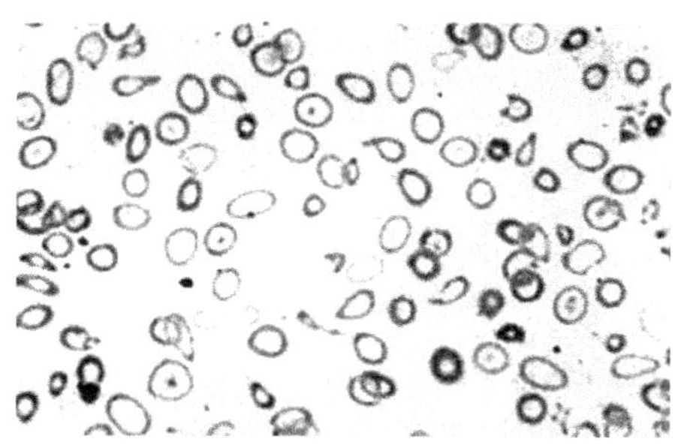

图 3-15 低色素性红细胞

(2)高色素性:红细胞生理性中心淡染区消失,整个细胞染成红色,胞体大(图 3-16),提示红细胞血红蛋白含量增高,故 MCH 增高,见于 MA 和遗传性球形红细胞增多症。球形红细胞因厚度增加,也可呈高色素,其胞体小,故 MCH 不增高。

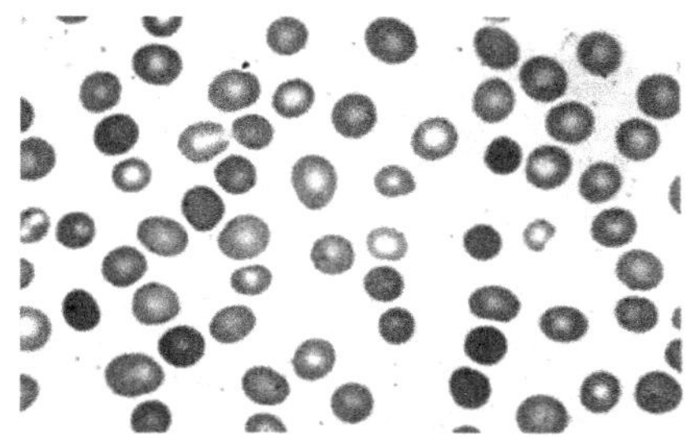

图 3-16 高色素性红细胞

(3)嗜多色性:红细胞淡灰蓝色或灰红色,胞体偏大,属尚未完全成熟红细胞(图 3-17),因胞质内尚存少量嗜碱性物质 RNA,又有血红蛋白,故嗜多色性。正常人血片中为 0.5%~1.5%。见于骨髓红细胞造血功能活跃时,如溶血性贫血和急性失血。

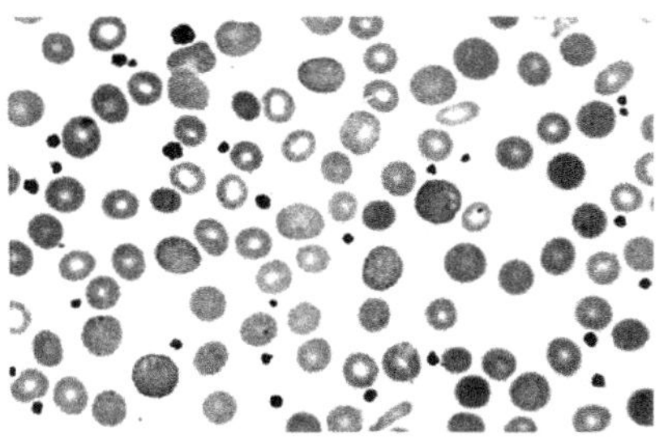

图 3-17 嗜多色性红细胞

(4)双相形红细胞:又称双形性红细胞。指同一血涂片上红细胞着色不一,出现 2 种或 2 种以上染色不一致红细胞,如同时出现小细胞低色素、正细胞正色素或大细胞高色素红细胞等,为血红蛋白充盈度偏离较大所致。见于铁粒幼细胞性贫血、输血后、营养性贫血、骨髓增生异常综合征。可通过血红蛋白分布宽度(hemoglobin distribution width,HDW)反映出来。

4.红细胞内出现异常结构

(1)嗜碱点彩红细胞:简称点彩红细胞(图 3-18),指在瑞特-吉姆萨染色条件下,红细胞胞质内出现大小形态不一、数量不等蓝色颗粒(变性核糖核酸)。形成原因:①重金属损伤细胞膜使嗜碱性物质凝集;②嗜碱性物质变性;③某些原因致血红蛋白合成过程中原卟啉与亚铁结合受阻。

正常人甚少见(约 1/10 000)。见于铅中毒,为筛检指标;常作为慢性重金属中毒指标;也可见于贫血,表示骨髓造血功能旺盛。

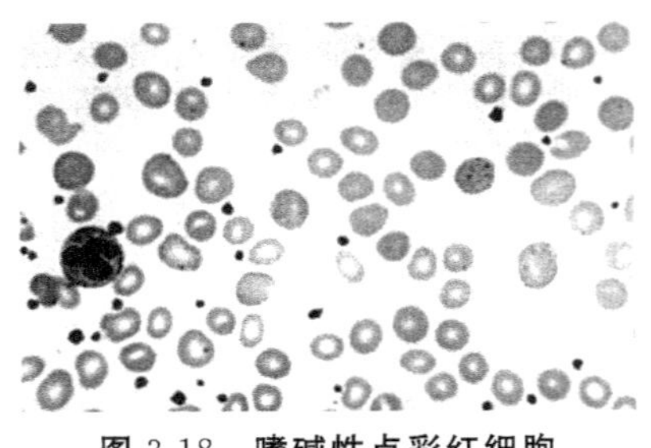

图 3-18 嗜碱性点彩红细胞

(2)豪焦小体:又称染色质小体(图 3-19)。指红细胞胞质内含有 1 个或多个直径为 1～2 μm 暗紫红色圆形小体,可能为核碎裂或溶解后残余部分。见于脾切除后、无脾症、脾萎缩、脾功能低下、红白血病和某些贫血,尤其是 MA。

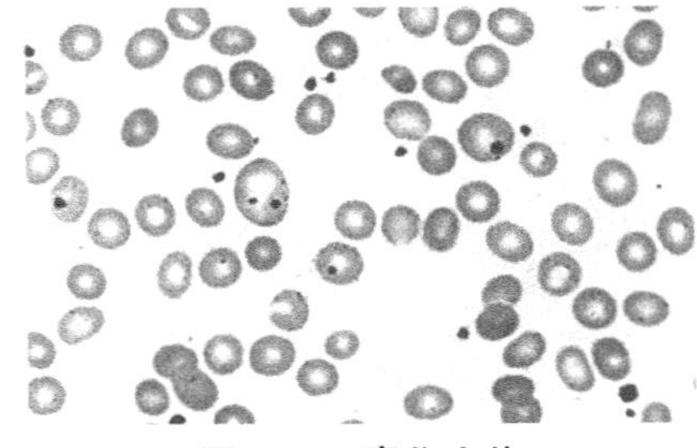

图 3-19 豪焦小体

(3)卡伯特环:指红细胞胞质中含紫红色细线圈状结构,环形或“8”字形(图 3-20)。可能为以下物质:①核膜残余物,表示核分裂异常;②纺锤体残余物;③胞质中脂蛋白变性,多出现在嗜多色性或嗜碱性点彩红细胞中,常伴豪焦小体。见于白血病、MA、铅中毒和脾切除后。

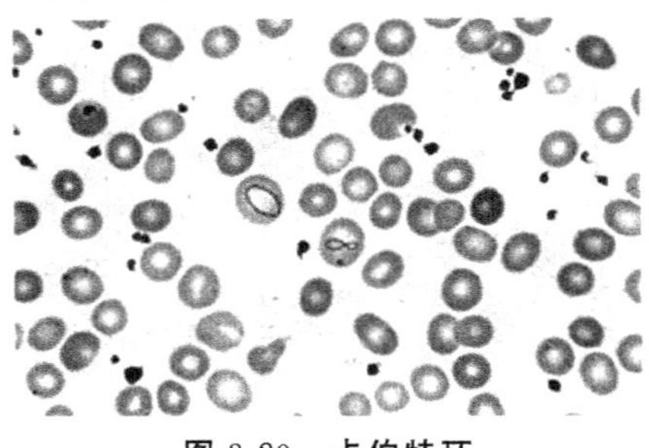

图 3-20 卡伯特环

(4)帕彭海姆小体:指红细胞内铁颗粒,在瑞特-吉姆萨染色下呈蓝黑色颗粒,直径<1 μm。见于脾切除后和骨髓铁负荷过度等。

(5)寄生虫:感染疟原虫、微丝蚴、巴贝球虫和锥虫时,红细胞胞质内可见相应病原体(图 3-21)。

5.红细胞排列异常

(1)缗钱状红细胞:当血浆中纤维蛋白原、球蛋白含量增高时,红细胞表面负电荷减低,红细胞间排斥力削弱,红细胞互相连接呈缗钱状(图 3-22)。见于多发性骨髓瘤等。

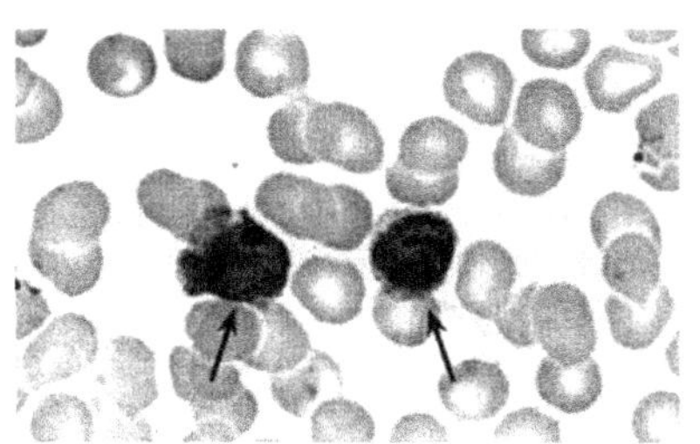

图 3-21 红细胞内疟原虫

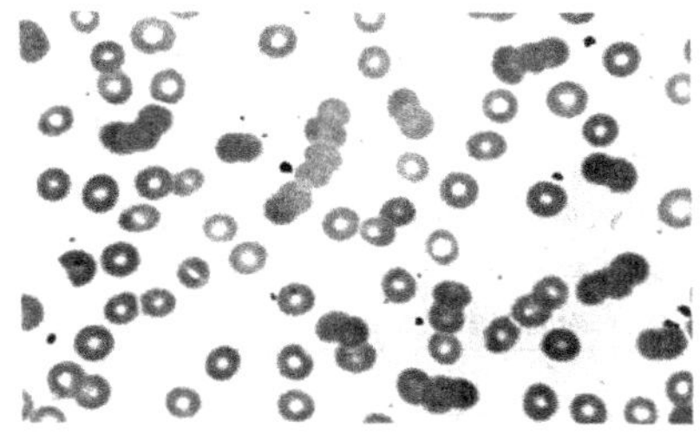

图 3-22 缗钱状红细胞

(2)红细胞凝集:红细胞出现聚集或凝集现象(图 3-23)。见于冷凝集素综合征和自身免疫性溶血性贫血等。

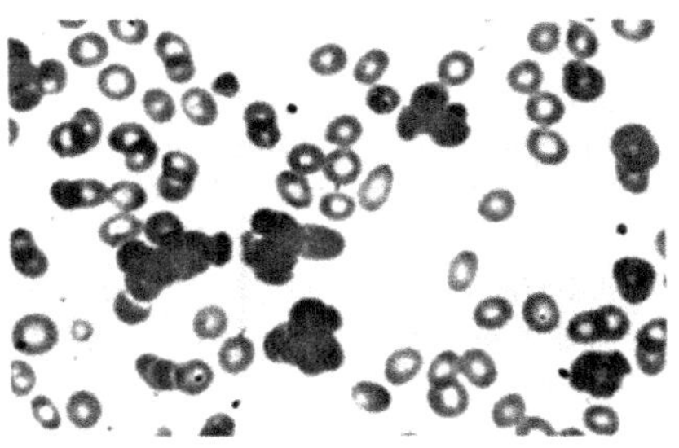

图 3-23 红细胞凝集

6.有核红细胞

有核红细胞指血涂片中出现有核红细胞(图 3-24)。正常时,出生 1 周内新生儿外周血可见少量有核红细胞。如成年人出现,为病理现象,见于溶血性贫血(因骨髓红系代偿性增生和提前释放所致)、造血系统恶性肿瘤(如急、慢性白血病)或骨髓转移癌(因骨髓大量异常细胞排挤释放增多所致)、骨髓纤维化(因髓外造血所致)和脾切除后(因滤血监视功能丧失所致)。血涂片检查有助于发现和诊断疾病(表 3-1)。

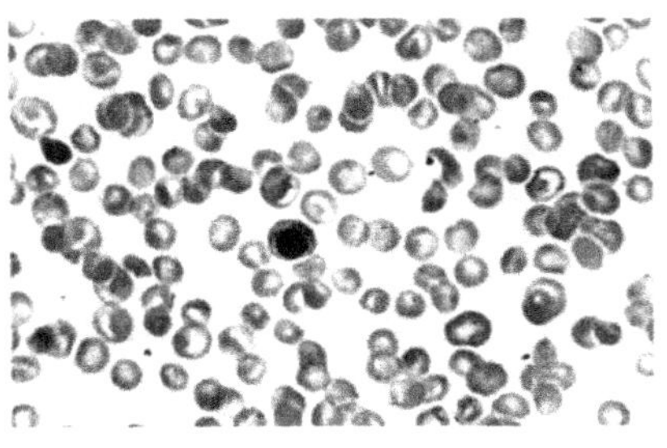

图 3-24 有核红细胞

表 3-1 血涂片检查有助于发现和诊断的疾病

血涂片发现	疾病
球形红细胞、多色素红细胞、红细胞凝集、吞噬红细胞增多	免疫性溶血性贫血
球形红细胞、多色素红细胞	遗传性球形红细胞增多症
椭圆形红细胞	遗传性椭圆形红细胞增多症
卵圆形红细胞	遗传性卵圆形红细胞增多症
靶形红细胞、球形红细胞	血红蛋白 C 病
镰状红细胞	血红蛋白 S 病
靶形红细胞、镰状红细胞	血红蛋白 SC 病
小红细胞、靶形红细胞、泪滴状红细胞、嗜碱点彩红细胞、其他异形红细胞	轻型珠蛋白生成障碍性贫血(地中海贫血)
小红细胞、靶形红细胞、嗜碱点彩红细胞、泪滴状红细胞、其他异形红细胞	重型珠蛋白生成障碍性贫血(地中海贫血)
小红细胞、低色素红细胞、无嗜碱点彩红细胞	缺铁性贫血
嗜碱点彩红细胞	铅中毒
大红细胞、卵圆形大红细胞、中性粒细胞分叶过多	叶酸或 B_{12} 缺乏症

(满　慧)

第二节 红细胞计数

红细胞计数是测定单位容积血液中红细胞数量,是血液一般检验基本项目之一。检验方法有显微镜计数法和血液分析仪法,本节介绍显微镜计数法。

一、检测原理

采用红细胞稀释液将血液稀释后,充入改良牛鲍计数板,在高倍镜下计数中间大方格内四角及中央共 5 个中方格内红细胞数,再换算成单位体积血液中红细胞数。

红细胞计数常用稀释液有 3 种,其组成及作用见表 3-2。

表 3-2 红细胞稀释液组成及作用

稀释液	组成	作用	备注
Hayem 液	氯化钠,硫酸钠,氯化汞	维持等渗,提高比重,防止细胞粘连,防腐	高球蛋白血症时,易造成蛋白质沉淀而使红细胞凝集
甲醛枸橼酸钠盐水	氯化钠,枸橼酸钠,甲醛	维持等渗,抗凝,固定红细胞和防腐	
枸橼酸钠盐水	31.3 g/L 枸橼酸钠		遇自身凝集素高者,可使凝集的红细胞分散

二、操作步骤

显微镜计数法。①准备稀释液:在试管中加入红细胞稀释液;②采血和加血:准确采集末梢血或吸取新鲜静脉抗凝血加至稀释液中，立即混匀；③充池：准备计数板、充分混匀红细胞悬液、充池、室温静置一定时间待细胞下沉；④计数：高倍镜下计数中间大方格内四角及中央中方格内红细胞总数；⑤计算：换算成单位体积血液中红细胞数。

三、方法评价

显微镜红细胞计数法是传统方法，设备简单、试剂易得、费用低廉，适用于基层医疗单位和分散检测；缺点是操作费时，受器材质量、细胞分布及检验人员水平等因素影响，不易质量控制，精密度低于仪器法，不适用于临床大批量标本筛查。在严格规范操作条件下，显微镜红细胞计数是参考方法，用于血液分析仪的校准、质量控制和异常检测结果复核。

四、质量管理

（一）检验前管理

（1）器材：必须清洁、干燥。真空采血系统、血细胞计数板、专用盖玻片、微量吸管及玻璃刻度吸管等规格应符合要求或经过校正。

（2）生理因素：红细胞计数一天内变化为4%，同一天上午7时最高，日间变化为5.8%，月间变化为5.0%。

（3）患者体位及状态：直立体位换成坐位15分钟后采血，较仰卧位15分钟后采血高5%～15%；剧烈运动后立即采血可使红细胞计数值增高10%。

（4）采血：应规范、顺利、准确，否则应重新采血。毛细血管血采集部位不得有水肿、发绀、冻疮或炎症；采血应迅速，以免血液出现小凝块致细胞减少或分布不均；针刺深度应适当（2～3 mm）；不能过度挤压，以免混入组织液。静脉采血时静脉压迫应小于1分钟，超过2分钟可使细胞计数值平均增高10%。

（5）抗凝剂：采用EDTA-K_2作为抗凝剂，其浓度为3.7～5.4 μmol/mL血或1.5～2.2 mg/mL血，血和抗凝剂量及比例应准确并充分混匀。标本应在采集后4小时内检测完毕。

（6）红细胞稀释液：应等渗、新鲜、无杂质微粒（应过滤），吸取量应准确。

（7）WHO规定，如标本储存在冰箱内，检测前必须平衡至室温，并至少用手颠倒混匀20次。

（8）为避免稀释溶血和液体挥发浓缩，血液稀释后应在1小时内计数完毕。

（二）检验中管理

1.操作因素

（1）计数板使用：WHO推荐以“推式”法加盖玻片，以保证充液体积高度为0.10 mm。

（2）充池：充池前应充分混匀细胞悬液，可适当用力振荡，但应防止气泡产生及剧烈振荡破坏红细胞；必须一次性充满计数室（以充满但不超过计数室台面与盖玻片之间的矩形边缘为宜），不能断续充液、满溢、不足或产生气泡，充池后不能移动或触碰盖玻片。

（3）计数域：血细胞在充入计数室后呈随机分布或Poisson分布，由此造成计数误差称为计数域误差，是每次充池后血细胞在计数室内分布不可能完全相同所致，属于偶然误差。扩大血细胞计数范围或数量可缩小这种误差。根据下述公式推断，欲将红细胞计数误差（CV）控制在5%以内，至少需要计数400个红细胞。

（4）计数：应逐格计数，按一定方向进行，对压线细胞应遵循“数上不数下、数左不数右”原则。

（5）红细胞在计数池中如分布不均，每个中方格之间相差超过20个，应重新充池计数。在参考范围内，2 次红细胞计数相差不得>5%。

$$CV=\frac{s}{m}\times 100\%=\frac{1}{\sqrt{m}}\times 100\%$$

式中，s：标准差，m：红细胞多次计数的均值。

2.标本因素

(1)白细胞数量：WBC 在参考范围时，仅为红细胞的 1/1 000～1/ 500，对红细胞数量影响可忽略，但 WBC>100×10^9/L 时，应校正计数结果：实际 RBC=计数 RBC－WBC；或在高倍镜下计数时，不计白细胞(白细胞体积较成熟红细胞大，中央无凹陷，可隐约见到细胞核，无草黄色折光)。

(2)有核红细胞或网织红细胞：增生性贫血时，有核红细胞增多或网织红细胞提前大量释放时，可干扰红细胞计数。

(3)冷凝集素：可使红细胞凝集，造成红细胞计数假性减低。

3.室内质量控制(IQC)及室间质量评价(EQA)

血细胞显微镜计数法尚缺乏公认或成熟质量评价与考核方法，是根据误差理论设计的评价方法。

(1)双份计数标准差评价法：采用至少 10 个标本，每个均作双份计数，由每个标本双份计数之差计算标准差，差值如未超出 2 倍差值标准差范围，则认为结果可靠。

(2)国际通用评价法：可参考美国临床实验室改进修正案(CLIA88)能力验证计划的允许总误差进行评价，通过计算靶值偏倚情况进行血细胞计数质量评价：质量标准=靶值±允许总误差。允许总误差可以是百分数、固定值、组标准差(s)倍数。红细胞计数允许误差标准是计数结果在靶值±6%以内。

五、临床应用

(一)红细胞增多

(1)严重呕吐、腹泻、大面积烧伤及晚期消化道肿瘤患者。多为脱水血浓缩使血液中的有形成分相对地增多所致。

(2)心肺疾病：先天性心脏病、慢性肺脏疾病及慢性一氧化碳中毒等。因缺氧必须借助大量红细胞来维持供氧需要。

(3)干细胞疾病：真性红细胞增多症。

(二)红细胞减少

(1)急性或慢性失血。

(2)红细胞遭受物理、化学或生物因素破坏。

(3)缺乏造血因素、造血障碍和造血组织损伤。

(4)各种原因的血管内或血管外溶血。

(满　慧)

第三节　网织红细胞计数

网织红细胞是介于晚幼红细胞和成熟红细胞之间的尚未完全成熟的红细胞，因胞质中残留一定量的嗜碱性物质核糖核酸(RNA),经新亚甲蓝或煌焦油蓝等碱性染料活体染色后,RNA 凝聚呈蓝黑色或蓝紫色颗粒,颗粒多时可连成线状或网状结构(图 3-25)。RET 在骨髓停留一段时间后释放入血,整个成熟时间约 48 小时。RET 较成熟红细胞大,直径为8.0～9.5 μm。随着红细胞发育成熟,RNA 逐渐减少至消失;RET 网状结构越多,表示细胞越幼稚。ICSH 据此将其分为Ⅰ～Ⅳ型(表 3-3)。

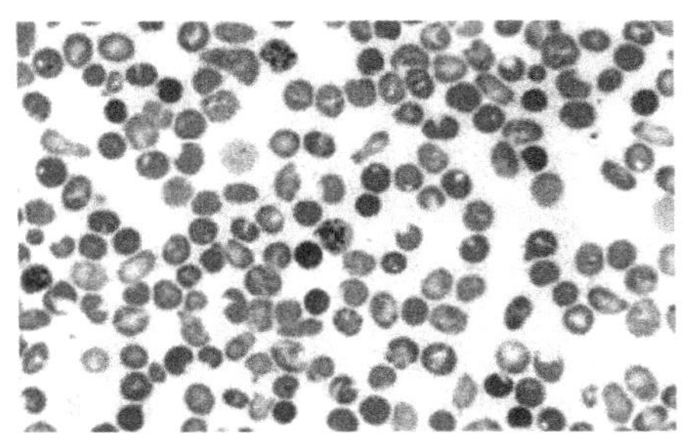

图 3-25 网织红细胞

表 3-3 网织红细胞分型及特征

分型	形态特征	正常存在部位
Ⅰ型(丝球型)	RNA 呈线团样几乎充满红细胞	仅存在骨髓中
Ⅱ型(网型或花冠型)	RNA 呈松散的线团样或网状	大量存在骨髓中,外周血很难见
Ⅲ型(破网型)	网状结构少,呈断线状或不规则枝状连接或排列	主要存在骨髓中,外周血可见少量
Ⅳ型(颗粒型或点粒型)	RNA 呈分散的颗粒状或短丝状	主要存在外周血中

一、检测原理

RET 检测方法有显微镜法、流式细胞术法和血液分析仪法。

(一)显微镜法

活体染料的碱性基团(带正电荷)可与网织红细胞嗜碱性物质 RNA 的磷酸基(带负电荷)结合,使 RNA 间负电荷减少而发生凝缩,形成蓝色颗粒状、线状甚至网状结构。在油镜下计数一定量红细胞中 RET 数,换算成百分率。如同时做 RBC 计数,则可计算出 RET 绝对值。

显微镜法 RET 活体染色染料有灿烂煌焦油蓝(brilliant cresyl blue,又称灿烂甲酚蓝)、新亚甲蓝(new methylene blue,又称新次甲基蓝)和中性红等,其评价见表 3-4。

表 3-4 显微镜法 RET 活体染色染料评价

染料	评价
煌焦油蓝	普遍应用,溶解度低,易形成沉渣附着于红细胞表面,影响计数;易受 Heinz 小体和 HbH 包涵体干扰
新亚甲蓝	对 RNA 着色强且稳定,Hb 几乎不着色,利于计数。WHO 推荐使用
中性红	浓度低、背景清晰,网织颗粒鲜明,不受 Heinz 小体和 HbH 包涵体干扰

(二)流式细胞术(flow cytometry,FCM)法

RET 内 RNA 与碱性荧光染料(如派洛宁 Y、吖啶橙、噻唑橙等)结合后,用流式细胞仪或专用自动网织红细胞计数仪进行荧光细胞(RET)计数,同时报告 RET 绝对值。仪器还可根据荧光强度(RNA 含量)将 RET 分为强荧光强度(HFR)、中荧光强度(MFR)和弱荧光强度(LFR),

计算出 RET 成熟指数(reticulocyte maturation index,RMI)。

$$\mathrm{RMI}\% = \frac{\mathrm{HFR}+\mathrm{MFR}}{\mathrm{LFR}} \times 100$$

二、操作步骤

显微镜法(试管法)。①加染液:在试管内加入染液数滴。②加血染色:加入新鲜全血数滴,立即混匀,室温放置一定时间(CLSI 推荐 3～10 分钟)。③制备涂片:取混匀染色血滴制成薄片,自然干燥。④观察:低倍镜下观察并选择红细胞分布均匀、染色效果好的部位。⑤计数:常规法,油镜下计数至少 1 000 红细胞数量中 RET 数;Miller 窥盘法,将 Miller 窥盘置于目镜内,分别计数窥盘小方格(A 区)内成熟红细胞数和大格内(B 区)RET 数。⑥计算算式如下。

$$常规法:\mathrm{RET}\% = \frac{计数\ 1\ 000\ 个成熟红细胞中网织红细胞数}{1\ 000} \times 100$$

$$\mathrm{Miller}\ 窥盘法:\mathrm{RET}\% = \frac{大方格内网织红细胞数}{小方格内红细胞数 \times 9} \times 100$$

$$\mathrm{RET}\ 绝对值(个/\mathrm{L}) = \frac{红细胞数}{\mathrm{L}} \times \mathrm{RET}(\%)$$

三、方法评价

网织红细胞计数的方法评价见表 3-5。

表 3-5　网织红细胞计数方法评价

方法	优点	缺点
显微镜法	操作简便、成本低、形态直观。试管法重复性较好、易复查,为参考方法。建议淘汰玻片法	影响因素多、重复性差、操作烦琐
流式细胞术法	灵敏度、精密度高,适合批量检测	仪器贵、成本高,成熟红细胞易被污染而影响结果
血液分析仪法	灵敏度、精密度高,易标准化,参数多,适合批量检测	影响因素多,有核红细胞、镰状红细胞、巨大血小板、寄生虫等可致结果假性增高

四、质量管理

(一)检验前管理

1.染液

煌焦油蓝染液最佳浓度为 1%,在 100 mL 染液中加入 0.4 g 柠檬酸三钠,效果更好。应储存于棕色瓶,临用前过滤。WHO 推荐使用含 1.6%草酸钾的 0.5%新亚甲蓝染液。

2.标本因素

因 RET 在体外可继续成熟使数量逐渐减少,因此,标本采集后应及时处理。

3.器材和标本采集等要求

同红细胞计数。

(二)检验中管理

1.操作因素

(1)染色时间:室温低于 25 ℃时应适当延长染色时间或放置 37 ℃温箱内染色 8～10 分钟。

标本染色后应及时检测，避免染料吸附增多致 RET 计数增高。

（2）染液与血液比例以 1∶1 为宜，严重贫血者可适当增加血液量。

（3）使用 Miller 窥盘（ICSH 推荐）：以缩小分布误差，提高计数精密度、准确度和速度。

（4）计数 RBC 数量：为控制 CV 为 10%，ICSH 建议根据 RET 数量确定所应计数 RBC 数量（表 3-6）。

表 3-6 ICSH：RET 计数 CV＝10%时需镜检计数 RBC 数量

RET（%）	计数 Miller 窥盘小方格内 RBC 数量	相当于缩视野法计数 RBC 数量
1～2	1 000	9 000
3～5	500	4 500
6～10	200	1 800
11～20	100	900

（5）CLSI 规定计数时应遵循“边缘原则”，即数上不数下、数左不数右。如忽视此原则对同一样本计数时，常规法计数结果可比窥盘法高 30%。

2.标本因素

（1）ICSH 和 NCCLS 规定：以新亚甲蓝染液染色后，胞质内凡含有 2 个以上网织颗粒的无核红细胞计为 RET。

（2）注意与非特异干扰物鉴别：RET 为点状或网状结构，分布不均；HbH 包涵体为圆形小体，均匀散布在整个红细胞中，一般在孵育 10～60 分钟后出现；Howell-Jolly 小体为规则、淡蓝色小体；Heinz 小体为不规则突起状、淡蓝色小体。

3.质控物

目前，多采用富含 RET 抗凝脐带血制备的质控品，通过定期考核检验人员对 RET 辨认水平进行 RET 手工法质量控制，但此法无法考核染色、制片等环节。CLSI 推荐 CPD 抗凝全血用于 RET 自动检测的质量控制物。

五、临床应用

（一）参考范围

参考范围见表 3-7。

表 3-7 网织红细胞参考范围

方法	人群	相对值（%）	绝对值（$\times 10^9$/L）	LFR（%）	MFR（%）	HFR（%）
手工法	成年人、儿童	0.5～1.5	24～84			
	新生儿	3.0～6.0				
FCM	成年人	0.7±0.5	43.6±19.0	78.8±6.6	18.7±5.1	2.3±1.9

（二）临床意义

外周血网织红细胞检测是反映骨髓红系造血功能的重要指标。临床应用主要如下。

1.评价骨髓增生能力与判断贫血类型

（1）增高：表示骨髓红细胞造血功能旺盛，见于各种增生性贫血，尤其是溶血性贫血，RET 可达 6%～8%或 8%以上，急性溶血时可达 20%～50%或 50%以上；红系无效造血时，骨髓红系增生活跃，外周血 RET 则正常或轻度增高。

(2)减低：见于各种再生障碍性贫血、单纯红细胞再生障碍性贫血等。RET＜1%或绝对值＜15×10^9/L为急性再生障碍性贫血的诊断指标。

通常，骨髓释放入外周血 RET 主要为Ⅳ型，在血液中 24 小时后成为成熟红细胞。增生性贫血时，幼稚 RET 提早进入外周血，需 2 天后才成熟，即在血液停留时间延长，使 RET 计数结果高于实际水平，不能客观反映骨髓实际造血能力。因 RET 计数结果与贫血严重程度（Hct 水平）和 RET 成熟时间有关，采用网织红细胞生成指数（reticulocyte production index，RPI）可校正 RET 计数结果。

$$RPI=\frac{\text{患者 Hct}}{\text{正常 Hct(0.45)}}\times\frac{\text{患者 RET(\%)}}{\text{RET 成熟时间(d)}}$$

Hct/RET 成熟时间（d）关系为：(0.39～0.45)/1，(0.34～0.38)/1.5，(0.24～0.33)/2.0，(0.15～0.23)/2.5和＜0.15/3.0。正常人 RPI 为 1；RPI＜1 提示贫血为骨髓增生低下或红系成熟障碍所致；RPI ＞3提示贫血为溶血或失血，骨髓代偿能力良好。

2.观察贫血疗效

缺铁性贫血或巨幼细胞贫血分别给予铁剂、维生素 B_{12} 或叶酸治疗，2 天后 RET 开始增高，7～10 天达最高（10%左右），表明治疗有效，骨髓造血功能良好。反之，表明治疗无效，提示骨髓造血功能障碍。EPO 治疗后 RET 也可增高达 2 倍之多，8 天后恢复正常。

3.放射治疗（简称放疗）、化学治疗（简称化疗）监测

放疗和化疗后造血恢复时，可见 RET 迅速、短暂增高。检测幼稚 RET 变化是监测骨髓恢复较敏感的指标，出现骨髓抑制时，HFR 和 MFR 首先降低，然后出现 RET 降低。停止放疗、化疗，如骨髓开始恢复造血功能，上述指标依次上升，可同时采用 RMI 监测，以适时调整治疗方案，避免造成骨髓严重抑制。

4.骨髓移植后监测骨髓造血功能恢复

骨髓移植后第 21 天，如 RET＞15×10^9/L，常表示无移植并发症。如 RET＜15×10^9/L 伴中性粒细胞和血小板增高，提示骨髓移植失败可能，此可作为反映骨髓移植功能良好指标，且不受感染影响。

（满　慧）

第四节　红细胞沉降率检验

红细胞沉降率（erythrocyte sedimentation rate，ESR）简称血沉，是指在一定条件下，离体抗凝血在静置过程中，红细胞自然下沉的速率。红细胞膜表面唾液酸带负电荷，可在红细胞表面形成 zeta 电位，彼此相互排斥，形成 25 nm 间距，因此，具有一定悬浮流动性，下沉缓慢。红细胞下沉过程分为 3 个时段。①红细胞缗钱状聚集期：约需 10 分钟；②红细胞快速沉降期：约 40 分钟；③红细胞堆积期：约需 10 分钟。此期红细胞下降缓慢，逐渐紧密堆积于容器底部。

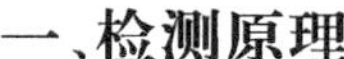

一、检测原理

(一)魏氏法

将枸橼酸钠抗凝血置于特制刻度血沉管内,垂直立于室温中,因红细胞比重大于血浆,在离体抗凝血中能克服血浆阻力下沉。1 小时时读取红细胞上层血浆的高度值(mm/h),即代表红细胞沉降率。

(二)自动血沉仪法

根据红细胞下沉过程中血浆浊度的改变,采用光电比浊、红外线扫描或摄影法动态检测红细胞下沉各个时段红细胞与血浆界面处血浆的透光度。微电脑显示并自动打印血沉结果以及红细胞下沉高度(H)与对应时间(t)的 H-t 曲线。

二、操作步骤

(一)魏氏法

1.采血

采集 1∶4 枸橼酸钠抗凝静脉血。

2.吸血

用魏氏血沉管吸取充分混匀的抗凝血。

3.直立血沉管

将血沉管垂直立于血沉架,室温静置。

4.读数

1 小时时准确读取红细胞下沉后上层血浆的高度值(mm/h),即为 ESR。

(二)自动血沉仪法

目前临床广泛应用的自动血沉仪主要有两种类型。

1.温氏法血沉仪

采用温氏法塑料血沉管测定 1∶4 枸橼酸钠抗凝静脉血。仪器每 45 秒扫描 1 次,30 分钟后报告温氏法和换算后的魏氏法两种结果;并打印 H-t 曲线。

2.魏氏法血沉仪

1∶4 枸橼酸钠抗凝静脉血放入测定室后,仪器自动定时摄像或用红外线扫描。将红细胞下沉过程中血浆浊度变化进行数字转换,1 小时后根据成像情况及数字改变计算血浆段高度,经数据处理报告魏氏法血沉结果(mm/h)。

三、方法评价

(一)魏氏法

魏氏法为传统手工法,也是 ICSH 推荐的参考方法。ICSH、CLSI 以及 WHO 均有血沉检测标准化文件。ICSH 和 CLSI H2-A4 方法,均以魏氏法为基础,对血沉测定参考方法或标准化方法制定操作规程,对血沉管规格、抗凝剂使用、血液标本制备和检测方法等重新做了严格规定。魏氏法操作简便,只反映血沉终点变化,耗时、易造成污染、缺乏特异性,一次性血沉测定器材成本高、质量难以保证。温氏法则按 Hct 测定方法要求采血,通过血沉方程K 值计算,克服了贫血对结果影响,多用于血液流变学检查。

(二)自动血沉仪法

操作简单,可动态检测血沉全过程,且自动、微量、快速、重复性好、不受环境温度影响,适于急诊患者。温氏法血沉仪测试时将血沉管倾斜,势必造成人为误差。CLSI 建议血沉仪法可采用 EDTA 抗凝血,即可与血液分析仪共用 1 份抗凝血标本,并采用密闭式采血系统,但尚未广泛应用。

四、质量管理

(一)检验前

1.生理因素

患者检查前应控制饮食,避免一过性高脂血症使 ESR 加快。

2.药物影响

输注葡萄糖、白明胶和聚乙烯吡咯烷酮等,2 天内不宜做 ESR 检验。

3.标本因素

静脉采血应在 30 秒内完成,不得有凝血、溶血、气泡,不能混入消毒液;枸橼酸钠(0.109 mmol/L,AR 级)应新鲜配制(4 ℃保存 1 周),与血液之比为 1∶4,混匀充分;标本室温下放置小于4 小时,4 ℃保存小于12 小时,测定前应置室温平衡至少 15 分钟(CLSI 建议)。

4.器材

应清洁干燥。魏氏血沉管应符合 ICSH 规定标准,即:管长(300.0±1.5) mm;两端相通,端口平滑;表面自上而下刻有规范的 0～200 mm 刻度,最小分度值为 1 mm(误差≤0.02 mm);管内径为(2.55±0.15) mm,内径均匀误差≤0.05 mm。

(二)检验中

1.操作因素

(1)吸血:吸血量应准确,避免产生气泡。

(2)血沉管装置:严格垂直(CLSI 规定倾斜不能超过 2°)、平稳放置,并防止血液外漏。如血沉管倾斜,血浆沿一侧管壁上升,红细胞则沿另一侧管壁下沉,受到血浆逆阻力减小,下沉加快(倾斜 3°,ESR 可增加 30%)。

(3)测定温度:要求为 18～25 ℃,室温过高应查血沉温度表校正结果,室温低于 18 ℃应放置 20 ℃恒温箱内测定。

(4)测定环境:血沉架应避免直接光照、移动和振动。

(5)测定时间:严格控制在(60±1)分钟读数。

(6)质控方法:ICSH 规定 ESR 测定参考方法的质控标本为 EDTA 抗凝静脉血,Hct≤0.35,血沉值在 15～105 mm/h,测定前至少颠倒混匀 12 次(CLSI 推荐),按"常规工作方法"同时进行测定。用参考方法测定其 95%置信区间应控制在误差小于±0.5 mm/h。

2.标本因素

(1)血浆因素:与血浆蛋白质成分及比例有关,使血沉加快的主要因素是带正电荷大分子蛋白质,其削弱红细胞表面所带负电荷,使红细胞发生缗钱状聚集,红细胞总表面积减少,受到血浆逆阻力减小,且成团红细胞质量超过了血浆阻力,因而下沉。带负电荷小分子蛋白质作用则相反。

(2)红细胞因素:包括红细胞数量、大小、厚度和形态等。总之,血浆因素对血沉影响较大,红细胞因素影响较小。影响血沉的因素见表 3-8。

表 3-8 影响血沉测定结果血浆和红细胞因素

内在因素	影响因素
血浆	
ESR 增快	①纤维蛋白原(作用最强),异常克隆性免疫球蛋白,γ、α、β 球蛋白和急性时相反应蛋白(α1-AT、α_2-M、Fg)等;②胆固醇和甘油三酯等;③某些病毒、细菌、代谢产物、药物(输注葡萄糖、白明胶、聚乙烯吡咯烷酮等)和抗原抗体复合物
ESR 减慢	清蛋白、磷脂酰胆碱和糖蛋白等
红细胞	
数量减少	表面积减少,血浆阻力减小,ESR 增快
数量增多	表面积增多,血浆阻力增大,ESR 减慢
形态异常	①球形、镰状红细胞增多或大小不均,不易形成缗钱状,表面积增大,ESR 减慢;②靶形红细胞增多,红细胞直径大、薄,易形成缗钱状,表面积减小,ESR 增快

(三)检验后

因血沉变化大多数由血浆蛋白质变化所致,这种变化对血沉影响持续。因此,复查血沉的时间至少应间隔 1 周。

五、临床应用

(一)参考范围

魏氏法:成年男性<15 mm/h,成年女性<20 mm/h。

(二)临床意义

ESR 用于疾病诊断缺乏特异性,也不能作为健康人群筛检指标,但用于某些疾病活动情况监测、疗效判断和鉴别诊断具有一定参考价值。

1.生理性加快

(1)年龄与性别:新生儿因纤维蛋白原含量低而红细胞数量较高,血沉较慢(≤2 mm/h)。12 岁以下儿童因生理性贫血血沉稍快,但无性别差异。成年人,尤其 50 岁后,纤维蛋白原含量逐渐升高,血沉增快,且女性高于男性(女性平均 5 年递增 2.8 mm/h,男性递增 0.85 mm/h)。

(2)女性月经期:子宫内膜损伤及出血,纤维蛋白原增加,血沉较平时略快。

(3)妊娠与分娩:妊娠期 3 个月直至分娩 3 周后,因贫血、纤维蛋白原增加、胎盘剥离和产伤等影响,血沉加快。

2.病理性加快

病理性血沉加快临床意义见表 3-9。因白细胞直接受细菌毒素、组织分解产物等影响,其变化出现早,对急性炎症诊断及疗效观察更有临床价值。血沉多继发于急性时相反应蛋白增多的影响,出现相对较晚,故 ESR 用于慢性炎症观察,如结核病、风湿病活动性动态观察或疗效判断更有价值。

3.血沉减慢

血沉减慢一般无临床意义。见于低纤维蛋白原血症、充血性心力衰竭、真性红细胞增多症和红细胞形态异常(如红细胞球形、镰状和异形)。

表 3-9 病理性血沉加快临床意义

疾病	临床意义
感染及炎症	急性炎症，血液中急性时相反应蛋白（α_1-AT、α_2-M、CRP、Tf、Fg 等）增高所致，为最常见原因。慢性炎症（结核病、风湿病、结缔组织炎症等）活动期增高，病情好转时减慢，非活动期正常，ESR 监测可动态观察病情
组织损伤	严重创伤和大手术、心肌梗死（为发病早期特征之一），与组织损伤所产生蛋白质分解产物增多和心肌梗死后3～4 天急性时相反应蛋白增多有关
恶性肿瘤	与 α_2-巨球蛋白、纤维蛋白原、肿瘤组织坏死、感染和贫血有关
自身免疫性疾病	与热休克蛋白增多有关。ESR 与 CRP、RF 和 ANA 测定具有相似灵敏度
高球蛋白血症	与免疫球蛋白增多有关，如多发性骨髓瘤、肝硬化、巨球蛋白血症、系统性红斑狼疮、慢性肾炎等
高脂血症	与甘油三酯、胆固醇增多有关，如动脉粥样硬化、糖尿病和黏液水肿等
贫血	与红细胞减少受血浆阻力减小有关

（满　慧）

第五节　红细胞平均指数检验

红细胞平均指数（值）包括平均红细胞体积、平均红细胞血红蛋白含量、平均红细胞血红蛋白浓度3 项指标，是依据 RBC、Hb、Hct 三个参数间接计算出来的，能较深入地反映红细胞内在特征，为贫血鉴别诊断提供更多线索。

一、检测原理

对同一抗凝血标本同时进行 RBC、Hb 和 Hct 测定，再按下列公式计算 3 种红细胞平均指数。

（一）平均红细胞体积

平均红细胞体积是指红细胞群体中单个红细胞体积的平均值。单位：飞升（fL，1 fL＝10^{-15} L）。

$$MCV=\frac{Hct}{RBC}\times10^{15}(fL)$$

（二）平均红细胞血红蛋白含量

平均红细胞血红蛋白含量是指红细胞群体中单个红细胞血红蛋白含量的平均值。单位：皮克（pg，1 pg＝10^{-12} g）。

$$MCH=\frac{Hb}{RBC}\times10^{12}(pg)$$

（三）平均红细胞血红蛋白浓度

平均红细胞血红蛋白浓度是指红细胞群体中单个（全部）红细胞血红蛋白含量的平均值。单位：g/L。

$$MCHC=\frac{Hb}{Hct}(g/L)$$

二、方法评价

手工法红细胞平均指数测定不需特殊仪器，但计算费时，又易出错。

三、质量管理

红细胞平均指数是根据RBC、Hb、Hct结果演算而来，其准确性受此三个参数的影响，因此，必须采用同一抗凝血标本同时测定RBC、Hb和Hct。此外，红细胞平均值只表示红细胞总体平均值，"正常"并不意味着红细胞无改变，如溶血性贫血、白血病性贫血属正细胞性贫血，但红细胞可有明显大小不均和异形，须观察血涂片才能得出较为准确的诊断。

四、临床应用

(一)参考范围

MCV、MCH、MCHC参考范围见表3-10。

表3-10 MCV、MCH、MCHC参考范围

人群	MCV(fL)	MCH(pg)	MCHC(g/L)
成年人	80～100	26～34	320～360
1～3岁	79～104	25～32	280～350
新生儿	86～120	27～36	250～370

(二)临床意义

依据MCV、MCH、MCHC 3项指标有助于贫血观察，对贫血的形态学分类有鉴别作用(表3-11)。如缺铁性贫血和珠蛋白生成障碍性贫血都表现为小细胞低色素性贫血，但前者在血涂片上可见红细胞明显大小不均。如缺铁性贫血合并巨幼细胞贫血表现为小红细胞和大红细胞明显增多，但MCV、MCH正常。

表3-11 MCV、MCH、MCHC在贫血分类中的意义

指数	临床应用		
	正常	增高	减低
MCV	大部分贫血：如慢性炎症、慢性肝肾疾病、内分泌疾病、消化不良、吸收不良、恶性肿瘤所致贫血、急性失血和溶血性贫血、部分再生障碍性贫血	巨幼细胞贫血、吸烟、肝硬化、酒精中毒；同时出现小红细胞和大红细胞疾病，如缺铁性贫血合并巨幼细胞贫血，免疫性溶血性贫血、微血管病性溶血性贫血	铁、铜、维生素B_6缺乏性贫血，铁缺乏最常见
MCH	同上	叶酸、维生素B_{12}缺乏等所致大细胞性贫血	铁、铜、维生素B_6缺乏性贫血
MCHC	同上，大多数都正常	遗传性球形红细胞增多症、高滴度冷凝集素	铁、铜、维生素B_6缺乏性贫血，Hb假性降低或Hct假性增高

(满　慧)

第六节　血细胞比容检验

血细胞比容又称红细胞压积，是在规定条件下离心沉淀压紧红细胞在全血中所占体积比值。

一、检验原理

（一）微量法

一定量抗凝血液，经一定速度和时间离心沉淀后，计算压紧红细胞体积占全血容积的比例，即为血细胞比容。

（二）温氏法（Wintrobe 法）

温氏法与微量法同属离心沉淀法，微量法用高速离心，温氏法则为常量、中速离心。

（三）电阻抗法

电阻抗法为专用微量血细胞比容测定仪。根据血细胞相对于血浆为不良导体的特性，先用仪器测定标准红细胞含量的全血电阻抗值，再以参考方法测定其 Hct，计算出 Hct 与电阻抗值之间的数量关系（校正值），再利用待测标本测定电阻抗值间接算出标本 Hct。

（四）其他方法

放射性核素法、比重计法、折射仪法和黏度计法等。

二、操作步骤

微量法。①采血：常规采集静脉 EDTA-K_2 抗凝血；②吸血：用虹吸法将血液吸入专用毛细管；③封口：将毛细管吸血端垂直插入密封胶封口；④离心：毛细管置于离心机，以一定相对离心力（relative centrifugal force，RCF）离心数分钟；⑤读数：取出毛细管，置于专用读数板中读数，或用刻度尺测量红细胞柱（以还原红细胞层表层的红细胞高度为准）、全血柱长度，计算两者比值即为血细胞比容。如Hct>0.5 时，须再离心 5 分钟。

三、方法评价

临床常用 Hct 检测方法评价见表 3-12。

表 3-12　常用 Hct 检测方法评价

方法	优点	缺点
微量法	快速（5 分钟）、标本用量小、结果准确、重复性好，可批量检测。WHO 推荐参考方法	血浆残留少，需微量血液离心机
微量法（计算法）	ICSH 推荐为候选参考方法，可常规用于 Hct 测定校准，Hct=（离心 Hct−1.011 9）/0.973 6	需用参考方法测定全血 Hb 和压积红细胞 Hb 浓度。Hct=全血 Hb/压积红细胞 Hb
温氏法	操作简单，无须特殊仪器，广泛应用	不能完全排除残留血浆，需单独采血，用血量大
血液分析仪法	简便、快速、精密度高，无须单独采血	需定期校正仪器
放射性核素法	准确性最高，曾被 ICSH 推荐为参考方法	操作烦琐，不适用于临床批量标本常规检测

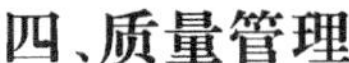

四、质量管理

(一)检验前管理

(1)器材:应清洁干燥。CLSI 规定专用毛细管规格应符合要求[长为(75±0.5)mm,内径为(1.155±0.085)mm,管壁厚度为 0.20 mm,允许误差为 0.18~0.23 mm,刻度清晰]。密封端口底必须平滑、整齐。离心机离心半径应>8.0 cm,能在 30 秒内加速到最大转速,在转动圆周边 RCF 为 10 000~15 000 g 时,转动 5 分钟,转盘温度不超过 45 ℃。

(2)采血:空腹采血,以肝素或 EDTA-K_2 干粉抗凝,以免影响红细胞形态和改变血容量。采血应顺利,静脉压迫时间超过 2 分钟可致血液淤积和浓缩,最好不使用压脉带。应防止组织液渗入、溶血或血液凝固。

(3)CLSI 规定标本应储存在(22±4)℃,并在 6 小时内检测。

(二)检验中管理

1.操作因素

(1)注血:抗凝血在注入离心管前应反复轻微振荡,使 Hb 与氧充分接触;注入时应防止气泡产生。吸入血量在管长 2/3 处为宜;用优质橡皮泥封固(烧融封固法会破坏红细胞),确保密封。

(2)离心速度和时间:CLSI 和 WHO 建议微量法 RCF 为 10 000~15 000 g,RCF(g)=1.118×有效离心半径(cm)×$(r/min)^2$。

(3)放置毛细管的沟槽应平坦,胶垫应富有弹性。一旦发生血液漏出,应清洁离心盘后重新测定。

(4)结果读取与分析:应将毛细管底部红细胞基底层与标准读数板基线(0 刻度线)重合,读取自还原红细胞层以下红细胞高度。同一标本 2 次测定结果之差不可>0.015。

2.标本因素

(1)红细胞增多(症)、红细胞形态异常时(如小红细胞、椭圆形红细胞或镰状红细胞)可致血浆残留量增加,Hct 假性增高,WHO 建议这类标本离心时间应至少延长 3 分钟。

(2)溶血和红细胞自身凝集可使 Hct 假性降低。

(三)检验后管理

如离心后上层血浆有黄疸或溶血现象应予以报告,以便临床分析。必要时可参考 RBC、Hb 测定结果,以核对 Hct 测定值的可靠性。

五、临床应用

(一)参考范围

微量法:成年男性 0.380~0.508,成年女性 0.335~0.450。

(二)临床意义

(1)Hct 增高或降低:其临床意义见表 3-13。Hct 与 RBC、MCV 和血浆量有关。红细胞数量增多、血浆量降低或两者兼有可致 Hct 增高;反之 Hct 降低。

(2)作为临床补液量参考:各种原因致机体脱水,Hct 均增高,补液时应监测 Hct,当 Hct 恢复正常时表示血容量得到纠正。

(3)用于贫血的形态学分类:计算红细胞平均体积和红细胞平均血红蛋白浓度。

表 3-13　Hct 测定临床意义

Hct	原因
增高	血浆量减少：液体摄入不足、大量出汗、严重腹泻或呕吐、多尿、大面积烧伤
	红细胞增多：真性红细胞增多症、缺氧、肿瘤、EPO 增多
降低	血浆量增多：竞技运动员、妊娠、原发性醛固酮增多症、补液过多
	红细胞减少：各种原因的贫血、出血

(4)作为真性红细胞增多症的诊断指标：当 Hct>0.7，RBC 为$(7\sim10)\times10^{12}/L$和 Hb>180 g/L时即可诊断。

(5)作为血液流变学指标：增高表明红细胞数量偏高，全血黏度增加。严重者表现为高黏滞综合征，易致微循环障碍、组织缺氧，故可辅助监测血栓前状态。

RBC、Hb、Hct 每个参数均可作为贫血或红细胞增多的初筛指标，由于临床产生贫血的原因不同，其红细胞数量、大小和形态改变各有特征，因此，必须联合检测和综合分析，才可获得更有价值的临床信息。

（满　慧）

第七节　血红蛋白检验

血红蛋白(hemoglobin，Hb)为成熟红细胞主要成分，在人体中幼、晚幼红细胞和网织红细胞中合成，由血红素和珠蛋白组成结合蛋白质，相对分子质量为 64 458。每个 Hb 分子含有4 条珠蛋白肽链，每条肽链结合 1 个亚铁血红素，形成具有四级空间结构四聚体。亚铁血红素无种属特异性，由 Fe^{2+} 和原卟啉组成。Fe^{2+} 位于原卟啉中心，有 6 个配位键，其中 4 个分别与原卟啉分子中 4 个吡咯 N 原子结合，第 5 个与珠蛋白肽链的 F 肽段第 8 个氨基酸(组氨酸)的咪唑基结合，第 6 个配位键能可逆地与 O_2 和 CO_2 结合。当某些强氧化剂将血红蛋白 Fe^{2+} 氧化成 Fe^{3+} 时，则失去携氧能力。珠蛋白具有种属特异性，其合成与氨基酸排列受独立的基因编码控制。每个珠蛋白分子由 2 条 α 类链与 2 条非 α 类链组成，非 α 类链包括 β、γ、δ、ε 等。人类不同时期血红蛋白的种类、肽链组成和比例不同(表 3-14)。

表 3-14　不同时期血红蛋白种类、肽链组成和比例

时期	种类	肽链	比例
胚胎时期	血红蛋白 Gower-1(Hb Gower-1)	$\xi_2\varepsilon_2$	
	血红蛋白 Gower-2(Hb Gower-2)	$\alpha_2\xi_2$	
	血红蛋白 Portland(Hb Portland)	$\xi_2\gamma_2$	
胎儿时期	胎儿血红蛋白(HbF)	$\alpha_2\gamma_2$	新生儿>70%，1 岁后<2%
成人时期	血红蛋白 A(HbA)	$\alpha_2\beta_2$	90%以上
	血红蛋白 A2(HbA2)	$\alpha_2\delta_2$	2%～3%
	胎儿血红蛋白(HbF)	$\alpha_2\gamma_2$	<2%

血红蛋白在红细胞中以多种状态存在。生理条件下，99％Hb 铁呈 Fe^{2+} 状态，称为还原血红蛋白；Fe^{2+} 状态的 Hb 可与 O_2 结合，称为氧合血红蛋白；如果 Fe^{2+} 被氧化成 Fe^{3+}，称为高铁血红蛋白。如第 6 个配位键被 CO 占据，则形成碳氧血红蛋白，其比 O_2 的结合力高 240 倍；如被硫占据（在含苯肼和硫化氢的环境中）则形成硫化血红蛋白，这些统称为血红蛋白衍生物。

Hb 测定方法有多种，现多采用比色法，常用方法有氰化高铁血红蛋白测定法、十二烷基硫酸钠血红蛋白测定法、叠氮高铁血红蛋白测定法、碱羟高铁血红素测定法和溴代十六烷基三甲胺（CTAB）血红蛋白测定法等。HiCN 测定法为目前最常用 Hb 测定方法，1966 年，国际血液学标准化委员会推荐其作为 Hb 测定标准方法。1978 年，国际临床化学联合会和国际病理学会联合发表的国际性文件中重申了 HiCN 法。HiCN 法也是 WHO 和 ICSH 推荐的 Hb 测定参考方法。本节重点介绍 HiCN 测定法。

一、检测原理

HiCN 法是在 HiCN 转化液中，红细胞被溶血剂破坏后，高铁氰化钾可将各种血红蛋白（SHb 除外）氧化为高铁血红蛋白（Hi），Hi 与氰化钾中 CN-结合生成棕红色氰化高铁血红蛋白（HiCN）。HiCN 最大吸收峰为 540 nm。在特定条件下，毫摩尔吸收系数为 44 L/(mmol · cm)，根据测得吸光度，利用毫摩尔吸收系数计算或根据 HiCN 参考液制作标准曲线，即可求得待测标本血红蛋白浓度。

HiCN 转化液有多种，较为经典的有都氏液和文-齐液。WHO 和我国卫生行业标准WS/T341-2011《血红蛋白测定参考方法》推荐使用文-齐液。血红蛋白转化液成分与作用见表 3-15。

表 3-15 血红蛋白转化液成分与作用

稀释液	试剂成分	作用
都氏液	$K_3Fe(CN)_6$、KCN	形成 HiCN
	$NaHCO_3$	碱性，防止高球蛋白致标本浑浊
文-齐液	$K_3Fe(CN)_6$、KCN	形成 HiCN
	非离子型表面活性剂	溶解红细胞、游离 Hb，防止标本浑浊
	KH_2PO_4（无水）	维持 pH 在 7.2±0.2，防止高球蛋白致标本浑浊

二、操作步骤

（一）直接测定法

（1）加转化液：在试管内加入 HiCN 转化液。

（2）采血与转化：取全血加入试管底部，与转化液充分混匀，静置一定时间。

（3）测定吸光度：用符合 WHO 标准的分光光度计，波长 540 nm、光径 1.000 cm，以 HiCN 试剂调零，测定标本吸光度。

（4）计算：换算成单位体积血液内血红蛋白浓度。

（二）参考液比色测定法

如无符合 WHO 标准分光光度计，则采用此法。

（1）按直接测定法（1）～（3）步骤测定标本吸光度。

（2）制作 HiCN 参考液标准曲线：将 HiCN 参考液倍比稀释成多种浓度的 Hb 液，按标本测定条件分别测定吸光度，绘制标准曲线。通过标准曲线查出待测标本 Hb 浓度。

三、方法评价

血红蛋白测定方法评价见表 3-16。

表 3-16　血红蛋白测定方法评价

方法	优点	缺点
HiCN	操作简便、快速，除 SHb 外均可被转化，显色稳定；试剂及参考品易保存，便于质量控制；已知吸收系数，为参考方法。测定波长 540 nm	KCN 有剧毒；高白细胞和高球蛋白可致浑浊；HbCO转化慢
SDS-Hb	试剂无公害，操作简便，呈色稳定，准确度和精密度高，为次选方法。测定波长 538 nm	SDS-Hb 消光系数未确定，标准曲线制备或仪器校正依赖 HiCN 法；SDS 质量差异性大；SDS溶血性强，破坏白细胞，不适于溶血后同时计数 WBC
HiN_3	显色快且稳定，准确度和精密度较高，试剂毒性低(为 HiCN 法的 1/7)。测定波长 542 nm	HbCO 转化慢；试剂有毒
AHD_{575}	试剂简单无毒，显色稳定。准确度和精密度较高。以氯化血红素为标准品，不依赖 HiCN 法。测定波长 575 nm	测定波长 575 nm，不便于自动化分析；采用氯化血红素作标准品纯度达不到标准
CTAB	溶血性强，但不破坏白细胞	精密度和准确度较上法略低

四、质量管理

(一)检验前管理

1.器材

(1)分光光度计校准：分光光度计波长、吸光度、灵敏度、稳定性、线性和准确度均应校正。波长：误差＜±1 nm；杂光影响仪器线性、灵敏度和准确性，应采用镨钕滤光片校正：杂光水平控制在 1.5%以下；HiCN 参考品法：$A_{\lambda 540\ nm}/A_{\lambda 504\ nm}=1.590 \sim 1.630$。

(2)比色杯光径 1.000 cm，允许误差为≤±0.5%，用 HiCN 试剂作空白，波长为 710～800 nm，吸光度应 HiCN＜0.002。

(3)微量吸管及玻璃刻度吸管规格应符合要求或经校正。

(4)制作标准曲线或标定 K 值：每更换 1 次转化液或仪器使用一段时间后应重新制作标准曲线或标定 K 值。

2.试剂

(1)HiCN 转化液：应使用非去离子蒸馏水配制，pH 为 7.0～7.4，滤纸过滤后 $A^{\lambda 540nm}_{10\ mm}<0.001$；用有塞棕色硼硅玻璃瓶避光储存于 4～10 ℃，储存在塑料瓶可致 CN-丢失，冰冻保存可因结冰致高铁氰化钾还原失效；变绿或浑浊不能使用；Hb(除 SHb 和 HbCO 外)应在 5 分钟内完全转化；配制试剂应严格按照剧毒品管理程序操作。

(2)HiCN 参考液(标准液)：纯度应符合 ICSH 规定的扫描图形，即在 450～750 nm 波长范围，吸收光谱应符合波峰在 540 nm、波谷在 504 nm、$A_{\lambda 540\ nm}/A_{\lambda 504\ nm}$ 为 1.590～1.630 和 $A_{\lambda 750\ nm}\leqslant 0.003$；无菌试验(普通和厌氧培养)阴性；精密度 CV≤0.5%；准确度：以 WHO 和 HiCN 参考品为标准，测定值与标示值之差≤±0.5%；稳定性：3 年内不变质、测定值不变；棕色瓶分装，每支不少于10 mL；在有效期内$A_{\lambda540\ nm}/A_{\lambda504\ nm}$为1.590～1.630。

(3)HiCN工作参考液：测定值与标定值之差≤±1%。其他要求同参考液。

(4)溶血液：以参考液为标准，随机抽取10支测定，其精密度(CV)小于1%；准确度测定值与标示值误差≤±1%；稳定1年以上，每支不少于0.5 mL，包装密封好；其纯度标准达到HiCN工作参考液。

3.其他

标本采集等要求同红细胞计数。临床实验室标准委员会(CLSI)推荐采用EDTA抗凝静脉血。

(二)检验中管理

1.标本因素

(1)血浆中脂质或蛋白质(异常球蛋白)含量增高、WBC＞20×10^9/L、PLT＞700×10^9/L、HbCO增高，因浊度增加引起血红蛋白假性增高。因白细胞过多引起的浑浊，可离心后取上清液比色；如为球蛋白异常增高所致，可向转化液中加入少许固体NaCl(约为0.25 g)或K_2CO_3(约为0.1 g)，混匀后可使溶液澄清。

(2)HbCO转化为HiCN的速度较慢，可达数小时，加大试剂中$K_3Fe(CN)_6$的用量(×5)，转化时间可为5分钟，且不影响检测结果。

2.其他

(1)转化液稀释倍数应准确。

(2)红细胞应充分溶解。

(3)应定期检查标准曲线和换算常数K。

3.IQC及EQA

(1)国际通用评价方法：血红蛋白允许总误差是靶值±7%。

(2)质量控制物：枸橼酸-枸橼酸钠-葡萄糖(acid citrate dextrose，ACD)抗凝全血质控物可用于多项血细胞参数的质量控制；醛化半固定红细胞可用于红细胞和血红蛋白质量控制；溶血液、冻干全血可用于单项血红蛋白质量控制。其中，定值溶血液适用于手工法血红蛋白质量控制。

(三)检验后管理

1.标本因素

某些因素可影响检测结果，如大量失血早期，主要是全身血容量减少，而血液浓度改变很少，红细胞和血红蛋白检测结果很难反映贫血存在。如各种原因所致脱水或水潴留，影响血浆容量，造成血液浓缩或稀释，红细胞和血红蛋白检测结果增加或减少，影响临床判断。

2.废液处理

检测完毕后，将废液集中于广口瓶中，以水1∶1稀释废液，再向每升稀释废液中加入35 mL次氯酸钠溶液(或40 mL 84消毒液)，混匀后敞开容器口放置15小时以上才能进一步处理。HiCN废液不能与酸性溶液混合，因氰化钾遇酸可产生剧毒的氢氰酸气体。

五、临床应用

(一)参考范围

红细胞及血红蛋白参考范围见表3-17。

表 3-17 红细胞及血红蛋白参考范围

人群	RBC($\times10^{12}$/L)	Hb(g/L)
成年男性	4.09～5.74	131～172
成年女性	3.68～5.13	113～151
新生儿	5.2～6.4	180～190
婴儿	4.0～4.3	110～12
儿童	4.0～4.5	120～140
老年男性(>70 岁)		94～122
老年女性(>70 岁)		87～112

(二)临床意义

血红蛋白测定与红细胞计数临床意义相似，但某些贫血两者减少程度可不一致；红细胞计数可判断红细胞减少症和红细胞增多症，判断贫血程度时血红蛋白测定优于红细胞计数。因此，两者同时测定更具临床应用价值。

1.生理变化

(1)生理性增高：见于机体缺氧状态，如高原生活、剧烈体力活动等；肾上腺素增高，如冲动、兴奋和恐惧等情绪波动；长期重度吸烟；雄激素增高(如成年男性高于女性)；日内上午 7 时最高；静脉压迫时间>2 分钟增高 10%；毛细血管血比静脉血高 10%～15%；应用毛果芸香碱、钴、肾上腺素、糖皮质激素药物等，红细胞一过性增高。

(2)生理性减低：见于生理性贫血，如 6 个月到 2 岁婴幼儿为造血原料相对不足所致，老年人为造血功能减退所致，孕妇为血容量增加、血液稀释所致；长期饮酒约减少 5%。生理因素影响与同年龄、性别人群的参考范围相比，一般波动在±20%以内。

2.病理性变化

(1)病理性增高：成年男性 RBC>6.0×10^{12}/L，Hb>170 g/L；成年女性 RBC>6.5×10^{12}/L，Hb>160 g/L为红细胞和血红蛋白增高。①相对增高：见于呕吐、高热、腹泻、多尿、多汗、水摄入严重不足和大面积烧伤等因素造成暂时性血液浓缩。②继发性增高：见于缺氧所致 EPO 代偿性增高疾病，如慢性心肺疾病、异常血红蛋白病和肾上腺皮质功能亢进等；病理性 EPO 增高疾病，如肾癌、肝细胞癌、卵巢癌、子宫肌瘤和肾积水等。③原发性增高：见于真性红细胞增多症和良性家族性红细胞增多症等。

(2)病理性减低：各种病理因素所致红细胞、血红蛋白、血细胞比容低于参考范围下限，称为贫血。贫血诊断标准见表 3-18。根据病因和发病机制贫血可分为三大类(表 3-19)。此外，某些药物可致红细胞数量减少引起药物性贫血。

表 3-18 贫血诊断标准(海平面条件)

人群	Hb(g/L)	Hct	RBC($\times10^{12}$/L)
成年男性	120	0.40	4.0
成年女性	110(孕妇低于 100)	0.35	3.5
出生 10 天以内新生儿	145		
1 月以上婴儿	90		

续表

人群	Hb(g/L)	Hct	RBC($\times10^{12}$/L)
4 月以上婴儿	100		
6 个月至 6 岁儿童	110		
6～14 岁儿童	120		

表 3-19 根据病因及发病机制贫血分类

病因及发病机制	常见疾病
红细胞生成减少	
骨髓造血功能障碍	
干细胞增殖分化障碍	再生障碍性贫血，单纯红细胞再生障碍性贫血，急性造血功能停滞，骨髓增生异常综合征等
骨髓被异常组织侵害	骨髓病性贫血，如白血病、多发性骨髓瘤、骨髓纤维化、骨髓转移癌等
骨髓造血功能低下	继发性贫血，如肾病、肝病、慢性感染性疾病、内分泌疾病等
造血物质缺乏或利用障碍	
铁缺乏或铁利用障碍	缺铁性贫血，铁粒幼细胞性贫血等
维生素 B_{12} 或叶酸缺乏	巨幼细胞贫血等
红细胞破坏过多	
红细胞内在缺陷	
红细胞膜异常	遗传性球形、椭圆形、口形红细胞增多症，PNH
红细胞酶异常	葡萄糖-6-磷酸脱氢酶缺乏症，丙酮酸激酶缺乏症等
血红蛋白异常	珠蛋白生成障碍性贫血，异常血红蛋白病，不稳定血红蛋白病
红细胞外在异常	
免疫溶血因素	自身免疫性，新生儿同种免疫性，药物诱发，血型不合输血等
理化感染等因素	微血管病性溶斑性贫血，化学物质、药物、物理、生物因素所致溶血
其他	脾功能亢进
红细胞丢失增加	
急性失血	大手术，严重外伤，脾破裂，异位妊娠破裂等
慢性失血	月经量多，寄生虫感染(钩虫病)，痔疮等

红细胞计数和血红蛋白测定的医学决定水平为：当 RBC$>6.8\times10^{12}$ 应采取治疗措施；RBC$<3.5\times10^{12}$/L为诊断贫血界限。临床上，常以血红蛋白量判断贫血程度，Hb$<$120 g/L(女性 Hb $<$110 g/L)为轻度贫血；Hb$<$90 g/L为中度贫血；Hb$<$60 g/L 为重度贫血；Hb$<$30 g/L 为极重度贫血；当 RBC$<1.5\times10^{12}$/L，Hb $<$45 g/L时，应考虑输血。

(满　慧)

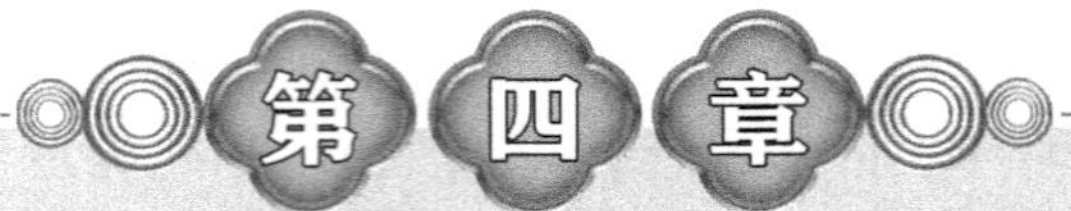

第四章 白细胞检验

第一节 概 述

循环血液中的白细胞包括嗜中性粒细胞、嗜酸性粒细胞、嗜碱性粒细胞、淋巴细胞、单核细胞5种。

一、嗜中性粒细胞

中性粒细胞(neutrophil,N)来源于骨髓造血干细胞,根据其功能和形态特点,人为地将粒细胞的成熟过程划分为干细胞池、生长成熟池和功能池3个阶段。前两个阶段在骨髓中增殖分化,后一个阶段是指成熟的粒细胞在血液或组织中发挥作用的阶段。干细胞池的细胞形态目前尚未阐明。生长成熟池中的嗜中性粒细胞已经可以从细胞形态上加以辨认。一个原粒细胞经3~5次分裂,经过早幼粒细胞阶段最后可增殖为8~32个中幼粒细胞。中幼粒细胞再经晚幼粒细胞最后形成成熟的分叶核粒细胞,晚幼粒细胞和成熟粒细胞不再有细胞分裂功能。成熟后的分叶核粒细胞并不立即释放至外周血中,而是在骨髓贮存池中贮留3~5天(贮存池中的粒细胞数量可为外周血中的15~20倍),然后释放至外周血进入功能池。进入外周血的粒细胞约半数随着血液循环运行(即循环粒细胞池),其余则附着于小静脉或毛细血管管壁上(即边缘粒细胞池)。循环池和边缘池的粒细胞经常随机交换,形成动态平衡。中性粒细胞在贮留时间10~12小时,半衰期6~7小时,平均6.3小时。然后在毛血管丰富的脏器如肺、肝、脾、消化道等以随机方式逸出血管壁进入组织(组织粒细胞池)。组织中的粒细胞约是血管内的20倍。进入组织的粒细胞不再返回血液循环,在组织中的生存期为1~3天。衰老死亡的中性粒细胞主要在单核巨噬细胞系统被破坏,少数通过唾液、痰液、消化道、泌尿生殖道排出。从外周血中消亡的中性粒细胞则由骨髓贮存池中的成熟粒细胞释放加以补充,维持循环血液中细胞数量的相对恒定。正常情况下,每小时约有10%的粒细胞进行更新。中性粒细胞具有趋化、变形、黏附、吞噬和杀菌等多种功能,在机体防御和抵抗病原菌侵袭过程中起着重要作用。能趋化中性粒细胞的物质有C_{3a}、C_{5a}、C_{567}、细菌释放的代谢产物、病毒感染的细胞或坏死组织的分解产物等。当病原菌感染时,成熟的中性粒细胞在趋化物质的作用下,以手镜形移动方式趋向炎性病灶区。与病原菌接触后,中性粒细胞的胞膜向内陷入,病原菌被逐渐陷进细胞内,形成吞噬体。吞噬体与粒细胞胞浆中的溶酶体颗粒接触后相互融合，溶酶体释放酶类物质和蛋白质，起到杀死病原菌的作用。

二、嗜酸性粒细胞

嗜酸性粒细胞的增殖和成熟过程与中性粒细胞相似。但成熟的嗜酸性粒细胞在外周血中很少，仅为全部白细胞的0.5%～5%，绝对值不超过0.5×10^9/L(500个/mm^3)，占白细胞总数的1%左右，大部分存在于骨髓和组织中。嗜酸性粒细胞与免疫系统之间有着密切的关系，它可以吞噬多种物质，如酵母细胞壁，带有抗体的红细胞、抗原抗体复合物、细菌等。异物被吞噬后，被嗜酸性颗粒中的过氧化物酶氧化分解。嗜酸性粒细胞的趋化因子主要有C_{3a}、C_{5a}、$C_{5、6、7}$(其中C_{5a}最为重要)、免疫复合物、寄生虫、某些细菌、肿瘤细胞及从肥大细胞或嗜碱性粒细胞而来的组胺等。

三、嗜碱性粒细胞

嗜碱性粒细胞仅占白细胞总数的0～1%。它也是由骨髓干细胞所产生，主要生理功能是参与超敏反应。嗜碱性粒细胞表面有IgE的Fc受体，当与IgE结合后即被致敏，再受相应抗原攻击时即引起颗粒释放反应。嗜碱性颗粒中含有多种活性物质，如组胺、肝素、慢反应物质、嗜酸性粒细胞趋化因子、血小板活化因子等。组胺能使小动脉和毛细血管扩张和增加其通透性。它反应快而作用时间短，故又称快反应物质。肝素具有抗凝作用；慢反应物质与前列腺素有关，它可以改变血管的通透性，并使平滑肌收缩，特别是使支气管和细支气管的平滑肌收缩。从而引起支气管哮喘发作；嗜酸性粒细胞趋化因子则对嗜酸性粒细胞起正向趋化作用；血小板活化因子能使血小板释放5-羟色胺。嗜碱性粒细胞对各种血清因子、细菌、补体和激肽释放酶等物质有趋化作用。

四、淋巴细胞

淋巴细胞在人体中分布较广，成人的淋巴细胞总量约占体重的1.5%。淋巴细胞因发育和成熟的途径不同，可分为胸腺依赖淋巴细胞(T淋巴细胞)和骨髓依赖淋巴细胞(B淋巴细胞)两种类型，T淋巴细胞的前体细胞依赖胸腺发育为有功能活性的T淋巴细胞，参与细胞免疫功能。占血液中淋巴细胞的50%～70%，寿命较长，可存活数月甚至数年。T细胞主要参加淋巴细胞的再循环，再循环活动具有加强免疫反应、散布记忆细胞、充实淋巴组织、并使进入体内的抗原与抗原反应细胞广泛接触等作用。B淋巴细胞的前体细胞则是通过骨髓(胎儿期是在肝)发育成熟为B淋巴细胞，参与体液免疫功能。占血液中淋巴细胞的15%～30%，寿命较短，仅存活4～5天。B淋巴细胞经抗原激活后转化为浆细胞前体。浆细胞在形态上与淋巴细胞不同，属骨髓依赖淋巴细胞分化来的终末细胞，在体液免疫中发挥重要作用。另外，还有非T非B淋巴细胞，即K细胞和NK细胞，它们分别执行着不同的功能。

五、单核细胞

单核细胞与中性粒细胞有共同的前体细胞即粒-单核细胞系祖细胞(CFU-GM)。有人认为CFU-GM在低水平的集落刺激因子影响下，向单核细胞系分化。经原单核细胞、幼单核细胞阶段发育为成熟的单核细胞而进入血液。成熟的单核细胞在血液中仅逗留1～3天即逸出血管进入组织或体腔内，转变为巨噬细胞，形成单核-巨噬细胞系统。血液中的单核细胞在功能上还不成熟。进入组织转变为巨噬细胞，其功能才完全趋于成熟。巨噬细胞体积增大，细胞表面微绒毛增多，有免疫球蛋白的Fc受体，胞质中颗粒和线粒体数目增多，这些颗粒大部分是溶酶体。吞噬细胞的吞噬功能很强，能活跃地吞噬经过调理作用的生物体（如细菌），为单核-巨噬细胞系统的主要功能期。

（马　磊）

第二节　白细胞检验的基本方法

一、白细胞功能检验

（一）墨汁吞噬试验

1.原理

血液中中性粒细胞及单核细胞对细菌、异物等具有吞噬作用。在一定量的肝素抗凝血中，加入一定量的墨汁，经37 ℃温育4小时，涂片染色镜下观察吞噬细胞对墨汁的吞噬情况，并计算吞噬率及吞噬指数。

2.参考值

成熟中性粒细胞吞噬率74%±15%，吞噬指数126±60；成熟单核细胞吞噬率95%±5%，吞噬指数313±86。

3.临床评价

粒细胞的吞噬功能仅限于成熟阶段，单核细胞幼稚型和成熟型都具有吞噬能力。急性单核细胞白血病M5a为弱阳性，M5b吞噬指数明显增高。急性粒细胞白血病(M_2)、急性淋巴细胞白血病和急性早幼粒细胞白血病的原始及幼稚细胞多无吞噬能力，吞噬试验为阴性。急性粒-单核细胞白血病呈阳性反应，对鉴别有一定价值。慢性粒细胞白血病的成熟中性粒细胞吞噬能力明显降低。

（二）白细胞吞噬功能试验

1.原理

分离白细胞悬液，将待测的吞噬细胞与某种可被吞噬而又易于查见计数的颗粒物质如葡萄球菌混合，温育一定时间后，细菌可被中性粒细胞吞噬，可在镜下观察中性粒细胞吞噬细菌的情况，根据吞噬率和吞噬指数即可反映吞噬细胞的吞噬功能。

2.参考值

吞噬率(%)＝吞噬细菌的细胞数/200个(中性粒细胞)×100%；正常人为62.8%±1.4%；吞噬指数＝200个中性粒细胞吞噬细胞总数/200个(中性粒细胞)；正常人为1.06±0.05。

3.临床评价

吞噬细胞分大吞噬细胞和吞噬细胞两大类。前者包括组织中的巨噬细胞和血液循环中的大单核细胞，后者主要是中性粒细胞。本试验可了解中性粒细胞的吞噬功能。比如吞噬率和吞噬指数增高，反映中性粒细胞吞噬异物功能的增强，常见于细菌性感染。对疑有中性粒细胞吞噬功能低下者，有帮助确诊的价值。

(三)血清溶菌酶活性试验

1.原理

溶菌酶能水解革兰氏阳性球菌细胞壁乙酰氨基多糖成分,使细胞失去细胞壁而破裂。以对溶菌酶较敏感的微球菌悬液为作用底物,根据微球菌的溶解程度来检测血清或尿中溶菌酶的活性。

2.参考值

血清(5～15)mg/L,尿(0～2)mg/L(比浊法)。

3.临床评价

在人体血清中的溶菌酶,主要来自血中的单核细胞和粒细胞,其中以单核细抱含量最多。在中性粒细胞中,从中幼粒到成熟粒细胞可随细胞的成熟程度而增高。嗜酸性粒细胞,除中幼阶段外,均无此酶活性。淋巴细胞中则含量极低。血清和血浆中的溶菌酶大部分是由破碎的白细胞所释放。血清溶菌酶含量增高。可见于部分急性髓细胞白血病。急性单核细胞白血病(简称急单)的血清溶菌酶含量明显增高,由于成熟单核细胞溶菌酶的含量很多,因而在周围血中成熟单核细胞的多少,直接影响血清溶菌酶的测定值。一般认为急单血清溶菌酶增高,是由于患者的单核细胞不能转移到组织内或溶菌酶迅速从单核细胞释放入血的结果。尿溶菌酶含量也增高,故尿溶菌酶阴性可排除急单的诊断。急性粒-单核细胞白血病血清溶菌酶含量也有明显增高,其增高程度与白细胞总数有关在治疗前其含量明显高,表示细胞分化程度较好,预后亦较好。急性粒细胞白血病的血清溶菌酶的含量可正常或增高,临床意义与急粒-单核细胞白血病相似。急性粒细胞白血病和急性单核细胞白血病都是在治疗缓解,白细胞减少时,其含量也同时下降,但在复发时上升。血清溶菌酶含量降低。急性淋巴细胞白血病多数降低,少数正常。慢性粒细胞白血病血清溶菌酶含量正常,但急变时下降。

(四)硝基四氮唑蓝还原试验

1.原理

硝基四氮唑蓝(NBT)是一种染料,其水溶性呈淡黄色。当被吞入或掺入中性粒细胞后,有产生过氧化物酶的作用,可接受葡萄糖中间代谢产物葡萄糖-6-磷酸在已糖磷酸旁路代谢中NADPH氧化脱下的氢,而被还原成非水溶性的蓝黑色甲臜颗粒,呈点状或片状沉着在胞质内有酶活性的部位,可在显微镜下观察并计数阳性细胞百分比。

2.参考值

正常成人的阳性细胞数在10%以下。若有10%以上中性粒细胞能还原NBT,即为NBT还原试验阳性,低于10%则为阴性。

3.临床评价

用于中性粒细胞吞噬杀菌功能异常的过筛鉴别和辅助诊断儿童慢性肉芽肿(CGD),葡萄糖-6-磷酸脱氢酶(G-6-PD)缺乏症,髓过氧化物酶缺乏症和Job综合征,NBT还原试验阳性如在涂片中能查出几个出现甲臜沉淀的中性粒细胞即可排除CGD。故本试验可用于这些疾病的过筛鉴别和辅助诊断。如在涂片中未查出有甲臜沉淀的中性粒细胞而又不能确定是CGD时,可作细菌内毒素激发试验确诊之。方法如下:将10 g大肠埃希菌内毒素溶于50 mL生理盐水,取0.05 mL与0.5 mL肝素抗凝血(12.5单位肝素/mL血)在试管内混匀,盖住管口置室温15分钟后,按前述方法进行NBT还原试验。若NBT还原阳性细胞超过29%,即可否定CGD;若仍在10%以下,即可诊断为中性粒细胞吞噬杀菌功能异常。用于细菌感染的鉴别。全身性细菌感染时，患者的NBT还原阳性细胞在10%以上，而病毒感染或其他原因发热的患者则在10%以下。但若细菌感染而无内毒素等激发白细胞还原NBT的物质入血时，也可在10%以下。器官移植后发热的鉴别。器官移植后发热，若非细菌感染所致，其NBT还原试验阴性；若该试验阳性，则提示可能有细菌感染。无丙种球蛋白血症、镰状细胞病、恶性营养不良、系统性红斑狼疮、类风湿性关节炎、糖尿病等，以及应用激素、细胞毒药物、保泰松等治疗时，NBT还原阳性细胞比例可降低。新生儿、小儿成骨不全症、心肌梗死急性期、淋巴肉瘤、变应性血管炎、脓疱性银屑病、皮肌炎、某些寄生虫感染（如疟疾）和全身性真菌感染（如白色念珠菌性败血症）、注射伤寒菌苗后、口服避孕药或黄体酮后，NBT还原阳性细胞比例可增高。

（五）白细胞趋化性试验

1.原理

在微孔滤膜的一侧放入粒细胞，另一侧放入趋化因子（细菌毒素、补体C_{3a}、淋巴因子等），检测离体粒细胞潜过滤膜到达趋化因子这一侧定向移动的能力。

2.参考值

趋化指数3.0～3.5。

3.临床评价

趋化性是粒细胞到达炎症局部所必需的。本试验是观察粒细胞向感染灶运动能力的一项重要检测方法。趋化功能异常可见于Wiskot-Aldrich综合征、幼年型牙周炎、糖尿病、烧伤、新生儿、慢性皮肤黏膜白色念珠菌病、高IgE综合征、先天性鱼鳞病、膜糖蛋白（相对分子质量11 000）缺陷症、肌动蛋白功能不全症、Chediak-Higashi综合征。

（六）吞噬细胞吞噬功能试验

1.原理

活体巨噬细胞、单核细胞在体内外均有吞噬细菌、异物的功能，在体外将细胞与异体细胞或细菌混合孵育后，染色观测其吞噬异体细胞或细菌的数量，可了解其吞噬功能。利用中药斑蝥在人的前臂皮肤上发疱，造成非感染性炎症，诱使单核细胞游出血管大量聚集于疱液内，抽取疱液则成为天然提纯的吞噬细胞悬液。以鸡红细胞为靶细胞，在体外37 ℃条件下观察吞噬细胞对鸡红细胞的吞噬消化活性，取试管内的细胞进行涂片染色和镜检并计算吞噬百分率和吞噬指数。

2.参考值

吞噬百分率（62.77±1.38）%，吞噬指数1.058±0.049。

3.临床评价

吞噬细胞是机体单核-吞噬系统的重要组成部分，而单核-吞噬系统与肿瘤的发生发展有密切关系。吞噬细胞在组织中含量多，分布广，移动力强且能识别肿瘤细胞，所以吞噬细胞在机体免疫监视系统中发挥主要作用。吞噬细胞功能检测对基础理论研究和临床治疗都有重要意义，此法可测定吞噬细胞的非特异性吞噬功能。吞噬细胞吞噬功能低下主要见于各种恶性肿瘤，吞噬率常低于45%，手术切除好转后可以上升，故可作为肿瘤患者化疗、放疗、免疫治疗疗效的参考指标。一些免疫功能低下的患者，吞噬率降低，可作为预测感染发生的概率，并观测疗效、判断预后的指标。

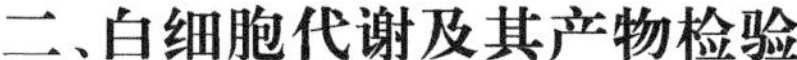

二、白细胞代谢及其产物检验

(一)末端脱氧核苷酰转移酶检测

1.酶标免疫细胞化学显示法

(1)原理:末端脱氧核苷酰转移酶(TdT)是一种 DNA 聚合酶,它不需要模板的指导,就可以催化细胞的脱氧核苷酸,使其转移到低聚核苷酸或多聚核苷酸的 3′-OH 端,合成单链 DNA。兔抗牛 TdT 抗体能和人细胞的 TdT 产生交叉反应,可采用免疫荧光技术或酶标免疫细胞化学技术,用辣根过氧化物酶-抗酶复合物在细胞涂片上定位,显示细胞内的 TdT。

(2)结果:阳性反应为棕黄色颗粒,定位在细胞核上。TdT 为早期 T 淋巴细胞的标志,在正常情况下不成熟的胸腺淋巴细胞出现阳性反应,正常人外周血细胞中极少或无活性。

(3)临床评价 95%以上急性淋巴细胞白血病和大约 30%慢性粒细胞白血病急淋变患者外周血细胞有明显的 TdT 活力,病情缓解后阳性率逐渐减弱。在急性淋巴细胞白血病中,由于细胞表面标志不同,TdT 活性也有变化,T-ALL,早 B 前体-ALL 细胞的阳性率很高,B-ALL 细胞阴性。当外周血中此酶活性升高,就预示着血细胞的恶性变。因此 TdT 的测定对急性白血病的鉴别和治疗都有一定意义。

2.同位素检测法

(1)原理:以^{3}H或^{14}C 标记的脱氧核苷三磷酸等的 dXTP 为基质,用低聚脱氧核苷(dA)等人工同聚物作为引物,由于酶反应与引物重合,使基质不溶于三氯醋酸,可用玻璃纤维盘将其吸附,从未被放射性核素标记的反应基质中分离出反应的生成物,计测放射活性。除去不加引物所测定的内源性反应所引起的活性之后,可测算酶的活性。

(2)参考值:正常人骨髓细胞的活性为 dGTP 掺入 1×10^{8} 个细胞的量为(0~0.09)mmol/L。

(3)临床评价:急性淋巴细胞白血病(B-ALL 除外)可检出较高的 TdT 活性,慢性粒细胞性白血病急性变时,约有 1/3 的病例在原始细胞中能检出高活性的 TdT。恶性淋巴瘤中,原始淋巴细胞性淋巴瘤的淋巴结细胞中能检出高的 TdT 活性。此检查在研究造血组胞的分化与白血病的关系、白血病细胞的起源、白血病的治疗药物选择上都有较重要的价值。

(二)N-碱性磷酸酶检测

1.原理

用 P-硝基酚磷酸盐(P-NPP)作为细胞碱性磷酸酶(APase)总活性检测的基质,在反应中生成 P-硝基酚,测量 400 nm 时的吸光密度,借以检测出细胞 A-Pase 的总活性。此外,可通过 CASP 作为基质来测定 N-碱性磷酸酶(N-Apase)的活性。通过酶反应,生成巯基乙胺,这是用二硝基苯(DNTB)置换 5-硫-硝基酚酸;检测412 nm的吸光密度,借以检测 N-APase 的总活性。在基质液中加入用 N-丁醇:水(1∶3)的混合液提取粗酶液,室温下放置 60 分钟,记录酶反应,求出酶反应的速度。一般情况下,N-APase 的 P-NPP 与 CASP 的水解速度之比(VP-NPP/VCASP)在 1.1~2.0 的范围内,平均为 1.8。因此,N-APase 的活性许可用VP-NPP-1.8VCASP求出,再从(VP-NPP-1.8VCASP)VP-NPP 计算 N-APase 的百分率。

2.参考值

正常人的粒细胞、淋巴细胞中不能检出 N-APase 的活性。

3.临床评价

在 AML 及 CML 慢性期、CML 急性变的原粒细胞中,均不能检出 N-APase。但在 ALL 和

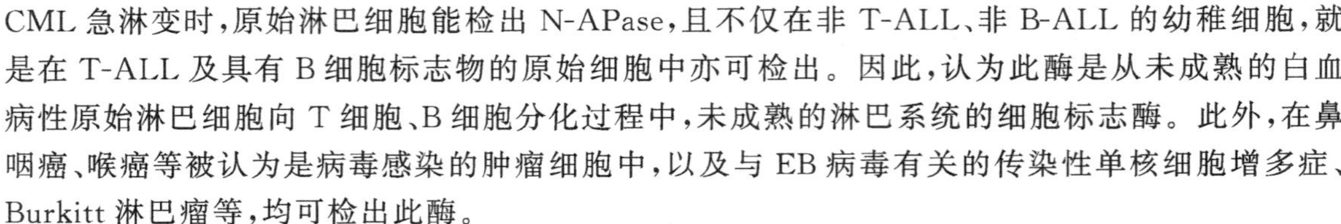
CML 急淋变时，原始淋巴细胞能检出 N-APase，且不仅在非 T-ALL、非 B-ALL 的幼稚细胞，就是在 T-ALL 及具有 B 细胞标志物的原始细胞中亦可检出。因此，认为此酶是从未成熟的白血病性原始淋巴细胞向 T 细胞、B 细胞分化过程中，未成熟的淋巴系统的细胞标志酶。此外，在鼻咽癌、喉癌等被认为是病毒感染的肿瘤细胞中，以及与 EB 病毒有关的传染性单核细胞增多症、Burkitt 淋巴瘤等，均可检出此酶。

(三)酸性 α-醋酸酯酶检测

1.原理

血细胞中的酸性 α-醋酸酯酶(ANAE)，在弱酸性(pH5.8)条件下能将基质液中的 α-醋酸萘酯水解，产生 α-萘酚。产生的 α-萘酯酚再与六偶氮副品红耦联形成不溶性暗红色偶氮副品红茶酚沉淀，定位于胞质内酶活性处，呈现单一的或散在的红色点块状或颗粒状。

2.结果

酸性 α-醋酸酯酶(ANAE)主要分布在 T 细胞和单核细胞内。粒细胞、B 细胞、红系细胞、巨核细胞和血小板中含量较少。T 细胞为 ANAE 阳性细胞，胞质内有大小不等、数量不一的紫红色颗粒或斑块；B 细胞为 ANAE 阴性细胞，胞质呈黄绿色，胞质内无红色斑块；单核细胞为 ANAE 阳性，其胞质内有细小红褐色颗粒斑块。

3.临床评价

有助于区分 T 细胞和 B 细胞 ANAE 染色在 T 细胞胞质中呈现点状颗粒或大块局限阳性反应；B 细胞大多数为阴性反应，偶见稀疏弥散细小颗粒。鉴别急性白血病类型：急性 T 细胞白血病细胞为点状或块状阳性，局限分布；急性粒细胞白血病细胞 ANAE 染色大部分呈阴性或弱阳性反应，颗粒增多的早幼粒白血病细胞阳性反应较强，为弥散性分布；急单呈强阳性反应，胞质为均匀一致的弥散样淡红色或深红色，无点状颗粒。

三、白细胞动力学检验

(一)氚标记脱氧胸苷测定

1.原理

分离的粒细胞并在培养过程中加入 PHA 或特异性抗原刺激后，进入有丝分裂期，此时加入 ^{3}H-TdR，可被细胞摄入参与 DNA 合成，其掺入量与 DNA 合成的量及增殖细胞数成正比，用液体闪烁计数器测定^{3}H-TdR 的掺入量，即可判定粒细胞的增殖水平。

2.参考值

SI$<$2。

3.临床评价

在正常情况下，体内粒细胞在增殖池(骨髓)、循环池(血液)及边缘池(组织)之间处于平衡状态，末梢血中成熟粒细胞数为(2.5～5.5)$\times 10^{9}$/L。在罹患血液等病理情况下，这种平衡状态受到不同程度的破坏，即可能出现异常。研究白血病细胞动力学时给急性白血病患者连续静脉输入^{3}H-TdR，8～10 天后观察到仍有 8%～10%的白血病细胞未被标记，这一部分白血病细胞增殖相当缓慢。说明白血病细胞是一群非同步化增殖的细胞。

(二)泼尼松刺激试验

1.原理

正常时骨髓中粒细胞储备量大于外周血中的 10～15 倍，泼尼松具有刺激骨髓中性粒细胞由

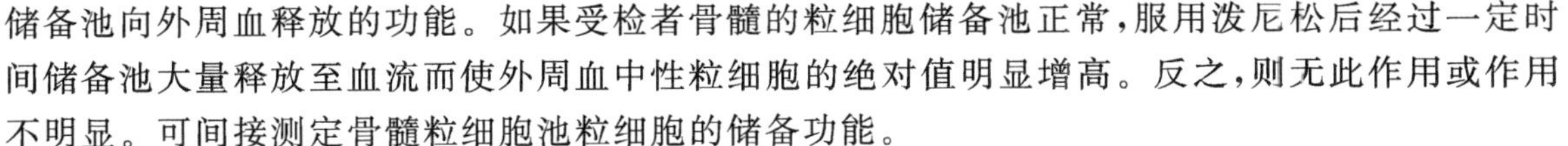

储备池向外周血释放的功能。如果受检者骨髓的粒细胞储备池正常，服用泼尼松后经过一定时间储备池大量释放至血流而使外周血中性粒细胞的绝对值明显增高。反之，则无此作用或作用不明显。可间接测定骨髓粒细胞池粒细胞的储备功能。

2.参考值

服药后中性粒细胞最高绝对值＞20×10^9/L（服药后5小时为中性粒细胞上升到高峰的时间）。

3.临床评价

泼尼松试验可反应骨髓中性粒细胞储备池的容量。中性粒细胞减少患者，如服用泼尼松后外周血中性粒细胞最高绝对值＞20×10^9/L，表明患者中性粒细胞的储备池正常，粒细胞减少可能是由于骨髓释放障碍或其他因素所致。这对于某些骨髓受损引起粒细胞减少的轻微病例有一定参考及诊断价值。反之，则反映储备不足。

（三）肾上腺素激发试验

1.原理

白细胞（主要是指中性粒细胞）进入血流后，约半数进入循环池，半数黏附于血管壁成为边缘池的组成成分。此部分白细胞在外周血白细胞计数中不能得到反映。注射肾上腺素后血管收缩，黏附于血管壁上的白细胞脱落，从边缘池进入循环池，致外周血白细胞数增高，其作用持续时间为20～30分钟。分别在注射前和注射后20分钟取血，计数中性粒细胞数。

2.参考值

粒细胞上升值一般低于1.5×10^9/L。

3.临床意义

白细胞计数减少者，注射肾上腺素后，如外周血白细胞能较注射前增加1倍以上或粒细胞上升值超过1.5×10^9/L，表示患者白细胞在血管壁黏附增多，提示患者粒细胞分布异常，即边缘池粒细胞增多，如无脾大，可考虑为“假性”粒细胞减少。如果增高低于上述值，则应进行其他检查，进一步确定白细胞计数减少的病因。

（四）二异丙酯氟磷酸盐标记测定

1.原理

二异丙酯氟磷酸盐标记（$DF^{32}P$）是利用含有放射性磷的二异内酯氟磷酸作为胆碱酯酶的抑制剂，与细胞上的胆碱酯酶结合，即使细胞崩解，也不再与其他细胞相结合。故对测定血液循环中细胞池的大小及滞留的时间均非常方便。用于粒细胞动力学研究时，一旦采血制成离体标志物后，即做静脉注射。经过一段时间再次采血。分离粒细胞，通过追踪观察其放射活性的变化，可测知外周血中有关粒细胞池的参数。

2.参考值

（1）粒细胞总数的测定。①标记粒细胞半衰期（$T_{1/2}$）：4～10小时；②血中滞留时间：10～14小时；③全血粒细胞池（TBGP）：（35～70）$\times10^7$/kg；④循环粒细胞池（CGP）：（20～30）$\times10^7$/kg；⑤边缘粒细胞池（MGP）：（15～40）$\times10^7$/kg；⑥粒细胞周转率（GTR）：（60～160）$\times10^7$/（kg·d）。

（2）单核细胞总数的测定。①标记单核细胞半衰期：4.5～10.0小时；②全血单核细胞池（TBMP）：（3.9～12.7）$\times10^7$/kg；③循环单核细胞池（CMP）：（1.0～2.7）$\times10^7$/kg；④边缘单核细胞池（MMP）：（2.4～11.7）$\times10^7$/kg；⑤单核细胞周转率（MTR）：（7.2～33.6）$\times10^7$/kg。

3.临床评价

在慢性白血病、真性红细胞增多症和骨髓纤维化时，TBGP 及 GTR 显著增加。粒细胞半寿期明显延长急性粒细胞白血病时有轻微的延长，而再生障碍性贫血时各指数测定值均偏低。流式细胞仪检测 DNA 合成及含量：流式细胞仪（FCM）是对单细胞快速定量分析和分选的新技术。当被测细胞被制成单细胞悬液，经特异性荧光染料染色后加入样品管中，在气体压力推动下，流经 100 μm 的孔道时，细胞排成单列，逐个匀速通过激光束，被荧光染料染色的细胞受到强烈的激光照射后发出荧光，同时产生散射光。荧光被转化为电子信息，在多道脉冲高度分析仪的荧光屏上，以一维组方图或二维点阵图及数据表或三维图形显示，计算机快速而准确地将所测数据计算出来，结合多参数分析，从而实现了细胞的定量分析。

（五）DNA 合成的检测

1.原理

与氚-胸腺嘧啶标记法的原理一样，用 5-溴脱氧尿嘧啶（5-BrdU）掺入 S 期细胞的 DNA，然后用抗5-BrdU抗原的特异性抗体，通过免疫荧光技术，用 FCM 准确测定 DNA 合成速率。

2.结果

快速提供有关细胞周期各时相分布的动态参数，间接了解 DNA 的合成情况。

3.临床评价

可直接用于白血病患者体内细胞增殖的动态研究，据此按化疗药物对细胞动力学的干扰理论设计最佳治疗方案，静止期肿瘤细胞对化疗不敏感而增殖期（SG_2M）敏感，可将 G_0 期细胞分化诱导进入 SG_2M 期，再予以细胞杀伤药物，以达到最佳杀伤瘤细胞的效果。

（六）DNA 含量的检测

1.原理

碘化丙啶（PI）荧光染料可嵌入到双链 DNA 和 RNA 的碱基对中与之结合。用 PI 染 DNA 后能在指定波长的光波激发下产生红色荧光，利用 FCM 可将细胞按不同的荧光强度即 DNA 含量分类并绘出 DNA 直方图。细胞在增殖周期的不同阶段，其 DNA 含量是不同，从 DNA 直方图中可以得出细胞周期不同阶段的细胞百分数。

2.结果

细胞 DNA 含量。V1 细胞中 DNA 含量多少用 DNA 指数（DI）来表示。

根据 DI 值来判断细胞 DNA 倍体的方法是以正常同源组织细胞作为样品 2CDNA 含量细胞的内参标准。DNA 倍体的判断标准为 DI＝0.1±2CV。二倍体：DI＝1.0±2CV（直方图上仅1 个 G_0/G_1 峰）。非整倍体（aneuplid，AN）：DI 值＜0.91，＞1.10。DNA 指数（DI）＝样品 G_0/G_1 期 DNA 量平均数/标准二倍体 DNA 量平均数。细胞周期各时相细胞比率包括 G_0/G_1 期、S 期和 G_2M 期，计算各时相细胞的百分比。其中 S 期细胞百分比也叫 SPF。$SPF(\%)=[S(G_0/G_1+S+G_2M)]\times100\%$细胞增殖指数（PI）（%）＝$[(S+G_2M)\div(G_0/G_1+S+G_2M)]\times100\%$。

3.临床评价

DNA 非整倍体细胞是肿瘤的特异性标志，从 FCM 的 DNA 图形分析，可得知血细胞和骨髓细胞 DNA 的相对含量，从而了解白血病细胞的倍体水平及增殖活动。以纵坐标表示细胞数，横坐标表示 DNA 相对含量，可绘出 DNA 不同含量血细胞分布曲线，得到 G 期、S 期和 G_2+M 期细胞的百分比，尤其对白血病患者血细胞动力学的了解更为重要。急性白血病患者在未经治疗时其骨髓细胞（大多数为白血病细胞）S%（S 期细胞 DNA 的百分含量）明显低于正常骨髓。用流式细胞仪对白血病化疗后监测药效是目前较为灵敏的方法，对比化疗后的细胞内 DNA 含量表化，可迅速得出是否敏感的结论，从而指导临床对初治或复发白血病患者选用和及时更换化疗方案。白血病患者外周血白血病细胞多处于 G_0 或 G_1 期。S 期细胞百分率(S%)高者对常用周期特异性药物较为敏感，患者的完全缓解率高，但容易复发。S%低者对化疗不敏感，但一旦缓解，不易复发。根据增殖期细胞对周期特异药物比静止期细胞更为敏感，应用G-CSF来复苏 G_0 期白血病细胞，有利于提高化疗效果。

四、粒细胞抗体检测

(一)荧光免疫法检测

1.原理

受检血清中的抗体和粒细胞结合后，加标记荧光物质的羊抗人 IgG 血清，可使粒细胞膜显示荧光，然后在荧光显微镜下观察阳性比率和荧光强度。

2.结果

阳性反应表示受检血清中存在粒细胞抗体。

3.临床评价

本法敏感性较好，特异性强，临床上常作为确诊免疫性粒细胞减少症的方法。

(二)化学发光法检测

1.原理

用化学发光技术测定单个核细胞与抗体被覆的粒细胞相互作用产生的代谢反应，间接测定抗粒细胞抗体。

2.结果

用发光仪测定增强的化学发光反应，用发光指数表示结果。

3.临床评价

本法比间接荧光免疫法更灵敏，可用于确诊免疫性粒细胞减少症。

(三)流式细胞技术检测

1.原理

采用正常人“O”型抗凝血分离出单核细胞和粒细胞，经 1%多聚甲醛固定，二者再等量混合制成细胞悬液，加受检血清孵育，再加结合异硫氰酸荧光素(FITC)和抗人 F(ab)2IgG，采用流式细胞分析仪进行分析来检测同种反应性粒细胞抗体。

2.结果

荧光强度与粒细胞抗体量呈线性关系，根据荧光强度的大小即可得出粒细胞抗体的量。

3.临床评价

本法不但可对粒细胞抗体作半定量测定，还可以对抗体类型进行分析，以确定是否存在免疫复合物。

五、白细胞免疫标记检测

(一)荧光显微镜计数检测

1.原理

将抗体标记上荧光素制成的荧光抗体，在一定条件下与细胞表面的分化抗原簇相互作用，洗

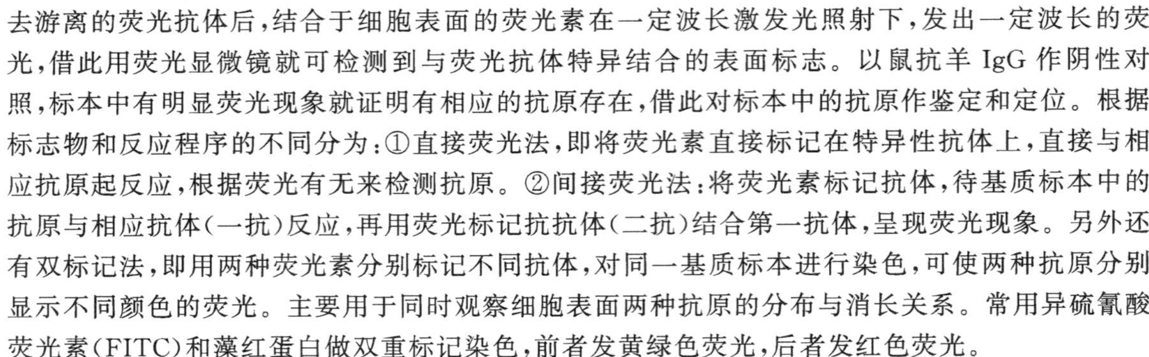

去游离的荧光抗体后，结合于细胞表面的荧光素在一定波长激发光照射下，发出一定波长的荧光，借此用荧光显微镜就可检测到与荧光抗体特异结合的表面标志。以鼠抗羊 IgG 作阴性对照，标本中有明显荧光现象就证明有相应的抗原存在，借此对标本中的抗原作鉴定和定位。根据标志物和反应程序的不同分为：①直接荧光法，即将荧光素直接标记在特异性抗体上，直接与相应抗原起反应，根据荧光有无来检测抗原。②间接荧光法：将荧光素标记抗体，待基质标本中的抗原与相应抗体（一抗）反应，再用荧光标记抗抗体（二抗）结合第一抗体，呈现荧光现象。另外还有双标记法，即用两种荧光素分别标记不同抗体，对同一基质标本进行染色，可使两种抗原分别显示不同颜色的荧光。主要用于同时观察细胞表面两种抗原的分布与消长关系。常用异硫氰酸荧光素(FITC)和藻红蛋白做双重标记染色，前者发黄绿色荧光，后者发红色荧光。

2.结果

观察标本的特异性荧光强度一般用＋号表示，－表示无荧光；±为极弱的可疑荧光；＋为荧光较弱但清楚可见；＋＋为荧光明亮；3＋～4＋为荧光闪亮。

3.计算公式

阳性细胞率＝荧光阳性细胞/(荧光阳性细胞＋荧光阴性细胞)×100％。

(二)流式细胞仪计数检测

1.原理

流式细胞仪可看作荧光显微镜的延伸，是将标本细胞用荧光标记制备成悬液，使荧光标记的细胞一个个地通过仪器的毛细管，分别辨认细胞形态大小和荧光特征，称为荧光活化细胞分选法(FACS)。与荧光显微镜相比，流式细胞仪优势是短期可分析数万个细胞，还可用计算机记录处理，对各个细胞进行快速多参数定量分析。多色荧光分析还可识别一个细胞上同时存在的数种荧光颜色。

2.结果

流式细胞术的数据显示以直方图形式表示。

(1)单参数直方图：它是一维数据用得最多的图形，可用来进行定性分析和定量分析。在图中横坐标表示荧光信号或散射光强度的相对值，其单位用“道数”表示。“道”即多道脉冲分析器中的道，亦可看成相对荧光(或散射光)的单位。横坐标可以是线性的，也可以是对数的。直方图的纵坐标通常代表细胞出现的频率或相对细胞数。

(2)二维点阵图：为了显示两个独立数与细胞定量的关系时，可采用二维点阵图的显示方式。在此图上，点阵图横坐标是 CD8 淋巴细胞的相对含量，纵坐标是 CD4 细胞的相对含量。图上每一点代表1 个细胞，每个点与纵轴的距离即表示该点的相对值 CD4 值。可以由点阵图得到两个直方图，但两个直方图无法反演成一个二维点阵图。这说明一个点阵图所携带的信息量大于两个直方图所携带的信息量。此外，用流式细胞仪检测时，为分析一群较纯的细胞的表面标志，也可用门技术把其他细胞排除于被分析的细胞外。

(三)碱性磷酸酶-抗碱性磷酸酶桥联酶标法检测

1.原理

碱性磷酸酶-抗碱性磷酸酶桥联酶标术(APAAP)法，是用碱性磷酸酶作为标志物标记已知抗体或抗抗体，进行抗体抗原反应。先用鼠单抗制备一种碱性磷酸酶-抗碱性磷酸酶单克隆抗体(APAAP)复合物，然后按照细胞抗原成分与第 1 抗体(鼠抗人单抗)、第 2 抗体(兔抗鼠抗体)、APAAP 复合物依次结合后，通过碱性磷酸酶水解外来底物显色，达到抗原定位。

2.结果

高倍镜下计数200个有核细胞，其中细胞膜上或细胞质内有红色标志物着染的细胞为阳性，无红色标记为阴性细胞，计算出各片阳性细胞百分率，该百分率即分别代表各单抗所针对抗原的阳性百分率。阳性细胞≥20%为阳性结果。

(四)生物素-亲和素酶标法检测

1.原理

生物素-亲和素酶标(ABC)法是依据亲和素和生物素者间有很强的亲和力，生物素可以和抗体相结合，且结合后仍保持与亲和素连接的强大能力。辣根过氧化物酶标记在亲和素与生物素复合物上形成亲和素-生物素-过氧化物酶复合物即ABC。细胞抗原成分与特异性抗体称第一抗体结合后，与已标记上生物素的第二抗体起反应，再与ABC结合。ABC上辣根过氧化物酶作用于显色剂，使其产生有色沉淀，指示抗原存在部位。

2.结果

同APAAP法。

3.临床评价

抗人白细胞分化抗原CD系列单克隆抗体与流式细胞仪和多色荧光染料的联合应用，成为研究造血细胞免疫表型，分化发育、激活增生，生物学功能和恶变关系及造血细胞分离纯化强有力的手段，大大促进了血液学和免疫学的发展。对造血干、祖细胞的研究/或$CD34^+$造血干细胞(HSC)/祖细胞(HPC)分析与鉴定。由于$CD34^+$ HCS/HPC具有自我更新、多向分化及重建长期造血的细胞生物学性质与功能，分离纯化造血干/祖细胞具有重要的理论与应用价值，也是研究造血增殖、分化、调控机制、干/祖细胞体外扩增、干细胞库的建立、造血干细胞移植净化及基因治疗等的条件与手段。目前，CD34已成为能识别人类最早造血干/祖细胞的重要标志。人类$CD34^+$细胞分别占骨髓、脐血和外周血有核细胞的1%～4%，0.5%～1.5%和0.05%～0.1%。用阴性选择(用各种抗成熟血细胞单抗去除成熟细胞)和阳性选择(CD34单抗选择出$CD34^+$细胞)，开展了分离造血干细胞、祖细胞的研究，还可用流式细胞仪或免疫磁珠吸附分离法对$CD34^+$细胞进行亚群的分选和分析。

(1)T细胞亚群检测：用CD4和CD8单抗可将外周淋巴器官和血液中的T细胞分为$CD4^+$、$CD8^-$(Th)和$CD4^-$、$CD8^+$(Ts)两个主要亚群。临床上常用测定全T(CD3)、Th(CD4)、(CD8)及计算Th/Ts(CD4/CD8)比值作为机体免疫状态，某些疾病诊断、病期分析，监测治疗和判断预后的参数。可用T_4/T_8之比作为排斥检测的指标，比值增高，提示有排斥反应。急性白血病分型诊断。白血病是白细胞在分化到某个阶段受阻滞后呈克隆性异常增殖的结果。它的发病是多阶段的，不同病因引起的白血病其发病机制不同，白血病细胞具有与其对应的正常细胞相同的分化抗原，利用白细胞分化不同阶段出现的细胞表面标记可以对白血病进行免疫分型。使用单克隆抗体和FCM检测已成为对血细胞免疫分型的一种有效方法，既客观，重复性又好。该法结合形态学、细胞化学，可大大提高对血细胞的识别能力，对白血病分型诊断的准确性从60%～70%提高到97%。

(2)恶性淋巴瘤分类与诊断中的应用：淋巴瘤的正确分类有助于提高诊断治疗效果和预后的客观判断。免疫表型与组织学、细胞学的密切结合，使淋巴瘤的分类与诊断更为合理，更能反映其生物学特性。通过淋巴细胞表面抗原进行连续性评价，可弄清淋巴细胞分化过程各阶段抗原表达情况。一个单一表型淋巴细胞群体的检出，表明某一淋巴细胞亚群的单克隆性增生，这是恶性淋巴瘤的特征。利用 McAb 和细胞免疫标记技术不仅可确定淋巴瘤细胞来源(B 细胞、T 细胞、组织细胞或树突状细胞),而且可对细胞在组织中的分布情况进行精确视察。如 B 细胞淋巴细胞瘤单一细胞群体的标志,是具有某一种类型的轻链或重链和(或)某一特定 B 细胞分化抗原的表达。

(3)微量残留白血病诊断:通过检测白血病细胞特异的异常抗原表达来研究微量残留病(MRD),观察有特异标志的细胞所占的比率大小。还有某些特殊标志,如 TdT 正常只表达于 T 细胞上,存在于胸腺和骨髓有限的细胞中,大部分白血病细胞表达 TdT,因此,如在外周血或脑脊液中发现 TdT 阳性细胞,可立即确定其为恶性细胞。应用多种标志组合的方式,包括 CD34,CD56,TdT,淋系抗原,结合其抗原密度,也可敏感地检测大部分 AML 的 MRD。FCM 结合双标记技术或多参数多色荧光 FACS,是可定量的快速而敏感的鉴定 MRD 的方法,也可根据白血病时白血病细胞在外周增殖、分裂,用 FCM 检测分裂期 SM 峰来研究 MRD。

(4)在血小板研究中的应用:血小板膜糖蛋白(glycoprotein,GP)是血小板参与止血与血栓形成等多种病理生理反应的基础。用抗 GP 的单抗作为分子探针对血小板进行免疫荧光标记检测,对临床上诊断先天性、获得性血小板 GP 异常所致疾病诊断、治疗、预防,尤其是对血栓性疾病的诊断、预防有重要的理论与实践意义。如 CD62P(P-选择素)、CD63 是活化血小板最为特异灵敏的分子标志物。血小板无力症其 CD41、CD61 明显缺乏。巨大血小板综合征有 CD42b、CD42a 的缺乏。

(5)骨髓移植及免疫重建的鉴定:可通过标记的 CD34 单抗来检测外周血中的干细胞并对其定量。对移植前骨髓细胞免疫表型分析,可清楚地了解骨髓处理情况,如 T 细胞剔除,化学净化和用免疫磁珠对特殊细胞进行剔除的结果,并能确定为患者进行移植的类型。还可研究各种细胞因子在移植前的变化与并发症产生的因果关系。并可检测活化淋巴细胞来诊断移植排斥反应,若发现 $CD8^+$ $HLA\text{-}DR^+$ 细胞增加或 $CD16^+$ $HLA\text{-}DR^+$ 细胞增加,表示可能产生排斥现象。

(马　磊)

第三节　白细胞检验的临床应用

一、慢性粒细胞白血病

慢性粒细胞白血病(CML)简称慢粒,是起源于造血干细胞的克隆性增殖性疾病,以粒系增生为主。本病在亚洲发病率最高,占成人白血病总数的 40%,占慢性白血病的 95%以上,国内统计资料表明,慢粒仅次于急粒和急淋,占第 3 位,以 20～50 岁多见。本病的自然临床过程是慢性期进展为加速期,最后发展成急变期,一旦急变,往往在 3～5 个月内死亡。慢性期起病缓慢,初期症状不明显,逐渐出现乏力、盗汗、消瘦及低热。最突出的体征是脾大,可有中等度大,胸骨压痛也较常见,随病程进展出现贫血并逐渐加重。发病 1～4 年有 70%患者转变为加速期及急变期,总的病程平均为 3.5 年,常规治疗不能延长生命。本病在细胞遗传学上有恒定的、特征性的 Ph 染色体及其分子标志 bcr/abl 融合基因。

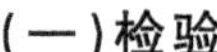

(一)检验

1.血常规

红细胞和血红蛋白早期正常,少数甚至稍增高,随病情发展渐呈轻、中度降低,急变期呈重度降低。贫血呈正细胞正色素性,分型中见有核红细胞、多染性红细胞和点彩红细胞。白细胞数显著升高,初期一般为 50×10^9/L,多数在 $(100\sim300)\times10^9$/L,最高可达 $1\ 000\times10^9$/L。可见各阶段粒细胞,其中以中性中幼粒及晚幼粒细胞增多尤为突出,分别可占 15%~40%及 20%~40%,杆状核及分叶核也增多,原始粒细胞(Ⅰ型+Ⅱ型)低于 10%,嗜碱性粒细胞可高达 10%~20%,是慢粒特征之一。嗜酸性粒细胞和单核细胞也可增多。随病情进展,原始粒细抱可增多,加速期可>10%,急变期可>20%。血小板计数增多见于1/3~1/2 的初诊病例,有时可高达 $1\ 000\times10^9$/L,加速期及急变期,血小板可进行性减少。

2.骨髓常规

有核细胞增生极度活跃,粒红比例明显增高可达(10~50)∶1。粒细胞分类类同于周围血象,这是慢粒慢性期的特点。显著增生的粒细胞中,以中性中幼粒、晚幼粒和杆状核粒细胞居多。原粒细胞和早幼粒细胞易见,原粒细胞<10%。嗜碱和嗜酸性粒细胞增多,有时可见到与葡萄糖脑苷细胞和海蓝细胞相似的吞噬细胞。幼红细胞早期增生,晚期受抑制,巨核细胞增多,骨髓可发生轻度纤维化。加速期及急变期时,原始细胞逐渐增多。慢粒是多能干细胞水平上突变的克隆性疾病,故可向各系列急性变,以原粒细胞增多者为急粒变,占 50%~60%,以原始淋巴细胞(原淋+幼淋)增多者为急淋变,约占 30%。此外还可有慢粒急变为原始单核、原始红细胞、原始巨核细胞、早幼粒细胞、嗜酸或嗜碱粒细胞等急性白血病。急变期红系、巨核系均受抑制。慢粒的粒细胞有形态异常,细胞大小不一,核质发育不平衡,有些细胞核染色质疏松,胞质内有空泡或呈细胞破裂现象,偶见 Auer 小体,疾病晚期可见到 Pelger-Huet 异常,分裂细胞增加,可见异常分裂细胞。

(二)慢性粒细胞白血病的临床分期及诊断标准

1.慢性期

具下列四项者诊断成立:①贫血或脾大。②外周血白细胞计数≥30×10^9/L,粒系核左移,原始细胞(Ⅰ型+Ⅱ型)<10%。③嗜酸粒细胞和嗜碱粒细胞增多。④可有少量有核红细胞。骨髓常规:增生明显活跃至极度活跃,以粒系增生为主,中、晚幼粒和杆状粒细胞增多,原始细胞(Ⅰ型+Ⅱ型)≤10%;中性粒细胞碱性磷酸酶积分极度降低或消失;Ph 染色体阳性及分子标志 bcr/abl 融合基因;CFU-GM 培养示集落或集簇较正常明显增加。

2.加速期

具下列之二者,可考虑为本期:不明原因的发热、贫血、出血加重和(或)骨骼疼痛,脾进行性大,非药物引起的血小板进行性降低或增高,原始细胞(Ⅰ型+Ⅱ型)在血中和(或)骨髓中>10%,外周血嗜碱粒细胞>20%,骨髓中有显著的胶原纤维增生出现 Ph 以外的其他染色体异常,对传统的抗慢粒药物治疗无效,CFU-GM 增殖和分化缺陷,集簇增多,集簇和集落的比值增高。

3.急变期

具下列之一者可诊断为本期:原始细胞(Ⅰ型+Ⅱ型)或原淋+幼淋,或原单+幼单在外周血或骨髓中≥20%,外周血中原始粒+早幼粒细胞≥30%,骨髓中原始粒+早幼粒细胞≥50%,有髓外原始细胞浸润。此期临床症状、体征比加速期更恶化,CFU-GM 培养呈小簇生长或不生长。

(三)细胞化学染色

NAP 阳性率及积分明显降低,甚至为 0 分。慢粒合并感染、妊娠及急变期,NAP 积分可升高。治疗获得完全缓解时,若 NAP 活力恢复正常,预示预后较好。

(四)免疫学检验

慢粒急变后标记表达较复杂。慢粒髓细胞变多表现 CD33,CD13,CD15,CD14 及 HLA-R 阳性;淋巴细胞变往往有 CD3,CD7,CD2,CD5,CD10,CD19,CD20,CD22,SIg 及 HLA-DR 阳性;巨核细胞变可现 CD41a,CD41b 及 PPO 阳性。

(五)血液生化

血清维生素 B_{12} 浓度及其结合力显著增高是本病特点之一,血及尿液中尿酸含量增高,血清乳酸脱氢酶、溶菌酶和血清钾亦增高。

(六)遗传学及分子生物学检验

Ph 染色体是 CML 的特征性异常染色体,检出率为 90%~95%,其中绝大多数为 t(9;22)(q^{34};q^{11}),称为典型易位。它不仅出现于粒细胞,也出现于幼红细胞、幼稚单核细胞、巨核细胞及 B 细胞,提示 CML 是起源于多能干细胞的克隆性疾病。基因分析发现,其正常位于染色体 $9q^{34}$ 上的癌基因 c-abl 移位至 $22q^{11}$ 的断裂点丛集区 bcr,基因,组成 bcr(break-point cluster)和 abl(同源基因)融合基因,表达具有高酪氨酸蛋白激酶(PTK)活性的 bcr/abl 融合蛋白,该蛋白在本病发病中起重要作用。此外少数 CML 可有变异移位,包括简单变异易位,即 22 号与非 9 号(2、10、13、17、19、21 号)之间的易位,以及繁杂交异易位即3 条或更多条染色体易位,如 t(2;9;22)(q^{15};q^{34};q^{11})。Ph 染色体存在于 CML 的整个病程中,治疗缓解后,Ph 染色体却持续存在,因此采用骨髓移植,消除 Ph 阳性克隆,才可能达到最终治愈。Ph 阴性的 CML 均占 5%~10%。分子水平研究证明,部分 Ph 阴性 CML 同样存在 bcr/abl 融合基因,但仍有小部分不能发现任何 Ph 染色体的分子学证据。此类患者年龄较大,外周血单核细胞相对增多,骨髓病态造血更趋明显,染色体核型异常多见,ras 原癌基因突变发生率高,治疗效果差,有人认为与慢性粒单细胞白血病有一定关系。在 CML 慢性期,出现新增加的染色体异常,如 2Ph,i(17q),+16,+8,+19,+21 等常预示急变,核型改变可以在临床急变前2~4 个月、甚至 18 个月之前出现,并发现急变类型与 bcr 断点亚区有关,bcr 断点亚区 2 多见于急粒变,断点亚区 3 多见于急淋变。有报道降钙素(CT)基因甲基化异常同 CML 的进展有关。

(七)诊断

CML 诊断不困难,凡有不明原因的持续的细胞数增高、有典型的血象和骨髓常规变化、NAP 阴性、脾大、骨髓细胞 Rh 阳性或检测到 BCR-ABL 基因,诊断即可确定。确诊后应予以准确的分期。慢粒的骨髓常发生轻度纤维化,应与骨髓纤维化相鉴别,见表 4-1。

表 4-1 慢粒与骨髓纤维化的鉴别

项目	慢粒	骨髓纤维化
发热	常见急变期	不常见
贫血	明显	不一致
脾大	更明显	明显
血常规		
异性红细胞	不明显	明显,见泪滴状红细胞

续表

项目	慢粒	骨髓纤维化
白细胞计数	增多	正常,减少或增多
有核红细胞	无或少见	常见,量多
NAP(积分)	降低或为零,急变可增高	正常,增多或减少
骨髓涂片	以中、晚、杆粒细胞增生	多为干抽
骨髓活检	粒系增生与脂肪组织取代一致	为纤维组织取代;有新骨髓组织形成,巨核细胞增多
Ph 染色体	90%阳性	阴性
bcr/abl 融合基因	阳性	阴性

二、阴性恶性组织细胞病

恶性组织细胞病,简称恶组,是异常组织细胞增生所致的恶性疾病,本病任何年龄均可以发病,15～40 岁占多数(68.4%),男女之比约为 3∶1。本病的病因和发病机制仍不清楚。恶组在病理上表现有异常组织细胞浸润,常累及多个脏器,包括非造血组织。故除常见的肝、脾、淋巴结、骨髓等处侵及以外,其他许多器官和组织如肺、胸膜、心、消化道、胰、胆囊、肾、皮肤、乳房、神经系统及内分泌腺等也可受累。异常的组织细胞呈斑片状浸润,有时也可成粟粒、肉芽肿样或结节状改变,一般不形成肿块,很少见纤维组织增生。有吞噬血细胞现象。无原发灶与转移灶之分,这与实体瘤有所区别。病灶的多形性、异形性及吞噬性是恶组病理组织学的共同特点。临床起病急骤,以高热、贫血、肝大、脾大、淋巴结肿大、全血细胞计数减少、出血、黄疸和进行性衰竭为主要特征。其中又以发热最为突出,常为首发和最常见(97.2%)症状。患者多在半年内死亡。有些患者可因某一部位的病变比较突出,而产生相应的表现,如皮下结节,乳房肿块,胸腔积液,胃肠道梗阻,骨质破坏等。由于临床表现的多样性,因此本病极易造成误诊和漏诊。

(一)检验

1.血常规

大多有全血细胞计数减少,早期即有贫血,多为中度,后呈进行性加重。网织红细胞计数正常或轻度增高。白细胞计数在疾病早期高低不一,疾病中、晚期减少。血小板计数多数减少。晚期随着疾病的进展,全血细胞计数减少更加严重。白细胞分类中少数可有中、晚幼粒细胞,部分病例(17.71%)在片尾可找到异常组织细胞和不典型单核细胞。浓缩白细胞涂片,可提高异常组织细胞的检出率。中性粒细胞碱性磷酸酶阳性率和积分明显低于正常或阴性。当大量异常组织细胞在外周血中出现,白细胞数可高至$(10\sim100)\times10^9/L$,则称为“白血病性恶性组织细胞病”。

2.骨髓常规

骨髓多数增生活跃,仍可见各系正常造血细胞。增生低下,病例多已达晚期。常可发现多少不一的异常组织细胞,这是本病的最重要的特征。这类细胞呈分散或成堆分布。由于病变分布不均,多次多部位骨髓穿刺可提高阳性检出率。根据恶性组织细胞的形态学特征,可归纳为以下5 个类型。

(1)异常组织细胞:细胞大小不等,一般体积较大,直径可达 20～30 μm,形态畸异。核圆形、椭圆形或不规则形,有时有分支状,偶有双核者。染色质呈细致网状。核仁显隐不一,有的较大。胞质较丰富,着色深蓝或浅蓝,深蓝者常无颗粒,浅蓝者可有数目不等的小颗粒,并可出现空泡。

该类细胞无吞噬细胞现象。此型细胞对诊断有价值。

(2)多核巨组织细胞:这类细胞与异常组织细胞基本相似,其特点是体积巨大,胞核更多。胞体直径50～95 μm,外形极不规则,通常含核 3～6 个,彼此贴近或呈分叶状,核仁显隐不一。胞质浅蓝,无颗粒或有少数颗粒,此型细胞较少见,对诊断有重要意义。

(3)淋巴样组织细胞:如淋巴细胞大小、外形和淋巴细胞或内皮细胞相似。细胞呈圆形、椭圆形、不规则圆形或狭长弯曲如拖尾状。胞核常偏于一侧,染色质较细致,偶见核仁,胞质浅蓝色,有时可含细小颗粒。

(4)单核样组织细胞:形似单核细胞,但核染色质较粗,胞质浅蓝色,有时含细小颗粒。

(5)吞噬性组织细胞:体积可以很大,单核或双核,椭圆形偏位,染色质疏松,核仁大而清楚,胞质中含有被吞噬的成熟红细胞或其碎片、幼红细胞、血小板及中性粒细胞等,一个吞噬性细胞最多可吞噬 20 余个红细胞。以上所列 5 种形态学类型组织细胞,以异形组织细胞和(或)多核巨组织细胞对恶组有诊断意义。吞噬性组织细胞因在其他疾病中也可出现,因此缺乏特异性诊断价值。

(二)细胞化学染色

中性粒细胞碱性磷酸酶积分显著降低,苏丹黑 B 和 β-葡萄糖醛酸酯酶呈阴性反应,恶组细胞酸性磷酸酶、非特异性酯酶呈弥漫性中度到强阳性。以醋酸 α 萘酚为基质的特异性酯酶染色,单核细胞和异常组织细胞都为阳性,如改用 AS-D 萘酚作为基质,单核细胞可被氟化钠所抑制,而恶性组织细胞非特异性酯酶染色仍为阳性。恶组细胞胞质溶菌酶阳性,粒细胞碱性磷酸酶阳性率及积分均明显低于正常值,有助于感染性疾病引起的反应性组织细胞增多的鉴别。

(三)其他检查

恶性组织细胞单克隆抗体表面标记检查为 $CD68^{+}$、Ia^{+}、$LeuM^{3+}$、$63D^{3+}$,提示恶组细胞起源于单核-吞噬细胞系统。恶性组织细胞病染色体核型变化常以多倍体为著,有较高比例的亚三倍体和超二倍体,此外可有染色体易位,恶组细胞在第 5 对染色体长臂有恒定破裂点(5q35bp)。与 5q35 有关的染色体易位已在较多的儿童与青年患者中发现,这可能是一种与本病有关的重要标志。本病 62%患者有血清谷丙转氨酶增高,54.3%尿素氮增高;47.6%血沉增生降低或增生异常;肝功能异常(血 LDH 显著增高,可超过1 000 U/L)及凝血功能障碍(纤维蛋白原≤1.5 g/L),伴高铁蛋白血症;噬血组织细胞占骨髓涂片有核细胞 2%及以上,和(或)有累及骨髓、淋巴结、肝脾及中枢神经系统的组织学证据。

三、类白血病反应

类白血病反应是指机体对某些刺激因素所产生的类似白血病表现的血象反应。类白血病反应简称类白反应。其特点:血象类似白血病表现但非白血病,白细胞数显著增高,或有一定数量的原始和幼稚细胞出现;绝大多数病例有明显的致病原因,以感染和恶性肿瘤多见,其次是某些药物的毒性作用或中毒;在原发疾病好转或解除后,类白反应也迅速自然恢复,本病预后良好。根据外周血白细胞总数的多少可将类白反应分为白细胞增多性和白细胞不增多性两型,临床以增多性类白反应多见。若按病情的缓急可分为急性和慢性两型。按细胞的类型又可分为以下几种类型。

(一)类白反应的类型

1.中性粒细胞型

此型最常见。粒细胞显著增多,白细胞总数>50×10^{9}/L,可伴有中幼粒、早幼粒、甚至原始

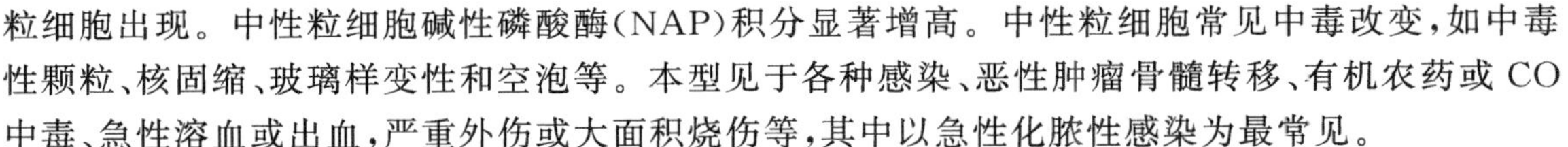

粒细胞出现。中性粒细胞碱性磷酸酶(NAP)积分显著增高。中性粒细胞常见中毒改变,如中毒性颗粒、核固缩、玻璃样变性和空泡等。本型见于各种感染、恶性肿瘤骨髓转移、有机农药或CO中毒、急性溶血或出血,严重外伤或大面积烧伤等,其中以急性化脓性感染为最常见。

2.淋巴细胞型

白细胞计数常为(20～30)×10^9/L,也有超过50×10^9/L者。分类淋巴细胞超过40%,其中多数为成熟淋巴细胞,并见幼稚淋巴细胞和异形淋巴细胞。常见于某些病毒性感染,如传染性单核细胞增多症、百日咳、水痘、风疹等,也可见于粟粒性结核、猩红热、先天性梅毒、胃癌等。本症原淋巴细胞和篮细胞增多不明显,是与急性淋巴细胞白血病相区别的指标之一。

3.嗜酸性粒细胞型

白细胞计数>20×10^9/L,嗜酸性粒细胞显著增多,超过20%,甚至达90%,但基本上均为成熟型嗜酸性粒细胞。常由寄生虫病、过敏性疾病所致,其他如风湿性疾病、霍奇金病、晚期癌症等也可发生。

4.单核细胞型

白细胞计数常>30×10^9/L,一般不超过50×10^9/L,其中单核细胞常>30%,偶见幼单核细胞,表示单核-吞噬细胞系统受刺激或活性增强。见于粟粒性结核、感染性心内膜炎、细菌性痢疾、斑疹伤寒、风湿病并血管内皮细胞增多症等。对单核细胞增高的病例,需做长期随访观察。白细胞不增多性类白血病反应,报道见于结核、败血症和恶性肿瘤等。不论嗜中性、嗜酸性粒细胞型抑或淋巴、单核细胞型,其外周血有较多该种类型的幼稚细胞。此时均有必要做骨髓检查,以排除相应细胞类型的急性白血病。

(二)检验

1.血常规

外周血白细胞计数除少数病例不增多外大多显著增加,常>50×10^9/L,一般不超过120×10^9/L,按细胞类型分为中性粒细胞型、淋巴细胞型、嗜酸性粒细胞型、单核细胞型及浆细胞型等。不同类型的白细胞呈现形态异常如胞质中常见中毒颗粒、空泡、胞核固缩、分裂异常等。红细胞和血红蛋白无明显变化,血小板计数正常或增多。

2.骨髓常规

类白反应患者骨髓常规一般改变不大,除增生活跃及核左移外,常有毒性颗粒改变。少数病例原始和幼稚细胞增多,但形态正常。通常红细胞系和巨核细胞系无明显异常。

3.其他检查

中性粒细胞碱性磷酸酶活性和积分明显增高,Ph染色体阴性及组织活检、病理学检查有助于排除白血病。

(三)诊断类白反应诊断条件

1.有明确的病因

如严重感染、中毒、恶性肿瘤、大出血、急性溶血、过敏性休克、服药史等。

2.实验室检查

红细胞与血红蛋白测定值一般正常,血小板计数正常。

(1)粒细胞型:白细胞可多达30×10^9/L以上,或外周血出现幼稚细胞;血象中成熟中性粒细胞胞浆中往往出现中毒颗粒和空泡,骨髓常规除了有增生、左移及中毒性改变外,没有白血病细胞的形态畸形等,没有染色体异常,NAP积分则明显增高。

(2)淋巴细胞型：白细胞计数轻度或明显增多，分类中成熟淋巴细胞占到40%以上，并可有幼稚淋巴细胞出现。

(3)单核细胞型：白细胞计数在 30×10^9/L 以上，单核细胞＞30%，并可有幼稚单核细胞出现。

(4)嗜酸性粒细胞型：血象中嗜酸性粒细胞明显增加，以成熟型细胞为主，骨髓常规原始细胞不增多，也无嗜酸粒细胞形态异常及 Ph 染色体等。

(5)红白血病型：外周血中有幼红及幼粒细胞，骨髓常规除红细胞系增生外，尚有粒细胞系增生，但无红白血病中的细胞畸形；此外还需排除其他骨髓疾病(如结核、纤维化、恶性肿瘤转移等)所致的幼粒幼红细胞增多症。

(6)白细胞不增多型类白反应：白细胞计数不增多，但血象中出现幼稚细胞。

3.治疗结果

原发病经治疗去除后，血象变化随之恢复正常。另外值得一提的是，确诊前有必要排除真正的白血病和骨髓增生异常综合征(MDS)，为此骨髓涂片检查必不可少。

(马　磊)

第四节　白细胞计数

一、目视计数法

(一)原理

用稀醋酸溶液将血液稀释后，红细胞被溶解破坏，白细胞却保留完整的形态，混匀后充入计数池，在显微镜下计数一定体积中的白细胞，经换算得出每升血液中的白细胞数。

(二)试剂

1.2%冰醋酸

冰醋酸 2 mL，蒸馏水 98 mL；10 g/L 亚甲蓝溶液 3 滴。2%冰醋酸稀释液为低渗溶液，可溶解红细胞，醋酸可加速其溶解，并能固定核蛋白，使白细胞核显现，便于辨认。

2.21%盐酸

浓盐酸 1 mL 加蒸馏水 99 mL。

(三)器材

与红细胞计数相同。

(四)方法

取小试管 1 支，加白细胞稀释液 0.38 mL。用血红蛋白吸管准确吸取末梢血 20 μL。擦去管尖外部余血，将吸管插入盛 0.38 mL 稀释液的试管底部，轻轻吹出血液，并吸取上清液洗涮 3 次，注意每次不能冲浑稀释液，最后用手振摇试管混匀。充液，将计数池和盖玻片擦净，盖玻片盖在计数池上，再用微量吸管迅速吸取混匀悬液充入计数池中，静置 2 分钟后镜检。用低倍镜计数四角的 4 个大方格内的白细胞总数。对于压线的白细胞，应采取数上不数下、数左不数右的原则，保证计数区域的计数结果的一致性和准确性。

(五)计算

白细胞数/L=4 个大方格内白细胞总数/4×10×20×10^6=4 个大方格内白细胞数×50×10^6。式中:除以 4 得每个大格内白细胞数;×10 由 0.1 μL 换算为 1 μL;×20 乘稀释倍数,得1 μL血液中白细胞数;×10^6 由 1 μL 换算为 1L。

(六)正常参考值

成人:(4~10)×10^9/L(4 000~10 000/μL);新生儿:(15~20) ×10^9/L(15 000~20 000/μL);6 个月~2 岁:(11~12)×10^9/L(11 000~12 000/μL)。

(七)目视计数的质量控制

稀释液和取血量必须准确。向计数池冲液前应先轻轻摇动血样 2 分钟再冲池,但不可产生气泡,否则应重新冲池。白细胞太低者(白细胞<5×10^9/L),可计数 9 个大方格中的白细胞数或计数 8 个大方格内的白细胞,然后在上面的计算公式中除以 9(或除以 8)。或取血 40 μL,将所得结果除以 2,白细胞计数太高者,可增加稀释倍数或适当缩小计数范围,计算方法则视实际稀释倍数和计数范围而定。计数池中的细胞分布要均匀。判定白细胞在计数池的分布是否均匀,可以采用常规考核标准(RCS)来衡量。

RCS=(max-min)/$\bar{x}$×100%,max 为 4 个大方格计数值中的最高值,min 为其中的最低值,$\bar{x}$ 为4 个大方格计数值中的平均值[即=$\bar{x}$(X_1+$X_2$$X_3$+$X_4$)/4],由于计数的白细胞总数不同,对 RCS 的要求也不一样,见表 4-2。

表 4-2 白细胞计数(WBC)的常规考核标准(RCS)

WBC(×10^9/L)	RCS(%)
≤4	30~20
4.1~14.9	20~15
≥15	<15

当 RCS 大于上述标准时,说明白细胞在计数池中明显大小不均,应重新冲池计数。

当有核红细胞增多时,应校正后再计数,校正方法如下:核准值=100A/(100+B)。

A 为校准前白细胞值,B 为白细胞分类计数时 100 个白细胞所能见到的有核红细胞数,当 B ≥10 时,白细胞计数结果必须校正。

质量考核与质量要求:根据变异百分数(V)法可以对检验人员进行质量(准确度)考核。V=|X-T|/T×100%,T 为靶值,X 为测定值。质量得分=100-2V。V 值越大,说明试验结果的准确度越低。质量评级优 90~100 分,良 80~89 分,中 70~79 分,差 60~69 分,不及格<60 分。根据两差比值(r)法(见红细胞计数的质量控制)可以对个人技术进行(精密度)考核,若 r≥2 说明两次检查结果的差异显著。

(八)白细胞分类计数法和质量控制

白细胞分类计数法:先用低倍镜观察全片的染色质量和细胞分布情况,注意血片的边缘和尾部是否有巨大异常细胞和微丝蚴等,然后选择血涂片体尾交界处染色良好的区域,用油镜自血膜的体尾交界处向头部方向迂回检查,线路呈"弓"字形,但不要检查血膜的边缘(大细胞偏多,没有代表性),将所见白细胞分别记录,共计数 100 或者 200 个白细胞,最后求出各种细胞所占的比值。

正常参考值:中性杆状核粒细胞 0.01~0.05;中性分叶核粒细胞 0.50~0.70;嗜酸性粒细胞

0.005～0.050；嗜碱性粒细胞 0～0.01；淋巴细胞 0.20～0.40；单核细胞 0.03～0.08。

二、白细胞分类计数的质量控制

一般先选血膜体尾交界处或中末 1/3 邻界处用油镜计数，移动线路呈“弓”字形，避免重复计数。

分类计数时应同时注意白细胞、红细胞、血小板的形态是否异常，以及是否有血液寄生虫。

(一)白细胞

白细胞总数超过 $20\times10^9/L$，应分类计数 200 个白细胞，白细胞数明显减少时($<3\times10^9/L$)可检查多张血片。

白细胞分类计数的可信限：在白细胞分类中，中性粒细胞和淋巴细胞所占的比例较大，它们呈正态分布。白细胞分类的可信限可采用分类值±2s 的方式。

$s=[Q(1-Q)/n]^{1/2}=Q(1-Q)/n$

Q：白细胞分类百分比(%)；n：分类所计数的细胞数(一般为 100)。

例：中性粒细胞分类结果为 70%，如果计数 100 个白细胞，代入上式得 $s=0.045$，95%的可信限为 70%±4.5%，如果计数 200 个白细胞，那么 $sD=0.032$，则 95%可信限为 70%±3.2%。

以上说明，计数的白细胞越多，精密度越高。

白细胞分类计数的质量评价如下。

1.PD 可靠性试验

将同一张血片做两次分类计数，种种白细胞计数的百分数(或小数)之差总数即为 PD 值。根据陈士竹等对 2 080 个标本的调查 PD=24%(0.24)为及格，质量得分=100－182PD(182 为失分系数，即40÷22%=182)PD 评分法分级标准见表 4-3。

表 4-3　PD 评价法分级标准

级别	分值	PD(%)	意义
A	85～100	0～8	优
B	70～82	10～16	良
C	60～67	18～22	及格
D	<60	≥24	不及格

2.准确性试验

由中心实验室将同一血液标本制成多张血片并固定，一部分由中心实验室有经验的技师分类计数20 次，求其均值作为靶值，另一部分发至考评者或考评单位，随常规标本一起检查，并将考核者的分类结果与靶值进行比较，计算出被考核者分类计数结果与靶值之差总和。质量评级方法同 PD 可靠性试验。质量要求：PD 可靠性和准确性试验均应在 60 分(C 级)以上。白细胞计数和白细胞分类计数的临床意义：通常白细胞总数高于 $10\times10^9/L$($10\ 000/mm^3$)称白细胞增多，低于 $4\times10^9/L$($4\ 000/mm^3$)称白细胞减少。由于外周血中白细胞的组成主要是中性粒细胞和淋巴细胞，并以中性粒细胞为主。故在大多数情况下，白细胞增多或减少与中性粒细胞的增多或减少有着密切关系。现将各种类型的白细胞增多或减少的临床意义分述如下。

(二)中性粒细胞

1.中性粒细胞增多

(1)生理性中性粒细胞增多:在生理情况下,下午较早晨为高。饱餐、情绪激动、剧烈运动、高温或严寒等均能使中性粒细胞暂时性升高。新生儿、月经期、妊娠5个月以上及分娩时白细胞均可增高。生理性增多都是一过性的,通常不伴有白细胞质量的变化。

(2)病理性中性粒细胞增多:大致上可归纳为反应性增多和异常增生性增多两大类。反应性增多是机体对各种病因刺激的应激反应,是因为骨髓贮存池中的粒细胞释放或边缘池粒细胞进入血液循环所致。因此,反应性增多的粒细胞大多为成熟的分叶核粒细胞或较成熟的杆状核粒细胞。

(3)反应性增多:①急性感染或炎症是引起中性粒细胞增多最常见的原因。尤其是化脓性球菌引起的局部或全身性感染。此外,某些杆菌、病毒、真菌、立克次体、螺旋体、梅毒、寄生虫等都可使白细胞总数和中性粒细胞增高。白细胞增高程度与病原体种类、感染部位、感染程度及机体的反应性等因素有关。如局限性的轻度感染,白细胞总数可在正常范围或稍高于正常,仅可见中性粒细胞百分数增高,并伴有核左移,严重的全身性感染如发生菌血症、败血症或脓毒血症时,白细胞可明显增高,甚至可达$(20\sim30)\times10^9/L$,中性粒细胞百分数也明显增高,并伴有明显核左移和中毒性改变。②广泛组织损伤或坏死:严重外伤、手术、大面积烧伤及血管栓塞(如心肌梗死、肺梗死)所致局部缺血性坏死等使组织严重损伤者,白细胞显著增高,以中性分叶核粒细胞增多为主。③急性溶血:因红细胞大量破坏引起组织缺氧及红细胞的分解产物刺激骨髓贮存池中的粒细胞释放,致使白细胞增高,以中性分叶核粒细胞升高为主。④急性失血:急性大出血时,白细胞总数常在1~2小时内迅速增高,可达$(10\sim20)\times10^9/L$,其中主要是中性分叶核粒细胞。内出血者如消化道大量出血、脾破裂或输卵管妊娠破裂等,白细胞增高常较外部出血显著。同时伴有血小板增高。这可能是大出血引起缺氧和机体的应激反应,动员骨髓贮存池中的白细胞释放所致。但此时患者的红细胞数和血红蛋白量仍暂时保持正常范围,待组织液吸收回血液或经过输液补充循环血容量后,才出现红细胞和血红蛋白降低。因此,白细胞增高可作为早期诊断内出血的参考指标。⑤急性中毒:如化学药物中毒、生物毒素中毒、尿毒症、糖尿病酸中毒、内分泌疾病危象等常见白细胞增高,均以中性分叶核粒细胞增高为主。⑥恶性肿瘤:非造血系统恶性肿瘤有时可出现持续性白细胞增高,以中性分叶核粒细胞增多为主。这可能是肿瘤组织坏死的分解产物刺激骨髓中的粒细胞释放造成的;某些肿瘤如肝癌、胃癌等肿瘤细胞还可产生促粒细胞生成因子;当恶性肿瘤发生骨髓转移时可破坏骨髓对粒细胞释放的调控作用。

(4)异常增生性中性粒细胞增多是因造血组织中原始或幼稚细胞大量增生并释放至外周血中所致,是一种病理性的粒细胞,多见于:①粒细胞性白血病,急性髓细胞性白血病(AML)的亚型中,急性粒细胞性白血病(M_1、M_2型)、急性早幼粒细胞性白血病(M_3型)、急性粒-单核细胞性白血病(M4型)和急性红白血病(M6型)均可有病理性原始粒细胞在骨髓中大量增生,而外周血中白细胞数一般增至$(10\sim50)\times10^9/L$,超过$100\times10^9/L$者较少,其余病例白细胞数在正常范围或低于正常,甚至显著减少。慢性粒细胞性白血病中,多数病例的白细胞总数显著增高,甚至可达$(100\sim600)\times10^9/L$,早期无症状病例在$50\times10^9/L$以下,各发育阶段的粒细胞都可见到。粒细胞占白细胞总数的90%以上,以中幼和晚幼粒细胞增多为主,原粒及早幼粒细胞不超过10%。②骨髓增殖性疾病:包括真性红细胞增多症、原发性血小板增多症和骨髓纤维化症。慢性粒细胞性白血病也可包括在此类疾病的范畴中。本组疾病是多能干细胞的病变引起,具有潜在演变为急性白血病的趋势。其特点是除了一种细胞成分明显增多外，还伴有一种或两种其他细胞的增生，白细胞总数常在(10～30)×10^9/L。

2.中性粒细胞减少

白细胞总数低于4×10^9/L称为白细胞减少。当中性粒细胞绝对值低于1.5×10^9/L，称为粒细胞减少症；低于0.5×10^9/L时称为粒细胞缺乏症。引起中性粒细胞减少的病因很多，大致可归纳为以下几个方面。①感染性疾病：病毒感染是引起粒细胞减少的常见原因，如流感、麻疹、病毒性肝炎、水痘、风疹、巨细胞病毒等。某些细菌性感染如伤寒杆菌感染也是引起粒细胞减少的常见原因，甚至可以发生粒细胞缺乏症。②血液系统疾病：如再生障碍性贫血、粒细胞减少症、粒细胞缺乏症、部分急性白血病、恶性贫血、严重缺铁性贫血等。③物理化学因素损伤：如放射线、放射性核素、某些化学物品及化学药物等均可引起粒细胞减少，常见的引起粒细胞减少的化学药物有退热镇痛药、抗生素(如氯霉素)、磺胺类药、抗肿瘤药、抗甲状腺药、抗糖尿病药等，必须慎用。④单核-巨噬细胞系统功能亢进：如脾功能亢进、某些恶性肿瘤、类脂质沉积病等。⑤其他：系统性红斑狼疮、某些自身免疫性疾病、过敏性休克等。

(三)嗜酸性粒细胞

1.嗜酸性粒细胞增多

(1)变态反应性疾病：如支气管哮喘、药物变态反应、荨麻疹、血管神经性水肿、血清病、异体蛋白过敏等疾病时，嗜酸性粒细胞轻度或中度增高。

(2)寄生虫病：如血吸虫、中华分支睾吸虫、肺吸虫、丝虫、包囊虫，钩虫等感染时，嗜酸性粒细胞增高，有时甚至可达0.10或更多。呈现嗜酸性粒细胞型类白血病反应。

(3)皮肤病：如湿疹、剥脱性皮炎、天疱疮、银屑病等疾病时嗜酸性粒细胞可轻度或中度增高。

(4)血液病：如慢性粒细胞性白血病、多发性骨髓瘤、恶性淋巴瘤。真性红细胞增多症等疾病时嗜酸性粒细胞可明显增多。嗜酸性粒细胞白血病时，嗜酸性粒细胞极度增多，但此病在临床上少见。

(5)其他：风湿性疾病、脑垂体前叶功能减退症、肾上腺皮质功能减退、某些恶性肿瘤、某些传染疾病的恢复期等嗜酸性粒细胞增多。

2.嗜酸性粒细胞减少

见于长期应用肾上腺皮质激素或肾上腺皮质激素分泌增加，某些急性传染病(如伤寒)的急性期，但传染病的恢复期嗜酸性粒细胞应重新出现。如嗜酸性粒细胞持续下降，甚至完全消失，则表明病情严重。

(四)嗜碱性粒细胞

嗜碱性粒细胞增多见于慢性粒细胞白血病、骨髓纤维化症、慢性溶血及脾切除后。嗜碱性粒细胞白血病则为极罕见的白血病类型。

(五)淋巴细胞

1.淋巴细胞增多

(1)生理性增多：新生儿初生期在外周血中大量出现中性粒细胞，到第6～9天中性粒细胞逐步下降至与淋巴细胞大致相等，以后淋巴细胞又渐增加。整个婴儿期淋巴细胞较高，可达70%。2岁后，淋巴细胞渐下降，中性粒细胞渐上升，至4～5岁二者相等，形成变化曲线上的两次交叉，至青春期，中性粒细胞与成人相同。

(2)病理性淋巴细胞增多：见于感染性疾病，主要为病毒感染，如麻疹、风疹、水痘、流行性腮

腺炎、传染性单核细胞增多症、传染性淋巴细胞增多症、病毒性肝炎、流行性出血热等。也可见于百日咳杆菌、结核杆菌、布氏杆菌、梅毒螺旋体等的感染。

(3)相对增高:再生障碍性贫血、粒细胞减少症和粒细胞缺乏时因中性粒细胞减少,故淋巴细胞比例相对增高,但淋巴细胞的绝对值并不增高。其他,如淋巴细胞性白血病、淋巴瘤、急性传染病的恢复期、组织移植后的排斥反应或移植物抗宿主病(GVHD)。

2.淋巴细胞减少

主要见于应用肾上腺皮质激素、烷化剂、抗淋巴细胞球蛋白及接触放射线、免疫缺陷性疾病、丙种球蛋白缺乏症等。

3.异形淋巴细胞

在外周血中有时可见到一种形态变异的不典型的淋巴细胞,称为异形淋巴细胞。Downey根据细胞形态特点将其分为3型。

(1)Ⅰ型(泡沫型):胞体较淋巴细胞稍大,呈圆形或椭圆形,部分为不规则形。核偏位,呈圆形、肾形或不规则形,核染质呈粗网状或小块状,无核仁。胞质丰富,呈深蓝色,含有大小不等的空泡。胞质呈泡沫状,无颗粒或有少数颗粒。通常此型最为多见。

(2)Ⅱ型(不规则型):胞体较Ⅰ型大,细胞外形常不规则,似单核细胞,故也有称为单核细胞型。胞质丰富,呈淡蓝色或淡蓝灰色,可有少量嗜天青颗粒,一般无空泡。核形与Ⅰ型相似,但核染质较Ⅰ型细致,亦呈网状,核仁不明显。

(3)Ⅲ型(幼稚型):胞体大,直径15～18 μm。呈圆形或椭圆形。胞质量多,蓝色或深蓝色,一般无颗粒,有时有少许小空泡。核圆或椭圆形,核染质呈纤细网状,可见1～2个核仁。

除上述3型外,有时还可见到少数呈浆细胞样或组织细胞样的异形淋巴细胞。外周血中的异形淋巴细胞大多数具有T淋巴细胞的特点(占83%～96%),故认为异形淋巴细胞主要是由T淋巴细胞受抗原刺激转化而来,少数为B淋巴细胞。这种细胞在正常人外周血中偶可见到,一般不超过2%。异形淋巴细胞增多可见于病毒感染性疾病、某些细菌性感染、螺旋体病、立克次体病、原虫感染(如疟疾)、药物过敏、输血、血液透析或体外循环术后、免疫性疾病、粒细胞缺乏症、放射治疗等。

4.单核细胞

正常儿童单核细胞较成人稍高,平均为0.09。2周内婴儿可达0.15或更多。均为生理性增多。病理性增多见于某些感染,如疟疾、黑热病、结核病、亚急性细菌感染性心内膜炎等;血液病,如单核细胞性白血病、粒细胞缺乏症恢复期;恶性组织细胞病、淋巴瘤、骨髓增生异常综合征等;急性传染病或急性感染的恢复期。

(马　磊)

第五节　嗜酸性粒细胞直接计数

嗜酸性粒细胞虽然可以从白细胞总数和分类计数中间接求出,但直接计数较为准确,故临床上多采用直接计数法。

一、原理

用适当稀释液将血液稀释一定倍数，同时破坏红细胞和部分其他白细胞，保留嗜酸性粒细胞，并将其颗粒着色，然后患者计数池中，计数一定体积内嗜酸性粒细胞数，即可求得每升血液中嗜酸性粒细胞数。

二、试剂

嗜酸性粒细胞稀释液有多种，现介绍常用的两种：①乙醇-伊红稀释液 20 g/L：伊红 10.1 mL，碳酸钾 1.0 g，90%乙醇 30.0 mL，甘油 10.0 mL，柠檬酸钠 0.5 g，蒸馏水加至 100.0 mL。本稀释液中乙醇为嗜酸性粒细胞保护剂，甘油可防止乙醇挥发；碳酸钾可促进红细胞和中性粒细胞破坏，并增加嗜酸性粒细胞着色，柠檬酸钠可防止血液凝固，伊红为染液，可将嗜酸性颗粒染成红色。本试剂对红细胞和其他白细胞的溶解作用较强，即使有少数未被溶解的白细胞也被稀释成灰白色半透明状，视野清晰，与嗜酸性粒细胞有明显区别。嗜酸性粒细胞颗粒呈鲜明橙色，在此稀释液内 2 小时不被破坏。该试剂可保存半年以上，缺点是含 10%甘油，液体比较黏稠，细胞不易混匀，因此计数前必须充分摇荡。②伊红丙酮稀释液 20 g/L：伊红 5 mL，丙酮 5 mL，蒸馏水加至 100 mL。本稀释液中伊红为酸性染料，丙酮为嗜酸性粒细胞保护剂。该稀释液新鲜配制效果好，每周配 1 次。

三、操作

取小试管 1 支，加稀释液 0.36 mL。取血 40 μL，轻轻吹入上述试管底部，摇匀，放置 15 分钟，然后再摇匀。取少量混悬液滴入两个计数池内，静置 5 分钟，待嗜酸性粒细胞完全下沉后计数。低倍镜下计数2 个计数池中所有的 18 个大方格中的嗜酸性粒细胞数，用下式求得每升血液中的嗜酸性粒细胞数。

四、计算

嗜酸性粒细胞数/L＝(18 个大方格中嗜酸性粒细胞数/18)$\times 10\times 10\times 10^6$＝18 个大方格中嗜酸性粒细胞数$\times 5.6\times 10^6$。第一个×10 表示血液稀释 10 倍，第二个×10 表示计数板深 0.1 分钟，换算成 1 mm，$\times 10^6$ 表示由每 μL 换算成每升。

五、注意事项

凡造成白细胞计数误差的因素在嗜酸性粒细胞计数时均应注意。如用伊红丙酮稀释液，标本应立即计数(<30 分钟)，否则嗜酸性粒细胞渐被破坏，使结果偏低。血细胞稀释液在混匀过程中，不宜过分振摇，以免嗜酸性粒细胞破碎。若用甘油丙酮之类稀释液，稠度较大，不易混匀，须适当延长混匀时间。注意识别残留的中性粒细胞。若嗜酸性粒细胞破坏，可适当增加乙醇、丙酮剂量；反之，中性粒细胞破坏不全时，可适当减少剂量。住院患者嗜酸性粒细胞计数，应固定时间，以免受日间生理变化的影响。

六、正常参考值

国外报道为$(0.04\sim 0.44)\times 10^9$/L，国内天津地区调查健康成人嗜酸性粒细胞数为$(0\sim 0.68)\times$

10^9/L,平均 0.219×10^9/L。

七、临床意义

(一)生理变异

一天之内嗜酸性粒细胞波动较大,上午 10 点到中午最低,午夜至凌晨 4 点最高。在劳动、寒冷、饥饿、精神等因素刺激下,由于交感神经兴奋,促肾上腺皮质激素(ACTH)分泌增多,可阻止骨髓内嗜酸性粒细胞释放,并使其向组织浸润,从而使外周血中嗜酸性粒细胞减少。

(二)观察急性传染病的预后

肾上腺皮质激素有促进机体抗感染的能力。急性传染病时,肾上腺皮质激素分泌增加,嗜酸性粒细胞减少,恢复期嗜酸性粒细胞又逐渐增加。若嗜酸性粒细胞持续下降,甚至完全消失,说明病情严重;反之,嗜酸性粒细胞重新出现,则为恢复期的表现。如果临床症状严重,而嗜酸性粒细胞不减少,说明肾上腺皮质功能衰竭。

(三)观察手术和烧伤患者的预后

手术后 4 小时嗜酸性粒细胞显著减少,甚至消失,24 小时后逐渐增多,增多速度与病情的变化基本一致。大面积烧伤患者,数小时后嗜酸性粒细胞下降至零,且维持时间较长,若手术或大面积烧伤后,患者嗜酸性粒细胞不下降或持续下降,说明预后不良。

(马　磊)

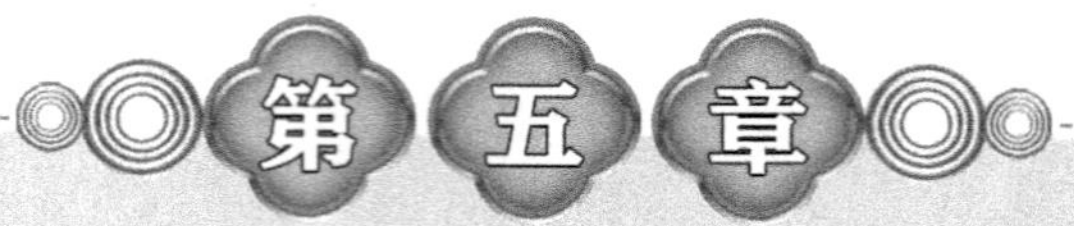

凝血检验

第一节　血小板形态学检验

一、原理

当血小板离体后，尚有活性时，可用活体染色法将细胞质内结构显示出来，并观察其活动能力。

二、结果

(一)正常形态

呈圆盘状、圆形或椭圆形，少数呈梭形或形态不整齐；一般有1～3个突起。血小板可分为透明区及颗粒区，无明显界线，颗粒呈深蓝色或蓝绿色折光；透明区为淡蓝色折光，无有形成分。大血小板(＞3.4 μm)占11.1％；中型(2.1～3.3 μm)占67.5％；小型(＜2.0 μm)占21.4％，颗粒一般＜7％。

(二)非典型形态

1.幼年型

大小正常，边缘清晰，浆为淡蓝色或淡紫色，个别含颗粒而无空泡，应与淋巴细胞相区别。

2.老年型

大小正常，浆较少，带红色，边缘不规则，颗粒粗而密，呈离心性，有空泡。

3.病理性幼稚型

通常较大，浆淡蓝色，几乎无颗粒，为未成熟巨核细胞所脱落，无收缩血块作用，可见于原发性和反应性血小板疾病及粒细胞白血病。

4.病理刺激型

血小板可达20～50 μm，形态不一，可呈圆形、椭圆形或香肠型、哑铃形、棍棒形、香烟形、尾形、小链形等。浆蓝色或紫红色，颗粒多。见于血小板无力症。

三、临床意义

血小板形态变化可反映血小板黏附和凝聚功能。形态异常见于再生障碍性贫血、急性白血病、血小板病、血小板无力症、血小板减少性紫癜。巨大血小板综合征中50%～80%的血小板如淋巴细胞大小。

（陈 真）

第二节 血小板计数

一、血小板计数常规法

（一）原理

血小板计数(platelet count,PLT)是测定全血中的血小板数量，与血液红（白）细胞计数相同。普通显微镜直接计数法是根据使用稀释液的不同，血小板计数方法可分为破坏红细胞稀释法和不破坏红细胞稀释法。相差显微镜直接计数法是利用光线通过物体时产生的相位差转化为光强差、从而增强被检物体立体感，有助于识别血小板。

（二）器材和试剂

1.1%草酸铵稀释液

分别用少量蒸馏水溶解草酸铵1.0 g和EDTA-Na_2 0.012 g，合并后加蒸馏水至100 mL，混匀，过滤后备用。

2.器材

显微镜、改良Neubauer计数板和盖玻片、微量吸管等。

（三）操作

(1)取清洁小试管1支，加入血小板稀释液0.38 mL。

(2)准确吸取毛细血管血20 μL。擦去管外余血，置于血小板稀释液内，吸取上清液洗3次，立即充分混匀。待完全溶血后再次混匀1分钟。

(3)取上述均匀的血小板悬液1滴，充入计数池内，静置10～15分钟，使血小板下沉。

(4)用高倍镜计数中央大方格内四角和中央共5个中方格内血小板数。

(5)计算：血小板数/L=5个中方格内血小板数×10^9/L。

（四）方法学评价

1.干扰因素

普通光学显微镜直接计数血小板的技术要点是从形态上区分血小板和小红细胞、真菌孢子及其他杂质。用相差显微镜计数经草酸铵稀释液稀释后的血小板，易于识别，还可照相后核对计数结果，因而国内外将本法作为血小板计数的参考方法。

2.质量保证

质量保证原则是避免血小板被激活、破坏，避免杂物污染。①检测前：采血是否顺利(采血时血流不畅可导致血小板破坏，使血小板计数假性减低)、选用的抗凝剂是否合适(肝素不能用于血小板计数标本抗凝；EDTA钾盐抗凝血标本取血后1小时内结果不稳定，1小时后趋向平稳)、储存时间是否适当(血小板标本应于室温保存，低温可激活血小板，储存时间过久可导致血小板计数偏低)。②检测中：定期检查稀释液质量；计数前先做稀释液空白计数，以确认稀释液是否存在细菌污染或其他杂质。③检测后：核准结果，常用同1份标本制备血涂片染色镜检观察血小板数量，用参考方法核对；同1份标本2次计数，误差小于10%，取2次均值报告，误差大于10%需做第3次计数，取2次相近结果的均值报告。

二、血小板计数参考方法

血小板计数参考方法见于国际血液学标准委员会下发的文件。

（一）血液标本

（1）用合乎要求的塑料注射器或真空采血系统采集健康人的静脉血标本。

（2）使用 EDTA-K_2 抗凝剂，浓度为每升血中含 3.7～5.4 μmol（每毫升血中含 1.5～2.2 mg）。

（3）盛有标本的试管应有足够的剩余空间以便于血标本的混匀操作。标本中不能有肉眼可见的溶血或小凝块。

（4）标本置于 18～22 ℃室温条件下，取血后 4 小时之内完成检测。

（5）为了保证 RBC 和 PLT 分布的均一性，在预稀释和加标记抗体前动作轻柔地将采血管反复颠倒，充分混匀标本。

（二）试剂和器材

1.器材

为避免血小板黏附于贮存容器或稀释器皿上，在标本检测的整个过程中必须使用聚丙烯或聚苯乙烯容器，不得使用玻璃容器和器皿。

2.稀释液

用磷酸盐缓冲液（PBS）作为稀释液，浓度为 0.01 mol/L，pH 为 7.2～7.4，含 0.1%的牛血清蛋白（BSA）。

3.染色液

使用异硫氰酸荧光素标记的 CD41 和 CD61 抗体，这两种抗体可以与血小板膜糖蛋白Ⅱa/Ⅲb复合物结合，用于检测血小板。实验室应确认该批号抗体是否能得到足够的染上荧光的血小板，抗体应能得到足够高的血小板的荧光信号以便通过 log FL1（528 nm 处的荧光强度）对 log FS（前向散射光）的图形分析，将血小板从噪声、碎片和 RBC 中分辨出来。

（三）仪器性能

（1）使用流式细胞仪，通过前向散射光和荧光强度来检测 PLT 和 RBC。仪器在检测异硫氰酸荧光素标本的直径为 2 μm 的球形颗粒时必须有足够的敏感度。

（2）用半自动、单通道、电阻抗原理的细胞计数仪检测 RBC，仪器小孔管的直径为 80～100 μm，小孔的长度为直径的 70%～100%，计数过程中吸入稀释标本体积的准确度在 1%以内（溯源至国家或国际计量标准）。

（四）检测方法

（1）用加样器加 5 μL 充分混匀（至少轻柔颠倒标本管 8 次）的血标本于 100 μL 已过滤的 PBS-BSA 稀释液中。

（2）加 5 μL CD41 抗体和 5 μL CD61 抗体染液，在室温 18～22 ℃、避光条件下放置15 分钟。

（3）加 4.85 mL PBS-BSA 稀释液制备成 1∶1 000 的稀释标本，轻轻颠倒混匀以保证 PLT 和 RBC 充分混匀。

（4）用流式细胞仪检测时，应至少检测 5 000 个信号，其中 PLT 应多于 1 000，流式细胞仪的设定必须保证每秒计数少于 3 000 个信号。如果同时收集到 RBC 散射光的信号和血小板的荧光信号应被视为 RBC-PLT 重叠，计数结果将被分别计入 RBC 和 PLT。直方图或散点图均可被采用，但推荐使用散点图。检测过程中推荐使用正向置换移液器。

(5)血小板计数值的确定：使用流式细胞仪确定 RBC/PLT 的比值。R＝RBC/PLT，用 RBC 数除以 R 值得到 PLT 计数值。

三、参考值

$(100 \sim 300) \times 10^9/L$。

四、临床意义

血小板数量随时间和生理状态的不同而变化，午后略高于早晨；春季较冬季低；平原居民较高原居民低；月经前减低，月经后增高；妊娠中晚期增高，分娩后减低；运动、饱餐后增高，休息后恢复。静脉血血小板计数比毛细血管高 10%。

血小板减低是引起出血常见的原因。当血小板在$(20 \sim 50) \times 10^9/L$ 时，可有轻度出血或手术后出血；低于 $20 \times 10^9/L$，可有较严重的出血；低于 $5 \times 10^9/L$ 时，可导致严重出血。血小板计数超过 $400 \times 10^9/L$ 为血小板增多。病理性血小板减少和增多的原因及意义见表 5-1。

表 5-1 病理性血小板减少和增多的原因及意义

血小板	原因	临床意义
减少	生成障碍	急性白血病、再生障碍性贫血、骨髓肿瘤、放射性损伤、巨幼细胞贫血等
	破坏过多	原发性血小板减少性紫癜、脾功能亢进、系统性红斑狼疮等
	消耗过多	DIC、血栓性血小板减少性紫癜
	分布异常	脾肿大、血液被稀释
	先天性	新生儿血小板减少症、巨大血小板综合征
增多	原发性	慢性粒细胞白血病、原发性血小板增多症、真性红细胞增多症等
	反应性	急性化脓性感染、大出血、急性溶血、肿瘤等
	其他	外科手术后、脾切除等

(刘　慧)

第三节　血小板功能检验

血小板在止凝血方面具有多种功能。当血小板与受损的血管壁、血管外组织接触或受刺激剂激活，血小板被活化，产生黏附、聚集和释放反应，并分泌多种因子，在止血和血栓形成中起着非常重要的作用。血小板功能检验的各项试验，对血小板疾病的诊断和治疗以及血栓前状态与血栓性疾病的诊断、预防、治疗监测等有着重要的意义。

一、血小板黏附试验

(一)原理

血小板黏附试验(platelet adhension test,PAdT)是利用血小板在体外可黏附于玻璃的原理设计的。可用多种方法,包括玻珠柱法、玻球法等。方法为用一定量的抗凝血与一定表面积的玻璃接触一定时间,计数接触前、后的血中血小板数,计算出血小板黏附率。

$$\text{血小板黏附率}(\%)=\frac{\text{黏附前血小板数}-\text{黏附后血小板数}}{\text{黏附前血小板数}}\times 100\%$$

(二)参考区间

玻璃珠柱法:53.9%~71.1%;旋转玻球法(12 mL 玻瓶):男性为 28.9%~40.9%,女性为34.2%~44.6%。

(三)临床应用

1.方法学评价

本试验是检测血小板功能的基本试验之一,用于遗传性与获得性血小板功能缺陷疾病的诊断、血栓前状态和血栓性疾病检查及抗血小板药物治疗监测。但由于特异性差,操作较复杂,且易受许多人为因素的影响,如静脉穿刺情况、黏附血流经过玻璃的时间、黏附玻璃的面积、试验过程中所用的容器性能、血小板计数的准确性等,致使其在临床的实际应用受限。

2.临床意义

(1)减低:见于先天性和继发性血小板功能异常(以后者多见),如血管性血友病、巨大血小板综合征、爰-唐综合征、低(无)纤维蛋白血症、异常纤维蛋白血症、急性白血病、骨髓增生异常综合征、骨髓增生性疾病、肝硬化、尿毒症、服用抗血小板药物等。

(2)增加:见于血栓前状态和血栓形成性疾病,如高血压病、糖尿病、妊娠期高血压疾病、肾小球肾炎、肾病综合征、心脏瓣膜置换术后、心绞痛、心肌梗死、脑梗死、深静脉血栓形成、口服避孕药等。

二、血小板聚集试验

(一)原理

血小板聚集试验(platelet aggregation test,PAgT)通常用比浊法测定(即血小板聚集仪法,分为单通道、双通道、四通道)。用贫血小板血浆(platelet poor plasma,PPP)及富含血小板血浆(platelet rich plasma,PRP)分别将仪器透光度调整为 100%和 0%。在 PRP 的比浊管中加入诱导剂激活血小板后,用血小板聚集仪测定 PRP 透光度的变化(即血小板聚集曲线)。通过分析血小板聚集曲线的最大聚集率(MAR)、达到最大幅度的时间、达到 1/2 最大幅度的时间、2 分钟的幅度、4 分钟的幅度、延迟时间、斜率参数判断血小板的聚集功能。

(二)参考区间

血小板聚集曲线见图 5-1,血小板聚集曲线常有双峰,第一个峰反映了血小板聚集功能,第二个峰反映了血小板的释放和聚集功能。不同浓度的诱导剂诱导的血小板聚集曲线各不相同。每个实验室的参考区间相差较大,各实验室应根据自己的实验具体情况及实验结果调节诱导剂的浓度,建立自己的参考区间。中国医学科学院血液研究所常用的体外诱导剂测得的 MAR 为 11.2 μmol/L ADP 液 53%~87%;5.4 μmoL/L 肾上腺素 45%~85%;20 mg/L 花生四烯酸

56%～82%;1.5 g/L 瑞斯托霉素 58%～76%;20 mg/L 胶原 47%～73%。

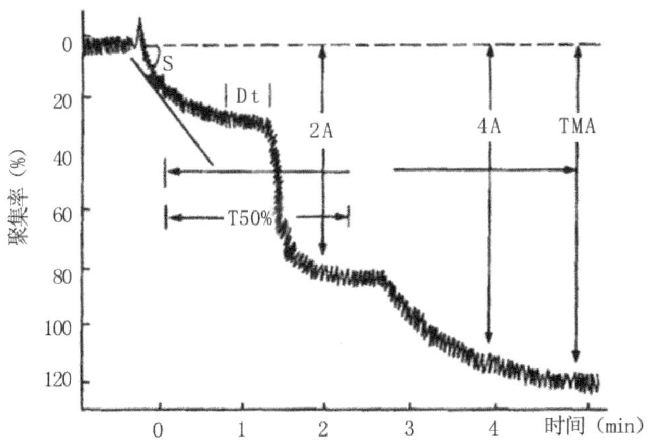

图 5-1 血小板聚集曲线的参数分析

2A:2 分钟幅度;4A:4 分钟的幅度;TMA:达到最大幅度的时间;T50%:达到 1/2 最大的时间;Dt:延迟时间;S:斜率

(三)临床应用

1.方法学评价

本试验也是检测血小板功能的基本试验之一,用于血小板功能缺陷疾病的诊断、血栓前状态和血栓性疾病检查及抗血小板药物治疗监测。

本试验在临床上开展比较广泛,简便、快速,成本低廉。但由于操作过程需对标本进行离心,可能导致血小板体外低水平活化,且易受试验过程中所用的容器性能、PRP 中血小板数量、测定温度(25 ℃)、诱导剂的质量及某些药物等影响。在一般疾病的诊断中,以至少使用两种诱导剂为宜。

2.临床意义

(1)减低:血小板无力症、血小板贮存池病(无第二个峰)、血管性血友病(瑞斯托霉素作为诱导剂时,常减低)、巨大血小板综合征、低或无纤维蛋白原血症、急性白血病、骨髓增生异常综合征、骨髓增生性疾病、肝硬化、尿毒症、服用抗血小板药物、特发性血小板减少性紫癜、细菌性心内膜炎、维生素 B_{12} 缺乏症等。

(2)增加:见于血栓前状态和血栓形成性疾病,如糖尿病、肾小球肾炎、肾病综合征、心脏瓣膜置换术后、心绞痛、心肌梗死、脑梗死、深静脉血栓形成、抗原-抗体复合物反应、高脂饮食、口服避孕药、吸烟等。

三、血块收缩试验

(一)原理

血块收缩试验(clot retraction test,CRT)分为定性法、定量法和血浆法。其原理为全血或血浆凝固后,由于血小板收缩使血清从纤维蛋白网眼中挤出而使血块缩小,观察血清占原有全血量(如定量法、试管法)或血浆量(如血浆法)的百分比(即血块收缩率),可反映血块收缩程度。

(二)参考区间

定性法:1 小时开始收缩,24 小时完全收缩;定量法:48%～64%;血浆法:大于 40%。

(三)临床应用

1.方法学评价

CRT 除与血小板收缩功能有关外，还与血小板数量、纤维蛋白原、纤维蛋白稳定因子量等有关，而且试管清洁度、试验温度对它影响较大，故有时试验结果与血小板功能障碍程度不一定平行，临床上已较少使用。

2.临床意义

(1)下降，见于血小板减少症、血小板增多症、血小板无力症、低或无纤维蛋白原血症、严重凝血功能障碍、异常球蛋白血症、红细胞增多症(定量法及试管法)等。

(2)增加，纤维蛋白稳定因子(因子ⅩⅢ)缺乏症、严重贫血(定量法及试管法)。

四、血小板活化指标检测

健康人循环血液中的血小板基本处于静止状态，当血小板受刺激剂激活或与受损的血管壁、血管外组织接触后，血小板被活化。活化血小板膜糖蛋白重新分布，分子结构发生变化，导致血小板发生黏附、聚集，同时发生释放反应。血小板内的储存颗粒与质膜融合，将其内容物释放入血浆。

(一)血浆 β-血小板球蛋白和血小板第 4 因子检测

1.原理

血小板活化后，α-颗粒内的 β-血小板球蛋白(β-TG)和血小板第 4 因子(PF_4)可释放到血浆中，使血浆中 β-TG 和 PF_4 的浓度增高。用双抗体夹心法(ELISA)可进行检测。将 β-TG 或抗 PF_4 抗体包被在酶标板上，加入待测标本(或不同浓度的标准液)，再加入酶联二抗，最后加底物显色，显色深浅与β-TG、PF_4 浓度呈正比。根据标准曲线可得出待测标本的 β-TG/PF_4 浓度。

2.参考区间

不同试剂盒略有不同，β-TG：6.6～26.2 μg/L，PF_4：0.9～5.5 μg/L。

3.临床应用

(1)方法学评价：β-TG、PF_4 的半衰期较短，且易受机体代谢功能和血小板破坏的影响，采血及后续实验步骤必须尽可能保证血小板不被体外激活或破坏。在难以确定 β-TG、PF_4 浓度增加是来自体内还是体外激活时，可计算 β-TG/PF_4 比率。一般情况下，来自体内激活者 β-TG/PF_4 之比约为 5∶1，来自体外激活者 β-TG/PF_4 之比约为 2∶1。

(2)临床意义：①减低见于先天性或获得性 α-贮存池病；②增高表明血小板活化，释放反应亢进，见于血栓前状态及血栓性疾病，如糖尿病伴血管病变、妊娠期高血压疾病、系统性红斑狼疮、血液透析、肾病综合征、尿毒症、大手术后、心绞痛、心肌梗死、脑梗死、弥散性血管内凝血、深静脉血栓形成等；③β-TG 主要由肾脏排泄，肾功能障碍时可导致血中 β-TG 明显增加，PF_4 主要由血管内皮细胞清除，内皮细胞的这种功能受肝素的影响，因此肝素治疗时血中 PF_4增加。

(二)血浆 P-选择素检测

1.原理

P-选择素又称血小板 α-颗粒膜蛋白-140(GMP-140)，是位于血小板 α-颗粒和内皮细胞 Weibel-Palade小体的一种糖蛋白，当血小板被活化后，P-选择素在血小板膜表面表达并释放到血中，故测定血浆或血小板表面的 P-选择素可判断血小板被活化的情况。血浆 P-选择素测定常用 ELISA 法，原理同血浆中 β-TG 或 PF_4 测定。

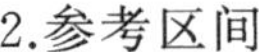

2.参考区间

9.2～20.8 μg/L。

3.临床应用

(1)方法学评价:由于P-选择素也存在于内皮细胞的W-P小体中,血浆中可溶性P-选择素,除来源于活化血小板外,也可来源于内皮细胞,分析时应加以注意。测定血小板膜表面P-选择素的含量,能更真实地反映血小板在体内活化的情况。

(2)临床意义:增加见于血栓前状态及血栓形成性疾病,如心肌梗死、脑血管病变、糖尿病伴血管病变、深静脉血栓形成、自身免疫性疾病等。

(三)血浆血栓烷 B_2(TXB_2)和11-脱氢-血栓烷 B_2(11-DH-TXB_2)检测

血小板被激活后,血小板膜磷脂花生四烯酸代谢增强。血栓烷 A_2(TXA_2)是代谢产物之一,是血小板活化的标志物。但由于 TXA_2 半衰期短,不易测定,通常通过测定其稳定代谢物 TXB_2 的血浆浓度来反映体内血小板的活化程度。DH-TXB_2 是 TXB_2 在肝脏氧化酶作用下形成的产物。

1.原理

ELISA法(双抗夹心法)。

2.参考区间

TXB_2:28.2～124.4 ng/L;DH-TXB_2:2.0～7.0 ng/L。

3.临床应用

(1)方法学评价:血浆 TXB_2 测定是反映血小板体内被激活的常用指标(常与6-K-$PGF_{1\alpha}$同时检测),但采血及实验操作过程中造成的血小板体外活化等因素会影响 TXB_2 的含量。而DH-TXB_2 不受体外血小板活化的影响,是反映体内血小板活化的理想指标。

(2)临床意义。①减低:见于服用阿司匹林类等非甾体抗炎药物或先天性环氧化酶缺乏等;②增加:见于血栓前状态及血栓形成性疾病,如糖尿病、肾病综合征、妊娠期高血压疾病、动脉粥样硬化、高脂血症、心肌梗死、心绞痛、深静脉血栓形成、大手术后、肿瘤等。

(四)血小板第3因子有效性检测

血小板第3因子有效性检测(platelet factor 3 availability test,PF3α test),也称血小板促凝活性测定。PF_3 是血小板活化过程中形成的一种膜表面磷脂成分,是血小板参与凝血过程的重要因子,可加速凝血活酶的生成,促进凝血过程。

1.原理

利用白陶土作为血小板的活化剂促进 PF_3 形成,用氯化钙作为凝血反应的启动剂。将正常人和受检者的PRP(富含血小板血浆)和PPP(贫血小板血浆)交叉组合(表5-2),测定各自的凝固时间,比较各组的时间,了解受检者 PF_3 是否有缺陷。

表5-2 PF_3 有效性测定分组

组别	患者血浆(mL)		正常血浆(mL)	
	PRP	PPP	PRP	PPP
1	0.1			0.1
2		0.1	0.1	
3	0.1	0.1		
4			0.1	0.1

2.参考区间

第 3 组、第 4 组分别为患者和正常人(作为对照组)，患者 PF_3 有缺陷或内源凝血因子有缺陷时，第3 组凝固时间比第 4 组长。当第 1 组较第 2 组凝固时间延长 5 秒以上，即为 PF_3 有效性减低。

3.临床应用

(1)减低：见于先天性血小板 PF_3 缺乏症、血小板无力症、肝硬化、尿毒症、弥散性血管内凝血、异常蛋白血症、系统性红斑狼疮、特发性血小板减少性紫癜、骨髓增生异常综合征、急性白血病及某些药物影响等。

(2)增加：见于高脂血症、食用饱和脂肪酸、一过性脑缺血发作、心肌梗死、动脉粥样硬化、糖尿病伴血管病变等。

五、血小板膜糖蛋白检测

血小板膜表面糖蛋白(glucoprotein，GP)是血小板功能的分子基础，主要包括 GPⅡb/Ⅲa 复合物（CD41/CD61）、GPIb/Ⅸ/Ⅴ 复合物（CD42b/CD42a/CD42c）、GPIa/Ⅱa 复合物(CD49b/CD29)、GPIc/Ⅱa复合物(CD49c/CD49f/CD29)、GPⅣ(CD36)和 GPⅥ。GP 分子数量或结构异常均可导致患者发生出血或血栓形成。活化血小板与静止血小板相比，膜糖蛋白的种类、结构、含量等亦呈现显著变化。

(一)原理

以往大都采用单克隆抗体与血小板膜表面糖蛋白结合后，用放免法测定血小板膜糖蛋白含量。现在由于流式细胞技术的发展以及荧光标记的各种血小板特异性单克隆抗体的成功制备，临床工作中已广泛使用流式细胞术(FCM)分析血小板膜糖蛋白。原理是选用不同荧光素标记的血小板膜糖蛋白单克隆抗体与受检者血小板膜上的特异性糖蛋白结合，在流式细胞仪上检测荧光信号，根据荧光的强弱分析，计算出阳性血小板的百分率或者定量检测血小板膜上糖蛋白含量。

(二)参考区间

GPⅠb(CD42b)、GPⅡb(CD41)、GPⅢa(CD61)、GPⅤ(CD42d)、GPⅨ(CD42a)阳性血小板百分率＞98%。

定量流式细胞分析：①GPⅢa(CD61)：$(53\pm12)\times10^3$ 分子数/血小板；②GPⅠb(CD42b)：$(38\pm11)\times10^3$ 分子数/血小板；③GPⅠa(CD49b)：$(5\pm2.8)\times10^3$ 分子数/血小板。

(三)临床应用

1.方法学评价

用 FCM 分析血小板的临床应用还包括：循环血小板活化分析(血小板膜 CD62P(血小板膜 P 选择素)、CD63(溶酶体完整膜糖蛋白，LIMP)、PAC-1(活化血小板 GPⅡb/Ⅲa 复合物)的表达以及血小板自身抗体测定、免疫血小板计数等。

由于血小板极易受到环境因素的影响发生活化，FCM 分析血小板功能时需特别注意样本的采集、抗凝剂的选择、血液与抗凝剂的混匀方式、样本的运送与贮存、固定剂的种类和时间等，尤其还要合理设定各种对照，以避免各种因素可能造成的假阳性或假阴性反应。

2.临床意义

GPⅠb(CD42b)缺乏见于巨大血小板综合征，GPⅡb/Ⅲa(CD41/CD61)缺乏见于血小板无力症。

六、血小板自身抗体和相关补体检测

在某些免疫性疾病或因服用某些药物、输血等情况下，机体可产生抗血小板自身抗体或补体(platelet associated complement,PAC)，导致血小板破坏过多或生成障碍，使循环血小板数减少，从而引发出血性疾病。血小板自身抗体可分为血小板相关免疫球蛋白(platelet associated immunoglobulin,PAIg)，包括PAIgG、PAIgA、PAIgM和特异性膜糖蛋白自身抗体、药物相关自身抗体、抗同种血小板抗体等。测定血小板自身抗体或补体的表达有助于判断血小板数减少的原因。

(一)原理

血小板免疫相关球蛋白常用的检测方法为ELISA及流式细胞术。抗血小板膜糖蛋白抗体一般用ELISA检测，FCM分析方法尚不成熟。

(二)参考区间

ELISA法：PAIgG (0～78.8) ng/10^7 血小板；PAIgA (0～2) ng/10^7 血小板；PAIgM (0～7) ng/10^7血小板；PAC_3(0～129) ng/10^7 血小板。FCM法：PAIg<10%。

(三)临床应用

(1)90%以上的特发性血小板减少性紫癜(ITP)患者PAIgG增加，同时测定PAIgA、PAIgM及PAC_3阳性率达100%。治疗后有效者上述指标下降，复发则增加。ITP患者在皮质激素治疗后，PAIgG不下降可作为切脾的指征。其他疾病如同种免疫性血小板减少性紫癜(如多次输血)、Evans综合征、药物免疫性血小板减少性紫癜、慢性活动性肝炎、结缔组织病、系统性红斑狼疮、恶性淋巴瘤、慢性淋巴细胞白血病、多发性骨髓瘤等PAIg也可增加。

(2)特异性抗血小板膜糖蛋白的自身抗体阳性对诊断ITP有较高的特异性，其中以抗GPⅡb/Ⅲa、GPⅠb/Ⅸ复合物的抗体为主。

七、血小板生存时间检测

本试验可反映血小板生成与破坏之间的平衡，是测定血小板在体内破坏或消耗速度的一项重要试验。

(一)原理

阿司匹林可使血小板膜花生四烯酸(AA)代谢中的关键酶(环氧化酶)失活，致血小板AA代谢受阻，代谢产物丙二醛(MDA)和血栓烷B_2(TXB_2)生成减少。而新生血小板未受抑制，MDA和TXB_2含量正常。故根据患者口服阿司匹林后血小板MDA和TXB2生成量的恢复曲线可推算出血小板的生存时间。MDA含量可用荧光分光光度计法测定，TXB2可以用ELISA法测定。

(二)参考区间

MDA法：6.6～15天；TXB2法：7.6～11天。

(三)临床应用

血小板生存期缩短，见于以下疾病。①血小板破坏增多性疾病：如原发性血小板减少性紫癜、同种和药物免疫性血小板减少性紫癜、脾功能亢进、系统性红斑狼疮；②血小板消耗过多性疾病：如DIC、血栓性血小板减少性紫癜(TTP)、溶血尿毒症综合征(HUS)；③各种血栓性疾病：如心肌梗死、糖尿病伴血管病变、深静脉血栓形成、肺梗死、恶性肿瘤等。

八、血小板钙流检测

血小板活化时，储存于血小板致密管道系统和致密颗粒内的Ca^{2+}释放出来，胞质内Ca^{2+}浓度升高形成Ca^{2+}流。Ca^{2+}流信号随即促进血小板的花生四烯酸代谢、信号传导、血小板的收缩及活化等生理反应。

（一）原理

利用荧光探针如Fura2、Fluro3-AM等标记血小板内钙离子，在诱导剂作用下，血小板的钙离子通道打开，用共聚焦显微镜或流式细胞术观察血小板荧光强度变化，以分析血小板胞内钙流的变化。

（二）参考区间

正常血小板内Ca^{2+}浓度为20～90 nmol/L，细胞外钙浓度为1.1～1.3 nmol/L。

（三）临床应用

测定血小板胞内Ca^{2+}的方法可用于临床诊断与Ca^{2+}代谢有关的血小板疾病，也可用于判断钙通道阻滞剂的药理作用。

（陈　真）

第四节　凝血系统检验

凝血系统由内源性凝血途径、外源性凝血途径和共同凝血途径三部分组成，各部分常用的凝血系统检验方法介绍如下。

一、内源凝血系统的检验

（一）全血凝固时间测定

1.原理

静脉血与异物表面（如玻璃、塑料等）接触后，因子Ⅻ被激活，启动了内源凝血系统，最后生成纤维蛋白而使血液凝固，其所需时间即凝血时间（coagulation time，CT），是内源凝血系统的一项筛选试验。目前采用静脉采血法，有3种检测方法。

(1)活化凝血时间（activated clotting time，ACT）法：在待检全血中加入白陶土-脑磷脂悬液，以充分激活因子Ⅻ和Ⅺ，并为凝血反应提供丰富的催化表面，启动内源凝血途径，引发血液凝固。

(2)硅管凝血时间测定法（silicone clotting time，SCT）：涂有硅油的试管加血后，硅油使血液与玻璃隔离，凝血时间比普通试管法长。

(3)普通试管法（Lee-White法）：全血注入普通玻璃试管而被激活，从而启动内源性凝血。

2.参考区间

每个实验室都应建立其所用测定方法的相应参考区间。ACT为1.2～2.1分钟；SCT为15～32分钟；普通试管法为5～10分钟。

3.临床应用

(1)方法学评价：静脉采血法由于血液中较少混入组织液，因此对内源凝血因子缺乏的灵敏度比毛细血管采血法要高。①普通试管法：仅能检出 FⅧ促凝活性水平低于 2%的重型血友病患者，本法不敏感，目前趋于淘汰；②硅管法：较敏感，可检出 FⅧ促凝活性水平低于 45%的血友病患者；③ACT 法：是检出内源凝血因子缺陷敏感的筛检试验之一，能检出 FⅧ促凝活性水平低至 45%的血友病患者，ACT 法也是体外监测肝素治疗用量较好的实验指标之一。

上述测定凝血时间的诸方法，在检测内源性凝血因子缺陷方面，ACT 的灵敏度和准确性最好。

(2)质量控制：ACT 试验不是一个标准化的试验，此试验的灵敏度与准确度受多种因素的影响，如激活剂种类、仪器判定血液凝固的原理(如电流法、光学法和磁珠法等)等。不同的激活剂如硅藻土和白陶土，凝固时间不同，较常用硅藻土作激活剂，因白陶土有抵抗抑肽酶(一种抗纤溶药物，可减低外科手术后出血)的作用，不适宜用于与此药有关的患者。各种方法之间必须与现行的标准方法进行相关性和偏倚分析，以便调节 ACT 监测肝素浓度所允许的测定时间。

理论上，CT 能检出 APTT 所能检出的凝血因子及血小板磷脂的缺陷，而事实上，只要有微量的Ⅱa 形成，就足以发生血液凝固；即使患者有极严重的血小板减低症，少量 PF3 就足以促进Ⅱa 形成，故血小板减低症患者 CT 可正常，只在极严重的凝血因子缺乏时 CT 才延长。CT 的改良方法如塑料试管法、硅化试管法、活化凝固时间法等，虽然灵敏度有所提高，但不能改变上述的局限性。因此，作为内源凝血筛检试验，CT 测定已被更好的检测内源性凝血异常的指标 APTT 所替代。

(3)临床意义：CT 主要反映内源凝血系统有无缺陷。①CT 延长：除 FⅦ和 FⅩⅢ外，所有其他凝血因子缺乏，CT 均可延长，主要见于 FⅧ、FⅨ显著减低的血友病和 FⅪ缺乏症；vWD；严重的 FⅤ、FⅩ、纤维蛋白原和 FⅡ缺乏，如肝病、阻塞性黄疸、新生儿出血症、吸收不良综合征、口服抗凝剂、应用肝素及低(无)纤维蛋白原血症和纤溶亢进使纤维蛋白原降解增加；DIC，尤其在失代偿期或显性 DIC 时 CT 延长；病理性循环抗凝物增加，如抗 FⅧ抗体或抗 FⅨ抗体、SLE 等。②监测肝素抗凝治疗的用量：行体外循环时，由于 APTT 试验不能反映体内肝素的安全水平，因而用 ACT 监测临床肝素的应用。③CT 缩短见于血栓前状态如 DIC 高凝期等，但敏感性差；血栓性疾病，如心肌梗死、不稳定心绞痛、脑血管病变、糖尿病血管病变、肺梗死、深静脉血栓形成、妊娠期高血压疾病、肾病综合征等。

(二)活化部分凝血活酶时间测定

1.原理

37 ℃条件下，以白陶土(激活剂)激活因子Ⅻ和Ⅺ，以脑磷脂(部分凝血活酶)代替血小板提供凝血的催化表面，在 Ca^{2+} 参与下，观察贫血小板血浆凝固所需时间，即为活化部分凝血活酶时间(activatedpartial thromboplastin time，APTT)，是内源凝血系统较敏感和常用的筛选试验。有手工法和仪器法。

仪器法即指血液凝固分析仪，主要有 3 种判断血浆凝固终点的方法。

(1)光学法：当纤维蛋白原逐渐变成纤维蛋白时，经光照射后产生的散射光(散射比浊法)或透射光(透射比浊法)发生变化，根据一定方法判断凝固终点。

(2)电流法(钩方法)：根据纤维蛋白具有导电性，利用纤维蛋白形成时的瞬间电路连通来判断凝固终点。

(3)黏度法(磁珠法):血浆凝固时血浆黏度增高,使正在磁场中运动的小铁珠运动强度减弱,以此判断凝固终点。

还有一种适用于床边检验的血液凝固仪是采用干化学测定法,其原理是将惰性顺磁铁氧化颗粒(paramagnetic iron oxide particle,PIOP)均匀分布于产生凝固或纤溶反应的干试剂中,血液与试剂发生相应的凝固或纤溶反应时,PIOP 随之摆动,通过检测其引起的光量变化即可获得试验结果。

2.参考区间

20～35 秒(通常小于 35 秒),每个实验室应建立所用测定方法相应的参考区间。

3.临床应用

(1)方法学评价:手工法虽重复性差一点,且耗时,但操作简便,有相当程度准确性,现仍作为参考方法。仪器法快速、敏感和简便,所用配套的试剂、质控物、标准品均保证了试验的高精度;但在诊断的准确性方面,仪器法并不比手工法更高;且仪器本身也会产生一定误差。

APTT 是一个临床常用、较为敏感的检测内源凝血因子缺乏的简便试验,已替代普通试管法 CT 测定。但 APTT 对诊断血栓性疾病和血栓前状态缺乏敏感性,也无特异性,临床价值有限。

新生儿由于凝血系统尚未发育完善,多种凝血因子尤其是维生素 K 依赖凝血因子(FⅡ、FⅦ、FⅨ、FⅩ)和接触系统凝血因子(FⅪ、FⅫ、PK、HMWK)血浆水平不到成人的 50%,其 APTT 检测将延长,一般出生后半年凝血因子可达正常成人水平。

(2)质量控制:标本采集、抗凝剂用量、仪器和试剂、实验温度等均对 APTT 试验的准确性产生重要的影响,故对实验的要求基本与 PT 相同(见 PT 测定)。由于缺乏标准的试剂和技术,APTT 测定的参考区间也随所用的检测方法、仪器和试剂而变化,因此,按仪器和试剂要求进行认真检测比选择测定的方法更为重要。①激活剂和部分凝血活酶试剂:来源及制备不同,均可影响测定结果;常用的激活剂有白陶土(此时 APTT 又称为 kaolinpartial thromboplastin time,KPTT),还可以用硅藻土、鞣花酸;应根据不同目的的检验选用合理的激活剂:对凝血因子相对敏感的激活剂是白陶土,对肝素相对敏感的是硅藻土;对狼疮抗凝物相对敏感的是鞣花酸;部分凝血活酶(磷脂)主要来源于兔脑组织(脑磷脂),不同制剂质量不同,一般选用 FⅧ、FⅨ和 FⅪ的血浆浓度为 200～250 U/L 时敏感的试剂。②标本采集和处理:基本要求同 PT 试验。注意冷冻血浆可减低 APTT 对狼疮抗凝物以及对 FⅫ、FⅪ、HMWK、PK 缺乏的灵敏度;室温下,FⅧ易失活,须快速检测;高脂血症可使 APTT 延长。

(3)临床意义:APTT 反映内源凝血系统凝血因子(Ⅻ、Ⅺ、Ⅸ、Ⅷ)、共同途径中 FⅠ、FⅡ、FⅤ和FⅩ的水平。虽然,APTT 测定的临床意义基本与凝血时间相同,但灵敏度较高,可检出低于正常水平15%～30%凝血因子的异常。APTT 对 FⅧ和 FⅨ缺乏的灵敏度比对 FⅪ、FⅫ和共同途径中凝血因子缺乏的灵敏度高。必须指出,单一因子(如因子 FⅧ)活性增高就可使 APTT 缩短,其结果则可能掩盖其他凝血因子的缺乏。

APTT 超过正常对照 10 秒即为延长。主要见于:①轻型血友病,可检出 FⅧ活性低于 15%的患者,对 FⅧ活性超过 30%和血友病携带者灵敏度欠佳;在中、轻度 FⅧ、FⅨ、FⅪ缺乏时,APTT 可正常。②vWD,Ⅰ型和Ⅲ型患者 APTT 可显著延长,但不少Ⅱ型患者 APTT 并不延长。③血中抗凝物如凝血因子抑制物、狼疮抗凝物、华法林或肝素水平增高,FⅡ、FⅤ及 FⅨ、FⅩ缺乏时灵敏度略差。④纤溶亢进,大量纤维蛋白降解产物(FDP)抑制纤维蛋白聚合,使

APTT 延长，DIC 晚期时，伴随凝血因子大量被消耗，APTT 延长更为显著。⑤其他如肝病、DIC、大量输入库血等。

APTT 缩短见于血栓前状态及血栓性疾病、DIC 早期(动态观察 APTT 变化有助于 DIC 的诊断)。APTT 对血浆肝素的浓度较敏感，是目前广泛应用的肝素治疗监测指标。此时，要注意 APTT 测定结果必须与肝素治疗范围的血浆浓度呈线性关系，否则不宜使用。一般在肝素治疗期间，APTT 维持在正常对照的 1.5～3.0 倍为宜。

(三)血浆因子Ⅷ、Ⅸ、Ⅺ和Ⅻ促凝活性测定

1.原理

一期法：受检血浆中分别加入乏 FⅧ、FⅨ、FⅪ和 FⅫ的基质血浆、白陶土脑磷脂悬液和钙溶液，分别记录开始出现纤维蛋白丝所需的时间。从各自的标准曲线中，分别计算出受检血浆中 FⅧ：C、FⅨ：C、FⅪ：C 和 FⅫ：C 相当于正常人的百分率(%)。

2.参考区间

FⅧ：C，103%±25.7%；FⅨ：C，98.1%±30.4%；FⅪ：C，100%±18.4%；FⅫ：C，92.4%±20.7%。

3.临床应用

(1)方法学评价：本试验是在内源凝血筛选试验的基础上，省略以往逐级筛选和纠正试验，直接检测各相应凝血因子促凝活性的较为理想和直观的实验方法，同时也是血友病评价和分型的重要指标之一。

(2)质量控制：急性时相反应及严重肝实质损伤时，FⅧ：C 可明显增加，但在 vWF 缺陷时，FⅧ：C 降低，因此需与 vWF 含量同时测定。加入的基质血浆中缺乏因子应小于 1%，而其他因子水平必须正常，放置于－80～－40 ℃冰箱中保存，每次测定都应作标准曲线，正常标准血浆要求 20 人以上混合血浆，分装冻干保存于－40～－20 ℃，可用 2～3 个月。

(3)临床意义：①增高，主要见于血栓前状态和血栓性疾病，如静脉血栓形成、肺栓塞、妊娠期高血压疾病、晚期妊娠、口服避孕药、肾病综合征、恶性肿瘤等；②减低，见于 FⅧ：C 减低见于血友病甲(其中重型≤1%；中型 2%～5%；轻型 6%～25%；亚临床型 26%～45%)、血管性血友病(尤其是Ⅰ型和Ⅲ型)、DIC、血中存在因子Ⅷ抗体(此情况少见)；FIX：C 减低见于血友病乙(临床分型同血友病甲)、肝脏疾病、DIC、维生素 K 缺乏症和口服抗凝剂等；FⅪ：C 减低见于 FⅪ因子缺乏症、DIC、肝脏疾病等；FⅫ：C 减低见于先天性 FⅫ缺乏症、DIC 和肝脏疾病等。

二、外源凝血系统的检验

(一)血浆凝血酶原时间测定(一期法)

1.原理

在受检血浆中加入过量的组织凝血活酶(人脑、兔脑、胎盘及肺组织等制品的浸出液)和钙离子，使凝血酶原变为凝血酶，后者使纤维蛋白原转变为纤维蛋白。观察血浆凝固所需时间即凝血酶原时间(prothrombin time，PT)。该试验是反映外源凝血系统最常用的筛选试验。有手工和仪器检测两类方法。仪器法判断血浆凝固终点的方法和原理与 APTT 检测时基本相同。

2.参考区间

每个实验室应建立所用测定方法相应的参考区间。①成人：10～15 秒，新生儿延长2～3 秒，早产儿延长 3～5 秒(3～4 天后达到成人水平)；②凝血酶原时间比值(prothrombin time ratio，

PTR)：0.85～1.15；③国际标准化比值(international normalized ration，INR)：口服抗凝剂治疗不同疾病时，需不同的 INR。

3.临床应用

(1)方法学评价。①手工法：常用普通试管法，曾用毛细血管微量法，后者虽采血量少，但操作较烦琐，已淘汰；也可用表面玻皿法，尽管准确性较试管法高，但操作不如后者方便；手工法虽重复性差一些，耗时，但仍有相当程度的准确性，且操作简便，故仍在临床应用，并可作为仪器法校正的参考方法。②仪器法：血凝仪可连续记录凝血过程引起的光、电或机械运动的变化，其中，黏度法(磁珠法)可不受影响因素(黄疸、乳糜、高脂血症、溶血等)的干扰。半自动仪器法(加样、加试剂仍为手工操作)提高了 PT 测定的精确度和速度，但存在标本交叉污染的缺点。全自动仪器法(加样、加试剂全部自动化)使检测更加精确、快速、敏感和简便；同时，仪器法所用的试剂、质控物、标准品均有可靠的配套来源，保证了试验的高精度。但在临床诊断的准确性方面，仪器法并不比手工法更高。凝血仪干化学法测定，操作简单，特别有助于床边 DIC 的诊断，但价格较贵，尚未能普及。

(2)质量控制：血液标本采集、抗凝剂用量、仪器和试剂、实验温度及 PT 检测的报告方式均对 PT 试验的准确性和实用性产生重要影响。

标本采集和处理：患者应停用影响止凝血试验的药物至少 1 周。抗凝剂为 10^9 mmol/L 枸橼酸钠，其与血液的容积比为 1∶9。若血标本的 Hct 异常增高或异常减低，推荐矫正公式：抗凝剂用量＝0.001 85×血量(mL)×(100－患者 Hct)。在采血技术和标本处理时应注意止血带使用时间要短，采血必须顺利快捷，避免凝血、溶血和气泡(气泡可使 Fg、FⅤ、FⅦ变性和引起溶血，溶血又可引起 FⅦ激活，使 PT 缩短)；凝血检测用的血标本最好单独采集，并立即分离血浆，按规定的离心力除去血小板；创伤性或留置导管的血标本及溶血、凝血不适宜做凝血试验；对于黄疸、溶血、脂血标本如用光学法测定，结果应扣除本底干扰，标本送检时应注意储存温度和测定时间。低温虽可减缓凝血因子的失活速度，但可活化 FⅦ、FⅪ。如储存血标本，也要注意有效时间，储存时间过长，凝血因子(尤其 FⅧ)的活性明显减低，因此，从标本采集到完成测定的时间通常不宜超过 2 小时。

组织凝血活酶试剂质量：该试验灵敏度的高低依赖于组织凝血活酶试剂的质量。试剂可来自组织抽提物，应含丰富的凝血活酶(TF 和磷脂)；现也用纯化的重组 TF(recombinant-tissue factor，r-TF)加磷脂作试剂，r-TF 比动物性来源的凝血活酶对 FⅡ、FⅦ、FⅩ灵敏度更高。组织凝血活酶的来源及制备方法不同，使各实验室之间及每批试剂之间 PT 结果差异较大，可比性差，特别影响对口服抗凝剂患者治疗效果的判断，因此，应使用标有国际敏感指数(international sensitivity index，ISI)的试剂。

国际敏感指数和国际标准化比值：为了校正不同组织凝血活酶之间的差异，早在 1967 年，世界卫生组织就将人脑凝血活酶标准品(批号 67/40)作为以后制备不同来源组织凝血活酶的参考物，并要求计算和提供每批组织凝血活酶的 ISI。ISI 值越低，试剂对有关凝血因子降低的敏感度越高。目前，各国大体是用国际标准品标化本国标准品。对口服抗凝剂的患者必须使用国际标准化比值(international normalization ratio，INR)作为 PT 结果报告形式，并用以作为抗凝治疗监护的指标。INR＝患者凝血酶原时间/正常人平均凝血酶原时间。

正常对照：必须来自 20 名以上男女各半的混合血浆所测结果。目前，许多试剂制造商能提供 100 名男女各半的混合血浆作为对照用的标准血浆。

报告方式：一般情况下，可同时报告受检者 PT(s)和正常对照 PT(s)以及凝血酶原比率(PTR)，PTR＝被检血浆 PT/正常血浆 PT。当用于监测口服抗凝剂用量时，则必须同时报告 INR 值。

(3)临床意义：PT 是检测外源性凝血因子有无缺陷较为敏感的筛检试验，也是监测口服抗凝剂用量的有效监测指标之一。

PT 延长指 PT 超过正常对照 3 秒以上或 PTR 超过参考区间。主要见于：①先天性 FⅡ、FⅤ、FⅦ、FⅩ减低(较为少见，一般在低于参考人群水平的 10%以下时才会出现 PT 延长，PTR 增大)、纤维蛋白原缺乏(Fg＜500 mg/L)或无纤维蛋白原血症、异常纤维蛋白原血症；②获得性凝血因子缺乏，如 DIC、原发性纤溶亢进症、阻塞性黄疸和维生素 K 缺乏、循环抗凝物质增多等。香豆素治疗(注意药物如氨基水杨酸、头孢菌素等可增强口服抗凝药物的药效，而巴比妥盐等可减弱口服抗凝药物的药效)时，当 FⅡ、FⅤ、FⅦ、FⅩ浓度低于正常人水平 40%时，PT 即延长。

PT 对 FⅦ、FⅩ缺乏的敏感性较对 FⅠ、FⅡ缺乏的要高，但对肝素的敏感性不如 APTT。此外，发现少数 FⅨ严重缺乏的患者，由于 FⅦa 活化 FⅨ的途径障碍，也可导致 PT 延长，但其延长程度不如 FⅦ、FⅩ、凝血酶原和纤维蛋白原缺乏时显著。

PT 缩短见于：①先天性 FⅤ增多；②DIC 早期(高凝状态)；③口服避孕药、其他血栓前状态及血栓性疾病。

PT 是口服抗凝药的实验室监测的首选指标。临床上，常将 INR 为 2～4 作为口服抗凝剂治疗时剂量适宜范围。当 INR 大于 4.5 时，如 Fg 和血小板数仍正常，则提示抗凝过度，应减低或停止用药。当 INR 低于 4.5 而同时伴有血小板减低时，则可能是 DIC 或肝病等所致，也应减低或停止口服抗凝剂。口服抗凝剂达有效剂量时的 INR 值：预防深静脉血栓形成为 1.5～2.5；治疗静脉血栓形成、肺栓塞、心脏瓣膜病为 2.0～3.0；治疗动脉血栓栓塞、心脏机械瓣膜转换、复发性系统性栓塞症为 3.0～4.5。

(二)血浆因子Ⅱ、Ⅴ、Ⅶ、Ⅹ促凝活性检测

1.原理

一期法：受检血浆分别与凝血因子Ⅱ、Ⅴ、Ⅶ、Ⅹ基质血浆混合，再加兔脑粉浸出液和钙溶液，分别作血浆凝血酶原时间测定。将受检者血浆测定结果与正常人新鲜混合血浆比较，分别计算出各自的因子FⅡ：C、FⅤ：C、FⅦ：C 和 FⅩ：C 促凝活性。

2.参考区间

FⅡ：C，97.7%±16.7%；FⅤ：C，102.4%±30.9%；FⅦ：C，103%±17.3%；FX：C，103%±19.0%。

3.临床应用

(1)方法学评价：本试验是继外源凝血系统筛选试验异常，进而直接检测诸因子促凝活性更敏感、更可靠指标，也是诊断这些因子缺陷的主要依据。

(2)质量控制：同凝血因子Ⅷ、Ⅸ、Ⅺ和Ⅻ促凝活性测定。

(3)临床意义：活性增高主要见于血栓前状态和血栓性疾病。活性减低见于肝病变、维生素 K缺乏(FⅤ：C 除外)、DIC 和口服抗凝剂；血液循环中存在上述因子的抑制物等；先天性上述因子缺乏较罕见。

目前 FⅡ：C、FⅤ：C、FⅦ：C、FⅩ：C 的测定主要用于肝脏受损的检查，因子 FⅦ：C 下降在肝病的早期即可发生；因子 FⅤ：C 的测定在肝损伤和肝移植中应用较多。

(三)血浆组织因子活性测定

1.原理

发色底物法：组织因子(Tissue factor，TF)与FⅦ结合形成TF-FⅦ复合物，激活FⅩ和FⅨ，活化的FⅩa水解发色底物(S-2222)，释放出对硝基苯胺(PNA)，405 nm波长下测其吸光度(A)，PNA颜色的深浅与血浆组织因子活性(TF：A)成正比。

2.参考区间

81%～114%。

3.临床应用

(1)方法学评价：相比于组织因子含量的测定，组织因子活性测定更能反映组织因子在外源性凝血途径中所发挥的作用。发色底物法，技术成熟，操作简单，适用于临床检测。

(2)质量控制：对于黄疸、溶血、脂血标本，读取结果时应扣除本底吸光度值或重新抽血。每次测定前都应作标准曲线，正常标准血浆要求20人以上混合血浆，分装冻干保存于－40～－20 ℃，可用2～3个月。

(3)临床意义：组织因子活性增加见于内毒素血症、严重创伤、广泛手术、休克、急性呼吸窘迫综合征(acute respiratory distress syndrome，ARDS)、DIC、急性白血病等。

三、共同凝血途径的检查

(一)纤维蛋白原测定

1.原理

(1)Clauss法(凝血酶法)：受检血浆中加入过量凝血酶，将血浆中的纤维蛋白原(fibrinogen，Fg)转变为纤维蛋白，使血浆凝固，其时间长短与Fg含量成负相关。受检血浆的Fg含量可从国际标准品Fg参比血浆测定的标准曲线中获得。

(2)免疫法。①免疫火箭电泳法(Laurell法)：在含Fg抗血清的琼脂板中，加入一定量的受检血浆(抗原)，在电场作用下，抗原体形成火箭样沉淀峰，峰的高度与Fg含量成正比；②酶联免疫法：用抗Fg的单克隆体、酶联辣根过氧化酶抗体显色、酶联免疫检测仪检测血浆中的Fg含量。

(3)比浊法(热沉淀比浊法)：血浆经磷酸二氢钾-氢氧化钠缓冲液稀释后，加热至56 ℃，使Fg凝集，比浊测定其含量。

(4)化学法(双缩脲法)：用12.5%亚硫酸钠溶液将血浆中的Fg沉淀分离，然后以双缩脲试剂显色测定。

2.参考区间

成人，2～4 g/L；新生儿，1.25～3 g/L。

3.临床应用

主要用于出血性疾病(包括肝病)或血栓形成的诊断以及溶栓治疗的监测。

(1)方法学评价：①Clauss法为功能检测，操作简单、结果可靠，故被WHO推荐为测定Fg的参考方法，当凝血仪通过检测PT方法来换算Fg浓度时，结果可疑，则应用Clauss法复核确定；②免疫法、比浊法和化学法操作较烦琐，均非Fg功能检测法，故与生理性Fg活性不一定总是呈平行关系。

(2)质量控制：Clauss法参与血浆必须与检测标本同时测定，以便核对结果；如标本中存在

肝素、FDP 增加或罕见的异常 Fg，则 Clauss 法测定的 Fg 含量可假性减低，此时，需用其他方法核实。由于凝血酶的活性将直接影响 Clauss 法所测定的 Fg 含量，因此对凝血酶试剂应严格保存，一般应在低温保存。稀释后，在塑料（聚乙烯）试管中置 4 ℃可保存活性 24 小时。

(3)临床意义。①增高：见于急性时相反应，可出现高纤维蛋白原血症，如炎症、外伤、肿瘤等，慢性活动性炎症反应，如风湿病、胶原病等，Fg 水平超过参考区间上限是冠状动脉粥样硬化心脏病和脑血管病发病的独立危险因素之一。②减低：见于纤维蛋白原合成减少或结构异常性疾病，如先天性低（无）蛋白原血症；异常纤维蛋白原血症（但用免疫法检测抗原可正常）；严重肝实质损伤，如肝硬化、酒精中毒等；纤维蛋白原消耗增多，如 DIC（纤维蛋白原定量可作为 DIC 的筛查试验）；原发性纤溶亢进，如中暑、缺氧、低血压等；药物，如雌激素、鱼油、高浓度肝素、纤维蛋白聚合抑制剂等。③可用于溶栓治疗（如用 UK、t-PA）、蛇毒治疗（如用抗栓酶、去纤酶）的监测。

(二)凝血因子Ⅷ定性试验和亚基抗原检测

1.凝血因子Ⅷ定性试验

(1)原理：受检血浆加入钙离子后，使 Fg 转变成 Fb 凝块，将此凝块置入 5 mol/L 尿素溶液或 2%单氨（碘）醋酸溶液中，如果受检血浆不缺乏因子Ⅻ，则形成的纤维蛋白凝块不溶于尿素溶液或 2%单氨（碘）醋酸溶液；反之，则易溶于尿素溶液或 2%单氨（碘）醋酸溶液中。

(2)参考区间：24 小时内纤维蛋白凝块不溶解。

(3)临床应用。①方法学评价：本试验简单、可靠，是十分实用的过筛试验，在临床上，若发现伤口愈合缓慢、渗血不断或怀疑有凝血因子 XⅢ 缺陷者，均可首先选择本试验；②质量控制：由于凝块对结果判断有直接影响，因此抽血时要顺利，不应有溶血及凝血，且采血后应立即检测，不宜久留，加入的钙离子溶液应新鲜配制；③临床意义：若纤维蛋白凝块在 24 小时内，尤其 2 小时内完全溶解，表示因子Ⅷ缺乏，见于先天性因子Ⅻ缺乏症和获得性因子Ⅻ明显缺乏，后者见于肝病、SLE、DIC、原发性纤溶症、转移性肝癌、恶性淋巴瘤以及抗 FⅧ抗体等。

2.凝血因子Ⅷ亚基抗原检测

(1)原理（免疫火箭电泳法）：分别提纯人血小板和血浆中的Ⅷα 亚基和Ⅷβ 亚基，用以免疫家兔，产生抗体。在含 FⅧα 亚基和 FⅧβ 亚基抗血清的琼脂凝胶板中，加入受检血浆（抗原），在电场作用下，出现抗原抗体反应形成的火箭样沉淀峰，此峰的高度与受检血浆中 FⅢ 亚基的浓度成正比。根据沉淀峰的高度，从标准曲线中计算出 FⅧα：Ag 和 FⅧβ：Ag 相当于正常人的百分率。

(2)参考区间：FⅧα 为 100.4%±12.9%；FⅧβ 为 98.8%±12.5%。

(3)临床应用：血浆凝血因子Ⅷ亚基抗原的检测，对凝血因子Ⅷ四聚体的缺陷性疾病诊断和分类具有十分重要价值。①先天性因子Ⅷ缺乏症：纯合子型者的 FⅧα：Ag 明显减低（≤1%），FⅧβ：Ag轻度减低；杂合子型者的 FⅧα：Ag 减低（常≤50%），FⅧβ：Ag 正常。②获得性因子Ⅷ减少症：见于肝疾病、DIC、原发性纤溶症、急性心肌梗死、急性白血病、恶性淋巴瘤、免疫性血小板减少紫癜、SLE 等。一般认为，上述疾病的 FⅧα：Ag 有不同程度的降低，而Ⅷβ：Ag 正常。

(三)凝血酶生成的分子标志物检测

1.血浆凝血酶原片段 1+2(F_{1+2})测定

(1)原理（ELISA 法）：以抗 F_{1+2}抗体包被酶标板，加入标准品或待测标本后，再加入用辣根过氧化物酶标记的凝血酶抗体，与游离 F_{1+2} 抗原决定簇结合，充分作用后，凝血酶抗体上带有的辣根过氧化物酶在 H_2O_2 溶液存在的条件下分解加入的邻苯二胺，使之显色，溶液颜色的深浅与

样本中的 F_{1+2} 含量成正比。

(2)参考区间：0.4～1.1 nmoL/L。

(3)临床应用。①方法学评价：凝血酶的半衰期极短，因此不能直接测定；凝血酶原被凝血酶(由FⅩa、FⅤa、Ca^{2+} 和磷脂组成)作用转化为凝血酶时，凝血酶原分子的氨基端(N 端)释放出 F_{1+2}，通过测定 F_{1+2} 可间接反映凝血酶的形成及活性，是体内凝血酶活化的分子标志物，对血液高凝状态的检查有重要意义；但目前因采用 ELISA 法测定，一般适用于批量标本检测，而且耗时太长，使临床急诊使用时受到一定限制。②质量控制：血液采集与保存将直接影响血浆 F_{1+2} 的测定结果，且止血带太紧或压迫时间太长，都可导致采血过程的人工凝血活化，因此采血过程要求尽量顺利。③临床意义：血浆 F_{1+2} 增高见于高凝状态，血栓性疾病如 DIC、易栓症、急性心肌梗死、静脉血栓形成等；溶栓、抗凝治疗 AMI 时，若溶栓治疗有效，缺血的心肌成功实现再灌注，则 F_{1+2} 可锐减；用肝素治疗血栓性疾病时，一旦达到有效治疗浓度，则血浆 F_{1+2} 可由治疗前的高浓度降至参考区间内；口服华法林，血浆 F_{1+2} 浓度可降至参考区间以下，当用 F_{1+2} 作为低剂量口服抗凝剂治疗的监测指标时，浓度在 0.4～1.2 nmol/L 时，可达到最佳抗凝治疗效果。

2.血浆纤维蛋白肽 A 测定

(1)原理：待检血浆用皂土处理，以除去纤维蛋白原，含纤维蛋白肽 A(FPA)标本先与已知过量的兔抗人 FPA 抗体结合，部分液体被转移至预先包被 FPA 的酶标板上，上步反应中剩余的为结合 FPA 抗体可与 FPA 结合，结合于固相的兔抗人 FPA 抗体被羊抗兔(带有辣根过氧化物酶)IgG 结合，在 H_2O_2 溶液存在的条件下使邻苯二胺(OPD)基质显色，颜色的深浅与 FPA 含量呈负相关关系。

(2)参考区间：男性不吸烟者为 1.83 μg/L±0.61 μg/L；女性不吸烟、未服用避孕药者为 2.24 μg/L±1.04 μg/L。

(3)临床应用：FPA 是纤维蛋白原转变为纤维蛋白过程中产生的裂解产物之一，因此，若待检血浆中出现 FPA 则表明有凝血酶生成。FPA 升高见于深静脉血栓形成、DIC、肺栓塞、SLE、恶性肿瘤转移、肾小球肾炎等。

3.可溶性纤溶蛋白单体复合物测定

(1)原理：根据酶免疫或放射免疫的检测原理，用抗纤维蛋白单克隆抗体测定血浆中可溶性纤维蛋白单体复合物(solube fibrin monomer complex，sFMC)的含量。

(2)参考区间：ELISA 法为 48.5 mg/L±15.6 mg/L；放射免疫法为 50.5 mg/L±26.1 mg/L。

(3)临床应用：纤维蛋白单体是纤维蛋白原转变为纤维蛋白的中间体，是凝血酶水解纤维蛋白原使其失去 FPA 和 FPB 而产生的。当凝血酶浓度低时，纤维蛋白单体不足以聚合形成纤维蛋白凝块，它们自行和纤维蛋白原或纤维蛋白降解产物结合形成复合物。sFMC 是凝血酶生成的另一标志物。sFMC 升高多见于肝硬化失代偿期、急性白血病(M_3 型)、肿瘤、严重感染、多处严重创伤、产科意外等。

(刘　慧)

第五节 抗凝与纤溶系统检验

一、生理性抗凝物质检测

(一)抗凝血酶活性(antithrombin activity,AT：A)检测

1.检测原理(发色底物法)

受检血浆中加入过量凝血酶,使AT与凝血酶形成1∶1复合物,剩余的凝血酶作用于发色底物S-2238,释出显色基团对硝基苯胺(PNA)。显色的深浅与剩余凝血酶呈正相关,而与AT呈负相关,根据受检者所测得吸光度(A值)从标准曲线计算出AT∶A。

2.参考区间

108.5%±5.3%。

3.临床应用

AT活性或抗原测定是临床上评估高凝状态良好的指标,尤其是AT活性下降。AT抗原和活性同时检测,是遗传性AT缺乏的分型主要依据。

遗传性AT缺乏分为两型:①交叉反应物质(cross reaction material,CRM)阴性型(CRM－)即抗原与活性同时下降;②CRM＋型,抗原正常,活性下降。

获得性AT缺乏或活性减低主要原因:①AT合成降低,主要见于肝硬化、重症肝炎、肝癌晚期等,可伴发血栓形成;②AT丢失增加,见于肾病综合征;③AT消耗增加,见于血栓前期和血栓性疾病,如心绞痛、脑血管疾病、DIC等。在疑难诊断DIC时,AT水平下降具有诊断价值。而急性白血病时AT水平下降更可看作是DIC发生的危险信号。

AT水平和活性增高见于血友病、白血病和再生障碍性贫血等疾病的急性出血期及口服抗凝药治疗过程中。在抗凝治疗中,如怀疑肝素治疗抵抗,可用AT检测来确定。抗凝血酶替代治疗时,也应首选AT检测来监护。

(二)抗凝血酶抗原(antithrombin antigen,AT：Ag)检测

1.原理

(1)免疫火箭电泳法:受检血浆中AT在含AT抗血清的琼脂糖凝胶中电泳,抗原和抗体相互作用形成火箭样沉淀峰。沉淀峰的高度与血浆中AT的含量成正相关。从标准曲线中计算出受检血浆中AT抗原的含量。

(2)酶联免疫吸附法:将抗AT抗体包被在固相板上,标本中的AT与固相的抗AT抗体相结合,再加入酶标的抗AT抗体,则形成抗体-抗原-酶标抗体的复合物,加入显色基质后,根据发色的深浅来判断标本中的AT含量。

2.参考区间

(0.29±0.06) g/L。

3.临床评价

见血浆AT活性检测。在免疫火箭电泳法中样品不可用肝素抗凝,只可用枸橼酸盐抗凝而且样本不可以反复冻融。

（三）凝血酶-抗凝血酶复合物(thrombin-antithrombin,TAT)测定

1.原理

酶联免疫吸附法：抗凝血酶包被于固相，待测血浆中的 TAT 以其凝血酶与固相上的 AT 结合，然后加入过氧化物酶标记的抗 AT，后者与结合于固相的 TAT 结合，并使底物显色。反应液颜色的深浅与 TAT 浓度呈正相关。

2.参考区间

健康成人枸橼酸钠抗凝血浆(n=196)：1.0～4.1 μg/L，平均为 1.5 μg/L。

3.临床应用

(1)方法学评价：TAT 一方面反映凝血酶生成的量，同时也反映抗凝血酶被消耗的量。

(2)质量控制：在 2～8 ℃环境下，共轭缓冲液、工作共轭液和样本缓冲液可保存 4 周，稀释过的洗涤液可在 1 周内使用。稀释过的标准血浆和质控血浆在 15～25 ℃下，可放置 8 小时。工作共轭液须避光保存，且应在 1 小时内使用。共轭缓冲液、标准血浆、质控血浆和样本缓冲液在 −20 ℃可保存 3 个月。剩余的工作共轭液应在配置后 30 分钟内冻存，2 周内使用。血浆样本采集不当可影响检测结果，溶血、脂血、含类风湿因子的血浆样本不可使用。

(3)临床意义：血浆 TAT 含量增高，见于血栓形成前期和血栓性疾病，如 DIC、深静脉血栓形成、急性心肌梗死、白血病、肝病等。脑血栓在急性期 TAT 可较正常值升高 5～10 倍，DIC 时 TAT 升高的阳性率达 95%～98%。

二、病理性抗凝物质检测

（一）复钙交叉试验(cross recalcification test,CRT)

1.原理

血浆复钙时间延长可能是由于凝血因子缺乏或血液中存在抗凝物质所致。延长的复钙时间如能被 1/10 量正常血浆纠正，则提示受检血浆中缺乏凝血因子；如果不被纠正，则提示受检血浆中存在抗凝物质。

2.参考区间

若受检血浆与 1/10 量正常血浆混合，血浆复钙时间不在正常范围内(2.2～3.8 分钟)，则认为受检血浆中存在异常抗凝物质。

3.临床应用

本试验可区别血浆复钙时间延长的原因，除可鉴别有无血液循环抗凝物质外，还可筛选内源性凝血系统的功能异常，但由于其敏感性不如 APTT，同时受血小板数量和功能的影响，目前主要用来筛检病理性抗凝物质增多。另外，复钙交叉试验对受检血浆中低浓度的肝素及类肝素物质不敏感，必要时可考虑做肝素定量试验。

血浆中存在异常的抗凝物质，见于反复输血的血友病患者、肝病患者、系统性红斑狼疮、类风湿关节炎及胰腺疾病等。

抽血应顺利，不应有溶血及凝血；取血后应立即检测，血浆在室温中放置不超过 2 小时。

（二）血浆肝素水平测定

1.原理

发色底物法：AT 是血浆中以丝氨酸蛋白酶为活性中心凝血因子(凝血酶、FⅩa 等)的抑制物，在正常情况下，AT 的抑制作用较慢，而肝素可与 AT 结合成 1∶1 的复合物，使 AT 的精氨

酸反应中心暴露，此反应中心与凝血酶、FⅩa的丝氨酸活性部位相作用，从而使激活的因子灭活，这样AT的抑制作用会大大增强。低分子量肝素（LMWH）对FⅩa和AT间反应的催化作用较其对凝血酶和AT间反应的催化更容易，而标准肝素对两者的催化作用相同。在AT和FⅩa均过量的反应中，肝素对FⅩa的抑制速率直接与其浓度成正比，用特异性FⅩa发色底物法检测剩余FⅩa的活性，发色强度与肝素浓度成负相关。

2.参考区间

本法检测肝素的范围是0～800 U/L，正常人的血浆肝素为0 U/L。

3.临床应用

在用肝素防治血栓性疾病以及血液透析、体外循环的过程中，可用本试验对肝素的合理用量进行检测。在过敏性休克、严重肝病或DIC、肝叶切除或肝移植等患者的血浆中，肝素亦增多。另需注意：①采血与离心必须细心，以避免血小板激活，导致血小板第4因子（PF_4）释放，后者可抑制肝素活力；②反应中温育时间和温度均应严格要求，否则将影响检测结果；③严重黄疸患者检测中应设自身对照；④制作标准曲线的肝素制剂应与患者使用的一致。

（三）凝血酶时间及其纠正试验

1.凝血酶时间（thrombin time，TT）检测

（1）原理：受检血浆中加入“标准化”的凝血酶溶液后，测定开始出现纤维蛋白丝所需要的时间为TT。

（2）参考区间：10～18秒（手工法和仪器法有很大不同，凝血酶浓度不同差异更大），各实验室应建立适合自己的参考区间。

（3）临床应用：TT是凝血酶使纤维蛋白原转变为纤维蛋白所需要的时间，它反映了血浆中是否含有足够量的纤维蛋白原以及纤维蛋白原的结构是否符合人体的正常生理凝血要求。在使用链激酶、尿激酶进行溶栓治疗时，可用TT作为监护指标，以控制在正常值的3～5倍。

凝血酶时间延长：即受检TT值延长超过正常对照3秒以上，以DIC时纤维蛋白原消耗为多见，也有部分属于先天性低（无）纤维蛋白原血症、原发性纤溶及肝脏病变，也可见于肝素增多或类肝素抗凝物质增多及FDP增多。

凝血酶时间缩短：主要见于某些异常蛋白血症或巨球蛋白血症时，此外，较多的是技术原因，如标本在4 ℃环境中放置过久，组织液混入血浆等。另外，血浆在室温下放置不得超过3小时；不宜用EDTA和肝素作抗凝剂；凝血酶时间的终点，若用手工法，以出现浑浊的初期凝固为准。

2.凝血酶时间纠正试验（甲苯胺蓝纠正试验）

（1）原理：甲苯胺蓝可纠正肝素的抗凝作用，在凝血酶时间延长的受检血浆中加入少量的甲苯胺蓝，若延长的凝血酶时间恢复正常或明显缩短，则表示受检血浆中肝素或类肝素样物质增多，否则为其他类抗凝物质或者是纤维蛋白原缺陷。

（2）参考区间：在TT延长的受检血浆中，加入甲苯胺蓝后TT明显缩短，两者相差5秒以上，提示受检血浆中肝素或类肝素样物质增多，否则提示TT延长不是由于肝素类物质所致。

（3）临床应用：单纯的甲苯胺蓝纠正试验有时对肝素类物质不一定敏感，而众多的肝素类物质增多的病理状态，往往伴有高水平的FDP、异常纤维蛋白原增多等情况，因此，最好与正常血浆、鱼精蛋白等纠正物同时检测。

血中类肝素物质增多，多见于过敏性休克、严重肝病、肝叶切除、肝移植、DIC，也可见于使用氮芥以及放疗后的患者。

凝血酶溶液在每次操作时都需要做校正实验，使正常血浆的 TT 值在 16～18 秒。

（四）凝血因子Ⅷ抑制物测定

1.原理

受检血浆与一定量正常人新鲜血浆混合，在 37 ℃温育一定时间后，测定混合血浆的Ⅷ因子活性，若受检血浆中存在Ⅷ因子抑制物，则混合血浆的Ⅷ因子活性会降低，以 Bethesda 单位来计算抑制物的含量，1 个Bethesda 单位相当于灭活 50％因子Ⅷ活性。

2.参考区间

正常人无因子Ⅷ抑制物，剩余因子Ⅷ：C 为 100％。

3.临床应用

Bethesda 法不仅可用于因子Ⅷ抑制物检测，还可用于其他因子（Ⅸ、Ⅹ、Ⅺ）抑制物的检测。本法对同种免疫引起的因子抑制物测定较为敏感，对自身免疫、药物免疫、肿瘤免疫和自发性凝血因子抑制物则不敏感。Ⅷ因子抑制物的确定，最终需要进行狼疮样抗凝物质的检测进行排除。

血浆因子Ⅷ抑制物的出现常见于反复输血或接受抗血友病球蛋白治疗的血友病 A 患者，也可见于某些免疫性疾病和妊娠期的妇女。

三、纤维蛋白溶解活性检测

（一）组织纤溶酶原激活物活性及抗原测定

1.组织纤溶酶原激活物活性（t-PA：A）检测

（1）原理（发色底物法）：在组织型纤溶酶原激活物（t-PA）和共价物作用下，纤溶酶原转变为纤溶酶，后者使发色 S-2251 释放出发色基团 PNA，显色的深浅与 t-PA：A 呈正比关系。

（2）参考区间：300～600 U/L。

2.组织纤溶酶原激活物抗原（t-PA：Ag）检测

（1）原理（酶联免疫吸附法）：将纯化的 t-PA 单克隆抗体包被在固相载体上温育，然后加含有抗原的标本，标本中的 t-PA 抗原与固相载体上的抗体形成复合物，此复合物与辣根过氧化物酶标记的 t-PA 单克隆抗体起抗原抗体结合反应，形成双抗体夹心免疫复合物，后者可使邻苯二胺基质液呈棕色反应，其反应颜色深浅与标本中的 t-PA 含量呈正比关系。

（2）参考区间：1～12 μg/L。

（3）临床应用：①t-PA 抗原或活性增高表明纤溶活性亢进，见于原发及继发性纤溶症，如 DIC，也见于应用纤溶酶原激活物类药物；②t-PA 抗原或活性减低表示纤溶活性减弱，见于高凝状态和血栓性疾病。

（二）纤溶酶原活化抑制物活性及抗原测定

1.血浆纤溶酶原活化抑制物活性（PAI：A）检测

（1）原理（发色底物法）：过量的纤溶酶原激活物（t-PA）和纤溶酶原加入待测血浆中，部分 t-PA与血浆中的 PAI 作用形成无活性的复合物，剩余的 t-PA 作用于纤溶酶原，使其转化为纤溶酶，后者水解发色底物 S-2251，释放出对硝基苯胺（PNA），显色强度与 PAI 活性呈负相关。

（2）参考区间：100～1 000 U/L。

（3）临床应用：目前，PAI 的检测主要是为观察 PAI 与 t-PA 的比例及了解机体的潜在纤溶活性。因此，PAI 与 t-PA 应同时检测，单纯检测 PAI，不管是抗原含量还是活性，意义都不大。①增高：见于高凝状态和血栓性疾病；②减低：见于原发性和继发性纤溶。

2.血浆纤溶酶原活化抑制物抗原(PAI∶Ag)检测

(1)原理。①酶联免疫吸附法:双抗体夹心法同 t-PA∶Ag 检测;②SDS-PAGE 凝胶密度法:受检血浆中加入过量纤溶酶原激活物(PA)与血浆中 PAI 形成 PA-PAI 复合物,然后将作用后的血浆于 SDS 凝胶平板上电泳,同时用已知标准品进行对照,确定复合物的电泳位置,电泳完毕后染色,再置于自动凝胶板密度扫描仪上扫描,可得知样品中 PAI 含量。

(2)参考区间:酶联免疫吸附法 4～43 g/L;SDS-PAGE 凝胶密度法＜100 U/L。

(3)临床应用:同 PAI 活性测定。酶联免疫吸附法应采用缺乏血小板血浆标本,否则将影响检测结果。SDS-PAGE 凝胶密度法试剂中丙烯酰胺、双丙酰胺、TEMED 是有毒物质,操作中应注意避免与皮肤接触。

(三)血浆纤溶酶原活性及抗原测定

1.血浆纤溶酶原活性(PLG∶A)检测

(1)原理(发色底物法):纤溶酶原在链激酶或尿激酶作用下转变为纤溶酶,纤溶酶作用于发色底物S-2251,释放出对硝基苯胺(PNA)而显色。颜色深浅与纤溶酶活性呈正相关。

(2)参考区间:85.55%±27.83%。

(3)临床应用:PLG 测定可替代早先的优球蛋白溶解时间测定和染色法进行的纤溶酶活性测定,尤其是 PLG 活性测定,在单独选用时较为可靠。在溶栓治疗时,因使用的链激酶类不同,在治疗开始阶段 PLG 含量和活性的下降,不一定是纤溶活性增高的标志,应同时进行 FDP 的测定,以了解机体内真正的纤溶状态。先天性纤溶酶原缺乏症必须强调抗原活性和含量同时检测,以了解是否存在交叉反应物质。①增高:表示其激活物的活性(纤溶活性)减低,见于血栓前状态和血栓性疾病;②减低:表示纤溶活性增高,常见于原发性纤溶症和 DIC 外,还见于前置胎盘、胎盘早剥、肿瘤扩散、严重感染、大手术后、重症肝炎、肝硬化、肝移植、门静脉高压、肝切除等获得性纤溶酶原缺乏症;③PLG 缺陷症可分为交叉反应物质阳性(CRM＋)型(PLG∶Ag 正常和 PLG∶A 减低)和 CRM-型(PLG∶Ag 和 PLG∶A 均减低)。

2.血浆纤溶酶原抗原(PLG:Ag)检测

(1)原理(酶联免疫吸附法):将纯化的兔抗人纤溶酶原抗体包被在酶标反应板上,加入受检血浆,血浆中的纤溶酶原(抗原)与包被在反应板上的抗体结合,然后加入酶标记的兔抗人纤溶酶原抗体,酶标抗体与结合在反应板上的纤溶酶原结合,最后加入底物显色,显色的深浅与受检血浆中纤溶酶原的含量呈正相关。根据受检者测得的 A 值,从标准曲线计算标本中 PLG 的抗原含量。

(2)参考区间:0.22 g/L±0.03 g/L。

(3)临床应用:同纤溶酶原活性测定。

四、纤维蛋白降解产物检测

(一)血浆鱼精蛋白副凝固试验(plasma protamine paracoagulation test,3P)

1.原理

在凝血酶的作用下,纤维蛋白原释放出肽 A、B 后转变为纤维蛋白单体(FM),纤维蛋白在纤溶酶降解的作用下产生纤维蛋白降解产物(FDP),FM 与 FDP 形成可溶性复合物,鱼精蛋白可使该复合物中 FM 游离,后者又自行聚合呈肉眼可见的纤维状、絮状或胶冻状,反映 FDP 尤其是碎片 X 的存在。

2.参考区间

正常人为阴性。

3.临床应用

(1)阳性:DIC的早期或中期。本试验假阳性常见于大出血(创伤、手术、咯血、呕血)和样品置冰箱等。

(2)阴性:正常人、DIC晚期和原发性纤溶症。

(二)纤维蛋白(原)降解产物测定

1.原理

胶乳凝集法:用抗纤维蛋白(原)降解产物(FDP)抗体包被的胶乳颗粒与FDP形成肉眼可见的凝集物。

2.参考区间

小于5 mg/L。

3.临床应用

(1)原发性纤溶亢进时,FDP含量可明显升高。

(2)高凝状态、DIC、器官移植的排异反应、妊娠期高血压疾病、恶性肿瘤,以及心、肝、肾疾病和静脉血栓、溶栓治疗等所致的继发性纤溶亢进时,FDP含量升高。

另外,试剂应储存于2~8 ℃,用前取出置于室温中;包被抗体的乳胶悬液,每次用前需充分混悬状态;待测血浆用0.109 mol/L枸橼酸钠抗凝,每分钟3 000转离心15分钟。当类风湿因子强阳性存在时,可产生假阳性反应。样本保存时间为20 ℃24小时,−20 ℃1个月。

(三)*D*-二聚体定性及定量测定

1.原理

(1)定性测定(乳胶凝集法):抗*D*-二聚体单克隆抗体包被在乳胶颗粒上,受检血浆若含有*D*-二聚体,通过抗原-抗体反应,乳胶颗粒发生聚集,形成肉眼可见的粗大颗粒。

(2)定量测定(酶联免疫吸附法):一种单抗包被于聚苯乙烯塑料板上,另一种单抗标记辣根过氧化物酶。加入样品后在孔内形成特异抗体-抗原-抗体复合物,可使基质显色,显色深浅与标本中*D*-二聚体含量成正比。

2.参考区间

定性:正常人阴性。定量:正常为0~0.256 mg/L。

3.临床应用

(1)质量控制:定量试验需注意以下几点。①第一份样品与最后一份样品的加入时间相隔不宜超过15分钟,包括标准曲线在内不超过20分钟;②加标准品和待测样品温育90分钟后,第一次洗涤时,切勿使洗涤液漏出,以免孔与孔之间交叉污染而影响定量的准确性;③血浆样品,常温下保存8小时,4 ℃下4天,−20 ℃以下1个月,临用前37 ℃水浴中快速复溶;④所用定量移液管必须精确;⑤操作过程中尽量少接触酶标板的底部,以免影响板的光洁度而给检测带来误差,读数前用软纸轻轻擦去底部可能附着的水珠或纸痕;⑥如样品*D*-二聚体含量超过标准品上限值,则将样品作适当稀释后再检测,含量则需再乘稀释倍数。

(2)临床意义:①*D*-二聚体是交联纤维蛋白降解中的一个特征性产物,在深静脉血栓、DIC、心肌梗死、重症肝炎、肺栓塞等疾病中升高,也可作为溶栓治疗有效的观察指标;②凡有血块形成的出血,*D*-二聚体均呈阳性或升高,该试验敏感度高,但缺乏特异性,陈旧性血栓患者*D*-二聚体并不高;③大量循证医学证据表明,*D*-二聚体阴性是排除深静脉血栓(DVT)和肺栓塞(PE)的重要试验。

(四)纤维蛋白单体(TM)测定

1.原理

醛化或鞣酸化的“O”型人红细胞作为固相载体与特异性抗纤维蛋白单体 IgG 结合,形成固相抗体,加入血浆后,与可溶性纤维蛋白单体发生抗原抗体反应,使红细胞发生凝聚,从而可间接测得血浆中存在的纤维蛋白单体的含量。

2.参考区间

红细胞凝聚为阳性反应,正常人为阴性。

3.临床应用

临床各种易诱发高凝状态的疾病都可能出现阳性结果,如败血症、感染性疾病(细菌与病毒感染)、休克、组织损伤、肿瘤、急性白血病、肝坏死、急性胰腺炎及妊娠期高血压疾病等。DIC 患者为强阳性反应。

(陈　真)

第六章 输血检验

第一节　红细胞血型抗体筛检和鉴定

《临床输血技术规范》要求，对有输血史、妊娠史的受血者血样本应常规进行红细胞抗体筛检试验，以及时发现具有临床意义的不规则抗体，避免误输不配合的血液。

一、临床准备工作

医师出具输血申请单或血型抗体申请单，写明患者姓名、性别、年龄、病案号、病区床号、诊断和患者既往输血史、妊娠史等情况。

二、血样采集与储存

(1)一般需采集静脉血样本 3～5 mL，采集抗凝血或不抗凝血均可，最好是不抗凝血。

(2)血标本一般要求在输血前 3 天内采集，反复输血患者应尽量采集最新的血样本进行检查，输血反应患者血样应在输血后和输血 7 天后各采集一次筛检更好。

(3)采血前确认受血者，采血后对试管标记，并再次核对被采血者姓名。

(4)血样本应在试验前后妥善保存在 2～8 ℃冰箱，至少保存 7 天，以便复检。

三、技术要点

(1)对有输血史、妊娠史的受血者血样本应常规进行红细胞抗体筛检试验。

(2)试验可在交叉配血试验之前或同时进行。

(3)试验中所用试剂红细胞可采用 O 型筛选红细胞商品试剂，也可实验室自制，但每套试剂应尽可能多的包括以下常见抗原，如 D、C、c、E、e、M、N、S、s、P、K、k、Fy 等。

(4)试验方法应采用能检出完全抗体和不完全抗体的技术方法，以检出具有临床意义的抗体。应灵活运用盐水试验法、酶介质法、抗球蛋白法、凝聚胺法、柱凝集试验法等。

(5)抗体筛检阳性的血样本应进行抗体特异性鉴定，或送血站(血液中心)进一步检查。

四、注意事项

(1)抗体筛检试验阳性时，应采用自身对照和试剂红细胞进行抗体鉴定，确定抗体特异性。

(2)如果患者携带的是低频抗原的抗体或抗体表现出剂量效应,可能出现假阴性结果。因此对可疑的试验结果可考虑用多人份红细胞谱细胞或采用敏感性更高的试验技术进一步进行检测。

(3)当怀疑受检血样本中含有两种以上的同种抗体时,可采用吸收放散试验。

(4)对患者血样本进行相关的红细胞抗原鉴定,以协助判断筛检出的相应特异性抗体。

(5)阳性反应格局中,可能观察到对各个细胞反应强度不同的剂量效应。

(陈 真)

第二节 交叉配血试验

一、概述

受血者在输血前,需将其血样本与供血者血样本进行交叉配合试验。交叉配血试验(配合性试验)的目的是要使受血者和供血者的血液之间不存在相应的抗原抗体,在交叉配血中无凝集和溶血结果,即达到免疫学上的"相容",确保受血者和供血者血液是相合的。

交叉配血是在输血前必做的试验,其做法是使供血者红细胞与受血者血清反应(主侧交叉配血)和受血者红细胞与供血者血清反应(次侧交叉配血),观察两者是否出现凝集的试验。其目的是检查受血者与供血者是否存在血型抗原与抗体不合的情况。

交叉配血中最重要的是 ABO 血型配合,必需 ABO 血型相同,且交叉配血无凝集才能输血。多年来一直沿用室温盐水配血法,这种方法的主要缺点是只能检出不相配合的完全抗体,而不能检出不相配合的不完全抗体,所以仅可以满足大部分输血者 ABO 血型配血要求。而除 ABO 系统以外的其他血型系统的抗体或多次接受输血患者及多次妊娠的妇女产生的抗体绝大多数为 IgG,在盐水介质中不能凝集红细胞。为检出不完全抗体,常用方法有抗人球蛋白法、蛋白酶法及胶体介质法等,这些方法也还存在某些缺点。为了输血安全及操作方便,必须改良配血方法。最近提出的用聚凝胺配制的试剂可以检出 IgM 与 IgG 两种性质的抗体,发现可引起溶血性输血反应的绝大多数抗体。

聚凝胺配血法的原理认为聚凝胺是带有高价阳离子的多聚季铵盐($C_{13}H_{30}Er_2N_2$)x,溶解后能产生很多正电荷,可以中和红细胞表面的负电荷,减少细胞间排斥力,缩小其间距离,有利于红细胞产生凝集。用此法可以检出能引起溶血性输血反应的几乎所有规则与不规则抗体。此法已在实践中逐渐推广。

二、临床准备工作

医师出具输血申请,写明受血者姓名、性别、年龄、病案号、病区床号、诊断等,还要写明既往输血史、妊娠史、输血异常反应等情况。

三、受血者(供血者)血样本要求

(1)受血者一般需采血 3～5 mL,采集抗凝血或不抗凝血均可,最好是不抗凝血。

(2)受血者血标本一般要求在输血前 3 天内采集，反复输血的受血者应尽量采集最新的血样本进行交叉配血。

(3)采血样本前确认受血者，采血后及时对试管标记，并再次核实被采血者姓名。

(4)从血袋上预留的配血“小辫”留取供血者血样本并放入试管，核对试管与血袋标记，确保一致。

(5)交叉配血后，受血者和供血者血样本均不能马上丢弃，须在 2～6 ℃至少保存 7 天，输血后血袋至少保存 1 天，以便需要时复检。

四、技术要点

(1)分别分离、制备受血者、供血者血清(血浆)和 3%～5%红细胞悬液备用。

(2)交叉配血除采用盐水试验法外，至少还要采用凝聚胺试验法。有条件也可按需要增加酶技术、抗球蛋白试验和微柱凝集技术等，以检出具有临床意义的抗原抗体反应。

(3)交叉配血通常应包括：①受血者血清或血浆对供血者红细胞(主侧配血)。②受血者红细胞对供血者血清或血浆(次侧配血)。③受血者血清或血浆对受血者红细胞(自身对照)。

五、注意事项

(1)缗钱状凝集：交叉配血试验中，在室温条件下出现凝集结果，但在 37℃条件下凝集消失或减弱，镜下呈现细胞集聚呈缗钱状，用盐水技术处理假凝集可散开。该现象常见于多发性骨髓瘤、巨球蛋白血症，以及表现血沉加快的疾病。

(2)交叉配血时主侧或次侧配血出现凝集，而自身对照阴性，提示存在某种同种抗体。

(3)交叉配血时主侧或次侧出现凝集，自身对照出现同等或更强程度的凝集，而受血者无近期输血史，提示存在自身抗体。应避免输血，必要时输用同型洗涤红细胞。

(4)交叉配血出现主侧及自身对照凝集，自身对照凝集较主侧配血凝集弱，提示可能存在自身抗体伴同种抗体的情况，或患者存在输血反应。应进一步鉴定，并积极联系血站或血液中心予以特殊合血服务。

(5)抗体筛检试验阴性而交叉配血试验阳性时，提示可能存在未检出的抗体。

(6)交叉配血中应严格掌握离心条件要求，离心速度或离心力不当，易造成假阴性或假阳性结果。

(7)交叉配血前，红细胞不正确的洗涤、悬浮，悬液红细胞浓度过低或过高，可能干扰试验结果。

(8)交叉配血中出现溶血为阳性结果，其相应红细胞可能被溶解而非凝集，应引起重视。

(陈　真)

第三节　输血相关免疫检查

一、人类白细胞抗原(HLA)检测

(一)概述

HLA 是人类最主要的组织相容复合物，这些抗原抗体不仅是白细胞特有，而且存于其他许

多组织上，在调节机体免疫反应，破坏表达外来抗原的靶细胞方面有重要作用。HLA 又称移植抗原，通过 HLA 配型能提高移植物的存活率，它作为一种遗传标记已用于有关疾病及人类遗传学的研究。在临床输血学中，对 HLA 的研究有助于提高成分输血的疗效及防止输血反应，HLA 的研究已广泛应用于基础医学、临床医学、预防医学、法医学、社会医学等诸方面。

HLA 是一个等显性遗传系统，即每个基因所决定的抗原都在细胞膜上显示，同一条染色体上不同位点的等位基因紧密连锁在一起，组成单倍型，从亲代传给子代。因此，每个人都有分别来自父母的两个单倍型。对一个个体做 HLA 分型时，得到的是表型结果。每一位点最多检查出两个抗原。如只检查出一个抗原说明是纯合子，或是带一个空白基因，只有通过家系调查才能知道其基因型。

(二)HLA 抗原

(1)Ⅰ类基因产物为 HLA-A,-B,-C 抗原，由两条糖蛋白链（重链和轻链）组成，重链相对分子量约45 000，由 HLA 密码基因控制，有多态性。轻链为 β_2，相对分子量 11 800 万，为单一条多肽，不由 HLA 密码控制，两条链以非共价链相连。Ⅱ类基因产物为 HLA-DR,-DQ,-DP 抗原，由 α 和 β 两条糖蛋白链构成。α 链相对分子量为 34 000，β 链为 29 000，DRα 链无多态性，DQα 与 DPα 有多态性，β 链均有多态性。α 链由一个基因位点控制，β 链由 4 个基因位点控制。

(2)HLA 抗原主要分布在细胞膜上，不同细胞上抗原分子多少也不同。HLA I 类抗原分布广泛，几乎存在于所有有核细胞，但以淋巴细胞上密度最高。在正常情况下，肝细胞和心肌细胞上极少或缺如。成熟红细胞上无 HLA-A,B,C 和 D 抗原，而幼稚红细胞上有。但随成熟度增加而减少，除细胞外，血浆中也有相当含量的可溶性 HLA I 类抗原，可能由细胞膜上分离下来。血小板除有 HLA-A,B 抗原外，还可从血浆中吸附一部分可溶性 HLA 抗原。血小板上某些 HLA 抗原如 Bw4 和 Bw44，较淋巴细胞高 40 倍。HLAⅡ类抗原较Ⅰ类范围窄，密度最高主要有单核细胞，还有些吞噬细胞及 B 淋巴细胞。Ⅱ类抗原作为一种分化抗原在不同细胞上表达。大多数骨髓分化细胞具有 HLAⅠ～Ⅱ类抗原。T 细胞一般不表达Ⅱ类抗原，但其被活化后也可能少量产生。肿瘤细胞可以表达Ⅱ类抗原，但其正常细胞却可以没有。例如，黑色素细胞无Ⅱ类抗原，而黑色素瘤细胞却常有Ⅱ类抗原。

(三)HLA 分型方法

常用的有序列特异性引物分析、序列特异性寡核苷酸探针分析和建立在测序基础的分型技术 3 种。

(四)标本采集要点

(1)采血时间：有近期输血的患者要求在输血或输血液制品一周后采集静脉血标本 3～5 mL。

(2)采集血标本使用 EDTA 抗凝真空采血管，不能使用肝素抗凝，采集后立即颠倒混匀 8 次以上，以免标本凝集。

(五)标本储存和运输

(1)血标本采集后可以在 2～8 ℃冰箱放置 5 天，如需要长期保存需要放置－40 ℃冰箱。

(2)运输 2～8 ℃保存的标本在冰盒中即可，－40 ℃保存的标本需要首先复融，然后冰盒保存运输。

(六)实验常见问题

1.DNA 量少

白细胞数低，如再生障碍性贫血、肾脏透析患者，应加抽血量或降低溶解，DNA 的 dH_2O 量。

2.扩增效率低

(1)DNA 不纯时,重新抽提 DNA。

(2)DNA 浓度太低,需适当增加模板 DNA 量。

(3)Taq 酶用量太低,活力不足时,适当增加酶用量,并注意各种酶的活力及耐热性可能有所不同。

3.非特异性扩增

(1)DNA 不够纯:为主要原因,应检测 DNA 纯度,重新抽提 DNA。

(2)PCR 产物污染:操作时必须戴手套,必要时须戴口罩,各工作区域物品严禁混用,并妥善处理废弃品。

4.内对照条带不出现

(1)反应体系中可能存在抑制因素。

(2)肝素抗凝血中抽提的 DNA。

(3)DNA 溶解于含有 EDTA 的缓冲液,注意不要把 DNA 溶于 TE 缓冲液,因为 EDTA 能够抑制 Taq 酶活力。

(4)DNA 不够纯。

(5)DNA 浓度太低。

5.假阴性扩增

体系中存在 Taq 酶抑制因子。

6.假阳扩增

(1)PCR 污染:戴手套操作,操作步骤要认真、细致、避免交叉污染。

(2)DNA 不纯:加样器、滴头质量不过关,加样不准确,引物混合物、Taq 酶、DNA 加样前未混匀。

(七)HLA 的临床意义

1.器官移植

HLA 配型能改善移植物的存活率。供体和受体的 HLA-A,B,DR 完全相同者的存活率显然高于不同者。在尸肾移植中,HLA-DR 配型效果更甚于 HLA-A,B 配型。HLA 配型的作用可以归纳为以下几点。

(1)在肾移植中,供受双方共有的 DR 抗原越多,或已检出的 DR 错配抗原数越少,移植存活率就越高。

(2)在移植前输血的患者中,DR 配型能提高存活率。

(3)骨髓移植前不宜输血,以防受体被免疫。且因经过射线或药物处理,供、受双方 HLA 型相合比 ABO 血型相合更为重要。

其他如心、肝、肺等器官的移植,多用于生命垂危的患者,脏器来源稀少,可供选择的器官有限,实际很难达到 HLA 配型相同,主要要求 ABO 血型相同。

自身骨髓移植虽不存在 HLA 配型问题,但只能用于白血病、肿瘤等,而不适用于原发性骨髓功能不全的疾病,如再生障碍性贫血等。

2.输血

为了合理使用血液,现在提倡成分输血疗法。例如,输入血小板、白细胞等血液制品,如 HLA 同型血液,当能提高疗效。因此,血站应建立有关献血员的 HLA 信息系统,以便于查询应用。

临床输血的发热反应中，有些是由 HLA 抗体引起，尤其是多次输血的患者，HLA 抗体可以破坏白细胞，为避免 HLA 引起输血反应，可在输血前做交叉淋巴细胞毒试验。

3.亲子鉴定

HLA 是至今所知人类最复杂的一个遗传多态性系统。如前所述，其表型之多难以计数，这个特点是其他血型系统难与相比的。因此，由于 HLA 系统的高度多态性，新生儿出生时 HLA 抗原就已完整表达，以及 HLA 的遗传规律已阐明等原因，而使其成为亲子鉴定中的一个有力工具，能肯定某些亲子关系，在法医学中具有重要意义。

4.疾病的诊断

经过多年研究调查，发现许多疾病与 HLA 有关。例如，我国的强直性脊柱炎(AS)患者中，91%带有 B27 抗原，而正常人带 B27 抗原者只占 6.6%。因此，检查 B27 抗原有诊断意义。

二、简易致敏红细胞血小板血清学试验

(一)概述

反复输血的患者可能导致血小板输血反应和输注无效状态，为防止和减少血小板输注无效的发生，必要时需在血小板输注前采用 SEPSA 技术进行血小板抗体检查和(或)血小板交叉配血。

SEPSA 是在 U 型孔微量反应板上进行。将血小板抗原固定在 U 型孔底上，与相应抗血清反应后，以抗 IgG 致敏红细胞为指示剂。如果血小板上有抗原抗体复合物，指示红细胞上的抗 IgG 和抗原抗体复合物结合，在 U 型孔底形成膜状红细胞层，为阳性结果；如果血小板上没有结合相应的 IgG 抗体，则指示红细胞向孔底移动不受阻，聚集在孔底中央，成为红细胞扣，为阴性结果。

(二)标本采集要点

(1)用促凝管采集静脉血 3～5 mL，立即送实验室。

(2)送检单详细说明患者情况，包括现病史、用药史、输血史、主要症状及相关化验结果。

(三)固化血小板的制备

(1)采集静脉血 7 mL，加入 1 mLACD-A。液抗凝(采血后 6 小时内)。

(2)中型离心机 1400 r/min 离心 10 分钟制得富含血小板血浆(PRP)。

(3)PRP 中加入 1/10 量的 ACD-A 液，混合，2800 r/min 离心 15 分钟。

(4)血小板压积(PC)用无菌生理盐水洗涤 2 次(2800 r/min 离心 10 分钟)，血小板悬液制备时，不能用力，应加少量盐水轻轻使血小板悬浮，然后加 5 mL 盐水混匀。

(5)PC 用生理盐水调整为 10^5/pl。

(6)96 孔 U 型反应板，下面垫一块湿布，置 15 分钟，以除去静电。

(7)各孔加入上述制备的血小板悬液 50 μL，振荡 10 秒。

(8)2 000r/min 离心 5 分钟，使血小板黏附于孔底。

(9)每孔中加入 100 μL，8%甲醛(用 pH7.2PBS 稀释)固定 20 分钟。

(10)用无菌生理盐水洗板 5 次，最后一次置 10 分钟，弃盐水，然后加入无菌生理盐水(含 1%蔗糖及0.1%NaN_3 备用)。

(11)可通过间接试验来检查被检血清中的抗血小板抗体。

(四)血小板交叉配血

1.患者标本准备

(1)从静脉采集患者血样 3～5 mL,不抗凝。最快时间送到血站配型实验室。检验申请单详细说明患者情况,包括现病史、用药史、输血史、主要症状及相关化验结果。

(2)输血后重新采集标本。

2.供血者标本准备

在实验前留取供者标本 5～8 mL,用 ACD 抗凝,迅速颠倒混匀,送实验室室温静置 10 分钟,离心取富含血小板的血浆实验备用。标本在 6 小时内有效。

3.血小板交叉配血

将供血者标本离心后的血小板悬液,调整其浓度为 $10^5/\mu L$ 后,将血小板抗原包被于 U 型板上,与受血者血清反应后,再加入指示红细胞(结合有抗人 IgG 的绵羊红细胞),观察反应结果。如血细胞成纽扣状,集中在孔底中央则为阴性结果,提示该血小板为配合性血小板。

(五)注意事项

(1)进行抗体检查时,在检查前将被检血清 4 000 r/min 离心 10 分钟,以去除沉淀。

(2)用于抗体检查的被检血样本不能使用血浆,须采集不抗凝血。

(3)被检血清不需要灭活。

(4)为防止静电干扰,宜在室温状态下操作。

三、微量淋巴细胞毒试验(LCT)

LCT 是血液 HLA 抗原和(或)HLA 抗体检查的常用技术。特异性的 HLA 抗体与相应淋巴细胞结合后在补体的参与下会引起淋巴细胞胀大溶解,溶解的淋巴细胞因细胞膜破坏染料透入被着色,如果 HLA 抗体和淋巴细胞之间没有发生抗原抗体反应,则细胞膜不被破坏,染料不能进入细胞,细胞不着色。

检验前应填补检验申请单,并详细说明患者情况,包括现病史、用药史、输血史、主要症状及相关化验结果。首先用肝素抗凝管采集静脉血样本 3～5 mL。血样本运输时温度应控制在 15～28 ℃,不能放置在冰块中,以免白细胞和血小板发生凝集。标本采集后应尽快送实验室,立即分离淋巴细胞用于实验或保存。如果路途远,为避免淋巴细胞自然死亡,应在血样中加入 TeraseKi 溶液,比例为 1∶1。

四、外周血淋巴细胞的分离

混合淋巴细胞分离是利用密度梯度离心法。将肝素化稀释血置于具有一定比重(1.077)的淋巴细胞分离液上,通过离心使比重大于分离液的红细胞、粒细胞沉到分离液下层,比重小于分离液的淋巴细胞、血小板等留到分离液上面。进一步低速离心去除大部分血小板而获得较纯的淋巴细胞。

T 细胞、B 细胞分离是利用 B 细胞对固体表面有黏附性的特点,将混合淋巴细胞悬液注入尼龙棉柱,通过 37℃孵育使 B 细胞黏附在尼龙棉上。然后用不同温度的组织培养液冲洗尼龙棉柱,将非黏附的 T 细胞和黏附于尼龙棉上的 B 细胞分离,但应注意以下问题。

(1)血液病患者应注意采血时间。重型再生障碍性贫血患者,应在治疗前采血;急性白血病患者在第一次完全缓解后停止化疗 2～3 周,或下次化疗前停止输血 2～3 周时采血;慢性粒细胞

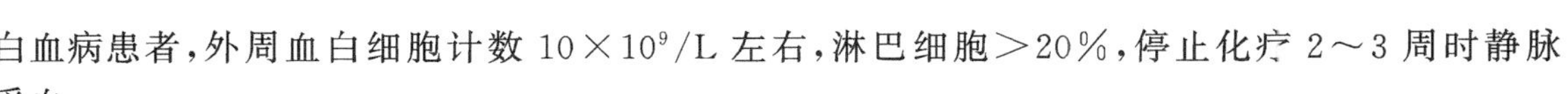

白血病患者，外周血白细胞计数 10×10^9/L 左右，淋巴细胞>20%，停止化疗 2～3 周时静脉采血。

（2）肝素和淋巴细胞分离液使用前应预温至 22 ℃。

（3）肝素化血样在送往实验室过程中，应注意保温，切勿放置冰或干冰。

（4）在淋巴细胞分离过程中，应控制室温在 22～25 ℃，过低或过高应适当延长或缩短离心时间。

（5）细胞悬液置 4 ℃保存前，应尽量去除血小板，以避免保存过程中发生聚集。

五、HLA 抗体群体反应活性实验(PRA)

PRA 采用 ELISA 在 96 孔板上进行，板中各孔中已包被有 HLA-Ⅰ、Ⅱ类不同抗原，如果待检血清存在相应的 HLA 抗体，则相应孔中将发生抗原抗体反应，反应结果根据 ELISA 的原理来确定。肉眼观察，蓝色为阳性，无色为阴性。

标本制备：采集静脉血 3～5 mL，用促凝真空采血管，可以 4 ℃保存 5 天。输过血的患者要在输血1 周后采集标本。邮寄或短途运送需要放 4 ℃冰盒保存，应避免剧烈震荡，防止溶血。

六、造血干细胞捐献者血样本检测

（一）试管的选择

用 5～8 mL 的一次性真空采血试管作为采血容器，试管中的抗凝剂为液态的 EDTA-Na_2，ACI 或 CPD，试管的材质首选耐深低温冷冻的塑胶试管，在得不到此种试管时可以购买玻璃材质的试管。如果试管中的抗凝剂为固态，一定要检查抗凝剂是否为“熔化”后的重结晶，如果是，请不要使用。采集血样所用试管、针头、止血带、消毒剂、辅料等均应符合相关国家标准要求。

（二）采血要求

用一次性注射器或一次性真空采血试管上所带的采血针采集捐献者静脉血 5～8 mL，然后将注射器的针头从采血试管的胶塞上直接扎进试管内（真空试管的采血针不用此步），使血液自动流入试管，颠倒试管若干次，使血液和试管中的抗凝剂充分混匀，防止凝集。

（三）注意事项

（1）血液的采集量一定要满试管的真空度，即 5～8 mL。

（2）采血时一定要防止交叉污染。

（3）真空试管的塞子一定不要打开。

（4）必须将血样管颠倒混匀数次，使血样充分抗凝。

（5）采血试管上可以自行编号（如 1、2、3……），也可写上捐献者的名字，但一定要和捐献者登记表上的编号或名字一致。试管的排列顺序要和登记表的顺序一致。

（6）血样采集完成后，请采血单位将血样于 40 ℃冰箱保存 1 天，检查血样是否有凝集，如果有凝集，请重新采集，如果没有凝集，请尽快将合格的血样送到实验室。4 ℃冰箱保存限 7 天，长期保存应置于－40 ℃或－80 ℃，冰箱内。

（陈　真）

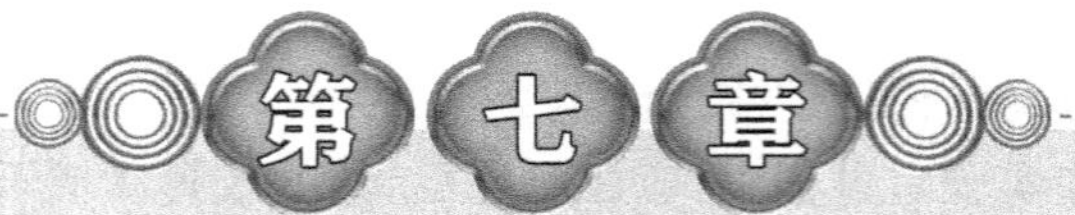

第七章 尿液检验

第一节 尿液的理学检验

一、尿量

尿量主要取决于肾小球的滤过率、肾小管重吸收和浓缩与稀释功能。此外尿量变化还与外界因素如每天饮水量、食物种类、周围环境(气温、湿度)、排汗量、年龄、精神因素、活动量等相关。正常成人24小时内排尿为1～1.5 L/24 h。

24小时尿量>2.5 L为多尿,可由饮水过多,特别饮用咖啡、茶或者失眠及使用利尿药、静脉输液过多时引起。病理性多尿常因肾小管重吸收和浓缩功能减退如尿崩症、糖尿病、肾功能不全、慢性肾盂肾炎等引起。

24小时尿量<0.4 L为少尿,可因机体缺水或出汗。病理性少尿主要见于脱水、血液浓缩、急性肾小球肾炎、各种慢性肾衰竭、肾移植术后急性排异反应、休克、心功能不全、尿路结石、损伤、肿瘤、尿路先天畸形等。

尿量不增多而仅排尿次数增加为尿频。见于膀胱炎、前列腺炎、尿道炎、肾盂肾炎、体质性神经衰弱、泌尿生殖系统处于激惹状态、磷酸盐尿症、碳酸盐尿症等。

二、外观

尿液外观包括颜色及透明度。正常人新鲜的尿液呈淡黄至橘黄色透明,影响尿液颜色的主要物质为尿色素、尿胆原、尿胆素及卟啉等。此外尿色还受酸碱度、摄入食物或药物的影响。

浑浊度可分为清晰、雾状、云雾状浑浊、明显浑浊几个等级。浑浊的程度根据尿中含混悬物质种类及量而定。正常尿浑浊的主要原因是因含有结晶和上皮细胞所致。病理性浑浊可因尿中含有白细胞、红细胞及细菌所致。放置过久而有轻度浑浊可因尿液酸碱度变化,尿内黏蛋白、核蛋白析出所致。淋巴管破裂产生的乳糜尿也可引起浑浊。在流行性出血热低血压期,尿中可出现蛋白、红细胞、上皮细胞等混合的凝固物,称“膜状物”。常见的外观改变有以下几种。

(一)血尿

尿内含有一定量的红细胞时称为血尿。由于出血量的不同可呈淡红色云雾状,淡洗肉水样

 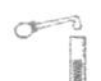

或鲜血样，甚至混有凝血块。每升尿内含血量超过 1 mL 可出现淡红色，称为肉眼血尿。主要见于各种原因所致的泌尿系统出血，如肾结石或泌尿系统结石，肾结核、肾肿瘤及某些菌株所致的泌尿系统感染等。洗肉水样外观常见于急性肾小球肾炎。血尿还可由出血性疾病引起，见于血友病和特发性血小板减少性紫癜。镜下血尿指尿液外观变化不明显，而离心沉淀后进行镜检时能看到超过正常数量的红细胞者称镜下血尿。

（二）血红蛋白尿

当发生血管内溶血，血浆中血红蛋白含量增高，超过肝珠蛋白所能结合的量时，未结合的游离血红蛋白便可通过肾小球滤膜而形成血红蛋白尿。在酸性尿中血红蛋白可氧化成为正铁血红蛋白而呈棕色，如含量甚多则呈棕黑色酱油样外观。隐血试验呈强阳性反应，但离心沉淀后上清液颜色不变，镜检时不见红细胞或偶见溶解红细胞的碎屑，可与血尿相区别。卟啉尿症患者，尿液呈红葡萄酒色，碱性尿液中如存在酚红、番茄汁、芦荟等物质，酸性尿液中如存在氨基比林、磺胺等药物也可有不同程度的红色。血红蛋白尿见于蚕豆病、血型不合的输血反应、严重烧伤及阵发性睡眠性血红蛋白尿症等。

（三）胆红素尿

当尿中含有大量的结合胆红素，外观呈深黄色，振荡后泡沫亦呈黄色，若在空气中久置可因胆红素被氧化为胆绿素而使尿液外观呈棕绿色。胆红素见于阻塞性黄疸和肝细胞性黄疸。服用呋喃唑酮、核黄素后尿液亦可呈黄色，但胆红素定性阴性。服用大剂量熊胆粉、牛黄类药物时尿液可呈深黄色。

（四）乳糜尿

外观呈不同程度的乳白色，严重者似乳汁。因淋巴循环受阻，从肠道吸收的乳糜液未能经淋巴管引流入血而逆流进入肾，致使肾盂、输尿管处的淋巴管破裂，淋巴液进入尿液中所致。其主要成分为脂肪微粒及卵磷脂、胆固醇、少许纤维蛋白原和清蛋白等。乳糜尿多见于丝虫病，少数可由结核、肿瘤、腹部创伤或手术引起。乳糜尿离心沉淀后外观不变，沉渣中可见少量红细胞和淋巴细胞，丝虫病者偶可于沉渣中查出微丝蚴。乳糜尿需与脓尿或结晶尿等浑浊尿相鉴别，后二者经离心后上清转为澄清，而镜检可见多数的白细胞或盐类结晶，结晶尿加热加酸后浑浊消失。为确诊乳糜尿还可于尿中加少量乙醚振荡提取，因尿中脂性成分溶于乙醚而使水层浑浊程度比原尿减轻。

（五）脓尿

尿液中含有大量白细胞而使外观呈不同程度的黄色浑浊或含脓丝状悬浮物。见于泌尿系统感染及前列腺炎、精囊炎，脓尿蛋白定性常为阳性，镜检可见大量脓细胞。还可通过尿三杯试验初步了解炎症部位，协助临床鉴别诊断。

（六）盐类结晶尿

外观呈白色或淡粉红色颗粒状浑浊，尤其是在气温寒冷时常很快析出沉淀物。这类浑浊尿可通过在试管中加热、加乙酸进行鉴别。尿酸盐加热后浑浊消失，磷酸盐、碳酸盐则浑浊增加，但加乙酸后二者均变清，碳酸盐尿同时产生气泡。

除肉眼观察颜色与浊度外，还可以通过尿三杯试验进一步对病理尿的来源进行初步定位。尿三杯试验是在一次排尿中，人为地把尿液分成三段排出，分别盛于 3 个容器内，第 1 杯及第 3 杯每杯约 10 mL，其余大部分排于第 2 杯中。分别观察各杯尿的颜色、浑浊度、并做显微镜检查。多用于男性泌尿生殖系统疾病定位的初步诊断（表 7-1）。

表 7-1 尿三杯试验外观鉴别结果及诊断

第 1 杯	第 2 杯	第 3 杯	初步诊断
有弥散脓液	清晰	清晰	急性尿道炎，且多在前尿道
有脓丝	清晰	清晰	亚急性或慢性尿道炎
有弥散脓液	有弥散脓液	有弥散脓液	尿道以上部位的泌尿系统感染
清晰	清晰	有弥散脓液	前列腺炎、精囊炎、后尿道炎、三角区炎症、膀胱颈部炎症
有脓丝	清晰	有弥散脓液	尿道炎、前列腺炎、精囊炎

尿三杯试验还可鉴别泌尿道出血部位：①全程血尿(3 杯尿液均有血液)，血液多来自膀胱颈以上部位。②终末血尿(即第 3 杯有血液)，病变多在膀胱三角区、颈部或后尿道(但膀胱肿瘤患者大量出血时，也可见全程血尿)。③初期血尿(即第 1 杯有血液)，病变多在尿道或膀胱颈。

三、气味

正常新鲜尿液的气味来自尿内的挥发性酸，尿液久置后，因尿素分解而出现氨臭味。如新排出的尿液即有氨味提示有慢性膀胱炎及慢性尿潴留。糖尿病酮症时，尿液呈烂苹果样气味。此外还有药物和食物，特别是进食蒜、葱、咖喱等，尿液可出现特殊气味。

四、比密

尿比密是指在 4 ℃时尿液与同体积纯水重量之比。尿比密高低随尿中水分、盐类及有机物含量而异，在病理情况下还受尿蛋白、尿糖及细胞成分等影响。如无水代谢失调、尿比密测定可粗略反映肾小管的浓缩稀释功能。

(一)参考值

晨尿或通常饮食条件下：1.015～1.025。

随机尿：1.003～1.035(浮标法)。

(二)临床意义

1.高比密尿

高比密尿可见于高热、脱水、心功能不全、周围循环衰竭等尿少时，也可见于尿中含葡萄糖和碘造影剂时。

2.低比密尿

低比密尿可见于慢性肾小球肾炎、肾功能不全、肾盂肾炎、尿崩症、高血压等。慢性肾功能不全者，由于肾单位数目大量减少，尤其伴有远端肾单位浓缩功能障碍时，经常排出比密近于 1.010(与肾小球滤液比密接近)的尿称为等渗尿。

五、血清(浆)和尿渗量的测定

渗量代表溶液中一种或多种溶质中具有渗透活性微粒的总数量，而与微粒的大小、种类及性质无关。只要溶液的渗量相同，都具有相同的渗透压。测定尿渗量可了解尿内全部溶质的微粒总数量，可反映尿内溶质和水的相对排泄速度，以判断肾的浓缩稀释功能。

(一)参考值

血清平均为290 mOsm/kg H_2O,范围为280～300 mOsm/kg H_2O。成人尿液24小时内为400～1 400 mOsm/kg H_2O,常见数值为600～1 000 mOsm/kg H_2O。尿/血清比值应大于3。

(二)临床意义

(1)血清<280 mOsm/kg H_2O时为低渗性脱水,>300 mOsm/kg H_2O时为高渗性脱水。

(2)禁饮12小时,尿渗量<800 mOsm/kg H_2O表示肾浓缩功能不全。

(3)急性肾小管功能障碍时,尿渗量降低,尿/血清渗量比值≤1。由于尿渗量仅受溶质微粒数量的影响而改变,很少受蛋白质及葡萄糖等大分子影响。

六、自由水清除率测定

自由水清除率是指单位时间内(每小时或每分钟)尿中排出的游离水量。它可通过血清渗量、尿渗量及单位时间尿量求得。

(一)参考值

－25～－100 mL/h或－0.4～－1.7 mL/min。

(二)临床意义

(1)自由水清除率为正值代表尿液被稀释,反之为负值时代表尿液被浓缩,其负值越大代表肾浓缩功能越佳。

(2)尿/血清渗量比值常因少尿而影响结果。

(3)急性肾衰竭早期,自由水清除率趋于零值,而且先于临床症状出现之前2～3天,常作为判断急性肾衰竭早期诊断指标。在治疗期间,自由水清除率呈现负值,大小还可反映肾功能恢复程度。

(4)可用于观察严重创伤、大手术后低血压、少尿或休克患者髓质功能损害的指标。

(5)肾移植时有助于早期发现急性排异反应,此时可近于零。

(6)用于鉴别非少尿性肾功能不全和肾外性氮质血症,后者往往正常。

(马　磊)

第二节　尿液的化学检验

一、尿液蛋白质检查

正常人的肾小球滤液中存在小分子量的蛋白质,在通过近曲小管时绝大部分又被重吸收,因此终尿中的蛋白质含量仅为30～130 mg/24 h。随机1次尿中蛋白质为0～80 mg/L。尿蛋白定性试验为阴性反应。当尿液中蛋白质超过正常范围时称为蛋白尿。含量大于0.1 g/L时定性试验可阳性。正常时分子量7万以上的蛋白质不能通过肾小球滤过膜,而分子量1万～3万的低分子蛋白质虽大多可通过滤过膜,但又为近曲小管重吸收。由肾小管细胞分泌的蛋白如Tamm-Horsfall蛋白(T-H蛋白)、SIgA等及下尿路分泌的黏液蛋白可进入尿中。尿蛋白质2/3来自血浆蛋白,其中清蛋白约占40%,其余为小分子量的酶如溶菌酶等、肽类、激素等。可按蛋白质的分子量大小分成 3 组。①高分子量蛋白质：分子量大于 9 万，含量极微，包括由肾髓袢升支及远曲小管上皮细胞分泌的 T-H 糖蛋白及分泌型 IgG 等；②中分子量蛋白质：分子量4 万～9 万，是以清蛋白为主的血浆蛋白，可占尿蛋白总数的 1/2～2/3；③低分子量蛋白质：分子量小于 4 万，绝大多数已在肾小管重吸收，因此尿中含量极少，如免疫球蛋白 Fc 片段，游离轻链、α_1 微球蛋白、β_2 微球蛋白等。

蛋白尿形成的机制有以下几点。

(一)肾小球性蛋白尿

肾小球因受炎症、毒素等的损害，引起肾小球毛细血管壁通透性增加，滤出较多的血浆蛋白，超过了肾小管重吸收能力所形成的蛋白尿，称为肾小球性蛋白尿。其机制除因肾小球滤过膜的物理性空间构型改变导致“孔径”增大外，还与肾小球滤过膜的各层特别是足突细胞层的唾液酸减少或消失，以致静电屏障作用减弱有关。

(二)肾小管性蛋白尿

由于炎症或中毒引起近曲小管对低分子量蛋白质的重吸收功能减退而出现以低分子量蛋白质为主的蛋白尿，称为肾小管性蛋白尿。尿中以 β_2 微球蛋白、溶菌酶等增多为主，清蛋白正常或轻度增多。单纯性肾小管性蛋白尿，尿蛋白含量较低，一般低于 1 g/24 h。常见于肾盂肾炎、间质性肾炎、肾小管性酸中毒、重金属（汞、镉、铋）中毒，应用庆大霉素、多黏菌素 B 及肾移植术后等。

(三)混合性蛋白尿

肾脏病变如同时累及肾小球及肾小管，产生的蛋白尿称混合性蛋白尿。在尿蛋白电泳的图谱中显示低分子量的 β_2-微球蛋白（β_2-MG）及中分子量的清蛋白同时增多，而大分子量的蛋白质较少。

(四)溢出性蛋白尿

血液循环中出现大量低分子量（分子量小于 4.5 万）的蛋白质如本周蛋白。血浆肌红蛋白（分子量为1.4 万）增多超过肾小管回吸收的极限于尿中大量出现时称为肌红蛋白尿，也属于溢出性蛋白尿，见于骨骼肌严重创伤及大面积心肌梗死。

(五)偶然性蛋白尿

当尿中混有多量血、脓、黏液等成分而导致蛋白定性试验阳性时称为偶然性蛋白尿。主要见于泌尿道的炎症、药物、出血及在尿中混入阴道分泌物、男性精液等，一般并不伴有肾本身的损害。

(六)生理性蛋白尿或无症状性蛋白尿

由于各种体外环境因素对机体的影响而导致的尿蛋白含量增多，可分为功能性蛋白尿及直立性蛋白尿。①功能性蛋白尿：机体在剧烈运动、发热、低温刺激、精神紧张、交感神经兴奋等所致的暂时性、轻度的蛋白尿。形成机制可能与上述原因造成肾血管痉挛或充血而使肾小球毛细血管壁的通透性增加所致。当诱发因素消失后，尿蛋白也迅速消失。生理性蛋白尿定性一般不超过（＋），定量小于 0.5 g/24 h，多见于青少年期。②体位性蛋白尿：又称直立性蛋白尿，由于直立体位或腰部前突时引起的蛋白尿。其特点为卧床时尿蛋白定性为阴性，起床活动若干时间后即可出现蛋白尿，尿蛋白定性可达（＋＋）甚至（＋＋＋），而平卧后又转成阴性，常见于青少年，可随年龄增长而消失。其机制可能与直立时前突的脊柱压迫肾静脉，或直立时肾的位置向下移动，使肾静脉扭曲而致肾脏处于淤血状态，与淋巴、血流受阻有关。

1.参考值

尿蛋白定性试验:阴性。尿蛋白定量试验:<0.1 g/L 或≤0.15 g/24 h(考马斯亮蓝法)。

2.临床意义

因器质性变,尿内持续性地出现蛋白,尿蛋白含量的多少,可作为判断病情的参考,但蛋白量的多少不能反映肾脏病变的程度和预后。

(1)急性肾小球肾炎:多数由链球菌感染后引起的免疫反应。持续性蛋白尿为其特征。蛋白定性检查常为(+)~(++)、定量检查大都不超过 3 g/24 h,但也有超过 10 g/24 h 者。一般于病后 2~3 周蛋白定性转为少量或微量,2 个月后多消失,也可呈间歇性阳性。成人患者消失较慢,若蛋白长期不消退,应疑及体内有感染灶或转为慢性的趋势。

(2)急进性肾小球肾炎:起病急、进展快。如未能有效控制,大多在半年至 1 年内死于尿毒症,以少尿、甚至无尿、蛋白尿、血尿和管型尿为特征。

(3)隐匿性肾小球肾炎:临床常无明显症状,但有持续性轻度的蛋白尿。蛋白定性检查多为(±)~(+),定量检查常在 0.2 g/24 h 左右,一般不超过 1 g/24 h,可称为"无症状性蛋白尿"。在呼吸系统感染或过劳后,蛋白可有明显增多,过后可恢复到原有水平。

(4)慢性肾小球肾炎:病变累及肾小球和肾小管,多属于混合性蛋白尿。慢性肾炎普通型,尿蛋白定性检查常为(+)~(+++),定量检查多在 3.5 g/24 h 左右;肾病型则以大量蛋白尿为特征,定性检查为(++)~(++++),定量检查为 3.5~5 g/24 h 或以上,但晚期,由于肾小球大部毁坏,蛋白排出量反而减少。

(5)肾病综合征:是由多种原因引起的一组临床症候群,包括慢性肾炎肾病型、类脂性肾病、膜性肾小球肾炎、狼疮性肾炎肾病型、糖尿病型肾病综合征和一些原因不明确的肾病综合征等。临床表现以水肿、大量蛋白尿、低蛋白血症、高脂血症为特征,尿蛋白含量较高,且易起泡沫,定性试验多为(+++)~(++++),定量试验常为 3.5~10 g/24 h,最多达 20 g 者。

(6)肾盂肾炎:为泌尿系统最常见的感染性疾病,临床上分为急性和慢性两期。急性期尿液的改变为脓尿,尿蛋白多为(±)~(++)。每天排出量不超过 1 g。如出现大量蛋白尿应考虑有否肾炎、肾病综合征或肾结核并发感染的可能性。慢性期尿蛋白可呈间歇性阳性,常为(+)~(++),并可见混合细胞群和白细胞管型。

(7)肾内毒性物质引起的损害:由金属盐类如汞、镉、铀、铬、砷和铋等或有机溶剂如甲醇、甲苯、四氯化碳等以及抗菌药类如磺胺、新霉素、卡那霉素、庆大霉素、多黏菌素 B、甲氧苯青霉素等,可引起肾小管上皮细胞肿胀、退行性变和坏死等改变,故又称坏死性肾病。是因肾小管对低分子蛋白质重吸收障碍而形成的轻度或中等量蛋白尿,一般不超过 1.5 g/24 h,并有明显的管型尿。

(8)系统性红斑狼疮的肾脏损害:本病在组织学上显示有肾脏病变者高达 90%~100%,但以肾脏病而发病者仅为 3%~5%。其病理改变以肾小球毛细血管丛为主,有免疫复合物沉淀和基底膜增厚。轻度损害型尿蛋白常在(+)~(++),定量检查为 0.5~1 g/24 h。肾病综合征型则尿蛋白大量增多。

(9)肾移植:肾移植后,因缺血而造成的肾小管功能损害,有明显的蛋白尿,可持续数周,当循环改善后尿蛋白减少或消失,如再度出现蛋白尿或尿蛋白含量较前增加,并伴有尿沉渣的改变,常提示有排异反应发生。

(10)妊娠和妊娠中毒症:正常孕妇尿中蛋白可轻微增加,属于生理性蛋白尿。此与肾小球滤过率和有效肾血流量较妊娠前增加30%～50%及妊娠所致的直立性蛋白尿(约占20%)有关。妊娠中毒症则因肾小球的小动脉痉挛，血管腔变窄，肾血流量减少，组织缺氧使其通透性增加，血浆蛋白从肾小球漏出之故。尿蛋白多为(+)～(++)，病情严重时可增至(+++)～(++++)，如定量超过5 g/24 h，提示为重度妊娠中毒症。

二、本周蛋白尿检查

本周蛋白是免疫球蛋白的轻链单体或二聚体，属于不完全抗体球蛋白，分为K型和λ型，其分子量分别为22 000和44 000，蛋白电泳时可在α_2至γ球蛋白区带间的某个部位出现M区带，多位于γ区带及β-γ区。易从肾脏排出称轻链尿。可通过肾小球滤过膜滤出，若其量超过近曲小管所能吸收的极限，则从尿中排出，在尿中排出率多于清蛋白。肾小管对本周蛋白具有重吸收及异化作用，通过肾排泄时，可抑制肾小管对其他蛋白成分的重吸收，并可损害近曲、远曲小管，因而导致肾功能障碍及形成蛋白尿，同时有清蛋白及其他蛋白成分排出。本周蛋白在加热至40～60℃时可发生凝固，温度升至90～100 ℃时可再溶解，故又称凝溶蛋白。

(一)原理

尿内本周蛋白在加热40～60 ℃时，出现凝固沉淀，继续加热至90～100 ℃时又可再溶解，故利用此凝溶特性可将此蛋白与其他蛋白区分。

(二)参考值

尿本周蛋白定性试验：阴性(加热凝固法或甲苯磺酸法)。

(三)临床意义

1.多发性骨髓瘤

多发性骨髓瘤是浆细胞恶性增生所致的肿瘤性疾病，其异常浆细胞(骨髓瘤细胞)，在制作免疫球蛋白的过程中，产生过多的轻链且在未与重链装配前即从细胞内分泌排出，经血液循环由肾脏排至尿中，有35%～65%的病例本周蛋白尿呈阳性反应，但每天排出量有很大差别，可从1 g至数十克，最高达90 g者，有时定性试验呈间歇阳性，故一次检验阴性不能排除本病。

2.华氏巨球蛋白血症

华氏巨球蛋白血症属浆细胞恶性增殖性疾病，血清内IgM显著增高为本病的重要特征，约有20%的患者尿内可出现本周蛋白。

3.其他疾病

如淀粉样变性、恶性淋巴瘤、慢性淋巴细胞性白血病、转移瘤、慢性肾炎、肾盂肾炎、肾癌等患者尿中也偶见本周蛋白，可能与尿中存在免疫球蛋白碎片有关。

三、尿液血红蛋白、肌红蛋白及其代谢产物的检查

(一)血红蛋白尿的检查

当血管内有大量红细胞破坏，血浆中游离血红蛋白超过1.5 g/L(正常情况下肝珠蛋白最大结合力为1.5 g/L血浆)时，血红蛋白随尿排出，尿中血红蛋白检查阳性，称血红蛋白尿。血红蛋白尿特点，外观呈脓茶色或透明的酱油色，镜检时无红细胞，但隐血呈阳性反应。

1.原理

血红蛋白中的亚铁血红素有类似过氧化物酶活性，能催化过氧化氢放出新生态的氧，氧化受体氨基比林使之呈色，借以识别血红蛋白的存在。

2.参考值

正常人尿中血红蛋白定性试验:阴性(氨基比林法)。

3.临床意义

(1)阳性可见于各种引起血管内溶血的疾病,如葡萄糖-6-磷酸脱氢酶缺乏在食蚕豆或使用药物伯氨喹、磺胺、菲那西丁时引起的溶血。

(2)血型不合输血引起的急性溶血,广泛性烧伤、恶性疟疾、某些传染病(猩红热、伤寒、丹毒)、毒蕈中毒、毒蛇咬伤等大都有变性的血红蛋白出现。

(3)遗传性或继发性溶血性贫血,如阵发性寒冷性血红蛋白尿症、行军性血红蛋白尿症及阵发性睡眠性血红蛋白尿症。

(4)自身免疫性溶血性贫血、系统性红斑狼疮等。

(二)肌红蛋白尿的检查

肌红蛋白是横纹肌、心肌细胞内的一种含亚铁血红素的蛋白质,其结构及特性与血红蛋白相似,但仅有一条肽链,分子量为 1.6 万～1.75 万。当肌肉组织受损伤时,肌红蛋白可大量释放到细胞外入血流,因分子量小,可由肾排出。尿中肌红蛋白检查阳性,称肌红蛋白尿。

1.原理

肌红蛋白和血红蛋白一样,分子中含有血红素基团,具有过氧化物酶活性,能用邻甲苯胺或氨基比林与过氧化氢呈色来鉴定,肌红蛋白在 80%饱和硫酸铵浓度下溶解,而血红蛋白和其他蛋白质则发生沉淀,可资区别。

2.参考值

肌红蛋白定性反应:阴性(硫酸铵法)。肌红蛋白定量试验:<4 mg/L(酶联免疫吸附法)。

3.临床意义

(1)阵发性肌红蛋白尿:肌肉疼痛性痉挛发作 72 小时后出现肌红蛋白尿。

(2)行军性肌红蛋白尿:非习惯性过度运动。

(3)创伤:挤压综合征、子弹伤、烧伤、电击伤、手术创伤。

(4)原发性肌疾病:肌肉萎缩、皮肌炎及多发性肌炎、肌肉营养不良等。

(5)组织局部缺血性肌红蛋白尿:心肌梗死早期、动脉梗死。

(6)代谢性肌红蛋白尿:乙醇中毒、砷化氢、一氧化碳中毒、巴比妥中毒、肌糖原积累等。

(三)含铁血黄素尿的检查

含铁血黄素尿为尿中含有暗黄色不稳定的铁蛋白聚合体,是含铁的棕色色素。血管内溶血时肾在清除游离血红蛋白过程中,血红蛋白大部分随尿排出,产生血红蛋白尿。其中的一部分血红蛋白被肾小管上皮细胞重吸收,并在细胞内分解成含铁血黄素,当这些细胞脱落至尿中时,可用铁染色法检出,细胞解体时,则含铁血黄素颗粒释放于尿中,也可用普鲁士蓝反应予以鉴别。

1.原理

含铁血黄素中的高铁离子,在酸性环境下与亚铁氰化物作用,产生蓝色的亚铁氰化铁,又称普鲁士蓝反应。

2.参考值

含铁血黄素定性试验:阴性(普鲁士蓝法)。

3.临床意义

尿内含铁血红素检查,对诊断慢性血管内溶血有一定价值,主要见于阵发性睡眠性血红蛋白尿症、行军性肌红蛋白尿、自身免疫溶血性贫血、严重肌肉疾病等。但急性溶血初期，血红蛋白检查阳性，因血红蛋白尚未被肾上皮细胞摄取，未形成含铁血黄素，本试验可呈阴性。

(四)尿中卟啉及其衍生物检查

卟啉是血红素生物合成的中间体，为构成动物血红蛋白、肌红蛋白、过氧化氢酶、细胞色素等的重要成分。是由4个吡咯环连接而成的环状化合物。血红素的合成过程十分复杂，其基本原料是琥珀酰辅酶A和甘氨酸，B族维生素也参与作用。正常人血和尿中含有少量的卟啉类化合物。卟啉病是一种先天性或获得性卟啉代谢紊乱的疾病，其产物大量由尿和粪便排出，并出现皮肤、内脏、精神和神经症状。

1.卟啉定性检查

(1)原理：尿中卟啉类化合物(金属卟啉、粪卟啉、原卟啉)在酸性条件下用乙酸乙酯提取，经紫外线照射下显红色荧光。

(2)参考值：尿卟啉定性试验阴性(Haining 法)。

2.卟胆原定性检查

(1)原理：尿中卟胆原是血红素合成的前身物质，它与对二甲氨基苯甲醛在酸性溶液中作用，生成红色缩合物。尿胆原及吲哚类化合物亦可与试剂作用，形成红色。但前者可用氯仿将红色提取，后者可用正丁醇将红色抽提除去，残留的尿液如仍呈红色，提示有卟胆原。

(2)参考值：尿卟胆原定性试验阴性(Watson-Schwartz 法)。

(3)临床意义：卟啉病引起卟啉代谢紊乱，导致其合成异常和卟啉及其前身物与氨基-γ-酮戊酸及卟胆原的排泄异常，在这种异常代谢过程中产生的尿卟啉、粪卟啉大量排出。主要临床应用：①肝性卟啉病呈阳性；②鉴别急性间歇性卟啉病。因患者出现腹疼、胃肠道症状、精神症状等，易与急性阑尾炎、肠梗阻、神经精神疾病混淆，检查卟胆原可作为鉴别诊断参考。

四、尿糖检查

临床上出现在尿液中的糖类，主要是葡萄糖尿，偶见乳糖尿、戊糖尿、半乳糖尿等。正常人尿液中可有微量葡萄糖，每天尿内排出＜2.8 mmol/24 h，用定性方法检查为阴性。糖定性试验呈阳性的尿液称为糖尿，尿糖形成的原因：当血中葡萄糖浓度＞8.8 mmol/L时，肾小球滤过的葡萄糖量超过肾小管重吸收能力(“肾糖阈”)即可出现糖尿。

尿中出现葡萄糖取决于三个因素：①动脉血中葡萄糖浓度；②每分钟流经肾小球中的血浆量；③近端肾小管上皮细胞重吸收葡萄糖的能力即肾糖阈。肾糖阈可随肾小球滤过率和肾小管葡萄糖重吸收率的变化而改变。当肾小球滤过率减低时可导致“肾糖阈”提高，而肾小管重吸收减少时则可引起肾糖阈降低。葡萄糖尿除因血糖浓度过高引起外，也可因肾小管重吸收能力降低引起，后者血糖可正常。

(一)参考值

尿糖定性试验：阴性(葡萄糖氧化酶试带法)。尿糖定量试验：＜2.8 mmol/24 h(＜0.5 g/24 h)，浓度为0.1～0.8 mmol/L。

(二)临床意义

1.血糖增高性糖尿

(1)饮食性糖尿：因短时间摄入大量糖类(大于200 g)而引起。确诊须检查清晨空腹的尿液。

(2)持续性糖尿：清晨空腹尿中呈持续阳性，常见于因胰岛素绝对或相对不足所致糖尿病，此

时空腹血糖水平常已超过肾阈,24 小时尿中排糖近于 100 g 或更多,每天尿糖总量与病情轻重相平行。如并发肾小球动脉硬化症,则肾小球滤过率减少,肾糖阈升高,此时血糖虽已超常,尿糖亦呈阴性,进食后 2 小时由于负载增加则可见血糖升高,尿糖阳性,对于此型糖尿病患者,不仅需要检查空腹血糖及尿糖定量,还需进一步进行糖耐量试验。

(3)其他疾病血糖增高性糖尿见于:①甲状腺功能亢进,由于肠壁的血流加速和糖的吸收增快,因而在饭后血糖增高而出现糖尿;②肢端肥大症,可因生长激素分泌旺盛而致血糖升高,出现糖尿;③嗜铬细胞瘤,可因肾上腺素及去甲肾上腺素大量分泌,致使磷酸化酶活性增强,促使肝糖原降解为葡萄糖,引起血糖升高而出现糖尿;④皮质醇增多症,因皮质醇分泌增多,使糖原异生旺盛,抑制己糖磷酸激酶和对抗胰岛素作用,因而出现糖尿。

(4)一过性糖尿:又称应激性糖尿,见于颅脑外伤、脑血管意外、情绪激动等情况下,脑血糖中枢受到刺激,导致肾上腺素、胰高血糖素大量释放,因而可出现暂时性高血糖和糖尿。

2.血糖正常性糖尿

肾性糖尿属血糖正常性糖尿,因近曲小管对葡萄糖的重吸收功能低下所致。其中先天性者为家族性肾性糖尿,见于范可尼综合征,患者出现糖尿而空腹血糖、糖耐量试验均正常;新生儿糖尿是因肾小管功能还不完善;后天获得性肾性糖尿可见于慢性肾炎和肾病综合征时。妊娠后期及哺乳期妇女,出现糖尿可能与肾小球滤过率增加有关。

3.尿中其他糖类

尿中除葡萄糖外还可出现乳糖、半乳糖、果糖、戊糖等,除受进食种类不同影响外,可能与遗传代谢紊乱有关。

(1)乳糖尿:有生理性和病理性两种,前者出现在妊娠末期或产后 2～5 天,后者见于消化不良的患儿尿中,当乳糖摄取量在 100～150 g 时因缺乏乳糖酶 1,则发生乳糖尿。

(2)半乳糖尿:先天性半乳糖血症是一种常染色体隐性遗传性疾病。由于缺乏半乳糖-1-磷酸尿苷转化酶或半乳糖激酶,不能将食物内半乳糖转化为葡萄糖所致,患儿可出现肝大、肝功损害、生长发育停滞、智力减退、哺乳后不安、拒食、呕吐、腹泻、肾小管功能障碍等,此外还可查出氨基酸尿(精、丝、甘氨酸等)。由半乳糖激酶缺乏所致白内障患者也可出现半乳糖尿。

(3)果糖尿:正常人尿液中偶见果糖,摄取大量果糖后尿中可出现暂时性果糖阳性。在肝脏功能障碍时,肝脏对果糖的利用下降,导致血中果糖升高而出现果糖尿。

(4)戊糖尿:尿液中出现的主要是 L-阿拉伯糖和 L-木糖。在食用枣、李子、樱桃及其他果汁等含戊糖多的食品后,一过性地出现在尿液中,后天性戊糖增多症,是因为缺乏从 L-木酮糖向木糖醇的转移酶,尿中每天排出木酮糖 4～5 g。

五、尿酮体检查

酮体是乙酰乙酸、β-羟丁酸及丙酮的总称,为体内脂肪酸代谢的中间产物。正常人血中丙酮浓度较低,为 2.0～4.0 mg/L,其中乙酰乙酸、β-羟丁酸、丙酮分别约占 20%、78%、2%。一般检查方法为阴性。在饥饿,各种原因引起糖代谢发生障碍、脂肪分解增加及糖尿病酸中毒时,因产生酮体速度大于组织利用速度,可出现酮血症,继而产生酮尿。

(一)原理

尿中丙酮和乙酰乙酸在碱性溶液中与硝普钠作用产生紫红色化合物。

(二)参考值

尿酮体定性试验:阴性(Rothera 法)。

(三)临床意义

1.糖尿病酮症酸中毒

由于糖利用减少、分解脂肪产生酮体增加而引起酮症,尿内酮体呈强阳性反应。当肾功能严重损伤而肾阈值增高时,尿酮体可减少,甚至完全消失。

2.非糖尿病性酮症者

如感染性疾病发热期、严重腹泻、呕吐、饥饿、禁食过久、全身麻醉后等均可出现酮尿。妊娠妇女常因妊娠反应,呕吐、进食少,以致体脂降解代谢明显增多,发生酮病而致酮尿。

3.中毒

如氯仿、乙醚麻醉后、磷中毒等。

4.服用双胍类降糖药

如苯乙双胍等,由于药物有抑制细胞呼吸的作用,可出现血糖降低,但酮尿阳性的现象。

六、脂肪尿和乳糜尿检查

尿液中混有脂肪小滴时称为脂肪尿。尿中含有淋巴液、外观呈乳糜状称乳糜尿。由呈胶体状的乳糜微粒和蛋白质组成,其形成原因是经肠道吸收的脂肪皂化后成乳糜液,由于种种原因致淋巴引流不畅而未能进入血液循环,以至逆流在泌尿系统淋巴管中时,可致淋巴管内压力升高、曲张破裂、乳糜液流入尿中呈乳汁样。乳糜尿中混有血液,则称乳糜血尿。乳糜尿中主要含卵磷脂、胆固醇、脂酸盐及少量纤维蛋白原、清蛋白等。如合并泌尿系统感染,则可出现乳糜脓尿。

(一)原理

乳糜由脂肪微粒组成,较大的脂粒在镜下呈球形,用苏丹Ⅲ染成红色者为乳糜阳性。过小的脂粒,不易在镜下观察,可利用其溶解乙醚的特性,加乙醚后使乳白色浑浊尿变清,即为乳糜阳性。

(二)参考值

乳糜定性试验:阴性。

(三)临床意义

1.淋巴管阻塞

常见于丝虫病,乳糜尿是慢性期丝虫病的主要临床表现之一。这是由丝虫在淋巴系统中,引起炎症反复发作,大量纤维组织增生,使腹部淋巴管或胸导管广泛阻塞所致。

2.过度疲劳、妊娠及分娩后等因素

诱发出现间歇性乳糜尿,偶尔也见少数病例呈持续阳性。

3.其他

先天性淋巴管畸形、腹内结核、肿瘤、胸腹部创伤、手术伤、糖尿病、高脂血症、肾盂肾炎、棘球蚴病、疟疾等也可引起乳糜尿。

七、尿液胆色素检查

尿中胆色素包括胆红素、尿胆原及尿胆素。由于送检多为新鲜尿,尿胆原尚未氧化成尿胆素,故临床多查尿胆红素及尿胆原。

(一)胆红素检查

胆红素是血红蛋白分解代谢的中间产物,是胆汁中的主要成分,可分为未经肝处理的未结合胆红素和经肝与葡萄糖醛酸结合形成的结合胆红素。未结合胆红素不溶于水,在血中与蛋白质结合不能通过肾小球滤膜。结合胆红素分子量小,溶解度高,可通过肾小球滤膜,由尿中排出。由于正常人血中结合胆红素含量很低(小于 4 μmol/L),滤过量极少,因此尿中检不出胆红素,如血中结合胆红素增加可通过肾小球滤膜使尿中结合胆红素增加,尿胆红素试验阳性反应。

1.原理

尿液中的胆红素与重氮试剂作用,生成红色的偶氮化合物。红色的深浅大体能反应胆红素含量的多少。

2.参考值

胆红素试验:阴性(试带法)。

(二)尿胆原检查

1.原理

尿胆原在酸性溶液中与对二甲氨基苯甲醛作用,生成樱红色化合物。

2.参考值

尿胆原定性试验:正常人为弱阳性,其稀释度在 1∶20 以下(改良 Ehrlich 法)。

(三)尿胆素检查

1.原理

在无胆红素的尿液中,加入碘液,使尿中尿胆原氧化成尿胆素,当与试剂中的锌离子作用,形成带绿色荧光的尿胆素-锌复合物。

2.参考值

尿胆素定性试验:阴性(Schilesinger 法)。

3.临床意义

临床上根据黄疸产生的机制可区分为溶血性黄疸、肝细胞性和阻塞性黄疸三型。尿三胆检验在诊断鉴别三型黄疸上有重要意义。

(1)溶血性黄疸:见于体内大量溶血时,如溶血性贫血、疟疾、大面积烧伤等。由于红细胞破坏时未结合胆红素增加,使血中含量增高,未结合胆红素不能通过肾,尿中胆红素检查为阴性。未结合胆红素增加,导致肝细胞代偿性产生更多的结合胆红素。当将其排入肠道后转变为粪胆原的量亦增多,尿胆原的形成也增加,而肝脏重新利用尿胆原的能力有限(肝功能也可能同时受损)所以尿胆原的含量也增加可呈阳性或强阳性。

(2)肝细胞性黄疸:肝细胞损伤时其对胆红素的摄取、结合、排除功能均可能发生障碍。由于肝细胞坏死、肝细胞肿胀、毛细胆管受压,而在肿胀与坏死的肝细胞间弥散经血窦使胆红素进入血液循环,导致血中结合胆红素升高,因其可溶于水并经肾排出,使尿胆红素试验呈阳性。但由于肝细胞处理未结合胆红素及尿胆原的能力下降,故血中未结合胆红素及尿胆原均可增加,此外经肠道吸收的粪胆原也因肝细胞受损不能将其转变为胆红素,而以尿胆原形式由尿中排出,因此在肝细胞黄疸时尿中胆红素与尿胆原均呈明显阳性,而粪便中尿胆原则往往减少。在急性病毒性肝炎时,尿胆红素阳性可早于临床黄疸。其他原因引起的肝细胞黄疸,如药物、毒物引起的中毒性肝炎也出现类似结果。

(3)阻塞性黄疸:胆汁淤积使肝胆管内压增高,导致毛细胆管破裂,结合胆红素不能排入肠道而逆流入血由尿中排出，尿胆红素检查呈阳性。由于胆汁排入肠道受阻，故尿胆原、粪胆原均显著减少。可见于各种原因引起的肝内外完全或不完全梗阻，如胆石症、胆管癌、胰头癌、原发性胆汁性肝硬化等。

八、尿液氨基酸检查

尿中有一种或数种氨基酸增多称为氨基酸尿。随着对遗传病的认识，氨基酸尿的检查已受到重视。由于血浆氨基酸的肾阈较高，正常尿中只能出现少量氨基酸。即使被肾小球滤出，也很易被肾小管重吸收。尿中氨基酸分为游离和结合二型，其中游离型排出量约为 1.1 g/24 h，结合型约为 2 g/24 h。结合型是氨基酸在体内转化的产物如甘氨酸与苯甲酸结合生成马尿酸；N-乙酰谷氨酸与苯甲酸结合生成苯乙酰谷氨酸。正常尿中氨基酸含量与血浆中明显不同，尿中氨基酸以甘氨酸、组氨酸、赖氨酸、丝氨酸及氨基乙磺酸为主。排泄量在年龄组上有较大差异，某些氨基酸儿童的排出量高于成人，可能由于儿童肾小管发育未成熟，重吸收减少之故。但成人的β-氨基异丁酸、甘氨酸、门冬氨酸等又明显高于儿童。尿氨基酸除与年龄有关外，也因饮食、遗传和生理变化而有明显差别，如妊娠期尿中组氨酸、苏氨酸可明显增加。检查尿中氨基酸及其代谢产物，可作为遗传性疾病氨基酸异常的筛选试验。血中氨基酸浓度增加，可溢出在尿中，见于某些先天性疾病。如因肾受毒物或药物的损伤，肾小管重吸收障碍，肾阈值降低，所致肾型氨基酸尿时，患者血中氨基酸浓度则不高。

(一)胱氨酸尿检查

胱氨酸尿是先天性代谢病，主要原因是肾小管对胱氨酸、赖氨酸、精氨酸和鸟氨酸的重吸收障碍导致尿中这些氨基酸排出量增加。由于胱氨酸难溶解，易达到饱和，易析出而形成结晶，反复发生结石，尿路梗阻合并尿路感染；严重者可形成肾盂积水、梗阻性肾病，最后导致肾衰竭。

1.原理

胱氨酸经氰化钠作用后，与亚硝基氰化钠产生紫红色反应。

2.参考值

胱氨酸定性试验：阴性或弱阳性。胱氨酸定量试验：正常尿中胱氨酸、半胱氨酸为83～830 μmol(10～100 mg)/24 h尿(硝普钠法)。

3.临床意义

定性如呈明显阳性为病理变化，见于胱氨酸尿症。

(二)酪氨酸尿检查

酪氨酸代谢病是一种罕见的遗传性疾病。由于缺乏对羟基苯丙酮酸氧化酶和酪氨酸转氨酶，尿中对羟基苯丙酮酸和酪氨酸显著增加，临床表现为结节性肝硬化、腹部膨大、脾大、多发性肾小管功能障碍等。

1.原理

酪氨酸与硝酸亚汞和硝酸汞反应生成一种红色沉淀物。

2.参考值

尿酪氨酸定性试验：阴性(亚硝基苯酚法)。

3.临床意义

临床见于急性磷、氯仿或四氯化碳中毒，急性重型肝炎或肝硬化、白血病、糖尿病性昏迷或伤寒等。

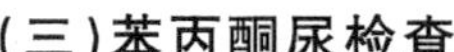

(三)苯丙酮尿检查

苯丙酮尿症是由于患者肝脏中缺乏苯丙氨酸羟化酶,使苯丙氨酸不能氧化成酪氨酸,只能变成苯丙酮酸。大量苯丙氨酸和苯丙酮酸累积在血液和脑脊液中,并随尿液排出。

1.原理

尿液中的苯丙酮酸在酸性条件下,与三氯化铁作用,生成蓝绿色。

2.参考值

尿液苯丙酮酸定性试验:阴性(三氯化铁法)。

3.临床意义

苯丙酮酸尿见于先天性苯丙酮酸尿症。大量的苯丙酮酸在体内蓄积,对患者的神经系统造成损害并影响体内色素的代谢。此病多在小儿中发现,患者的智力发育不全,皮肤和毛发颜色较淡。

(四)尿黑酸检查

尿黑酸是一种罕见的常染色体隐性遗传病,本病是由于患者体内缺乏使黑酸转化为乙酰乙酸的尿黑酸氧化酶,而使酪氨酸和苯丙氨酸代谢终止在尿黑酸阶段。尿黑酸由尿排出后,暴露在空气中逐渐氧化成黑色素。其早期临床症状为尿呈黑色,皮肤色素沉着,在儿童期和青年期往往被忽视,但在中老年期常发生脊柱和大关节炎等严重情况。

1.原理

尿液中的尿黑酸与硝酸银作用,遇上氨产生黑色沉淀,借以识别尿黑酸的存在。

2.参考值

尿黑酸定性试验:阴性(硝酸银法)。

3.临床意义

黑酸尿在婴儿期易观察,因其尿布上常有黑色污斑。患者一般无临床症状,至老年时可产生褐黄病(即双颊、鼻、巩膜及耳郭呈灰黑色或褐色),是尿黑酸长期在组织中储积所致。

(五)Hartnup 病的检查

Hartnup 病是一种先天性常染色体隐性遗传病。由于烟酰胺缺乏,患者常表现为糙皮病性皮疹及小脑共济失调。这是由于肾小管对色氨酸重吸收发生障碍所致。可用薄层法予以确证,在层析图上可见 10 种以上的氨基酸。

1.原理

2,4-二硝基苯肼与尿中存在的 α-酮酸(由异常出现的单氨基单羧基中性氨基酸经代谢所致)作用生成一种白色沉淀物。

2.参考值

Hartnup 病的检查:阴性(2,4-二硝基苯肼法)。

3.临床意义

当发生先天性或获得性代谢缺陷时,尿中一种或数种氨基酸量比正常增多,称为氨基酸尿。

(1)肾性氨基酸尿:这是由于肾小管对某些氨基酸的重吸收发生障碍所致。非特异性:Fanconi 综合征(多发性肾近曲小管功能不全)、胱氨酸病、Wilson 病(进行性肝豆状核变性)、半乳糖血症。特异性:胱氨酸尿、甘氨酸尿。

(2)溢出性氨基酸尿:由于氨基酸中间代谢的缺陷,导致血浆中某些氨基酸水平的升高,超过正常肾小管重吸收能力,使氨基酸溢入尿中。非特异性:肝病、早产儿和新生儿、巨幼细胞性贫

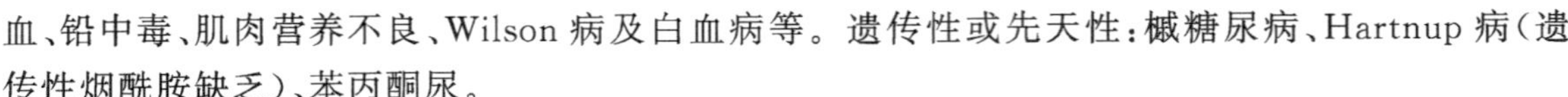

血、铅中毒、肌肉营养不良、Wilson 病及白血病等。遗传性或先天性：槭糖尿病、Hartnup 病（遗传性烟酰胺缺乏）、苯丙酮尿。

（3）由氨基酸衍生物的异常排泄所致：黑酸尿、草酸盐沉积症、苯丙酮尿及吡哆醇缺乏。

九、尿酸碱度检查

尿液酸碱度即尿的 pH，可反映肾脏调节体液酸碱平衡的能力。尿液 pH 主要由肾小管泌 H^+，分泌可滴定酸、铵的形成、重碳酸盐的重吸收等因素决定，其中最重要的是酸性磷酸盐及碱性磷酸盐的相对含量，如前者多于后者，尿呈酸性反应，反之呈中性或碱性反应。尿 pH 受饮食种类影响很大，如进食蛋白质较多，则由尿排出的磷酸盐及硫酸盐增多，尿 pH 较低；而进食蔬菜多时尿 pH 常大于 6。当每次进食后，由于胃黏膜要分泌多量盐酸以助消化，为保证有足够的 H^+ 和 Cl^- 进入消化液，则尿液泌 H^+ 减少和 Cl^- 的重吸收增加，而使尿 pH 呈一过性增高，称为碱潮。其他如运动、饥饿、出汗等生理活动，夜间入睡后呼吸变慢，体内酸性代谢产物均可使尿 pH 降低。药物、不同疾病等多种因素也影响尿液 pH。

（一）原理

甲基红和溴麝香草酚蓝指示剂适当配合可反映 pH 4.5～9.0 的变异范围。

（二）参考值

尿的 pH：正常人在普通膳食条件下尿液 pH 为 4.6～8.0（平均 6.0）（试带法）。

（三）临床意义

1.尿 pH 降低

酸中毒、慢性肾小球肾炎、痛风、糖尿病等排酸增加；呼吸性酸中毒，因 CO_2 潴留等，尿多呈酸性。

2.尿 pH 升高

频繁呕吐丢失胃酸、服用重碳酸盐、尿路感染、换氧过度及丢失 CO_2 过多的呼吸性碱中毒，尿呈碱性。

3.尿液 pH 一般与细胞外液 pH 变化平行

但应注意：①低钾血症性碱中毒时，由于肾小管分泌 H^+ 增加，尿酸性增强，反之，高钾性酸中毒时，排 K^+ 增加，肾小管分泌 H^+ 减少，可呈碱性尿；②变形杆菌性尿路感染时，由于尿素分解成氨，呈碱性尿；③肾小管性酸中毒时，因肾小管形成 H^+、排出 H^+ 及 H^+-Na^+ 交换能力下降，尽管体内为明显酸中毒，但尿 pH 呈相对偏碱性。

十、尿路感染的过筛检查

尿路感染的频度仅次于呼吸道感染，其中有 70%～80%因无症状而忽略不治，成为导致发展成肾病的一个原因。无症状性尿路感染的发生率很高，18%的妇女有潜在性尿路感染。

（一）氯化三苯四氮唑还原试验

此法是利蒙（Limon）在 1962 年提出的一种尿路感染诊断试验。当尿中细菌在每毫升10^5 个时，本试验为阳性，肾盂肾炎的阳性为 68%～94%。

原理：无色的氯化三苯四氮唑，可被大肠埃希菌等代谢产物还原成三苯甲腙，呈桃红色至红色沉淀。

(二)尿内亚硝酸盐试验

本试验又称 Griess 试验。当尿路感染的细菌有还原硝酸盐为亚硝酸盐的能力时,本试验呈阳性反应。大肠埃希菌属、枸橼酸杆菌属、变形杆菌属、假单胞菌属等皆有还原能力,肾盂肾炎的阳性率可达 69%～80%。

原理:大肠埃希菌等革兰氏阴性杆菌,能还原尿液中的硝酸盐为亚硝酸盐,使试剂中的对氨基苯磺酸重氮化,成为对重氮苯磺酸。对氨基苯磺酸再与 α-萘胺结合成 N-α-萘胺偶氮苯磺酸,呈现红色。

十一、泌尿系统结石检查

泌尿系统结石是指在泌尿系统内因尿液浓缩沉淀形成颗粒或成块样聚集物,包括肾结石、输尿管结石、膀胱结石和尿路结石,为常见病,好发于青壮年,近年来发病率有上升趋势。尿结石病因较复杂,近年报道的原因:①原因不明、机制不清的尿结石称为原发性尿石;②微小细菌引起的尿石:近年由芬兰科学家证明形成肾结石的原因是由自身能够形成矿物外壳的微小细菌;③代谢性尿石:是由体内或肾内代谢紊乱而引起,如甲状腺功能亢进、特发性尿钙症引起尿钙增高、痛风的尿酸排泄增加、肾小管酸中毒时磷酸盐大量增加等,其形成结石多为尿酸盐、碳酸盐、胱氨酸、黄嘌呤结石;④继发性或感染性结石:主要为泌尿系统细菌感染,特别是能分解尿素的细菌如变形杆菌将尿素分解为游离氨使尿液碱化,促使磷酸盐、碳酸盐以菌团或脓块为核心而形成结石。此外,结石的形成与种族(黑人发病少)、遗传(胱氨酸结石有遗传趋势)、性别、年龄、地理环境、饮食习惯、营养状况及尿路本身疾病(如尿路狭窄、前列腺增生等)均有关系。

结石的成分主要有 6 种,按所占比例高低依次为草酸盐、磷酸盐、尿酸盐、碳酸盐、胱氨酸及黄嘌呤。多数结石混合两种或两种以上成分。因晶体占结石重量常超过 60%,因此临床常以晶体成分命名。

(马　磊)

第三节　尿液的沉渣检验

尿液的沉渣检验是用显微镜对尿沉淀物进行检查,识别尿液中细胞、管型、结晶、细菌、寄生虫等各种病理成分,辅助对泌尿系统疾病做出诊断、定位、鉴别诊断及预后判断的重要试验项目。

一、尿细胞成分检查

(一)红细胞

正常人尿沉渣镜检红细胞为 0～3/HP。若红细胞＞3/HP,尿液外观无血色者,称为镜下血尿,应考虑为异常。

新鲜尿中红细胞形态对鉴别肾小球源性和非肾小球源性血尿有重要价值,因此除注意红细胞数量外还要注意其形态,正常红细胞直径为 7.5 μm。异常红细胞:小红细胞直径＜6 μm;大细胞直径＞9 μm;巨红细胞＞10 μm。用显微镜观察,可将尿中红细胞分成四种。①均一形红细胞:红细胞外形及大小正常,以正常红细胞为主,在少数情况下也可见到丢失血红蛋白的影细胞或外形轻微改变的棘细胞,整个尿沉渣中不存在两种以上的类型。一般通称为O型细胞。②多变形红细胞:红细胞大小不等,外形呈两种以上的多形性变化,常见以下形态:胞质从胞膜向外突出呈相对致密小泡,胞膜破裂,部分胞质丢失;胞质呈颗粒状,沿细胞膜内侧间断沉着;细胞的一侧向外展,类似葫芦状或发芽的酵母状;胞质内有散在的相对致密物,成细颗粒状;胞质向四周集中形似炸面包圈样以及破碎的红细胞等,称为Ⅰ型。③变形红细胞:多为皱缩红细胞,主要为膜皱缩、血红蛋白浓缩,呈高色素性,体积变小,胞膜可见棘状突起,棘突之间看不到膜间隔,有时呈桑葚状、星状、多角形,是在皱缩基础上产生的,称为Ⅱ型。④小形红细胞:直径约在6 μm以下,细胞膜完整,血红蛋白浓缩,呈高色素性。体积变小,细胞大小基本一致称为Ⅲ型。

肾小球源性血尿多为Ⅰ、Ⅱ、Ⅲ型红细胞形态,通过显微镜诊断,与肾活检的诊断符合率可达96.7%。非肾小球疾病血尿,则多为均一性血尿,与肾活检诊断符合率达92.6%。

肾小球性血尿红细胞形态学变化的机制目前认为可能是由于红细胞通过有病理改变的肾小球滤膜时,受到了挤压损伤;以后在通过各段肾小管的过程中又受到不同的pH和不断变化着的渗透压的影响;加上介质的张力,各种代谢产物(脂肪酸、溶血、卵磷脂、胆酸等)的作用,造成红细胞的大小、形态和血红蛋白含量等变化。而非肾小球性血尿主要是肾小球以下部位和泌尿通路上毛细血管破裂的出血,不存在通过肾小球滤膜所造成的挤压损伤,因而红细胞形态正常。来自肾小管的红细胞虽可受pH及渗透压变化的作用,但因时间短暂,变化轻微,多呈均一性血尿。

临床意义:正常人特别是青少年在剧烈运动、急行军、冷水浴、久站或重体力劳动后可出现暂时性镜下血尿,这种一过性血尿属生理性变化范围。女性患者应注意月经污染问题,需通过动态观察加以区别。引起血尿的疾病很多,可归纳为三类原因。

(1)泌尿系统自身疾病:泌尿系统各部位的炎症、肿瘤、结核、结石、创伤、肾移植排异、先天性畸形等均可引起不同程度的血尿,如急、慢性肾小球肾炎、肾盂肾炎、肾结石等都是引起血尿的常见原因。

(2)全身其他系统疾病:主要见于各种原因引起的出血性疾病,如特发性血小板减少性紫癜、血友病、DIC、再生障碍性贫血和白血病合并有血小板减少时,某些免疫性疾病如系统性红斑狼疮等也可发生血尿。

(3)泌尿系统附近器官的疾病:如前列腺炎、精囊炎、盆腔炎等患者尿中也偶尔见到红细胞。

(二)白细胞、脓细胞、闪光细胞

正常人尿沉渣镜检白细胞<5/HP,若白细胞超过5/HP即为增多,称为镜下脓尿。白细胞系指无明显退变的完整细胞,尿中以中性粒细胞较多见,也可见到淋巴细胞及单核细胞。其细胞质清晰整齐,加1%醋酸处理后细胞核可见到。中性粒细胞常分散存在。脓细胞是指在炎症过程中破坏或死亡的中性粒细胞,外形不规则,细胞质内充满颗粒,细胞核不清,易聚集成团,细胞界限不明显,此种细胞称为脓细胞。急性肾小球肾炎时,尿内白细胞可轻度增多。若发现多量白细胞,表示泌尿系统感染如肾盂肾炎、膀胱炎、尿道炎及肾结核等。肾移植手术后1周内尿中可出现较多的中性粒细胞,随后可逐渐减少而恢复正常。成年女性生殖系统有炎症时,常有阴道分泌物混入尿内。除有成团脓细胞外,并伴有多量扁平上皮细胞及一些细长的大肠埃希菌。闪光细胞是一种在炎症感染过程中,发生脂肪变性的多形核白细胞,其胞质中充满了活动的闪光颗粒,这种颗粒用Sternheimer-Malbin法染色时结晶紫不着色而闪闪发光,故称为闪光细胞,有时胞质内可有空泡。

临床意义有以下几点。

(1)泌尿系统有炎症时均可见到尿中白细胞增多,尤其在细菌感染时多见,如急、慢性肾盂肾炎、膀胱炎、尿道炎、前列腺炎、肾结核等。

(2)女性阴道炎或宫颈炎、附件炎时可因分泌物进入尿中,而见白细胞增多,常伴大量扁平上皮细胞。

(3)肾移植后如发生排异反应,尿中可出现大量淋巴及单核细胞。

(4)肾盂肾炎活动期或慢性肾盂肾炎的急性发作期可见闪光细胞,膀胱炎、前列腺炎、阴道炎时也偶尔可见到。

(5)尿液白细胞中单核细胞数增多,可见于药物性急性间质性肾炎及新月形肾小球肾炎,急性肾小管坏死时单核细胞减少或消失。

(6)尿中出现大量嗜酸性粒细胞时称为嗜酸性粒细胞尿,见于某些急性间质性肾炎患者,药物所致变态反应,在尿道炎等泌尿系统其他部位的非特异性炎症时,也可出现嗜酸性粒细胞。

(三)混合细胞群

混合细胞群是一种泌尿系统上尿路感染后多种细胞黏附聚集成团的细胞群体,在上尿路感染过程中特殊条件下多种细胞的组合,多为淋巴细胞、浆细胞、移行上皮细胞及单核细胞紧密黏附聚集在一起,经姬瑞染色各类细胞形态完整。荧光染色各类细胞出现较强的橘黄色荧光,机械振荡不易解离,命名为混合细胞群(MCG)。这种混合细胞群多出现在上尿路感染的尿液中,尤其在慢性肾盂肾炎患者的尿中,阳性检出率达 99.8%。

(四)巨噬细胞

巨噬细胞比白细胞大,卵圆形、圆形或不规则形,有一个较大不明显的核,核常为卵圆形偏于一侧,胞质内有较多的颗粒和吞噬物,常有空泡。在泌尿道急性炎症时出现,如急性肾盂肾炎、膀胱炎、尿道炎等,并伴有脓细胞,其出现的多少,决定于炎症的程度。

(五)上皮细胞

由于新陈代谢或炎症等原因,泌尿生殖道的上皮细胞脱落后可混入尿中排出,从组织学上讲有来自肾小管的立方上皮,有来自肾、肾盂、输尿管、膀胱和部分尿道的移行上皮,也有来自尿道中段的假复层柱状上皮以及尿道口和阴道的复层鳞状上皮,其形态特点及组织来源如下。

1.小圆上皮细胞

来自肾小管立方上皮或移行上皮深层,在正常尿液中不出现,此类细胞形态特点:较白细胞略大,呈圆形或多边形,内含一个大而明显的核,核膜清楚,胞质中可见脂肪滴及小空泡。因来自肾小管,故亦称肾小管上皮细胞或肾细胞。肾小管上皮细胞,分曲管上皮与集合管上皮,二者在形态上有不同,曲管上皮为肾单位中代谢旺盛的细胞,肾小管损伤时,最早出现于尿液中,其特征为曲管上皮胞体(20～60 μm),含大量线粒体,呈现多数粗颗粒,结构疏松如网状,核偏心易识别。集合管上皮胞体小,8～12 μm,核致密呈团块,着色深,单个居中央,界膜清楚。浆内有细颗粒。这种细胞在尿液中出现,常表示肾小管有病变,急性肾小球肾炎时最多见。成堆出现,表示肾小管有坏死性病变。细胞内有时充满脂肪颗粒,此时称为脂肪颗粒细胞或称复粒细胞。当肾脏慢性充血、梗死或血红蛋白沉着时,肾小管细胞内含有棕色颗粒,亦即含铁血黄素颗粒也可称为复粒细胞,此种颗粒呈普鲁士蓝反应阳性。肾移植后 1 周内,尿中可发现较多的肾小管上皮细胞,随后可逐渐减少而恢复正常。当发生排异反应时,尿液中可再度出现成片的肾上皮细胞,并可见到上皮细胞管型。

2.变性肾上皮细胞

这类细胞常见在肾上皮细胞内充满粗颗粒或脂肪滴的圆形细胞，胞体较大，核清楚称脂肪颗粒变性细胞。苏丹Ⅲ染色后胞质中充满橙红色脂肪晶体和脂肪滴，姬瑞染色后胞质中充满不着色似空泡样脂肪滴。这种细胞多出现于肾病综合征、肾炎型肾病综合征及某些慢性肾脏疾病。

3.尿液肾小管上皮细胞计数

参考值：正常人尿液<0。肾小管轻度损伤曲管上皮细胞>10 个/10HP；肾小管中度损伤曲管上皮细胞>50 个/10HP；肾小管严重损伤曲管上皮细胞>100 个/10HP；肾小管急性坏死曲管上皮细胞>200 个/10HP。

临床意义：正常人尿液一般见不到肾上皮，肾小管上皮的脱落，其数量与肾小管的损伤程度有关。在感染、炎症、肿瘤、肾移植或药物中毒累及肾实质时，都会导致肾小管上皮细胞的脱落。

4.移行上皮细胞

正常时少见，来自肾盂、输尿管、近膀胱段及尿道等处的移行上皮组织脱落而来。此类细胞由于部位的不同和脱落时器官的缩张状态的差异，其大小和形态有很大的差别。

(1)表层移行上皮细胞：在器官充盈时脱落，胞体大，为正常白细胞 4～5 倍，多呈不规则的圆形，核较小常居中央，有人称此为大圆形上皮细胞。如在器官收缩时脱落，形成细胞体积较小，为正常白细胞的2～3 倍，多呈圆形，自膀胱上皮表层及阴道上皮外底层皆为此类形态的细胞。这类细胞可偶见于正常尿液中，膀胱炎时可成片脱落。

(2)中层移行上皮细胞：体积大小不一，呈梨形、纺锤形，又称尾形上皮细胞，核稍大，呈圆形或椭圆形。多来自肾盂，也称肾盂上皮细胞，有时也可来自输尿管及膀胱颈部，此类细胞在正常尿液中不易见到，在肾盂、输尿管及膀胱颈部炎症时，可成片地脱落。

(3)底层移行上皮细胞：体积较小，反光性强，因与肾小管上皮细胞相似，有人称此细胞也为小圆上皮细胞，为输尿管、膀胱、尿道上皮深层的细胞。此细胞核较小，但整个胞体又较肾上皮细胞为大，以此加以区别。

5.复层鳞状上皮

复层鳞状上皮又称扁平上皮细胞，来自尿道口和阴道上皮表层，细胞扁平而大，似鱼鳞样，不规则，细胞核较小呈圆形或卵圆形。成年女性尿液中易见，少量出现无临床意义，尿道炎时可大量出现，常见片状脱落且伴有较多的白细胞。

6.多核巨细胞及人巨细胞病毒包涵体

20～25 μm，呈多角形、椭圆形，有数个椭圆形的核，可见嗜酸性包涵体。一般认为是由尿道而来的移形上皮细胞。多见于麻疹、水痘、腮腺炎、流行性出血热等病毒性感染者的尿中。巨细胞病毒是一种疱疹病毒，含双股 DNA，可通过输血、器官移植等造成感染，婴儿可经胎盘、乳汁等感染，尿中可见含此病毒包涵体的上皮细胞。

二、尿管型检查

管型是蛋白质在肾小管、集合管中凝固而成的圆柱形蛋白聚体。原尿中少量的清蛋白和由肾小管分泌的 Tamm-Horsfall 黏蛋白(TH 黏蛋白)是构成管型的基质。1962 年 Mcqueen 用免疫方法证实透明管型是由 TH 黏蛋白和少量清蛋白为主的血浆蛋白沉淀而构成管型的基质。TH 黏蛋白是在肾单位髓袢的上行支及远端的肾小管所分泌，仅见于尿中。正常人分泌很少(每

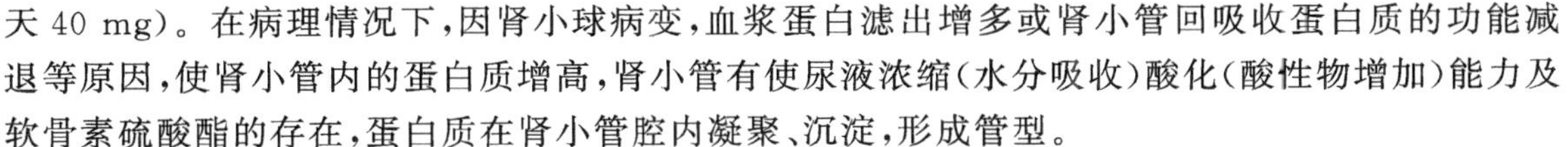

天 40 mg)。在病理情况下,因肾小球病变,血浆蛋白滤出增多或肾小管回吸收蛋白质的功能减退等原因,使肾小管内的蛋白质增高,肾小管有使尿液浓缩(水分吸收)酸化(酸性物增加)能力及软骨素硫酸酯的存在,蛋白质在肾小管腔内凝聚、沉淀,形成管型。

(一)透明管型

透明管型主要由 TH 蛋白构成,也有清蛋白及氯化钠参与。健康人参考值为 0～1/HP。为半透明、圆柱形、大小、长短很不一致,通常两端平行、钝圆、平直或略弯曲,甚至扭曲。在弱光下易见。正常人在剧烈运动后或老年人的尿液中可少量出现。发热、麻醉、心功能不全、肾受到刺激后尿中也可出现。一般无临床意义,如持续多量出现于尿液中,同时可见异常粗大的透明管型和红细胞及肾小管上皮细胞有剥落现象,说明肾有严重损害。见于急、慢性肾小球肾炎、肾病、肾盂肾炎、肾瘀血、恶性高血压、肾动脉硬化等。此管型在碱性尿液中或稀释时,可溶解消失。

近年来有人将透明管型分单纯性和复合性两种,前者不含颗粒和细胞,后者可含少量颗粒和细胞(如红细胞、白细胞和肾上皮细胞)及脂肪体等,但其量应低于管型总体的一半。复合性透明管型的临床意义较单纯性透明管型为大。透明红细胞管型是肾出血的主要标志,透明白细胞管型是肾炎症的重要标志,透明脂肪管型是肾病综合征的特有标志。

(二)颗粒管型

管型基质内含有颗粒,其量超过 1/3 面积时称为颗粒管型,是因肾实质性病变的变性细胞的分解产物或由血浆蛋白及其他物质直接聚集于 TH 蛋白管型基质中形成的。可分为粗颗粒管型和细颗粒管型两种。开始是多数颗粒大而粗,由于在肾停留时间较长,粗颗粒碎化为细颗粒。

1.粗颗粒管型

在管型基质中含有多数粗大而浓密的颗粒,外形较宽、易吸收色素呈淡黄褐色。近来也有人认为粗颗粒管型是由白细胞变性而成,因粗颗粒过氧化物酶染色一般为阳性;而细颗粒管型是由上皮细胞衍化而成,因粒细胞脂酶染色阳性而过氧化物酶染色一般为阴性。多见于慢性肾小球肾炎、肾病综合征、肾动脉硬化、药物中毒损伤肾小管及肾移植术发生急性排异反应时。

2.细颗粒管型

在管型基质内含有较多细小而稀疏的颗粒,多见于慢性肾小球肾炎、急性肾小球肾炎后期,偶尔也出现于剧烈运动后,发热及脱水正常人尿液中。如数量增多,提示肾实质损伤及肾单位内淤滞的可能。

(三)细胞管型

管型基质内含有多量细胞,其数量超过管型体积的 1/3 时,称细胞管型。这类管型的出现,常表示肾病变在急性期。

1.红细胞管型

管型基质内含有较多的红细胞,通常细胞多已残损,此种管型是由于肾小球或肾小管出血,或血液流入肾小管所致。常见于急性肾小球肾炎、慢性肾小球肾炎急性发作期、急性肾小管坏死、肾出血、肾移植后急性排异反应、肾梗死、肾静脉血栓形成等。

2.白细胞管型

管型基质内充满白细胞,由退化变性坏死的白细胞聚集而成,过氧化物酶染色呈阳性,此种管型表示肾中有中性粒细胞的渗出和间质性炎症。常见于急性肾盂肾炎、间质性肾炎、多发性动脉炎、红斑狼疮肾炎、急性肾小球肾炎、肾病综合征等。

3.肾上皮细胞管型

管型基质内含有多数肾小管上皮细胞。此细胞大小不一，并呈瓦片状排列。此种管型出现，多为肾小管病变，表示肾小管上皮细胞有脱落性病变。脂酶染色呈阳性，过氧化物酶染色呈阴性。常见于急性肾小管坏死、急性肾小球肾炎、间质性肾炎、肾病综合征、子痫、重金属、化学物质、药物中毒、肾移植后排异反应及肾淀粉样变性等。

4.混合细胞管型

管型基质内含有白细胞、红细胞、肾上皮细胞和颗粒等，称为混合型管型。此管型出现表示肾小球肾炎反复发作，出血和缺血性肾坏死，常见于肾小球肾炎、肾病综合征进行期、结节性动脉周围炎、狼疮性肾炎及恶性高血压，在肾移植后急性排异反应时，可见到肾小管上皮细胞与淋巴细胞的混合管型。

5.血小板管型

管型基质内含有血小板，称为血小板管型。由于在高倍镜下难以鉴别，需用4.4%清蛋白液洗渣，以4.0%甲醛液固定涂片后瑞-吉姆萨染色液染色。此管型是当弥散性血管内凝血(DIC)发生时，大量血小板在促使管型形成的因素下，组成血小板管型，随尿液排出。对确诊 DIC 有重要临床意义，尤其在早期更有价值。

(四)变形管型

包括脂肪管型、蜡样管型及血红蛋白管型。

1.脂肪管型

管型基质内含有多量脂肪滴称脂肪管型。脂肪滴大小不等，圆形、折光性强，可用脂肪染色鉴别。此脂肪滴为肾上皮细胞脂肪变性的产物。见于类脂性肾病、肾病综合征、慢性肾炎急性发作型、中毒性肾病等。常为病情严重的指征。

2.蜡样管型

蜡样管型常呈浅灰色或淡黄色，折光性强、质地厚、外形宽大，易断裂，边缘常有缺口，有时呈扭曲状。常与肾小管炎症有关，其形成与肾单位慢性损害、阻塞、长期少尿、无尿，透明管型、颗粒管型或细胞管型长期滞留于肾小管中演变而来，是细胞崩解的最后产物；也可由发生淀粉样变性的上皮细胞溶解后形成，见于慢性肾小球肾炎晚期、肾功能不全及肾淀粉样变性时；亦可在肾小管炎症和变性、肾移植慢性排异反应时见到。

3.血红蛋白管型

管型基质中含有破裂的红细胞及血红蛋白，多为褐色呈不整形，常见于急性出血性肾炎、血红蛋白尿、骨折及溶血反应引起的肝胆系统疾病等患者的尿液中，肾出血、肾移植术后产生排异反应时，罕见于血管内溶血患者。

(五)肾功能不全管型

该管型又称宽幅管型或肾衰竭管型。其宽度可为一般管型 2～6 倍，也有较长者，形似蜡样管型但较薄，是由损坏的肾小管上皮细胞碎屑在明显扩大的集合管内凝聚而成，或因尿液长期淤积使肾小管扩张，形成粗大管型，可见于肾功能不全患者尿中。急性肾功能不全者在多尿早期这类管型可大量出现，随着肾功能的改善而逐渐减少消失。在异型输血后由溶血反应导致急性肾衰竭时，尿中可见褐色宽大的血红蛋白管型。挤压伤或大面积烧伤后急性肾功能不全时，尿中可见带色素的肌红蛋白管型。在慢性肾功能不全，此管型出现时，提示预后不良。

(六)微生物管型

常见的包括细菌管型和真菌管型。

1.细菌管型

管型的透明基质中含大量细菌。在普通光镜下呈颗粒管形状,此管型出现提示肾有感染,多见于肾脓毒性疾病。

2.真菌管型

管型的透明基质中含大量真菌孢子及菌丝。需经染色后形态易辨认。此管型可见于累及肾的真菌感染,对早期诊断原发性及播散性真菌感染和抗真菌药物的药效监测有重要意义。

(七)结晶管型

管型透明基质中含尿酸盐或草酸盐等结晶,1930 年 Fuller Albright 首先措述甲状旁腺功能亢进患者的尿中可有结晶管型。常见于代谢性疾病、中毒或药物所致的肾小管内结晶沉淀伴急性肾衰竭,还可见于隐匿性肾小球肾炎、肾病综合征等。

(八)难以分类管型(不规则管型)

外形似长方形透明管型样物体,边缘呈锯齿样凸起,凸起间隔距离规律似木梳,极少数还可见到未衍变完全的细胞及上皮,免疫荧光染色后,形态清晰。多见于尿路感染或肾受到刺激时,有时也可在肾小球肾炎患者的尿液沉渣中发现。

(九)易被认为管型的物质

1.黏液丝

形为长线条状,边缘不清,末端尖细卷曲。正常尿中可见,尤其妇女尿中可多量存在,如大量存在时表示尿道受刺激或有炎症反应。

2.类圆柱体

外形似透明管型,尾端尖细,有一条尖细螺旋状尾巴。可能是肾小管分泌的物体,其凝固性发生改变,而未能形成形态完整的管型。常和透明管型同时存在,多见于肾血液循环障碍或肾受到刺激时,偶见于急性肾炎患者尿中。

3.假管型

黏液状纤维状物黏附于非晶形尿酸盐或磷酸盐圆柱形物体上,形态似颗粒管型,但两端不圆、粗细不均、边缘不整齐,若加温或加酸可立即消失。

三、尿结晶检查

尿中出现结晶称晶体尿。尿液中是否析出结晶,取决于这些物质在尿液中的溶解度、浓度、pH、温度及胶体状况等因素。当种种促进与抑制结晶析出的因子和使尿液过饱和状态维持稳定动态平衡的因素失衡时,则可见结晶析出。尿结晶可分成代谢性的盐类结晶,多来自饮食,一般无临床意义。但要经常出现在尿液中伴有较多的新鲜红细胞,应考虑有结石的可能;另一种为病理性的结晶如亮氨酸、酪氨酸、胱氨酸、胆红素和药物结晶等,具有一定的临床意义。

(一)酸性尿液中结晶

1.尿酸结晶

尿酸为机体核蛋白中嘌呤代谢的终末产物,常以尿酸、尿酸钙、尿酸铵、尿酸钠的盐类形式随尿排出体外。其形态光镜下可见呈黄色或暗棕红色的菱形、三棱形、长方形、斜方形、蔷薇花瓣形的结晶体,可溶于氢氧化钠溶液。正常情况下如多食含高嘌呤的动物内脏可使尿中尿酸增加。

在急性痛风症、小儿急性发热、慢性间质性肾炎、白血病时，因细胞核大量分解，也可排出大量尿酸盐。如伴有红细胞出现时，提示有膀胱或肾结石的可能，或肾小管对尿酸的重吸收发生障碍等。

2.草酸钙结晶

草酸是植物性食物中的有害成分，正常情况下与钙结合，形成草酸钙经尿液排出体外。其形态为哑铃形、无色方形、闪烁发光的八面体，有两条对角线互相交叉等。可溶于盐酸但不溶于乙酸内，属正常代谢成分，如草酸盐排出增多，患者有尿路刺激症状或有肾绞痛合并血尿，应考虑尿路结石症的可能性。

3.硫酸钙结晶

形状为无色针状或晶体状结晶，呈放射状排列，无临床意义。

4.马尿酸结晶

形状为无色针状、斜方柱状或三棱状，在尿沉渣中常有色泽。为人类和草食动物尿液中的正常成分，是由苯甲酸与甘氨酸结合而成，一般无临床意义。

5.亮氨酸和酪氨酸结晶

尿中出现亮氨酸和酪氨酸结晶为蛋白分解产物，亮氨酸结晶为淡黄色小球形油滴状，折光性强，并有辐射及同心纹，溶于乙酸不溶于盐酸。酪氨酸结晶为略带黑色的细针状结晶，常成束成团，可溶于氢氧化铵而不溶于乙酸。正常尿液中很少出现这两种结晶。可见于急性磷、氯仿、四氯化碳中毒、急性重型肝炎、肝硬化、糖尿病性昏迷、白血病或伤寒的尿液中。

6.胱氨酸结晶

形状为无色六角形片状结晶，折光性很强，是蛋白质分解产物。可溶于盐酸不溶于乙酸，迅速溶解于氨水中。正常尿中少见，在先天性氨基酸代谢异常，如胱氨酸病时，可大量出现有形成结石的可能性。

7.胆红素结晶

形状为黄红色成束的小针状或小片状结晶，可溶于氢氧化钠溶液中，遇硝酸可显绿色，见于阻塞性黄疸、急性重型肝炎、肝硬化、肝癌、急性磷中毒等。有时在白细胞及上皮细胞内可见到此种结晶。

8.胆固醇结晶

形状为无色缺角的方形薄片状结晶，大小不一，单个或叠层，浮于尿液表面，可溶于乙醚、氯仿及酒精。见于乳糜尿内、肾淀粉样变、肾盂肾炎、膀胱炎、脓尿等。

(二)碱性尿液中结晶

1.磷酸盐类结晶

磷酸盐类一部分来自食物一部分来自含磷的有机化合物(磷蛋白类、核蛋白类)，在组织分解时生成，属正常代谢产物。包括无定形磷酸盐、磷酸镁铵、磷酸钙等。其形状为无色透明闪光，呈屋顶形或棱柱形，有时呈羊齿草叶形，可溶于乙酸。如长期在尿液中见到大量磷酸钙结晶，则应与临床资料结合考虑甲状旁腺功能亢进、肾小管性酸中毒，或因长期卧床骨质脱钙等。如患者长期出现磷酸盐结晶，应考虑有磷酸盐结石的可能。有些草酸钙与磷酸钙的混合结石，与碱性尿易析出磷酸盐结晶及尿中黏蛋白变化因素有关。感染引起结石，尿中常出现磷酸镁铵结晶。

2.碳酸钙结晶

形状为无色哑铃状或小针状结晶，也可呈无晶形颗粒状沉淀。正常尿内少见，可溶于乙酸并产生气泡，无临床意义。

3.尿酸铵结晶

形状为黄褐色不透明结晶，常呈刺球形或树根形，是尿酸和游离铵结合的产物，又称重尿酸铵结晶。见于腐败分解的尿中，无临床意义。若在新鲜尿液中出现此种结晶，表示膀胱有细菌感染。

4.尿酸钙结晶

形状为球形，周围附有突起或呈菱形。可溶于乙酸及盐酸，多见于新生儿尿液或碱性尿液中，无临床意义。

(三)药物结晶

随着化疗的发展，尿中可见药物结晶日益增多。

1.放射造影剂

使用放射造影剂患者如合并静脉损伤时，可在尿中发现束状、球状、多形性结晶。可溶于氢氧化钠，不溶于乙醚、氯仿。尿的比密可明显升高(＞1.050)。

2.磺胺类药物结晶

磺胺类药物的溶解度小，在体内乙酰化率较高，服用后可在泌尿系统内以结晶形式排出。如在新鲜尿内出现大量结晶体伴有红细胞时，有发生泌尿系统结石和导致尿闭的可能。应即时停药予以积极处理。在出现结晶体的同时除伴有红细胞外可见到管型，表示有肾损害，应立即停药，大量饮水，服用碱性药物使尿液碱化。现仅将几种磺胺药物的结晶形态介绍如下。

(1)磺胺嘧啶(SD)：其结晶形状为棕黄不对称的麦秆束状或球状，内部结构呈紧密的辐射状，可溶于丙酮。

(2)磺胺甲基异噁唑：结晶形状为无色透明、长方形的六面体结晶，似厚玻璃块，边缘有折光阴影，散在或集束成“+”“X”形排列，可溶于丙酮。

(3)磺胺多辛：因在体内乙酰化率较低，不易在酸性尿中析出结晶。

3.解热镇痛药

退热药如阿司匹林、磺基水杨酸也可在尿中出现双折射性斜方形或放射状结晶。由于新药日益增多，也有一些可能在尿中出现结晶如诺氟沙星等，应识别其性质及来源。

四、其他有机沉淀物

(一)寄生虫

尿液检查可发现丝虫微丝蚴、血吸虫卵、刚地弓形虫滋养体、溶组织阿米巴滋养体、并殖吸虫幼虫、蛔虫(成虫、幼虫)、棘颚口线虫幼虫、蛲虫(成虫、幼虫)、肾膨结线虫(卵、成虫)、裂头蚴、棘头蚴、某蝇类幼虫及螨。常在妇女尿中见到阴道毛滴虫，有时男性尿中也可见到。

(二)细菌

在新鲜尿液中发现多量细菌，表示泌尿系统有感染。在陈旧性尿液中出现细菌或真菌时应考虑容器不洁及尿排出时间过久又未加防腐剂，致细菌大量繁殖所致，无临床意义。

(三)脂肪细胞

尿液中混有脂肪小滴时称为脂肪尿，脂肪小滴在显微镜下可见大小不一圆形小油滴，用苏丹Ⅲ染成橙红色者为脂肪细胞。用瑞吉染色脂肪不着色呈空泡样。脂肪细胞出现常见于糖尿病高脂血症、类脂性肾病综合征、脂蛋白肾病、肾盂肾炎、腹内结核、肿瘤、棘球蚴病、疟疾、长骨骨折骨髓脂肪栓塞及先天性淋巴管畸形等。

五、尿液沉渣计数

尿液沉渣计数是尿液中有机有形沉淀物计数，计算在一定时间内尿液各种有机有形成分的数量，借以了解肾损伤情况。正常人尿液也含有少数的透明管型、红细胞及白细胞等有形成分。在肾疾病时，其数量可有不同程度的增加，增加的幅度与肾损伤程度相关，因此，通过定量计数尿中的有机有形成分，为肾疾病的诊断提供依据。

(一)12 小时尿沉渣计数(Addis 计数)

Addis 计数是测定夜间 12 小时浓缩尿液中的红细胞、白细胞及管型的数量。为防止沉淀物的变性需加入一定量防腐剂，患者在晚 8 时，排尿弃去，取以后 12 小时内全部尿液，特别是至次晨8 时，必须将尿液全部排空。

1.参考值

红细胞：<500 000/12 h；白细胞及肾上皮细胞：<1 000 000/12 h；透明管型：<5 000/12 h。

2.临床意义

(1)肾炎患者可轻度增加或显著增加。

(2)肾盂肾炎患者尿液中的白细胞显著增高，尿路感染和前列腺炎等患者的尿中白细胞也明显增高。

(二)1 小时细胞排泄率检查

准确留取 3 小时全部尿液，将沉渣中红细胞、白细胞分别计数，再换算成 1 小时的排泄率。检查时患者可照常生活，不限制饮食，但不给利尿药及过量饮水。

1.参考值

男性：红细胞<30 000/h；白细胞<70 000/h。女性：红细胞<40 000/h；白细胞<140 000/h。

2.临床意义

(1)肾炎患者红细胞排泄率明显增高。

(2)肾盂肾炎患者白细胞排泄率增高，可达 40 万/h。

(马　磊)

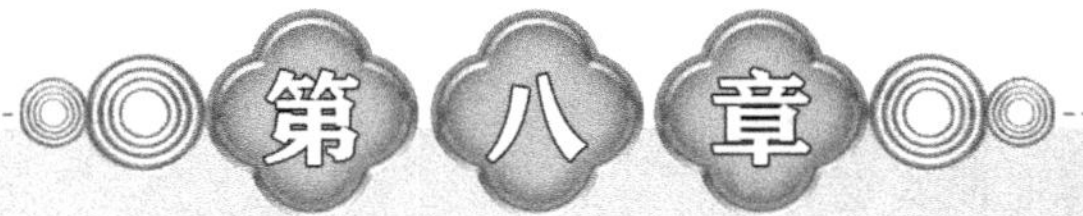

第八章 粪便检验

第一节 粪便的理学检验

一、量

正常成人大多每天排便一次，其量为100～300 g，随食物种类、食量及消化器官的功能状态而异。摄取细粮及肉食为主者，粪便细腻而量少；进食粗粮特别是多量蔬菜后，因纤维素多致粪便量增加。当胃、肠、胰腺有炎症或功能紊乱时，因炎性渗出，肠蠕动亢进，消化吸收不良，可使粪便量增加。

二、外观

粪便的外观包括颜色与性状。正常成人的粪便为黄褐色成形便，质软；婴儿粪便可呈黄色或金黄色糊状。久置后，粪便的胆色素被氧化可致颜色加深。病理情况下可见如下改变。

(一)黏液便

正常粪便中的少量黏液，因与粪便均匀混合不易察觉，若有肉眼可见的黏液，说明其量增多。小肠炎时增多的黏液均匀地混于粪便之中；如为大肠炎，由于粪便已逐渐成形，黏液不易与粪便混合；来自直肠的黏液则附着于粪便的表面。单纯黏液便黏液无透明、稍黏稠，脓性黏液则呈黄白色不透明，见于各类肠炎、细菌性痢疾、阿米巴痢疾、急性血吸虫病。

(二)溏便

便呈粥状且内容粗糙，见于消化不良、慢性胃炎、胃窦潴留。

(三)胨状便

肠易激综合征患者常于腹部绞痛后排出黏胨状、膜状或纽带状物，某些慢性菌痢疾患者也可排出类似的粪便。

(四)脓性及脓血便

说明肠道下段有病变。常见于痢疾、溃疡性结肠炎、局限性肠炎、结肠或直肠癌。脓或血多少取决于炎症的类型及其程度，在阿米巴痢疾以血为主，血中带脓，呈暗红色稀具酱样，此时要注意与食入大量咖啡，巧克力后的酱色粪便相鉴别。细菌性痢疾则以黏液及脓为主，脓中带血。

(五)鲜血便

直肠息肉、结肠癌、肛裂及痔疮等均都可见鲜红色血便。痔疮时常在排便之后有鲜血滴落，而其他疾病多见鲜血附着于粪便的表面。过多地食用西瓜、番茄、红辣椒等红色食品，粪便亦可呈鲜血色，但很易与以上鲜血便鉴别。

(六)柏油样黑便

上消化道出血时，红细胞被胃肠液消化破坏，释放血红蛋白并进一步降解为血红素、卟啉和铁等产物，在肠道细菌的作用下铁与肠内产生的硫化物结合成硫化铁，并刺激小肠分泌过多的黏液。上消化道出血为 50～75 mL 时，可出现柏油样便，粪便呈褐色或黑色，质软，富有光泽，宛如柏油。如见柏油样便，且持续2～3 天，说明出血量至少为 500 mL。当上消化道持续大出血时，排便次数可增多，而且稀薄，因而血量多，血红素不能完全与硫化物结合，加之血液在肠腔内推进快，粪便可由柏油样转为暗红色。服用活性炭、铁剂等之后也可排黑色便。但无光泽且隐血试验阴性。

(七)稀糊状或稀汁样便

常因肠蠕动亢进或分泌物增多所致，见于各种感染或非感染性腹泻，尤其是急性胃肠炎。小儿肠炎时肠蠕动加速，粪便很快通过肠道，以致胆绿素来不及转变为粪便胆素而呈绿色稀糊样便。遇大量黄绿色的稀汁样便并含有膜状物时应考虑到伪膜性肠炎；艾滋病伴发肠道隐孢子虫感染时也可排出大量稀汁样便。副溶血性弧菌食物中毒可排洗肉水样便，出血性小肠炎可见红豆汤样便。

(八)米泔样便

呈淘米水样，内含黏液片块，量大，见于重症霍乱、副霍乱患者。

(九)白陶土样便

由于各种原因引起的胆管梗阻，进入肠内的胆汁减少或缺失，以致无粪便胆素产生，使粪便呈灰白色，主要见于梗阻性黄疸。钡餐造影术后可因排出钡剂使粪便呈黄白色。

(十)干结便

常由于习惯性便秘，粪便在结肠内停留过久，水分过度吸收而排出羊粪便样的硬球或粪便球积成的硬条状粪便。于老年排便无力时多见。

(十一)细条状便

排便形状改变，排出细条或扁片状粪便，说明直肠狭窄，常提示有直肠肿物存在。

(十二)乳凝块

婴儿粪便中见有黄白色乳凝块，亦可能见蛋花样便，提示脂肪或酪蛋白消化不完全，常见于消化不良、婴儿腹泻。

三、气味

正常粪便有臭味，主要因细菌作用的产物如吲哚、粪臭素、硫醇、硫化氢等引起的。

肉食者臭味重，素食者臭味轻，粪便恶臭且呈碱性反应时，乃因未消化的蛋白质发生腐败所致；患者患慢性肠炎、胰腺疾病、消化道大出血，结肠或直肠癌溃烂时，粪便亦有腐败恶臭味。阿米巴性肠炎粪便呈鱼腥臭味，如脂肪及糖类消化或吸收不良时，由于脂肪酸分解及糖的发酵而使粪便呈酸臭味。

四、酸碱反应

正常人的粪便为中性、弱酸性或弱碱性。食肉多者呈碱性，高度腐败时为强碱性，食糖类及脂肪多时呈酸性，异常发酵时为强酸性。细菌性痢疾、血吸虫病粪便常呈碱性；阿米巴痢疾粪便常呈酸性。

五、病毒

目前研究最多的是轮状病毒和甲型肝炎病毒的检验。有研究报告指出轮状病毒是我国婴幼儿秋冬季节流行性腹泻的主要致病病原，由于这种腹泻没有特征性的病变指标，从大便中检出轮状病毒就是重要的诊断依据。而粪便中甲肝病毒的检出则是该患者具有传染性的可靠依据。由于病毒体积微小、生命形式不完善，这使得普通显微镜和无生命培养基在病毒检验中无用武之地。可用的检验方法有：血清学方法、电镜观察与分离培养（用动物接种、组织培养、细胞培养等）等。临床上往往采用免疫学方法进行快速诊断，且准确性和灵敏度都较高。电子显微镜或分离培养的方法比较费时、费事，往往在研究中采用。

六、寄生虫

在目视检查和显微镜检查中，已经有大部分寄生虫感染能被检出。蛔虫、蛲虫、带绦虫等较大虫体或其片段肉眼即可分辨，钩虫虫体须将粪便冲洗过方可看到。但是，由于虫卵和虫体在粪便中的分布高度不均一，使得目视检查和普通的涂片镜检结果重复性很差。在高度怀疑寄生虫感染的病例，应采用集卵法及虫卵孵化实验等以提高检出率和重复性。服驱虫剂后应查找有无虫体，驱绦虫后应仔细寻找其头节。

七、结石

粪便中可见到胆石、胰石、粪石等，最重要且最多见的是胆石。常见于应用排石药物或碎石术之后，较大者肉眼可见到，较小者需用铜筛淘洗粪便后仔细查找才能见到。

（满 慧）

第二节 粪便的化学检验

一、隐血试验

隐血是指消化道出血量很少，肉眼不见血色，而且少量红细胞又被消化分解致显微镜下也无从发现的出血状况而言。隐血试验对胃癌和大肠癌等消化道肿瘤持续的消化道出血可能是其早期出现的唯一特征，且大便隐血检查属无创检查，试验方便、费用低廉，适合进行长期观察，因而大便隐血试验则目前仍旧是消化道疾病早期发现的较好试验。

（一）方法学评价

隐血试验（occult blood test，OBT）目前主要采用化学法。如邻联甲苯胺法、还原酚酞法、联苯胺法、氨基比林法、无色孔雀绿法、愈创木酯法等。其实验设计原理基于血红蛋白中的含铁血红素部分有催化过氧化物分解的作用，能催化试剂中的过氧化氢，分解释放新生态氧，氧化上述色原物质而呈色。呈色的深浅反映了血红蛋白多少，亦即出血量的大小。经上试验方法虽然原理相同，但在实际应用中却由于粪便的成分差别很大，各实验室具体操作细节如粪便取材多少、试剂配方、观察时间等不同，而使结果存在较大差异。多数文献应用稀释度的血红蛋白液对这些方法灵敏度的研究表明，邻联甲苯胺法、还原酚酞法最灵敏，可检测 0.2～1 mg/L 的血红蛋白，只要消化道有 1～5 mL 的出血就可检出。还原酚酞法由于试剂极不稳定，放置可自发氧化变红而被摒弃。高度灵敏的邻联甲苯胺法常容易出现假阳性结果，中度灵敏的试验包括联苯胺法、无色孔雀绿法，可检出 1～5 mg/L 的血红蛋白，消化道有 5～10 mL 出血即为阳性。联苯胺法由于有致癌作用而无色孔雀绿法在未加入异喹啉时灵敏度差，需 20 mg/L 血红蛋白，试剂配制和来源均不如拉米洞方法方便。愈创木酯法灵敏度差，需 6～10 mL/L 血红蛋白才能检出，此时消化道出血可达 20 mL 但假阳性很少，如此法为阳性，基本可确诊消化道出血。目前国内外生产应用四甲基联苯胺和愈创木酯为显色基质的隐血试带，使隐血试验更为方便。

以上各种隐血试验化学法虽简单易行，但均基于血红蛋白中的血红素可促使双氧水分解释放新生态氧，使色原物质氧化这一原理，方法上缺乏特异准确性。此外，化学试剂不稳定，久置后可使反应减弱。外源性动物仪器如含有血红蛋白、肌红蛋白，其血红素的作用均可使试验呈阳性，大量生食蔬菜中含有活性的植物过氧化物酶也可催化双氧水分解，出现假阳性反应，所以除愈创木酯法外均要求素食 3 天，为此有人提出将粪便用水作 1∶3 稀释加热煮沸再加冰乙酸和乙醚提取血红蛋白测定可排除干扰。此法虽然可靠，但不适用于常规工作。另外，血液如在肠道停留过久，血红蛋白被细菌降解，血红素不复存在，则会出现与病情不符的阴性结果，患者服用大量维生素 C 或其他具有还原作用的药物，在实验中可使过氧化物还原，不能再氧化色原物质，亦可使隐血试验呈假阴性。除上述干扰隐血试验外亦可由于检验人员取材部位不同，标本反应时间不同，检验员对显色判断不同，故在不同方法的试验中，还可产生误差等，致使目前国内外尚无统一公认的推荐的方法，更谈不到实验的标准化。

为解决传统隐血试验的特异性问题及鉴别消化道出血部位，人们探索了一些新的隐血试验方法，如同位素铬(^{51}Cr)法等同位素法和各种免疫学方法。

1.同位素方法

(1)铬(^{51}Cr)法测定大便隐血量。①原理：^{51}Cr-红细胞经静脉注射后，正常不进入消化道，消化道出血时则进入并不被吸收，随大便排出；将大便中的放射性与每毫升血液中放射性比较计算可求出胃肠道出血量。②方法：静脉注射^{51}Cr-RBC 7.4 MBq 后，收集 72 小时大便，称重测放射性，并在开始时和收集大便结束时抽静脉血测每毫升放射性计数。按公式计算结果：72 小时出血量(mL)＝大便总放射性/每毫升血放射性。

(2)锝标记红细胞法定位诊断胃肠道出血。①原理：当胃肠道出血时，锝标记红细胞或胶体随血液进入胃肠道；②方法：静脉注射显像剂后以 2～5 分钟一帧的速度连续显像 0.5～1 小时，必要时延迟显像；③临床应用：适应于活动性胃肠道出血的诊断和大致定位。急性活动出血用锝标胶体显像，间歇出血者用锝标 RBC 显像。诊断准确率在 80%左右，能够探测出血率高于每分钟0.1 mL的消化道出血。

尽管同位素方法的灵敏度和特异性无可非议，甚至还可以对出血点进行准确定位，但临床很难接受将一种应用放射性同位素的、操作复杂的、需要特殊仪器的方法普遍用来进行一个没有特异性的指标的检验。

2.免疫学方法

免疫学方法以其特异性和灵敏度而广受临床检验的欢迎，如免疫单扩法、免疫电泳、酶联免疫吸附试验、免疫斑点法、胶乳免疫化学凝聚法，放射免疫扩散法、反向间接血凝法、胶体金标记夹心免疫检验法等。此类试验所用抗体分为两大类，一种为抗人血红蛋白抗体，另一种为抗人红细胞基质抗体。免疫学方法具有很好的灵敏度，一般血红蛋白为0.2 mg/L、0.03 mg/g粪便就可得到阳性结果，且有很高的特异性，各种动物血血红蛋白在500 mg/L辣根过氧化物酶在2 000 mg/L时不会出现干扰，因而不需控制饮食。据赫索格和卡梅隆等研究，正常人24小时胃肠道生理性失血量为0.6 mL，若每天多于2 mL，则属于病理性出血。由于免疫学方法的高度敏感性，又由于有正常的生理性失血，如此高的灵敏度，要在某些正常人特别是服用刺激肠道药物后可造成假阳性。但免疫学法隐血试验主要检测下消化道的优点，目前被认为是对大肠癌普查最适用的试验。免疫学法隐血试验主要检测下消化道出血，有40%～50%的上消化道出血不能检出。原因：①血红蛋白或红细胞经过消化酶降解或消化殆尽已不具有原来免疫原性；②过量大出血而致反应体系中抗原过剩出现前带现象；③患者血红蛋白的抗原与单克隆抗体不配。因此，有时外观为柏油样便而免疫法检查却呈阴性或弱阳性，此需将原已稀释的粪便再稀释50～100倍重做或用化学法复检。近年来某些实验室还采用卟啉荧光法血红蛋白定量试验，用紫草酸试剂使血红素变为卟啉进行荧光检测，这样除可测粪便未降解的血红蛋白外，还可测血红素衍化物卟啉，从而克服了化学法和免疫法受血红蛋白降解影响缺点，可对上、下消化道出血同样敏感，但外源性血红素、卟啉类物质具有干扰性，且方法较复杂，故不易推广使用。此外，免疫学的方法也从检测血红蛋白与人红细胞基质扩展到测定粪便中其他随出血而出现的带有良好的抗原性而又不易迅速降解的蛋白质，如清蛋白、转铁蛋白等，灵敏度达2 mg/L。

为了使免疫学方法在检测粪便潜血时尽可能简便，以适应大规模大肠癌普查的需要和临床快速报告的要求，有的公司已经推出单克隆抗体一步法试验，如美国万华普曼生物工程有限公司。他们所采用的粪便潜血免疫一步法是一种快速简便、无嗅无味的三明治夹心免疫检验法。具有特异性强、高灵敏度(0.03 mgHb/g粪)、检验快速(1～5分钟)、操作简单(一步检验)、试剂易保存(室温)和结果简单易读的优点，在诊断和治疗引起肠胃道出血的疾病有重要意义。特别是消化道癌肿患者87%大便隐血为阳性。

3.其他方法

近年来某些实验室还采用卟啉荧光法血红蛋白定量试验，用紫草酸试剂使血红素变为卟啉进行荧光检测，这样除可测粪便未降解的血红蛋白外，可对上、下消化道出血同样敏感，但外源性血红素、卟啉类物质具有干扰性，且方法较复杂，故不易推广使用。

(二)临床意义

粪便隐血检查对消化道出血的诊断有重要价值。消化性溃疡、药物致胃黏膜损伤(如服用吲哚美辛、糖皮质激素等)、肠结核、克罗恩病、溃疡性结肠炎、结肠息肉、钩虫病及胃癌、结肠癌等消化肿瘤时，粪便隐血试验均常为阳性，故须结合临床其他资料进行鉴别诊断。在消化性溃疡时，阳性率为40%～70%，呈间断性阳性。消化性溃疡治疗后当粪便外观正常时，隐血试验阳性仍可持续5～7天，此后如出血完全停止，隐血试验即可转阴。消化道癌症时，阳性率可达95%，呈持续性阳性，故粪便隐血试验常作为消化道恶性肿瘤诊断的一个筛选指标。尤其对中老年人早期发现消化道恶性肿瘤有重要价值。此外，在流行性出血热患者的粪便中隐血试验也有84%的阳性率,可作为该病的重要佐证。

二、粪胆色素检查

正常粪便中无胆红素而有粪胆原及粪胆素。粪胆色素检查包括胆红素、粪胆原、粪胆素检查。

(一)粪胆红素检查

婴儿因正常肠道菌群尚未建立或成人因腹泻致肠蠕动加速,使胆红素来不及被肠道菌还原时,粪便可呈金黄色或深黄色,胆红素定性试验为阳性,如部分被氧化成胆绿素。为快速检测粪便中的胆红素可用 Harrison 法,如呈绿蓝色为阳性。

(二)粪胆原定性或定量

粪便中的粪胆原在溶血性黄疸时,由于大量胆红素排入肠道被细菌还原而明显增加;梗阻性黄疸时由于排向肠道的胆汁少而粪便胆原明显减少;肝细胞性黄疸时粪胆原则可增加也可减少,视肝内梗阻情况而定。粪便胆原定性或定量对于黄疸类型的鉴别具有一定价值。无论定性或定量均采用 Ehrlich 方法,生成红色化合物,正常人每 100 g 粪便中胆原量为 75～350 mg。低于或高于参考值可助诊为梗阻性或溶血性黄疸。

(三)粪胆素检查

粪便胆素是由粪便胆原在肠道中停留被进一步氧化而成,粪便由于粪胆素的存在而呈棕黄色,当胆管结石、肿瘤而致完全阻塞时,粪便中因无胆色素而呈白陶土色。可用氯化汞试剂联合检测胆红素及粪便胆素,如粪便悬液呈砖红色表示粪胆素阳性,如显绿色则表示有胆红素被氧化为胆绿素,如不变色,表示无胆汁入肠道。

三、消化吸收功能试验

消化吸收功能试验是一组用以检查消化道功能状态的试验。近年来由于采用了各种放射性核素技术而取得了很大进展,这组试验包括脂肪消化吸收试验,蛋白质消化吸收试验和糖类消化吸收试验等,但操作技术复杂,不便常规使用。因此更要强调在粪便一般镜检中观察脂肪小滴,以此作为胰腺功能不全的一种筛选指标。

此外,还可做脂肪定量测定,即在普通膳食情况下,每人每 24 小时粪便中的总脂肪为 2～5 g(以测定的总脂肪酸计量)或为干粪便的 7.3%～27.6%。粪便脂质主要来源是食物,小部分是来源于胃肠道分泌、细胞脱落和细菌的代谢的产物。在疾病情况下,由于脂肪的消化或吸收能力减退,粪便中的总脂量可以大为增加,若 24 小时粪便中总脂量超过 6 g 时,称为脂肪泻。慢性胰腺炎、胰腺癌、胰腺纤维囊性变等胰腺疾病,梗阻性黄疸,胆汁分泌不足的肝胆疾病,小肠病变如肠性脂质营养不良病,蛋白丧失性肠病时均可引起脂肪泻。

脂肪定量可协助诊断以上疾病。常用的方法有称量法和滴定法。称量法是将粪便标本经盐酸处理后,使结合脂肪酸变为游离的脂肪酸,再用乙醚萃取中性脂肪及游离脂肪酸,经蒸发除去乙醚后在分析天平上精确称其重量。滴定法原理是将粪便中脂肪与氢氧化钾溶液一起煮沸皂化,冷却后加入过量的盐酸使脂皂变为脂酸,再以石英钟油醚提取脂酸,取一份提取液蒸干,其残渣以中性乙醇溶解,以氢氧化钠滴定,计算总脂肪酸含量。

利用脂肪定量也可计算脂肪吸收率,以估计消化吸收功能。具体做法是在测定前 2～3 天给予脂肪含量为 100 g 的标准膳食,自测定日起,仍继续给予标准膳食连续 3 天,每天收集 24 小时晨粪便做总脂测定。

脂肪吸收率(%)=(膳食总脂量－粪便总脂量)/膳食总脂量×100%

正常人每天摄入脂肪 100 g,其吸收率在 95%以上,脂肪泻量明显减低。

目前检测有无胰蛋白缺乏的试验有 X 线胶消化法。由于该法准确度和精密性都很差,而很少应用。

(满 慧)

第三节 粪便的显微镜检验

粪便直接涂片显微镜检查是临床常规检验项目。可以从中发现病理成分,如各种细胞、寄生虫卵、真菌、细菌、原虫等,并可通过观察各种食物残渣以了解消化吸收功能。为此,必须熟悉这些成分的形态。

一般采用生理盐水涂片法,以竹签取含黏液脓血的部分,若为成形便则取自粪便表面,混悬于载有一滴生理盐水的载玻片上,涂成薄片,厚度以能透视纸上字迹为度,加盖玻片,先用低倍镜观察全片有无虫卵、原虫疱囊、寄生虫幼虫及血细胞等,再用高倍镜详细检查病理成分的形态及结构。

一、细胞

(一)白细胞

正常粪便中不见或偶见,多在带黏液的标本中见到,主要是中性分叶核粒细胞。肠炎一般少于15/HP,分散存在。具体数量多少与炎症轻重及部位有关。小肠炎症时白细胞数量不多,均匀混于粪便内,且因细胞部分被消化而不易辨认。结肠炎症如细菌性痢疾时,可见大量白细胞或成堆出现的脓细胞,亦可见到吞有异物的吞噬细胞。在肠易激综合征、肠道寄生虫病(尤其是钩虫病及阿米巴痢疾)时,粪便涂片还可见较多的嗜酸性粒细胞,可伴有夏科-莱登结晶。

(二)红细胞

正常粪便中无红细胞。肠道下段炎症或出血量可出现,如果痢疾、溃疡性结肠炎、结肠癌、直肠息肉、急性吸虫病等。粪便中新鲜红细胞为草黄色、稍有折光性的圆盘状。细菌性痢疾红细胞少于白细胞,多分散存在且形态正常;阿米巴痢疾者红细胞多于白细胞,多成堆存在并有残碎现象。

(三)巨噬细胞(大吞噬细胞)

巨噬细胞为一种吞噬较大异物的单核细胞,在细菌性痢疾和直肠炎症时均可见到。其胞体较中性粒细胞为大,或为其 3 倍或更大,呈圆形、卵圆形或不规则形,胞核为 1～2 个,大小不等,常偏于一侧。无伪足伸出者,内外质界限不清。常含有吞噬的颗粒及细胞碎屑,有时可见含有红细胞、白细胞、细菌等,此类细胞多有不同程度的退化变性现象。若其胞质有缓慢伸缩时,应特别注意与溶组织内阿米巴滋养体区别。

(四)肠黏膜上皮细胞

整个小肠、大肠黏膜的上皮细胞均为柱状上皮,只有直肠齿状线处由复层立方上皮未角化的复层鳞状上皮所被覆。生理情况下，少量脱落的柱状上皮多已被破坏，故正常粪便中见不到。结肠炎症时上皮细胞增多，呈卵圆形或短柱形状，两端钝圆，细胞较厚，结构模糊，夹杂于白细胞之间，伪膜性肠炎的肠黏膜小块中可见到成片存在的上皮细胞，其黏液胨状分泌物中亦可大量存在。

（五）肿瘤细胞

取乙状结肠癌、直肠癌患者的血性粪便及时涂片染色，可能见到成堆的具异形性的癌细胞。

在进行细胞镜检时，至少要观察10个高倍镜视野，然后就所见对各类细胞的多少给予描述，报告方式见表8-1。

表8-1　粪便涂片镜检时细胞成分的报告方式

10个高倍视野(HP)中某种细胞所见情况	报告方式(某种细胞数/HP)
10个高倍视野中只看到1个	偶见
10个高倍视野中有时不见，最多在一个视野见到2～3个	0～3
10个高倍视野中每视野最少见5个，多则10个	5～10
10个高倍视野中每视野都在10个以上	多数
10个高倍视野中细胞均匀分布满视野，难以计数	满视野

二、食物残渣

正常粪便中的食物残渣均系已充分消化后的无定形细小颗粒，可偶见淀粉颗粒和脂肪小滴等未经充分消化的食物残渣，常见有以下几种。

（一）淀粉颗粒

一般为具有同心性纹或不规则放射线纹的大小不等的圆形、椭圆形或棱角状颗粒，无色，具有一定折光性。滴加碘液后呈黑蓝色，若部分水解为糊精者则呈棕红色，腹泻者的粪便中常易见到，在慢性胰腺炎、胰腺功能不全、碳水化合物消化不良时可在粪便中大量出现，并常伴有较多的脂肪小滴和肌肉纤维。

（二）脂肪

粪便中的脂肪有中性脂肪、游离脂肪酸和结合脂肪酸三种形式，中性脂肪亦即脂肪小滴，呈大小不一、圆形折光强的小球状。用苏丹Ⅲ染色后呈朱红色或橘色。大量存在时，提示胰腺功能不全，因缺乏脂肪酶而使脂肪水解不全所致见于急、慢性胰腺炎，胰头癌，吸收不良综合征，小儿腹泻等。游离脂肪酸为片状、针束状结晶，加热溶化，片状者苏丹Ⅲ染为橘黄色，而针状者染色，其增多表示脂肪吸收障碍，可见于阻塞性黄疸，肠道中缺乏胆汁时，结合脂肪酸是脂肪酸与钙、镁等结合形成不溶性物质，呈黄色不规则块状或片状，加热不溶解，不被苏丹Ⅲ染色。

正常人食物中的脂肪经胰脂肪酶消化分解后大多被吸收，粪便中很少见到。如镜检脂肪小滴＞6个/高倍视野，视为脂肪排泄增多，如大量出现称为脂肪泻，常见于腹泻患者。此外，食物中脂肪过多，胆汁分泌失调，胰腺功能障碍也可见到，尤其在慢性胰腺炎患者排出有特征性的粪便：量多，呈泡沫状，灰白色有恶臭，镜检有较多的脂肪小滴。

（三）肌纤维

日常食用的肉类主要是动物的横纹肌，经蛋白酶消化分解后多消失。大量肉食后可见到少量肌纤维，但在一张盖片范围内(18 mm×18 mm)不应超过10个，为淡黄色条状、片状、带纤维

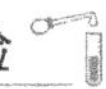

的横纹，如加入伊红可染红色。在肠蠕动亢进、腹泻或蛋白质消化不良时可增多，当胰腺外分泌功能减退时，不但肌肉纤维增多，且其纵横纹均易见，甚至可见到细胞核，这是胰腺功能严重不全的佐证。

（四）胶原纤维和弹性纤维

胶原纤维和弹性纤维为无色或微黄色束状边缘不清晰的线条状物，正常粪便中很少见到。有胃部疾病而缺乏胃蛋白酶时可较多出现。加入30%醋酸后，胶原纤维膨胀呈胶状而弹性纤维的丝状形态更为清晰。

（五）植物细胞及植物纤维

正常粪便中仅可见少量的形态多样化。植物细胞可呈圆形、长圆形、多角形、花边形等，无色或淡黄色、双层细胞壁，细胞内有多数叶绿体，须注意与虫卵鉴别。植物纤维为螺旋形或网格状结构。植物毛为细长、有强折光、一端呈尖形的管状物，中心有贯通两端的管腔。肠蠕动亢进、腹泻时此类成分增多，严重者肉眼即可观察到粪便中的若干植物纤维成分。

三、结晶

在正常粪便中，可见到少量磷酸盐、牙齿酸钙、碳酸钙结晶，均无病理意义。夏科-莱登结晶为无色透明的菱形结晶。两端尖长，大小不等，折光性强，常在阿米巴痢疾、钩虫病及过敏性肠炎粪便中出现，同时可见到嗜酸性粒细胞。血晶为棕黄色斜方形结晶，见于胃肠道出血后的粪便内。不溶于氢氧化钾溶液，遇硝酸呈蓝色。

四、细菌

（一）正常菌群与菌群失调

正常菌群与菌群失调粪便中细菌极多，占干重1/3，多属正常菌群。在健康婴儿粪便中主要有双歧杆菌、拟杆菌、肠杆菌、肠球菌、少量芽孢菌（如梭状菌属）、葡萄球菌等。成人粪便中以大肠埃希菌、厌氧菌和肠球菌为主要菌群，约占80%；产气杆菌、变形杆菌、铜绿假单胞菌等多为过路菌，不超过10%。此外，尚可有少量芽孢菌和酵母菌。正常人粪便中菌量和菌谱处于相对稳定状态，保持着细菌与宿主间的生态平衡。若正常菌群突然消化或比例失调，临庆上称为肠道菌群失调症。其确证方法需通过培养及有关细菌学鉴定。但亦可做粪便涂片，行革兰氏染色后油浸镜观察以初步判断。正常粪便中球菌和杆菌的比例大致为1∶10。长期使用广谱抗生素、免疫抑制剂及慢性消耗性疾病患者，粪便中球/杆菌比值变大，若比值显著增大，革兰氏阴性杆菌严重减少，甚至消失，而葡萄球菌或真菌等明显增多，常提示有肠道菌群紊乱或发生二重感染，此种类型菌群失调症称伪膜性肠炎，此时粪便多呈稀汁样，量很大，涂片革兰氏染色常见培养证明为金黄色溶血性葡萄球菌，其次为假丝酵母菌。由厌氧性难辨梭状芽孢杆菌引起的伪膜性肠炎近年来日渐增多，应予以重视。

（二）霍乱弧菌初筛

霍乱在我国《急性传染病管理条例》中列为“甲类”，其发病急，病程进展快，因此要求快速、准确报告。霍乱弧菌肠毒素具有极强的致病力，作用于小肠黏膜引起的肠液大量分泌，导致严重水、电解质平衡紊乱而死亡。用粪便悬滴检查和涂片染色有助于初筛此菌。取米泔样粪便生理盐水悬滴检查可见呈鱼群穿梭样运动活泼的弧菌，改用霍乱弧菌抗血清悬滴检查，即做制动试验时呈阳性反应弧菌不再运动。粪便黏液部分涂片革兰氏染色及稀释苯酚品红染色后，油浸镜观察若见到革兰氏阴性红色鱼群样排列，呈现逗点状或香蕉样形态的弧菌，则需及时报告和进行培养与鉴定。

（三）其他致病菌分离培养

目前已认识到的能从粪便中发现的病原微生物达数十种之多，如沙门氏菌属、志贺氏菌属、酵母菌及致病性大肠埃希菌和铜绿假单胞菌等。要从大便标本的大量菌群中分离这几十种致病菌，检验科一般采用选择性培养基如 SS 琼脂、GN 增菌液、麦康凯琼脂等。但是目前没有一种能用于所有致病菌的选择培养基（事实上很难或不可能做到），因此临床上往往采用多种选择性培养基联用以提高检出率。

五、肠道真菌

（一）普通酵母菌

普通酵母菌是一种环境中常见的真菌，可随环境污染而进入肠道，也可见于服用酵母片后。胞体小，常呈椭圆形，两端略尖，微有折光性，不见其核，如繁殖可见侧芽，常见于夏季已发酵的粪便中。其形态有时与微小阿米巴包囊或红细胞相混合但加入稀醋酸后不消失，而红细胞则被溶解。在菌群失调症患者，尚需与白色假丝酵母菌相区别，后者须见到假菌丝与厚膜孢子方可诊断，否则只能报告酵母菌。

（二）人体酵母菌

人体酵母菌为一种寄生于人体中的真菌，亦称人体酵母菌。呈圆形或卵圆形，直径 5～15 μm，大小不一。内含一个大而透明的圆形体，称为液泡。此菌幼稚期液泡很小，分散于胞质之中，成熟时液泡聚合成一个大球体，占细胞的大部分。在液泡周围的狭小的胞质带，内有数颗反光性强的小点。此菌有时易与原虫包囊，特别有人芽囊原虫和白细胞相混淆，可用蒸馏水代替生理盐水进行涂片，此时人体酵母菌迅速破坏消失而原虫包囊及白细胞则不被破坏。水代替生理盐水进行涂片，此时人体酵母菌迅速破坏消失而原虫包囊及白细胞则不被破坏。亦可用碘染色，液泡部分不着色，胞质内可见 1～2 核，此菌一般无临床意义。大量出现时可致轻微腹泻。

（三）假丝酵母菌

假丝酵母菌过去也译作念珠菌。正常粪便中极少见，如见到首先应排除由容器污染或粪便在室温放置过久引起的污染，病理粪便中出现的假丝酵母菌以白色假丝酵母菌最为多见，常见于长期使用广谱抗生素、激素、免疫抑制剂和放、化疗之后。粪便中可见卵圆形、薄壁、折光性强、可生芽的酵母样菌，革兰氏染色阳性，可见分支状假菌丝和厚壁孢子。

六、寄生虫卵

从粪便中检查寄生虫卵，是诊断肠道寄生虫感染的最常用的化验指标。粪便中常见的寄生虫的卵有蛔虫卵、钩虫卵、鞭虫卵、蛲虫卵、华支睾吸虫卵、血吸虫卵、姜片虫卵、带绦虫卵等。寄生虫卵的检验一般用生理盐水涂片法，除华支睾吸虫需用高倍镜辨认外，其他均可经低倍镜检出。在识别寄生虫卵时应注意虫卵大小、色泽、形态，卵壳的厚薄、内部结构特点，认真观察予以鉴别，观察 10 个低倍视野，以低倍镜所见虫卵的最低数和最高数报告。为了提高寄生虫卵的检出阳性率，还可采用离心沉淀法，静置沉淀集卵法，通过去除粪渣，洗涤沉淀后涂片镜检，此种集卵法适用于检出各种虫卵，也可采用饱和盐水浮聚法，此法适用于检查钩虫卵、蛔虫卵及鞭虫卵。

七、肠寄生原虫

肠寄生原虫包括阿米巴原虫、隐孢子虫、鞭毛虫、纤毛虫和人芽囊原虫。

(一)肠道阿米巴

肠道阿米巴包括溶组织内阿米巴、脆弱双核阿米巴和结肠内阿米巴等。检查阿米巴时可直接用生理盐水涂片查滋养体,用碘染色法查包囊。溶组织内阿性痢疾患者粪便中可见大滋养体;带虫者和慢性间歇型阿米巴痢疾粪便中常见小滋养体、包囊前期及包囊,应注意与结肠内阿米巴鉴别。脆弱双核阿米巴通常寄生在人体结肠黏膜腺窝里,只有滋养体,尚未发现包囊,具有一定的致病力,可引起腹泻,易与白细胞混淆,应注意鉴别。结肠内阿米巴寄生在大肠腔,为无致病性共生阿米巴,对人感染较溶组织阿米巴普遍,无论滋养或包囊均需与后者区分。

(二)隐孢子虫

隐孢子虫属肠道完全寄生性原虫。主要寄生于小肠上皮细胞的微绒毛中。目前至少存在着大型种和小型种两种不同形态的种别,在人体和多种动物体内寄生的均属小型种,即微小隐孢子虫。自 1982 年为获得性免疫缺陷综合征的重要病原。已列为艾滋病重要检测项目之一。人体感染隐孢子虫其临床表现因机体免疫状况而异,在免疫功能健全的人主要为胃肠炎症状,呕吐、腹痛、腹泻,病程1～2 周可自愈;在免疫功能缺陷或 AIDS 患者则有发热、嗳气、呕吐,持续性腹泻,排稀汁样大便,每天多达 70 多次,排水量每天达12～17 L,导致严重脱水、电解质紊乱和营养不良而死亡。隐孢子虫病的诊断主要靠从粪便中查该虫卵囊。由于卵囊直径仅为 4.5～5.5 μm,且透明反光,不易识别,需用比密 1.20 蔗糖水浓集法于 600 倍放大条件下始可看到,换用 1 000～1 500 倍放大,易于看到内部结构(有 4 个弯曲密迭的子孢子及一个圆形的球状残体)。吉姆萨染色卵囊呈淡蓝色,伴有红色颗粒状内含物。用相差显微镜观察时效果更佳。

(三)鞭毛虫和纤毛虫

人体常见的鞭毛虫及纤毛虫有蓝氏贾第鞭毛虫、迈氏唇鞭毛虫、人肠毛滴虫、肠内滴虫、中华内滴虫和结肠小袋纤毛虫等。蓝氏贾第鞭毛虫寄生在小肠内(主要在十二指肠),可引起慢性腹泻;如寄生在胆囊,可致胆囊炎。结肠小袋纤毛虫寄生于结肠内,多呈无症状带虫状态。当滋养体浸入肠壁可引起阿米巴样痢疾。人肠毛滴虫一般认为列致病性,迈氏唇鞭毛虫及中华肠内滴虫较少见,一般不致病,除人肠毛滴虫仅见到滋养体外,其他鞭毛虫、纤毛虫都可见到滋养体与包囊。在粪便直接涂片观察时要注意它们的活动情况,并以鞭毛、波动膜、口隙、细胞核等作为鉴别的依据,必要时可在涂片尚未完全干燥时用瑞特染色或碘液、铁苏木精染色进行形态学鉴别。

(四)人芽囊帮原虫

人芽囊帮原虫于 1912 年由 Brumpt 首先命名,其后分类位置一直很乱。1967 年以前曾被误认为酵母菌、鞭毛虫的包囊等。目前认为人芽囊原虫是寄生在高等灵长类动物和人体消化道内的原虫。可引起腹泻。其形态多样,有空泡型、颗粒型、阿米巴型和复分裂型虫体,只有阿米巴型为致病性虫体。

(满　慧)

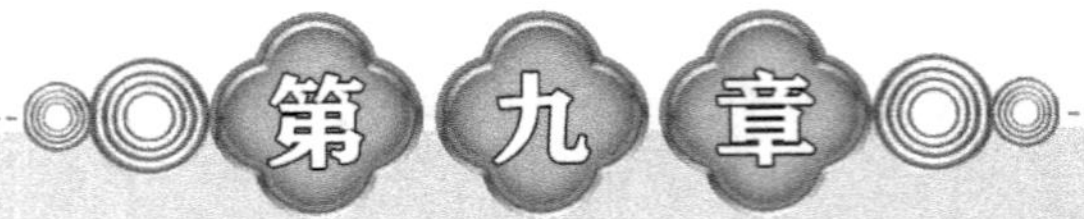

体液及分泌物检验

第一节　脑脊液检验

一、颜色检查

(一)适应证

用于中枢神经系统疾病的辅助诊断、鉴别诊断和监测。

(二)参考区间

无色、透明的液体。

(三)临床意义

病理状态下脑脊液颜色可能发生变化，不同颜色常反映一定的疾病。但是脑脊液颜色正常不能排除神经系统疾病。脑脊液可有如下颜色改变。

1.红色

因出血引起，主要见于穿刺损伤、蛛网膜下腔或脑室出血。前者在留取 3 管标本时，第 1 管为血性，以后 2 管颜色逐渐变浅，离心后红细胞全部沉至管底，上清液则无色透明。如为蛛网膜下腔或脑室出血，3 管均呈血性，离心后上清液为淡红色或黄色。

2.黄色

常因脑脊液中含有变性血红蛋白、胆红素或蛋白量异常增高引起，见于蛛网膜下腔出血，进入脑脊液中的红细胞溶解、血红蛋白破坏，释放氧合血红蛋白而呈现黄变；血清中胆红素超过 256 μmol/L 或脑脊液中胆红素超过 8.6 μmol/L 时，可使脑脊液黄染；椎管阻塞(如髓外肿瘤)、多神经炎和脑膜炎时，由于脑脊液中蛋白质含量升高(>1.5 g/L)而呈黄变症。

3.乳白色

因白细胞增多所致，常见于各种化脓性菌引起的化脓性脑膜炎。

4.微绿色

见于铜绿假单胞菌、肺炎链球菌、甲型链球菌引起的脑膜炎等。

5.褐色或黑色

见于脑膜黑色素瘤等。

二、透明度检查

(一)适应证

用于中枢神经系统疾病的辅助诊断、鉴别诊断和监测。

(二)参考区间

正常脑脊液清晰透明。

(三)临床意义

病毒性脑膜炎、流行性乙型脑膜炎、中枢神经系统梅毒等由于脑脊液中细胞数仅轻度增加，脑脊液仍清晰透明或微浊；结核性脑膜炎时细胞数中度增加，呈毛玻璃样混浊；化脓性脑膜炎时，脑脊液中细胞数极度增加，呈乳白色混浊。

三、凝块或薄膜检查

(一)适应证

用于中枢神经系统疾病的辅助诊断、鉴别诊断和监测。

(二)参考区间

放置 24 小时后不形成薄膜及凝块。

(三)临床意义

当有炎症渗出时，因纤维蛋白原及细胞数增加，可使脑脊液形成薄膜及凝块。急性化脓性脑膜炎时，脑脊液静置 1～2 小时即可出现凝块或沉淀物；结核性脑膜炎的脑脊液静置 12～24 小时后，可见液面有纤细的薄膜形成，取此膜涂片检查结核分枝杆菌阳性率极高。蛛网膜下腔阻塞时，由于阻塞远端脑脊液蛋白质含量常高达 15 g/L，使脑脊液呈黄色胶冻状。

四、蛋白质测定

(一)适应证

用于中枢神经系统疾病的辅助诊断、鉴别诊断和监测。

(二)参考区间

1.Pandy 试验

阴性或弱阳性。

2.定量测定腰椎穿刺

0.20～0.45 g/L；小脑延髓池穿刺：0.10～0.25 g/L；脑室穿刺：0.05～0.15 g/L。

(三)临床意义

在生理状态下，由于血-脑屏障的作用，脑脊液中蛋白含量甚微，不到血浆蛋白含量的 1%，主要为清蛋白。病理情况下脑脊液中蛋白质含量增加，通过对脑脊液中蛋白质的测定，有助于对神经系统疾病的诊断。

蛋白含量增高：见于脑膜炎（化脓性脑膜炎时显著增加，结核性脑膜炎时中度增加，病毒性脑膜炎时轻度增加）、出血（蛛网膜下腔出血和脑出血等）、内分泌或代谢性疾病（糖尿病性神经病变，甲状腺及甲状旁腺功能减退，尿毒症及脱水等）、药物中毒（乙醇、吩噻嗪、苯妥英中毒等）、脑部肿瘤或椎管内梗阻（脊髓肿瘤、蛛网膜下腔粘连等）、鞘内免疫球蛋白合成增加伴血-脑屏障通透性增加（如吉兰-巴雷综合征、胶原血管疾病、慢性炎症性脱髓鞘性多发性神经根病等）。

五、葡萄糖测定

(一)适应证

用于中枢神经系统疾病的辅助诊断、鉴别诊断和监测。

(二)参考区间

成年人:2.8～4.5 mmol/L;儿童:3.1～4.4 mmol/L;婴儿:3.9～5.0 mmol/L。

(三)临床意义

脑脊液中葡萄糖主要来自血糖,其含量约为血糖的60%,它受血糖浓度、血-脑屏障通透性及脑脊液中糖酵解速度的影响。较理想的脑脊液中糖检测应在禁食4小时后做腰穿检查。

1.降低

见于化脓性脑膜炎、结核性脑膜炎、脑膜的肿瘤(如脑膜白血病)、结节病、梅毒性脑膜炎、风湿性脑膜炎、症状性低血糖等。

2.增高

见于病毒性神经系统感染、脑出血、下丘脑损害、糖尿病等。

六、氯化物测定

(一)适应证

用于中枢神经系统疾病的辅助诊断、鉴别诊断和监测。

(二)参考区间

成人:120～130 mmol/L;儿童:111～123 mmol/L;婴儿:110～122 mmol/L。

(三)临床意义

由于正常脑脊液中的蛋白质含量较少,为了维持脑脊液和血液渗透的平衡,脑脊液中氯化物的含量较血浆高20%左右。病理情况下脑脊液中氯化物含量可发生变化。

1.降低

见于结核性脑膜炎(脑脊液中氯化物明显减少,可降至102 mmol/L以下)、化脓性脑膜炎(减少不如结核性脑膜炎明显,多为102～116 mmol/L)、非中枢系统疾病(如大量呕吐、腹泻、脱水等造成血氯降低时,脑脊液中氯化物亦可减少)。

2.增高

见于慢性肾功能不全、肾炎、尿毒症、呼吸性碱中毒等。

七、蛋白电泳

(一)适应证

用于中枢神经系统疾病的辅助诊断、鉴别诊断和监测。

(二)参考区间

前清蛋白:0.02～0.07(2%～7%);清蛋白:0.56～0.76(56%～76%);α_1-球蛋白:0.02～0.07(2%～7%);α_2-球蛋白:0.04～0.12(4%～12%);β-球蛋白:0.08～0.18(8%～18%);γ-球蛋白:0.03～0.12(3%～12%)。

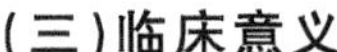

(三)临床意义

1.前清蛋白增加

见于脑积水、脑萎缩及中枢神经系统变性疾病。

2.清蛋白增加

见于脑血管病变、椎管阻塞及脑肿瘤等。

3.α_1-球蛋白和 α_2-球蛋白增加

见于急性化脓性脑膜炎、结核性脑膜炎急性期、脊髓灰质炎等。

4.β-球蛋白增加

见于动脉硬化、脑血栓等脂肪代谢障碍性疾病,若同时伴有 α_1-球蛋白明显减少或消失,多见于中枢神经系统退行性病变,如小脑萎缩或脊髓变性等。

5.γ-球蛋白增加

见于脱髓鞘病,尤其是多发性硬化症。寡克隆蛋白带大多见于多发性硬化症、亚急性硬化性全脑炎、病毒性脑炎等。

八、谷氨酰胺定量测定

(一)适应证

用于中枢神经系统疾病的辅助诊断、鉴别诊断和监测。

(二)参考区间

谷氨酰胺定量测定参考区间为 0.4～0.96 mmol/L。

(三)临床意义

增高见于肝硬化晚期,进入肝昏迷期时可高达 3.4 mmol/L,出血性脑膜炎患者呈轻度增高。

九、乳酸脱氢酶测定

(一)适应证

用于中枢神经系统疾病的辅助诊断、鉴别诊断和监测。

(二)参考区间

成年人乳酸脱氢酶参考区间为 3～40 U/L。

(三)临床意义

LDH 活性增高见于细菌性脑膜炎、脑血管病、脑瘤及脱髓鞘病等有脑组织坏死时。

十、细胞总数检查

(一)适应证

用于中枢神经系统疾病的辅助诊断、鉴别诊断和监测。

(二)参考区间

成年人:(0～8)×10^6/L;儿童:(0～15)×10^6/L;新生儿:(0～30)×10^6/L。

(三)临床意义

正常脑脊液中无红细胞,仅有少量白细胞,当穿刺损伤引起血性脑脊液时,白细胞计数须经校正后才有价值。

1.细胞数明显增高（>200×10^6/L）

见于化脓性脑膜炎、流行性脑脊髓膜炎。

2.中度增高（<200×10^6/L）

见于结核性脑膜炎。

3.正常或轻度增高

见于浆液性脑膜炎、流行性脑炎（病毒性脑炎）、脑水肿等。

十一、白细胞计数

（一）适应证

用于中枢神经系统疾病的辅助诊断、鉴别诊断和监测。

（二）参考区间

成年人：$(0\sim8)\times10^6$/L；儿童：$(0\sim15)\times10^6$/L；新生儿：$(0\sim30)\times10^6$/L。

（三）临床意义

1.各种脑膜炎、脑炎

化脓性脑膜炎细胞数显著增加，白细胞总数常在$(1\ 000\sim20\ 000)\times10^6$/L，以中性粒细胞为主；结核性和真菌性脑膜炎时亦增高，但多不超过500×10^6/L，早期以中性粒细胞为主，后期以淋巴细胞为主；病毒性脑膜炎细胞数仅轻度增加，一般不超过100×10^6/L，以淋巴细胞为主，其中流行性乙型脑炎的早期以中性粒细胞为主。

2.脑出血或蛛网膜下腔出血

亦见白细胞增多，但其来源于血液。对于血性脑脊液，白细胞计数须经校正后才有价值。

3.中枢神经系统肿瘤性疾病

细胞数可正常或稍高，以淋巴细胞为主，脑脊液中找到白血病细胞，可诊断为脑膜白血病。

4.脑寄生虫病或过敏性疾病

脑脊液中细胞数可升高，以嗜酸性粒细胞增高为主。脑脊液离心沉淀镜检可发现血吸虫卵、阿米巴原虫、弓形虫、旋毛虫的幼虫等。

十二、细胞分类计数

（一）适应证

用于中枢神经系统疾病的辅助诊断、鉴别诊断和监测。

（二）参考区间

红细胞：无或少量。淋巴及单核细胞：少量。间皮细胞：偶见。其他细胞：无。

（三）临床意义

1.红细胞增多

见于脑出血、蛛网膜下腔出血、脑血栓、硬膜下血肿等。

2.淋巴细胞增多

见于结核性脑膜炎、真菌性脑膜炎、病毒性脑膜炎、乙型脑炎后期、脊髓灰质炎、脑肿瘤、脑出血、多发性神经炎等。

3.中性粒细胞增多

见于化脓性脑膜炎、流行性脑脊髓膜炎、流行性脑炎、脑出血、脑脓肿、结核性脑膜炎早期。

4.嗜酸性粒细胞增多

见于寄生虫性脑病等。

5.单核细胞增多

见于浆液性脑膜炎。

6.吞噬细胞

见于麻痹性痴呆、脑膜炎。

7.肿瘤细胞

见于脑、脊髓肿瘤。

8.白血病细胞

见于中枢神经系统白血病。

十三、肿瘤细胞检查

(一)适应证

用于中枢神经系统肿瘤性疾病的辅助诊断、鉴别诊断和监测。

(二)参考区间

肿瘤细胞检查参考区间为阴性。

(三)临床意义

脑脊液中发现肿瘤细胞,对诊断中枢神经系统肿瘤或转移性肿瘤有重要临床价值。

十四、细菌及真菌检查

(一)适应证

用于中枢神经系统疾病的辅助诊断、鉴别诊断和监测。

(二)参考区间

细菌及真菌检查参考区间为阴性。

(三)临床意义

脑脊液中有细菌,可引起细菌性脑膜炎。如急性化脓性脑膜炎常由脑膜炎奈瑟菌、肺炎链球菌、溶血性链球菌、葡萄球菌等引起;病程较慢的脑膜炎常由结核分枝杆菌、新型隐球菌等引起。

十五、寄生虫检查

(一)适应证

用于中枢神经系统寄生虫疾病的辅助诊断、鉴别诊断和监测。

(二)参考区间

寄生虫检查参考区间为阴性。

(三)临床意义

脑脊液中若发现血吸虫卵或肺吸虫卵等,可诊断为脑型血吸虫病或脑型肺吸虫病等。

(吕云霞)

第二节 痰液检验

一、量测定

(一)适应证

用于呼吸系统疾病的辅助诊断和监测。

(二)参考区间

无痰或仅有少量泡沫痰。

(三)临床意义

当呼吸道有病变时痰量增多,见于慢性支气管炎、支气管扩张、肺脓肿、肺结核等。在疾病过程中如痰量逐渐减少,表示病情好转;反之,则表示病情有所发展。痰量突然增加并呈脓性,见于肺脓肿或脓胸破入支气管腔。

二、颜色检查

(一)适应证

用于呼吸系统疾病的辅助诊断和监测。

(二)参考区间

无色或灰白色。

(三)临床意义

病理情况下痰色改变如下。

1.红色或棕红色

是因为痰液中含有血液或血红蛋白。血性痰见于肺癌、肺结核、支气管扩张等;粉红色泡沫样痰见于急性肺水肿;铁锈色痰是由于血红蛋白变性所致,见于大叶性肺炎、肺梗死等。

2.黄色或黄绿色

黄痰见于呼吸道化脓性感染,如化脓性支气管炎、金黄色葡萄球菌肺炎、支气管扩张、肺脓肿及肺结核等。黄绿色见于铜绿假单胞菌感染或干酪性肺炎时。

3.棕褐色

见于阿米巴肺脓肿及慢性充血性心力衰竭肺淤血时。

4.灰色、黑色

见于矿工及长期吸烟者。

三、黏稠度检查

(一)适应证

用于呼吸系统疾病的辅助诊断和监测。

(二)参考区间

无色或灰白色黏液痰。

(三)临床意义

1.黏液性痰

黏稠外观呈灰白色,见于支气管炎、支气管哮喘和早期肺炎等。

2.浆液性痰

稀薄而有泡沫,是肺水肿的特征,或因血浆由毛细血管渗入肺泡内致痰液略带淡红色,见于肺淤血。

3.脓性痰

将痰液静置,分为三层,上层为泡沫和黏液,中层为浆液,下层为脓细胞及坏死组织。见于呼吸系统化脓性感染,如支气管扩张、肺脓肿及脓胸向肺组织溃破等。

4.血性痰

痰中混有血丝或血块。如咳出纯粹的血液或血块称为咯血,外观多为鲜红色泡沫状,陈旧性痰呈暗红色凝块。血性痰常提示肺组织有破坏或肺内血管高度充血,见于肺结核、支气管扩张、肺癌、肺吸虫病等。

四、气味检查

(一)适应证

用于呼吸系统疾病的辅助诊断和监测。

(二)参考区间

无特殊气味。

(三)临床意义

血性痰可带有血腥气味,见于各种原因所致的呼吸道出血。肺脓肿、支气管扩张合并厌氧菌感染时痰液有恶臭,晚期肺癌的痰液有特殊臭味。

五、异物检查

(一)适应证

用于呼吸系统疾病的辅助诊断和监测。

(二)参考区间

异物检查无参考区间。

(三)临床意义

痰中可见的异物主要如下所示。

1.支气管管型

见于支气管炎、纤维蛋白性支气管炎、大叶性肺炎等。

2.干酪样小块

见于肺结核、肺坏疽等。

3.硫磺样颗粒

见于放线菌感染。

4.虫卵或滋养体

可见相应的寄生虫感染。

六、结石检查

(一)适应证

用于呼吸系统疾病的辅助诊断和监测。

(二)参考区间

结石检查正常人为阴性。

(三)临床意义

阳性:见于肺石。肺石为淡黄色或白色的碳酸钙或磷酸钙结石小块,表面不规则,呈丘状突起。可能为肺结核干酪样物质的钙化产生,亦可由侵入肺内的异物钙化而成。

七、白细胞检查

(一)适应证

用于呼吸系统疾病的辅助诊断和监测。

(二)参考区间

白细胞检查正常值为0～5/HP。

(三)临床意义

1.中性粒细胞增多

见于呼吸系统有细菌感染时,常成堆存在。

2.淋巴细胞增多

见于肺结核时。

3.嗜酸粒细胞增多

见于支气管哮喘、过敏性支气管炎、肺吸虫病时。

八、红细胞检查

(一)适应证

用于呼吸系统疾病的辅助诊断和监测。

(二)参考区间

红细胞检查无参考区间。

(三)临床意义

红细胞增多:见于支气管扩张、肺癌及肺结核时。

九、上皮细胞检查

(一)适应证

用于呼吸系统疾病的辅助诊断和监测。

(二)参考区间

偶见。

(三)临床意义

急性喉炎、咽炎和支气管黏膜发炎时可有大量上皮细胞混入痰液,当肺组织遭到严重破坏时还可出现肺泡上皮细胞。

十、肿瘤细胞检查

(一)适应证

用于呼吸系统恶性肿瘤的诊断、鉴别诊断和监测。

(二)参考区间

肿瘤细胞检查无参考区间。

(三)临床意义

肺癌及其他肺部转移性肿瘤时可检出肿瘤细胞。

十一、吞噬细胞检查

(一)适应证

用于呼吸系统疾病的辅助诊断和监测。

(二)参考区间

吞噬细胞检查无参考区间。

(三)临床意义

吞噬细胞增多可见于肺炎、肺梗死及肺出血等。

十二、结晶检查

(一)适应证

用于呼吸系统疾病的辅助诊断和监测。

(二)参考区间

结晶检查无参考区间。

(三)临床意义

1.夏科-雷登结晶

见于支气管哮喘、肺吸虫病时。

2.胆固醇结晶

见于肺结核、肺脓肿、肺部肿瘤时。

十三、病原体检查

(一)适应证

用于呼吸系统感染性疾病的辅助诊断和监测。

(二)参考区间

病原体检查无参考区间。

(三)临床意义

相应病原体感染时，可在显微镜下观察到相应病原体，如金黄色葡萄球菌、链球菌、放线菌、结核分枝杆菌、寄生虫等。

(吕云霞)

第三节 胃液检验

一、量测定

(一)适应证

用于胃、十二指肠等疾病的辅助诊断、鉴别诊断和监测。

(二)参考区间

正常空腹12小时后胃液残余量约为50 mL。

(三)临床意义

1.增多

胃液>100 mL,多见于十二指肠溃疡、卓-艾综合征、胃蠕动功能减退及幽门梗阻。

2.减少

胃液量少于10 mL,主要见于胃蠕动功能亢进、萎缩性胃炎等。

二、颜色检查

(一)适应证

用于胃、十二指肠等疾病的辅助诊断、鉴别诊断和监测。

(二)参考区间

无色透明液体。

(三)临床意义

胃液如有大量黏液,则呈混浊灰白色。如有鲜红血丝,多系抽胃液时伤及胃黏液所致。病理性出血时,血液与胃液均匀混合,且多因胃酸作用及出血量多少而呈深浅不同的棕褐色,可见于胃炎、溃疡、胃癌等。咖啡残渣样外观提示胃内有大量陈旧性出血,常见于胃癌,可用隐血试验证实。插管时引起恶心呕吐、幽门闭锁不全、十二指肠狭窄等均可引起胆汁逆流。胃液混有新鲜胆汁呈现黄色,放置后则变为绿色。

三、黏液检查

(一)适应证

用于胃、十二指肠等疾病的辅助诊断、鉴别诊断和监测。

(二)参考区间

正常胃液含有少量分布均匀的黏液。

(三)临床意义

黏液增多提示胃可能有炎症。

四、食物残渣检查

(一)适应证

用于胃、十二指肠等疾病的辅助诊断、鉴别诊断和监测。

(二)参考区间

无食物残渣及微粒。

(三)临床意义

空腹胃液中出现食物残渣及微粒，提示胃蠕动功能不足，如胃下垂、幽门梗阻、胃扩张等。

五、酸碱度测定

(一)适应证

用于胃、十二指肠等疾病的辅助诊断、鉴别诊断和监测。

(二)参考区间

pH 为 0.9～1.8。

(三)临床意义

胃液 pH 3.5～7.0 时，见于萎缩性胃炎、胃癌、继发性缺铁性贫血、胃扩张、甲状腺功能亢进等。pH ＞7 时，见于十二指肠壶腹部溃疡、胃泌素瘤、幽门梗阻、慢性胆囊炎、十二指肠液反流等。

六、组织碎片检查

(一)适应证

用于胃、十二指肠等疾病的辅助诊断、鉴别诊断和监测。

(二)参考区间

组织碎片检查正常人为阴性。

(三)临床意义

胃癌、胃溃疡患者胃液中可见多少不等的组织碎片。

七、胃酸分泌量测定

(一)适应证

用于胃、十二指肠等疾病的辅助诊断、鉴别诊断和监测。

(二)参考区间

(1)基础胃酸排泌量(BAO)：(3.9±2.0)mmol/h，很少超过 5 mmol/h。

(2)最大胃酸分泌量(MAO)：3～23 mmol/L，女性略低。

(3)高峰胃酸分泌量(PAO)：(20.6±8.4)mmol/h。

(4)BAO/MAO 比值：0.2。

(三)临床意义

1.胃酸分泌增加

见于十二指肠溃疡。高酸是十二指肠溃疡的临床特征，其 BAO 与 MAO 多明显增高。BAO 超过40 mmol/h时对十二指肠溃疡有诊断意义。胃泌素瘤或称卓-艾综合征以 BAO 升高为特征，可以高达10～100 mmol/h 或更高，MAO 一般比 BAO 高出 40%～60%。胃已经接近于最大的被刺激状态。BAO/MAO 比值＞0.6 是胃泌素瘤病理表现之一。此外在诊断胃泌素瘤时还应测定血中胃泌素浓度。

2.胃酸分泌减少

与胃黏膜受损害的程度及范围有关。胃炎时 MAO 轻度降低，萎缩性胃炎时可明显下降，严重者可无酸，部分胃溃疡患者胃酸分泌也可降低。胃癌时胃酸分泌减少或缺如，但胃酸测定对鉴别良性溃疡或胃癌意义不大。胃酸减少还可见于恶性贫血。

八、乳酸测定

（一）适应证

用于胃、十二指肠等疾病的辅助诊断、鉴别诊断和监测。

（二）参考区间

乳酸测定参考区间为<5 g/L。

（三）临床意义

增高见于胃癌、幽门梗阻、萎缩性胃炎、慢性胃炎、慢性胃扩张等。

九、隐血试验

（一）适应证

用于胃、十二指肠等疾病的辅助诊断、鉴别诊断和监测。

（二）参考区间

隐血试验参考区间为阴性。

（三）临床意义

胃炎、胃溃疡、胃癌时可因不同程度的出血而使隐血试验呈阳性。

十、胆汁检查

（一）适应证

用于胃、十二指肠等疾病的辅助诊断、鉴别诊断和监测。

（二）参考区间

胆汁检查参考区间为阴性。

（三）临床意义

阳性：见于幽门闭锁不全、十二指肠乳头以下梗阻等。

十一、尿素检查

（一）适应证

用于胃幽门螺杆菌感染的辅助诊断、鉴别诊断和监测。

（二）参考区间

尿素检查参考区间为>1 mmol/L。

（三）临床意义

幽门螺杆菌是人胃内唯一产生大量尿素酶的细菌。利用尿素酶可以分解尿素的原理，测定胃液中尿素浓度可以判断是否感染幽门螺杆菌。感染幽门螺杆菌的患者胃液中尿素浓度明显降

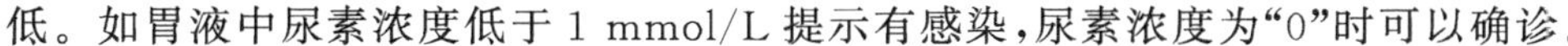

低。如胃液中尿素浓度低于 1 mmol/L 提示有感染，尿素浓度为“0”时可以确诊。

十二、红细胞检查

(一)适应证

用于胃、十二指肠等疾病的辅助诊断、鉴别诊断和监测。

(二)参考区间

红细胞检查参考区间为阴性。

(三)临床意义

出现大量红细胞时，提示胃部可能有溃疡、恶性肿瘤等。

十三、白细胞检查

(一)适应证

用于胃、十二指肠等疾病的辅助诊断、鉴别诊断和监测。

(二)参考区间

少量(100～1 000 个/μL)，多属中性粒细胞。

(三)临床意义

胃液白细胞增加＞1 000 个/μL 时多属病理现象，见于胃黏膜各种炎症时。鼻咽部分泌物和痰液混入时可见成堆白细胞，同时还可见柱状上皮细胞，无临床意义。胃酸高时细胞质被消化只剩裸核，低酸或无酸时其白细胞形态完整。

十四、上皮细胞检查

(一)适应证

用于胃、十二指肠等疾病的辅助诊断、鉴别诊断和监测。

(二)参考区间

可见少量鳞状上皮细胞，不见或偶见柱状上皮细胞。

(三)临床意义

胃中鳞状上皮细胞来自口腔、咽喉、食管黏膜，无临床意义。柱状上皮细胞来自胃黏膜，胃炎时增多。胃酸高时上皮细胞仅见裸核。

十五、肿瘤细胞检查

(一)适应证

用于胃恶性肿瘤的诊断、鉴别诊断和监测。

(二)参考区间

肿瘤细胞检查参考区间为阴性。

(三)临床意义

镜检时如发现有成堆的大小不均、形态不规则、核大、多核的细胞时，应该高度怀疑是癌细胞，需做染色等进一步检查。

十六、细菌检查

(一)适应证

用于胃、十二指肠等疾病的辅助诊断、鉴别诊断和监测。

(二)参考区间

细菌检查参考区间为阴性。

(三)临床意义

胃液有高酸性不利于细菌生长,正常胃液中检不出确定的菌群。胃液中能培养出的细菌,通常反映是吞咽的唾液或鼻咽分泌物中的细菌,无临床意义。在低酸、有食物滞留时可出现一些有意义的细菌,如八叠球菌可见于消化性溃疡及幽门梗阻时;博-奥杆菌可见于胃酸缺乏合并幽门梗阻时,对胃癌的诊断的一定的参考价值;抗酸杆菌多见于肺结核患者;化脓性球菌培养阳性,若同时伴有胃黏膜柱状上皮细胞增多时,提示胃黏膜有化脓性感染;若伴有胆道上皮细胞则可能有胆道炎症。

(吕云霞)

第四节 精液检验

一、量测定

(一)适应证

用于男性不育症、生殖系统疾病的诊断、鉴别诊断和监测。

(二)参考区间

一次射精量为 2～5 mL。

(三)临床意义

1.减少

(1)精液减少:数天未射精而精液量少于 1.5 mL 者。可致不孕,但不能肯定为男性不育症的原因。

(2)无精液症:精液量减少至 1～2 滴,甚至排不出。精液量减少常见于睾丸功能不全、睾丸炎、精囊炎、淋病、前列腺切除等。

2.增多

一次射精的精液量超过 8 mL,称为精液过多。精液过多可导致精子数量相对减少,影响生育。常由于垂体促性腺激素分泌功能亢进,雄激素水平增高所致,也可见于长时间禁欲者。

二、外观检查

(一)适应证

用于男性不育症、生殖系统疾病的诊断、鉴别诊断和监测。

(二)参考区间

灰白色或乳白色黏稠状,久未射精者可呈淡黄色。

(三)临床意义

1.血性

见于前列腺和精囊的非特异性炎症、生殖系统结核、肿瘤、结石,也可见于生殖系统损伤等。

2.脓性

呈黄色或棕色,常见于精囊炎、前列腺炎等。

三、液化时间检查

(一)适应证

(1)用于男性不育症、生殖系统疾病的诊断、鉴别诊断和监测。

(2)用于计划生育、科研、精子库筛选优质精子。

(二)参考区间

室温下<60 分钟。

(三)临床意义

精液不液化见于前列腺炎。

四、黏稠度检查

(一)适应证

(1)用于男性不育症、生殖系统疾病的诊断、鉴别诊断和监测。

(2)用于计划生育、科研、精子库筛选优质精子。

(二)参考区间

精液拉丝长度不超过 2 cm 或在移液管口形成连续的小滴。

(三)临床意义

1.增高

与附属性腺功能异常有关。见于前列腺炎、附睾炎。

2.降低

刚射出的精液黏稠度低,似米汤,可能为先天性精囊缺如、精囊液流出受阻所致,也可见于生殖系统炎症所致的精子数量减少或无精子症。

五、酸碱度检查

(一)适应证

(1)用于男性不育症、生殖系统疾病的诊断、鉴别诊断和监测。

(2)用于计划生育、科研、精子库筛选优质精子。

(二)参考区间

参考区间为 7.2～8.0。

(三)临床意义

弱碱性的精液射入阴道后可中和阴道分泌物中的有机酸,利于精子游动。当 pH<7 并伴少精子症,可能是由于输精管、精囊或附睾发育不全所致。当 pH>8 时,可能为急性附属性腺炎或附睾炎所致。

六、精子活动率检查

(一)适应证

(1)用于男性不育症、生殖系统疾病的诊断、鉴别诊断和监测。

(2)用于计划生育、科研、精子库筛选优质精子。

(二)参考区间

射精30～60分钟内应>60%。

(三)临床意义

精子活动率和精子活动力与受精关系密切。当精子活动率<40%,可致不育。

下降:常见于精索静脉曲张、生殖系统感染(如淋病、梅毒等)、物理因素(如高温环境、放射线因素等)、化学因素(如应用某些抗代谢药物、抗疟药、雌激素、氧氮芥、乙醇等)、免疫因素(如存在抗精子抗体)等。

七、精子存活率检查

(一)适应证

(1)用于男性不育症、生殖系统疾病的诊断、鉴别诊断和监测。

(2)用于计划生育、科研、精子库筛选优质精子。

(二)参考区间

射精30～60分钟内应>50%。

(三)临床意义

下降:见于精索静脉曲张,生殖道非特异性感染及使用某些抗代谢药、抗疟药、雌激素、氧氮芥时。

八、精子活动力检查

(一)适应证

(1)用于男性不育症、生殖系统疾病的诊断、鉴别诊断和监测。

(2)用于计划生育、科研、精子库筛选优质精子。

(二)参考区间

射精后60分钟内,精子总活动力(前向运动和非前向运动)≥40%,前向运动≥32%。

(三)临床意义

精子活动力减弱或死精子过多是导致不育的主要原因。精子活动力下降,主要见于以下几种情况。

(1)睾丸生精上皮不完全成熟或受损,产生的精子质量差,活动能力弱。

(2)精液量少。

(3)精浆变异,如附睾、精囊、前列腺等有炎症时,酸碱度、供氧、营养、代谢等均不利于精子的活动和存活;若存在抗精子抗体,可以使精子凝集,从而失去了活动能力。

九、精子数量检查

（一）适应证

（1）用于男性不育症、生殖系统疾病的诊断、鉴别诊断和监测。

（2）用于计划生育、科研、精子库筛选优质精子。

（二）参考区间

精子浓度：≥15×10^9/L；精子总数：≥39×10^6/次。

（三）临床意义

正常人的精子数量存在着明显的个体差异。精子浓度持续<15×10^9/L 时为少精子症，连续 3 次检查（离心沉淀物）无精子时为无精子症。少精子症、无精子症常见于精索静脉曲张，先天性或后天性睾丸疾病（如睾丸畸形、萎缩、结核、炎症、肿瘤等），理化因素损伤（如抗癌药、重金属、乙醇、放射线等损伤），输精管、精囊缺陷，长期食用棉酚等，内分泌疾病（如垂体、甲状腺、性腺功能亢进或减退、肾上腺病变等）。

十、精子形态检查

（一）适应证

（1）用于男性不育症、生殖系统疾病的诊断、鉴别诊断和监测。

（2）用于计划生育、科研、精子库筛选优质精子。

（二）参考区间

精子形态检查参考区间为>4％。

（三）临床意义

正常精子由头部、体部和尾部组成。凡是精子头部、体部和尾部任何部位出现变化，均为异常精子。正常形态精子低于 15％时，体外受精率降低。

异常形态精子增多：常见于精索静脉曲张，睾丸、附睾功能异常，生殖系统感染，应用某些化学药物（如卤素、乙二醇、重金属、雌激素等），放射线损伤等。

十一、非精子成分检查

（一）适应证

用于男性不育症、生殖系统疾病的诊断、鉴别诊断和监测。

（二）参考区间

未成熟生殖细胞<1％；红细胞偶见；白细胞少量（<5/HP）；上皮细胞少量。

（三）临床意义

1.未成熟生殖细胞

即生精细胞。增多见于睾丸曲细精管受到某些药物或其他因素影响或损害时。

2.红细胞增多

常见于睾丸肿瘤、前列腺癌等，此时精液中还可出现肿瘤细胞。

3.白细胞

当白细胞>5/HP 时为异常，常见于前列腺炎、精囊炎和附睾炎等。当精液中白细胞>1×10^9/L，称为脓精症或白细胞精液症。白细胞通过直接吞噬作用或释放和分泌细胞因子、蛋白酶及自由基等破坏精子，引起精子的活动率和活动力降低，导致男性不育。

十二、精子凝集检查

（一）适应证

用于男性不育症、生殖系统疾病的诊断、鉴别诊断和监测。

（二）参考区间

阴性。

（三）临床意义

凝集的精子数超过 10 个为阳性。阳性提示可能存在免疫性不育。

十三、精子低渗肿胀试验

（一）适应证

用于男性不育症、生殖系统疾病的诊断、鉴别诊断和监测。

（二）参考区间

精子低渗肿胀率＞60％。

（三）临床意义

精子低渗肿胀试验（HOS）可作为体外精子膜功能及完整性的评估指标，预测精子潜在的受精能力。精子尾部肿胀现象是精子膜功能的正常表现，不育症男性的精子肿胀试验肿胀率明显降低。

十四、病原微生物检查

（1）适应证：用于男性生殖系统感染性疾病的诊断、鉴别诊断和监测。

（2）参考区间：阴性。

（3）临床意义。阳性：提示存在生殖系统感染。

十五、精浆果糖测定

（1）适应证：用于精囊腺炎、无精子症的辅助诊断、鉴别诊断和监测。

（2）参考区间：9.11～17.67 mmol/L。

（3）临床意义：精液中的果糖由精囊产生，为精子的代谢提供营养，供给精子能量，维持精子的活动力。同时，它与雄性激素相平行，可间接反映睾酮水平。果糖阴性可见于先天性双输精管完全阻塞及精囊缺如时；精浆果糖含量降低，见于精囊腺炎时。

在无精子症和射精量少于 1 mL 者，若精浆中无果糖为精囊阻塞；有果糖，则为射精管阻塞。

十六、精浆 α-葡糖苷酶测定

（1）适应证：用于无精子症、远端输精管阻塞的辅助诊断、鉴别诊断和监测。

（2）参考区间：35.1～87.7 U/mL。

（3）临床意义：α-葡糖苷酶主要由附睾上皮细胞分泌，该酶对鉴别输精管阻塞和睾丸生精障碍所致的无精子症有一定意义。当输精管结扎后，该酶活力显著降低；阻塞性无精子症时，该酶活性下降。

十七、精浆游离左卡尼汀测定

(1)适应证:用于附睾功能评价和监测。

(2)参考区间:(461.56±191.63)nmol/L。

(3)临床意义:精浆卡尼汀是评价附睾功能的指标,精浆卡尼汀含量正常,表明附睾功能正常。精浆中卡尼汀含量下降,表示附睾功能发生障碍。若将精浆卡尼汀与果糖联合检测,对附睾和精囊腺功能判断更有价值。

十八、精浆乳酸脱氢酶同工酶X测定

(一)适应证

用于男性不育症、生殖系统疾病的诊断、鉴别诊断和监测。

(二)参考区间

LDH-X1:248~1376 U/L;LDH-X2:10.96~32.36 mU/10^6精子。精浆/全精子LDH-X比值:0.21~0.56。

(三)临床意义

LDH-X活性与精子浓度特别是活精子浓度呈良好的正相关,活性降低可致生育力下降,是评价睾丸生精功能的良好指标。

LDH-X活性下降:见于睾丸萎缩、精子生成缺陷及少精或无精子症患者。精子发生障碍时,则无LDH-X形成。

十九、精浆酸性磷酸酶测定

(1)适应证:用于前列腺疾病的辅助诊断和监测。

(2)参考区间:48.8~208.6 U/mL。

(3)临床意义:①酸性磷酸酶(ACP)活性降低见于前列腺炎。另外,ACP有促进精子活动的作用。精浆中ACP降低,精子活动力减弱,可使受孕率下降。②ACP活性增高见于前列腺癌和前列腺肥大。

二十、精子顶体酶活性测定

(1)适应证:用于男性不育症的辅助诊断和监测。

(2)参考区间:48.2~218.7 μU/10^6精子。

(3)临床意义:顶体酶对于精子的运动和受精过程都是不可缺少的,顶体酶活力不足可导致男性不育。因此精子顶体酶活性测定可作为精子受精能力和诊断男性不育症的参考指标。

二十一、精浆锌测定

(一)适应证

用于男性不育症、睾丸萎缩等疾病的辅助诊断和监测。

(二)参考区间

一次射精≥2.4 μmol。

(三)临床意义

1.缺乏

可影响性腺的发育,使性功能减退,睾丸萎缩,精子数目减少、弱精、死精等。

2.严重缺乏

可使精子发生处于停顿状态,造成不育。

3.青春期缺锌

影响男性生殖器官和第二性征的发育。

此外,锌含量与前列腺液杀菌能力和抗菌机制有关,前列腺能合成具有抗菌作用的含锌多肽。

二十二、精浆抗精子抗体检查

(1)适应证:用于男性免疫性不育的辅助诊断和监测。

(2)参考区间:阴性。

(3)临床意义:抗精子抗体的出现及滴度升高无论在男性或女性,均可导致不育。因此,抗精子抗体的检测可以作为不育症患者临床治疗及预后判断的重要指标。阳性:提示存在免疫性不育。

二十三、精浆免疫抑制物测定

(1)适应证:用于男性免疫性不育的辅助诊断和监测。

(2)参考区间:(430±62)U/mL。

(3)临床意义:精浆免疫抑制物活性降低与不育、习惯性流产、女性对配偶精液过敏的发生有密切关系。

二十四、精浆免疫球蛋白测定

(1)适应证:用于男性免疫性不育的辅助诊断和监测。

(2)参考区间:IgA(90.3±57.7)mg/L;IgG(28.6± 16.7)mg/L;IgM(90.3±57.7)mg/L;IgA(2.3±1.9)mg/L;补体 C_3、C_4 无。

(3)临床意义:抗精子抗体浓度增高者,其精浆免疫球蛋白也升高,生殖系统感染者精浆免疫球蛋白升高。

(刘　慧)

第五节　前列腺液检验

一、量测定

(1)适应证:用于前列腺疾病的辅助诊断。

(2)参考区间:数滴至 1 mL。

(3)临床意义:减少见于前列腺炎。多次按摩无前列腺液排出,提示前列腺分泌功能严重不足，见于前列腺的炎性纤维化和某些功能低下。

二、外观检查

(1)适应证：用于前列腺疾病的辅助诊断。

(2)参考区间：稀薄、不透明、乳白色液体。

(3)临床意义。①黄色浑浊：呈脓性或脓血性，见于严重的化脓性前列腺炎。②血性：见于精囊炎、前列腺炎、前列腺结核、结石和肿瘤等，也可为按摩前列腺用力过重所致。

三、酸碱度测定

(1)适应证：用于前列腺疾病的辅助诊断。

(2)参考区间：弱酸性，pH 6.3～6.5。

(3)临床意义：增高见于50岁以上者或混入较多精囊液时。

四、红细胞检查

(1)适应证：用于前列腺疾病的辅助诊断。

(2)参考区间：偶见(<5/HP)。

(3)临床意义：增多见于前列腺结核、结石和恶性肿瘤等，也可为按摩前列腺用力过重所致。

五、白细胞检查

(1)适应证：用于前列腺疾病的辅助诊断。

(2)参考区间：<10/HP，散在。

(3)临床意义：增多见于前列腺炎。若WBC>10/HP，成簇分布，即可诊断为前列腺炎。

六、磷脂酰胆碱小体检查

(1)适应证：用于前列腺疾病的辅助诊断。

(2)参考区间：数量较多，分布均匀。

(3)临床意义：前列腺炎时磷脂酰胆碱小体减少，分布不均，有成簇分布现象；严重者磷脂酰胆碱小体可消失。

七、前列腺颗粒细胞检查

(1)适应证：用于前列腺疾病的辅助诊断。

(2)参考区间：<1/HP。

(3)临床意义：增多见于老年人或前列腺炎。

八、淀粉样小体检查

(1)适应证：用于前列腺疾病的辅助诊断。

(2)参考区间：少量。

(3)临床意义：前列腺液中的淀粉样小体随年龄增长递增，一般无临床意义。

(刘　慧)

第六节 阴道分泌物检验

一、外观检查

(一)适应证

用于女性生殖系统疾病的辅助诊断、鉴别诊断。

(二)参考区间

白色、糊状,无气味。近排卵期:清澈透明,稀薄似蛋清,量多。排卵期2～3天后:混浊黏稠,量减少。经前:量增加。妊娠期:量较多。

(三)临床意义

阴道分泌物是女性生殖系统分泌的液体,又称为白带。

1.黄色脓性

见于滴虫性阴道炎、化脓性细菌感染、慢性子宫颈炎、老年性阴道炎、子宫内膜炎和阴道内有异物等。

2.红色血性

见于肿瘤、息肉、子宫黏膜下肌瘤、老年性阴道炎、严重的慢性子宫颈炎和子宫内节育器产生的不良反应等。

3.豆腐渣样

见于真菌性阴道炎。

4.黄色水样

见于子宫黏膜下肌瘤、子宫颈癌、子宫癌和输卵管癌等。

5.大量、无色透明

见于卵巢颗粒细胞瘤或女性激素分泌功能异常。

6.脓血样白带

脓血样白带为阿米巴性阴道炎的特征。

二、pH测定

(1)适应证:用于女性生殖系统疾病的辅助诊断、鉴别诊断。

(2)参考区间:3.8～4.5。

(3)临床意义:增高见于以下情况。①阴道炎:由于病原生物消耗糖原,阴道杆菌酵解糖原减少所致。②幼女和绝经期女性:由于缺乏雌激素,阴道上皮变薄,且上皮细胞不含糖原,以及阴道内无阴道杆菌所致。

三、清洁度检查

(一)适应证

(1)用于女性生殖系统疾病的辅助诊断、鉴别诊断。

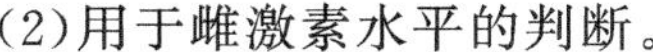

(2)用于雌激素水平的判断。

(二)参考区间

Ⅰ～Ⅱ度。

(三)临床意义

阴道清洁度是阴道炎症和生育期女性卵巢性激素分泌功能的判断指标。

当卵巢功能低下,雌激素水平降低时,阴道上皮细胞增生较差,阴道分泌物中的阴道杆菌减少,易感染杂菌,使阴道清洁度分度增高。当阴道分泌物清洁度为Ⅳ、Ⅲ度,且有大量病原生物,如细菌、真菌或寄生虫时,见于各种原因的阴道炎。

四、阴道毛滴虫检查

(1)适应证:①用于女性生殖系统疾病的辅助诊断、鉴别诊断。②用于性传播疾病的诊断和监测。

(2)参考区间阴性。

(3)临床意义阳性见于滴虫性阴道炎。

五、真菌检查

(1)适应证:①用于女性生殖系统疾病的辅助诊断、鉴别诊断。②用于性传播疾病的诊断和监测。

(2)参考区间:阴性。

(3)临床意义:阳性见于真菌性阴道炎。真菌性阴道炎的阴道分泌物呈凝乳状或"豆腐渣"样。

六、加德纳氏菌检查

(1)适应证:①用于女性生殖系统疾病的辅助诊断、鉴别诊断。②用于性传播疾病的诊断和监测。

(2)参考区间:阴性。

(3)临床意义:阳性见于由阴道加德纳氏菌(GV)和某些厌氧菌共同引起的细菌性阴道病。除引起阴道病外,尚可引起早产、产褥热、新生儿败血症、绒毛膜羊膜炎、产后败血症和脓毒血症等。寻找阴道分泌物中的线索细胞,是诊断加德纳氏菌性阴道病的重要指标。

七、淋病奈瑟菌检查

(1)适应证:①用于女性生殖系统疾病的辅助诊断、鉴别诊断。②用于性传播疾病的诊断和监测。

(2)参考区间:阴性。

(3)临床意义。阳性:见于淋病患者。

八、衣原体检查

(1)适应证:①用于女性生殖系统疾病的辅助诊断、鉴别诊断。②用于性传播疾病的诊断和监测。

(2)参考区间:阴性。

(3)临床意义:阳性见于沙眼衣原体感染引起的急性阴道炎和子宫颈炎。

九、病毒检查

(1)适应证:①用于女性生殖系统疾病的辅助诊断、鉴别诊断。②用于性传播疾病的诊断和监测。

(2)参考区间:阴性。

(3)临床意义:阳性见于由单纯疱疹病毒(HSV)、人巨细胞病毒(HCMV)、人乳头瘤病毒(HPV)引起的生殖道感染。

十、梅毒螺旋体检查

(1)适应证:①用于女性生殖系统疾病的辅助诊断、鉴别诊断。②用于性传播疾病的诊断和监测。

(2)参考区间:阴性。

(3)临床意义:阳性见于梅毒螺旋体感染所致的梅毒。可引起胎儿死亡或流产。

十一、阴道分泌物五联试验

(一)适应证

用于阴道炎性疾病的辅助诊断、鉴别诊断。

(二)参考区间

干化学酶法 pH 为 3.8～4.5;过氧化氢为阴性;白细胞酯酶为阴性;唾液酸苷酶为阴性;脯氨酸氨基肽酶为阴性;乙酰氨基葡糖糖苷酶为阴性。

(三)临床意义

1.pH

pH>4.5,提示细菌性阴道炎;pH>5,提示滴虫性阴道炎;pH 4.0～4.6,提示真菌性阴道炎。

2.过氧化氢

阴性:表示乳酸杆菌多。阳性:提示阴道环境处于病理或亚健康状态。

3.白细胞酯酶

阳性:表示白细胞多于 15/HP,提示有阴道炎。

4.唾液酸苷酶

阳性:提示为细菌性阴道炎。

5.脯氨酸氨基肽酶

阳性:提示为细菌性阴道炎。

6.乙酰氨基葡糖糖苷酶

阳性:若同时 pH≥4.8,提示滴虫感染;若同时 pH≤4.6,提示真菌感染。

(刘　慧)

第七节 浆膜腔积液检验

一、浆膜腔积液理学检验

(一)原理

因漏出液与渗出液产生机制不同,其理学性质如颜色、透明度、凝固性等也有所不同,可通过肉眼和感官方法区别。

(二)器材

比重计、折射仪、pH 试纸或 pH 计。

(三)操作

(1)肉眼观察浆膜腔积液颜色并直接记录。

(2)观察透明度时可轻摇标本,肉眼观察浆膜腔积液透明度的变化。

(3)倾斜浆膜腔积液试管,肉眼观察有无凝块形成。

(4)测比密前,标本应充分混匀,其方法与尿比密相同。

(5)采用 pH 试纸或 pH 计测量浆膜腔积液的酸碱度。

(四)临床意义

1.颜色

通常漏出液呈清亮、淡黄色液体。红色见于恶性肿瘤、结核病急性期等;黄色见于各种原因引起的黄疸;绿色见于铜绿假单胞菌感染;乳白色见于化脓性感染、胸导管或淋巴管阻塞性疾病;黑色见于曲霉感染;棕色或咖啡色见于恶性肿瘤、内脏损伤、出血性疾病、穿刺损伤和阿米巴脓肿破溃入浆膜腔等;草绿色见于尿毒症引起的心包积液。

2.透明度

通常漏出液是清晰透明。透明度与积液所含细胞、细菌及蛋白质的含量有关。渗出液因含细菌、细胞、蛋白质呈不同程度的混浊;漏出液因含细胞、蛋白质少,无细菌而清晰透明。

3.凝固性

渗出液含有纤维蛋白原等凝血因子易自行凝固或有凝块产生,漏出液不凝固。

4.比重

渗出液因含蛋白质、细胞较多而比重常>1.018;漏出液因含溶质少,常<1.015。

5.酸碱度

通常漏出液 pH 为 7.40~7.50。降低见于感染性浆膜炎及风湿性疾病等继发性浆膜炎。

二、浆膜腔积液化学检验

(一)浆膜腔积液黏蛋白定性试验

1.原理

渗出液中含大量浆膜黏蛋白,在酸性条件下可产生白色雾状沉淀,即 Rivalta 试验阳性。

2.操作

取 100 mL 量筒,加蒸馏水 100 mL,滴入冰醋酸 0.1 mL,充分混匀(pH 3～5),静止数分钟,将积液靠近量筒液面逐滴轻轻滴下,在黑色背景下,观察白色雾状沉淀发生及其下降速度等。

3.试剂与器材

量筒、冰醋酸和蒸馏水。

4.结果判定

在滴下穿刺液后,如见浓厚白色云雾状沉淀很快地下降,而且形成较长的沉淀物,即 Rivalta 试验阳性;如产生白色浑浊不明显,下沉缓慢,并较快消失者为阴性反应。

阴性:清晰不显雾状。

可疑:(±)渐呈白雾状。

阳性:(+)呈白雾状;(++)呈白薄云状;(+++)呈白浓云状。

5.临床意义

主要用于漏出液和渗出液鉴别,漏出液为阴性,渗出液为阳性。

(二)浆膜腔积液蛋白质定量试验

1.原理

采用双缩脲法,同血清总蛋白测定。

2.临床意义

(1)主要用于漏出液和渗出液鉴别。漏出液<25 g/L,渗出液>30 g/L。

(2)炎症性疾病(化脓性、结核性等)浆膜腔积液蛋白质含量多>40 g/L;恶性肿瘤为 20～40 g/L;肝静脉血栓形成综合征为 40～60 g/L;淤血性心功能不全、肾病综合征蛋白浓度最低,多为 1～10 g/L;肝硬化患者腹水蛋白质多为 5～20 g/L。

(三)浆膜腔积液葡萄糖测定

1.原理

采用已糖激酶法,同血清葡萄糖测定。

2.临床意义

通常,漏出液葡萄糖为 3.6～5.5 mmol/L。降低见于风湿性积液、积脓、结核性积液、恶性积液或食管破裂等。胸腔积液葡萄糖含量<3.33 mmol/L,或胸腔积液与血清葡萄糖比值<0.5,多见于类风湿性积液、恶性积液、非化脓性感染性积液和食管破裂性积液等。

(四)浆膜腔积液酶类测定

1.乳酸脱氢酶测定

(1)原理:采用酶速率法,同血清乳酸脱氢酶(LDH)测定。

(2)临床意义:主要用于漏出液与渗出液鉴别诊断。漏出液<200 U/L,渗出液>200 U/L。积液与血清 LDH 之比<0.6 时,为漏出液;积液与血清 LDH 之比>0.6 时,为渗出液。渗出液中化脓性感染增高最为显著,均值可达正常血清 30 倍,其次为恶性积液;结核性积液略高于正常血清。恶性胸腔积液 LDH 约为自身血清 3.5 倍,而良性积液约为 2.5 倍。

2.腺苷脱氨酶测定

(1)原理:采用酶速率法,同血清腺苷脱氨酶(ADA)测定。

(2)临床意义:主要用于鉴别结核性和恶性积液。结核性积液 ADA 活性明显增高,常>40 U/L,甚至超过 100 U/L,抗结核治疗有效时,ADA 活性随之降低。

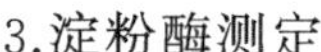

3.淀粉酶测定

(1)原理:采用酶速率法,同血清淀粉酶(AMY)测定。

(2)临床意义:主要用于判断胰源性腹水和食管破裂性胸腔积液。胸腔积液淀粉酶升高(＞300 U/L),多见于食管穿孔及胰腺外伤合并胸腔积液,原发性或继发性肺腺癌胸腔积液AMY显著升高。

胰腺的各类炎症、肿瘤或损伤时,腹水AMY水平可高出血清数倍至几十倍。也可见于胃穿孔、十二指肠穿孔、急性肠系膜血栓形成和小肠狭窄等。

三、浆膜腔积液有形成分分析

(一)原理

根据浆膜腔积液中的各种细胞形态特点,通过计算一定体积的浆膜腔液体内细胞数或将标本染色分类计数,计算出浆膜腔积液中各种细胞的数量或百分比。

(二)试剂与器材

(1)试管、吸管、玻棒、改良Neubauer计数板、盖玻片和显微镜。

(2)冰醋酸、白细胞稀释液、瑞氏染液或瑞-吉染液。

(三)操作

1.细胞总数及有核细胞计数

计数方法与脑脊液相同,如细胞数较多的应用稀释法进行检查。

2.细胞形态学检查及分类

(1)直接分类法:高倍镜下根据有核细胞的核有无分叶分别计数单个核细胞和多核细胞,计数100个有核细胞,以比例或百分比表示。

(2)染色分类法:穿刺液应在抽出后立即离心,用沉淀物涂片3～5张,也可用细胞玻片离心沉淀收集细胞,以瑞氏或瑞-吉染色法进行分类。必要时,制备稍厚涂片,湿固定30分钟,做苏木精-伊红(HE)或巴氏染色查找癌细胞。恶性肿瘤性积液主要为腺癌,其次为鳞癌、间皮瘤等。漏出液中细胞较少,以淋巴细胞和间皮细胞为主;渗出液中细胞种类较多。

3.其他有形成分

(1)结晶:胆固醇结晶见于脂肪变性的陈旧性胸腔积液、胆固醇性胸膜炎所致积液;积液中伴嗜酸性粒细胞增多时,可见有夏科-雷登结晶。

(2)染色体:染色体检查是诊断恶性肿瘤的有效检查方法之一,癌性积液细胞染色体变化主要有染色体数量异常、染色体形态异常的标志染色体。

(3)病原微生物检查。①细菌:对怀疑为渗出液的样本,应进行无菌操作离心沉淀后细菌培养和涂片染色检查。临床上可见的细菌有结核杆菌、大肠埃希菌、铜绿假单胞菌等。②寄生虫及虫卵:积液离心沉淀后,涂片观察有无寄生虫及虫卵。乳糜性积液注意观察有无微丝蚴;棘球蚴病所致的积液中可见到棘球蚴头节;阿米巴病的积液中可见阿米巴滋养体。

(四)临床意义

(1)通常漏出液＜100×10^6/L,渗出液＞500×10^6/L。少量红细胞多见于穿刺损伤,对渗出液和漏出液的鉴别意义不大;大量红细胞提示为出血性渗出液,主要见于恶性肿瘤(最常见)、穿刺损伤及肺栓塞等。

(2)中性粒细胞增多(＞50%)常见于急性炎症(如类肺炎性胸腔积液)。

(3)淋巴细胞增多(>50%)常见于漏出液、结核、肿瘤、冠状动脉分流术、淋巴增生性疾病和乳糜性积液。

(4)嗜酸性粒细胞增多(>10%)常见于气胸、肺栓塞、外伤性血胸、胸管反应、寄生虫病和Churg-Strauss 综合征。

(5)源自实体肿瘤的肿瘤细胞常见于转移性肿瘤。原始细胞常见于造血系统恶性肿瘤。

(6)胆固醇结晶见于陈旧性胸腔积液和胆固醇胸膜炎积液;含铁血黄素颗粒见于浆膜腔出血。

(7)乳糜性积液离心后沉淀物中可查有无微丝蚴;棘球蚴性胸腔积液可查有无棘球蚴头节和小钩;阿米巴性积液可查有无阿米巴滋养体。

(五)注意事项

标本采集后及时送检,收到标本后应立即检查,以免积液凝固或细胞破坏使结果不准确。计数前,标本必须混匀。因穿刺损伤血管,引起血性浆膜腔积液,白细胞计数结果必须校正,以剔除因出血而带来白细胞。涂片染色分类计数时,离心速度不能太快,否则细胞形态受影响,涂片固定时间不能太长,更不能高温固定,以免细胞皱缩。

(吕云霞)

第八节　关节腔积液检验

一、理学检查

关节腔积液理学检查主要包括肉眼观察颜色、透明度、黏稠度及做凝块形成试验。

(一)颜色

正常关节液呈淡黄色或无色,且清澈。关节液呈红色和棕色是因有新鲜或陈旧性关节出血,或与关节穿刺术引起损伤有关,或与损伤滑膜疾病相关,如关节骨折、肿瘤、创伤性关节炎。采样时发现关节液内血量少,或观察到关节液里有少量血,提示操作过程引起创伤。有些关节病(如关节炎)时,关节液会呈绿色或脓状。有些疾病,如结核性关节炎、系统性红斑狼疮,关节液可呈乳白色。

(二)透明度

多种物质会影响关节液透明度,如白细胞、红细胞、滑膜细胞、结晶、脂肪颗粒、纤维蛋白、细胞碎片、米粒样小体和尿黑酸。关节腔积液浑浊多表明可能存在微生物、白细胞或结晶等。通过镜检可鉴别这些引起关节液浑浊的物质。有些甚至肉眼也可见。米粒样小体是白色、悬浮的、由胶原纤维组织构成,形似发光的米粒、体积差异较大。多种关节炎都可见米粒样小体,但在类风湿性关节炎中最多见。尿黑酸是黑色粉末状颗粒,见于褐黄病性关节病,是尿黑酸尿症的特征,这些黑色粉末状颗粒侵蚀软骨并进入关节液。

(三)黏稠度

关节液含高浓度透明质酸,因此其黏稠度比水高。滑膜细胞分泌这种高分子聚合物是由两个双糖单位组成的大型多糖类,可起到润滑关节作用。炎症时,中性粒细胞透明质酸酶和一些细菌(如金黄色葡萄球菌、化脓性链球菌、产气荚膜梭菌)都可水解透明质酸。此外,部分疾病会抑制滑膜细胞分泌透明质酸。

可通过观察关节液从采集针筒中推出时的拉丝长度来评估其黏稠度。正常关节液一滴就可拉出4 cm长的黏丝,如不到 4 cm,或性状呈不连续水滴样,则认为黏稠度异常偏低。对黏稠度更精确检测的临床意义不大。低黏度可见于炎症性关节炎。

过去认为黏蛋白凝块形成试验可显示透明质酸含量,是一种间接评估黏稠度的方法,但该试验已被更精确方法取代。

(四)凝块形成试验

关节液发生自凝说明存在异常纤维蛋白原。纤维蛋白原分子量大(340 000),不能通过正常滑膜。穿刺创伤或病理情况下,血液中纤维蛋白原进入关节液,引起凝块形成。为防止凝块影响镜检,采集后关节液标本应使用肝素或液体 EDTA 抗凝。

二、显微镜检查

关节腔积液显微镜检查,对细胞计数、分类,以及结晶识别尤为重要。区分炎症性和非炎症性关节病和确定特定性疾病均有极大价值。关节腔积液细胞学检查可早期诊断炎症性疾病、快速诊断急性关节病,尤其临床鉴别诊断急性化脓性关节炎和急性结晶性关节病。

使用血细胞计数板可对充分混匀的、未经稀释处理的关节液进行手工显微镜检查。如关节液非常浑浊,须用0.85%的生理盐水或透明质酸缓冲液对其进行稀释。不可使用乙酸,会引起透明质酸形成黏蛋白凝块,使血细胞聚集,影响镜检。因关节液黏稠度高,计数前要让标本在血细胞计数板上静置一段时间,使细胞稳定。可使用透明质酸缓冲液来稀释标本,以降低黏稠度,使细胞均匀分布在计数池内。

为鉴别关节液细胞应进行染色。可使用细胞离心机浓缩关节腔积液细胞,涂片经特殊染色可评估不同类别细胞。细胞涂片制备推荐方法:将关节腔积液用无菌生理盐水稀释成细胞400 个/微升,100 mL 悬浮液置入滤纸和玻片离心室,80 rpm,离心 30 分钟,玻片上形成干/湿单层细胞。空气干燥后甲醇固定至少5 分钟。稀释液可用于显微镜细胞计数,同时,还可除去透明质酸钠,以免染色时遮掩细胞,使背景减少、染色更清晰。单层细胞固定后用吉姆萨或其他方法染色。如诊断为化脓性关节炎,则有必要用革兰氏染色。

湿片制备检查单层染色细胞:随计算机成像技术发展,细胞计数更为准确。如有核细胞用吖啶橙溶液染色,取 20 μL 细胞悬液充入一次性塑料计数板,后者置于仪器上,使用紫外光照射,获取成像并自动计数,较手工法计数快速、准确。

(一)细胞计数

正常情况下,关节液中红细胞计数<2 000 个/微升。血性积液含大量红细胞,外观红棕色,有些是采样过程引起的。红细胞数量过多时,可用低渗盐水(0.3%)稀释标本,因其可选择性地溶解红细胞,保留白细胞,而不影响白细胞计数和分类计数。

正常关节液中 WBC 计数<200 个/微升。计数 WBC 可评估炎症程度。关节腔积液有核细胞增高是炎症的主要指标。WBC<500 个/微升,认为非炎症性关节病,而 WBC>1 500 个/微升,表明为炎症性关节病。细胞数在两者之间,如中性粒细胞计数>50%为炎症性,如中性粒细胞计数<50%则为非炎症性。WBC>2 000 个/微升常与细菌性关节炎有关,WBC 增多也与急性痛风性关节炎、类风湿性关节炎有关。所以,WBC 计数对特定疾病诊断价值很有限。

(二)分类计数

关节腔积液与其他体液的细胞学分析有3点不同：首先，滑膜关节极少受原发肿瘤影响；其次，关节腔积液显微镜检查，许多诊断特征非细胞性，而是颗粒性如软骨、结晶和关节置换后磨损；最后，诊断信息主要来自各细胞类型识别及其数量变化。

滑膜上有两种滑膜细胞。关节细胞在滑膜上排列松散，不同于其他内衬膜，没有基底膜，相邻细胞没有桥粒连接。关节细胞下是薄薄的结缔组织层，含大量血管、淋巴管、神经和许多单个核细胞。

浓缩关节液通常采用细胞离心机制片，比常规离心技术能更好保留细胞形态。正常关节液中约60%白细胞是单核细胞或巨噬细胞，约30%是淋巴细胞，约10%是中性粒细胞。分类计数的临床价值有限，因细胞比例在病程中及疾病各阶段中会发生变化。

1.中性粒细胞

炎症性关节病和关节内出血；化脓性关节炎中性粒细胞的比例>95%，细胞计数>30 000个/微升时，即使未见微生物，也有诊断性。无论细胞总数多少，中性粒细胞>80%与细菌性关节炎和痛风相关。类风湿关节炎早期可见淋巴细胞比例增加，后期以中性粒细胞为主。

2.淋巴细胞

可为典型小淋巴型，在炎症性关节炎约占10%，在风湿病表明长期预后较好。如同时见到狼疮细胞，强烈提示系统性红斑狼疮。转化中的淋巴细胞体积可达30 μm，核质比例约为1∶1。

3.单核(巨噬)细胞

可见于所有类型关节炎，在非炎症性关节炎最常见，出现结晶时，特别是一些骨关节炎，或置换关节的分解，有核细胞计数很高，以巨噬细胞为主；其次，应疑为病毒性关节炎。巨噬细胞伴嗜酸性粒细胞，表明关节出血缓解。吞噬细胞的单个核细胞(cytophagocytic mononuclear cells，CPM)吞噬凋亡的中性粒细胞，是关节去除中性粒细胞的主要途径。然而，在血清阴性脊柱关节病时，可见有核细胞计数，中性粒细胞<50%。此组疾病包括周围关节炎相关疾病，如银屑病、炎症性肠病、白塞病和强直性脊柱炎；如中性粒细胞>50%，出现CPM，为反应性关节炎，与关节外特别是胃肠道和泌尿生殖道感染相关的单关节病。此型也见于儿童全身性病毒性疾病后，如CPM>5%则可诊断血清阴性脊柱关节病，CPM未见于类风湿疾病。

4.嗜酸性粒细胞

增加(>2%)与多种疾病相关，最常见于关节内出血、关节病及药物注射变态反应如人工关节腔积液；及风湿热、寄生虫感染、转移癌、莱姆病、关节摄片后和放疗后。

5.狼疮细胞(lupus erythematosus cell，LE)

此细胞吞噬胞质含核物质的包涵体，并不少见，但与血液中所见并无相同意义。然而，如关节腔积液淋巴细胞增多，强烈提示系统性红斑狼疮。

6.滑膜细胞

滑膜组织的组成，内层为滑膜细胞，为1～3个细胞的厚度，内层下为结缔组织、血管、淋巴管和神经，并混合有外部关节囊的纤维组织。滑膜液衬里细胞呈不连续分布，其间充满独特理化性质的底物。滑膜组织没有基底膜。滑膜上有两种滑膜细胞。最常见细胞有吞噬功能和合成降解酶功能(如胶原酶)，另一种细胞合成透明质酸(含2%蛋白质的黏多糖)。电镜下，A型细胞具有丰富高尔基体、大量空泡、胞饮泡和丝状伪足，可产生具润滑作用的透明质酸；B型细胞具有丰富内质网，不常见。

A 型滑膜细胞功能为巨噬细胞，胞体＞20 μm，胞质常有空泡，核小，约为细胞的 20%。B 型滑膜细胞为成纤维细胞，参与专门的基质物质如透明质酸的生成，约 20 μm，胞质嗜碱性点彩样，周边淡嗜酸性，胞核占 20%～50%。最常见于血清阴性的关节病。

7.肥大细胞

可见于大多数关节病，最常见于血清阴性脊柱关节病和创伤相关的非炎症性关节病。

8.肿瘤细胞

原发性关节肿瘤特别罕见，但有关节腔积液细胞形态改变。关节腔积液偶见白血病细胞。肿瘤浸润关节甚少见，有时可见细胞有丝分裂，但无论有丝分裂形态如何怪异，通常无诊断或预后意义。

9.类风湿细胞

可用薄湿片检查类风湿细胞。此细胞为胞质内含折射球形物，可随显微镜聚焦不同呈黑色到绿色变化。原认为是类风湿疾病的一个标志物，随着治疗改善，现不常见到此类细胞。类风湿细胞计数，按湿片法有核细胞计数百分率报告；如＞90%，则强烈疑似化脓性关节炎。

关节腔积液检查还可见溶血引起的细胞内含铁血黄素颗粒、骨关节炎时的多核软骨细胞等。

(三)结晶检查

关节液镜检的一项重要工作是查找结晶。识别关节病出现特征性结晶有助于快速诊断。关节液标本应放置于室温，采集后应尽快送检，因温度和 pH 改变会影响结晶形成和溶解。镜检前延误时间太长会导致白细胞数减少(细胞溶解)，并降低白细胞对结晶吞噬作用。偏振光显微镜可区分结晶类型，针状尿酸钠结晶见于痛风，焦磷酸钙结晶与假痛风有关。

1.涂片制备

关节液可通过细胞离心机制片或湿片进行镜检。细胞离心机制片有许多优点。首先，细胞离心可使体液成分聚集在玻片上很小一块区域，可提高含结晶量少的标本检出率，并增加仪器回收细胞灵敏性。其次，制片可长久保存，用于镜检、示教及能力评估。最后，对经染色或未染色的细胞离心涂片采用偏光镜镜检，其结晶外观和双折射比湿片中观察到的更典型。唯一缺点是成本较高。

手工制作涂片时将 1 滴关节液滴在无酒精玻片上，加 1 块盖玻片，标本应充满盖玻片覆盖区域，标本量过多会引起盖玻片浮动。盖玻片边缘可用指甲油或石蜡封住，防止液体蒸发，为充分镜检做好时间上的准备，并增强生物安全性，因关节腔积液有潜在感染性。

有观察背景的对照对识别形态帮助很大。如在黑色下，易发现软骨碎片。很重要的是，见到纤维蛋白凝块多次出现，而非游离关节腔积液中。第二次制片应更薄一些，避免颗粒干扰，并仅数微升关节腔积液。如使用盖玻片，则可见类风湿细胞胞质内的包涵体。筛检结晶时，玻片中应包括纤维蛋白和其他颗粒，因这些微小凝块常含有结晶，即使周围可能无液体和细胞。

对关节液涂片镜检依赖于检验人员专业技术，以保证关节液结晶正确鉴别。这项检查很有必要，理由：①不同疾病结晶数量差距很大(如有的疾病只有少量结晶)；②不同结晶形态可能很相似，区分有难度；③游离结晶可能被纤维蛋白或细胞碎片包裹，易被忽视；④许多人为污染物也有双折光性，须正确识别。此外，感染性关节炎和晶体性关节炎检查结果很相似，所以镜检结晶是鉴别疾病的重要方法。

可直接用偏光镜和补偿偏光镜对涂片镜检。偏光镜下有双折光物质在黑色背景下呈现光亮。不同物质双折光强度也不同。如单钠尿酸盐结晶和胆固醇结晶的双折光很亮，比焦磷酸钙

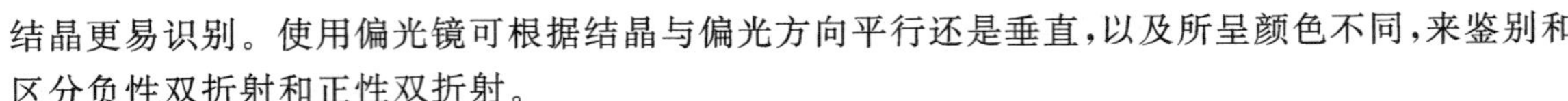

结晶更易识别。使用偏光镜可根据结晶与偏光方向平行还是垂直，以及所呈颜色不同，来鉴别和区分负性双折射和正性双折射。

2.特征性结晶

(1)单钠尿酸盐结晶：关节液中单钠尿酸盐结晶(monosodium urate，MSU)提示痛风性关节炎。急性期位于白细胞内，可使胞质肿胀，呈细针样、细杆状结晶，或丛集的结晶呈中心放射状，沙滩球样。也有游离的结晶被纤维蛋白包裹。偏光镜下，发出强烈的双折射，在黑色背景下呈现光亮。加红光补偿或全波后，尿酸盐结晶方向与偏光方向平行时呈黄色，与偏光方向垂直时呈蓝色。据此特性与其他形状相似的结晶(如 EDTA 结晶、醋酸倍他米松结晶)相鉴别。结晶常常被细胞吞噬，成为细胞内含物。如 WBC ＞1 500 个/微升，诊断为急性痛风，如 WBC＜1 000 个/微升，则诊断为间歇性痛风。

(2)焦磷酸钙结晶：许多关节病与焦磷酸钙结晶(calcium pyrophosphate dehydrate，CPPD)相关。此病(常称假痛风或软骨钙化症)与关节软骨钙化相关，包括退行性关节炎、关节炎联合代谢性疾病(如甲状腺功能减退、甲状旁腺功能亢进、糖尿病)。CPPD 结晶与 MSU 结晶有许多不同，焦磷酸钙结晶体积更小，棒状不尖细，常呈斜长方形或立方形。用补偿偏光镜观察，CPPD 结晶呈弱正性双折射，颜色与 MSU 结晶相反。CPPD 结晶方向与偏光方向平行时呈蓝色，与偏光方向垂直时呈黄色。如 WBC＞1 500 个/微升时，可见于假痛风，而 WBC＜1 000 个/微升时，则见于骨关节炎。如在＜50 岁患者中确定为假痛风，则应排除系统性代谢性疾病如甲状腺功能减退、血色素病或低镁血症。MSU 和 CPPD 两种结晶如同时存在见于混合型关节病。

(3)胆固醇结晶：胆固醇结晶最好鉴别方式是对湿片或未经染色涂片镜检，因瑞氏染色会使胆固醇结晶溶解。胆固醇结晶扁平状、形状为有缺角矩形。但关节液中也曾观察到类似于 MSU 和 CPPD 结晶类似的针状和偏菱形胆固醇结晶。偏光镜下其双折射会随晶体厚度而变。胆固醇结晶与慢性感染(如类风湿性关节炎)相关，没有特异性诊断价值，慢性病时也存在于其他体腔体液中。

(4)羟基磷灰石结晶：罕见于关节腔积液。羟基磷灰石结晶位于白细胞内，体积非常小、细针状、无双折射性，须使用电镜观察。羟基磷灰石结晶与钙沉积类疾病相关统称为磷灰石关节病。磷灰石是骨的主要成分，软骨中也有。羟基磷灰石结晶可诱导急性炎症反应，与 MSU 结晶和 CPPD 结晶相似。

(5)类固醇结晶：关节内注射类固醇后，可连续数月在关节液内找到类固醇结晶。类固醇结晶形态上与 MSU 或 CPPD 结晶类似，但双折射相反。可使用醋酸倍他米松结晶作为镜检质控品，与 MSU 结晶形态上最相近，呈负性双折射。类固醇结晶没有临床意义，只是显示过去关节处注射过药物。

(6)人为污染物：关节液中许多人为污染物在偏光镜下有双折光性，须区分人为污染物和结晶。双折光性污染物包括抗凝剂形成结晶、手套中淀粉颗粒、软骨和假肢碎片、胶原纤维、纤维蛋白和灰尘。有经验检验人员可凭借不规则或模糊的形态来辨别人为污染物。注意抗凝剂(如草酸钙、粉末状 EDTA)形成结晶在采样和储存后会被白细胞吞噬。只有肝素或液体 EDTA 不会形成结晶，可作为关节液抗凝剂。

抽吸关节腔积液时，滑膜绒毛可进入关节。在骨关节炎，滑膜绒毛形成蕨状或叶状。镜检分析可识别个体假体失效。假体磨损典型特征是出现塑料成分碎片或缠结，通常是由超高分子量聚乙烯塑料成分组成。粒子可见折射、有时双折射，通常在纤维蛋白凝块内。

三、病原体检查

关节腔积液病原体检查主要包括微生物革兰氏染色和培养。

(一)微生物检验

1.革兰氏染色

为帮助诊断关节病,常规检测方法包括革兰氏染色和微生物培养。革兰氏染色显微镜下可直接观察细菌或真菌。革兰氏染色结果阳性,可快速为临床诊断提供信息。大多数关节液感染微生物是细菌,且源于血液。其他微生物还包括真菌、病毒和分枝杆菌。革兰氏染色结果敏感性取决于感染微生物。感染率为葡萄球菌约75%,革兰氏阴性菌约50%,淋球菌约40%,是通过革兰氏染色鉴别。其他与感染性关节炎相关细菌,包括化脓性链球菌、肺炎链球菌和流感嗜血杆菌。

2.微生物培养和药敏试验

无论革兰氏染色结果如何,关节液标本应行微生物培养。大多数细菌性关节炎培养结果是阳性的。采样须谨慎并使用新鲜采集关节液标本,使微生物复苏繁殖。如疑为真菌、分枝杆菌和厌氧菌感染,应使用特殊培养基。临床医师与检验人员的沟通很关键。微生物培养可指导抗菌治疗。如未见微生物,也不排除感染;可能之前因使用抗生素治疗而抑制细菌之故。现不常使用抗酸杆菌涂片及培养诊断结核病,而用分子生物学方法检测结核分枝杆菌,比传统培养更灵敏、更特异。

关节化脓可危及生命,细菌可从术后感染关节播散进入血液循环,或可导致潜在致命性败血症。关节腔积液经细胞离心机离心后,用显微镜仔细检查,可识别87%临床感染性关节炎的微生物。研究表明,只有2%炎性关节病为化脓性,故只有败血症临床指证较强,实验室关节腔积液检查才可能有所发现。应注意,炎性关节腔积液合并类胆红素结晶表明关节内长期化脓。

(二)分子生物学方法

使用聚合酶链式反应(polymerase chain reaction,PCR)分子生物学方法,目前用于鉴别难以用常规方法检测的微生物,如引起莱姆关节炎的伯氏疏螺旋体,引起结核性关节炎的结核分枝杆菌。

四、化学与免疫学检查

关节液中可检测的化学成分很多,但对临床诊断有价值的并不多。无论关节是何种病变,有些物质(如尿酸)在血浆和关节液中浓度相同,常对血浆进行检测。而有些关节病部分分析物(如葡萄糖)血浆和关节液中浓度不同。对此类疾病,检测血液和关节液浓度差值对诊断和鉴别诊断有帮助。目前,对关节液中脂类(胆固醇、甘油三酯)和酶类检测临床意义不大,因此很少开展。

在关节液检验中,葡萄糖、尿酸、乳酸、脂类(胆固醇和甘油三酯)、蛋白质和各种酶成分的化学分析可能有助于对特定病例的诊治。除非炎症性关节积液外,总蛋白质水平均超过30 g/L,所以总蛋白质诊断和预后临床价值不大。因此,不推荐对关节积液中总蛋白质水平进行检测。

(一)葡萄糖

与脑脊液一样,对关节积液葡萄糖水平与同期血清/血浆水平作对比相当有效。餐后血浆与关节液间重新恢复动态平衡需几小时。在动态平衡状态下,关节液葡萄糖水平在5.5 mmol/L

(100 mg/dL)或略低于血浆水平。正常关节腔液葡萄糖略低于血葡萄糖，而炎症和感染明显降低。通常，非炎症性和出血性关节病变(如骨关节炎、色素沉着绒毛结节性滑膜炎、外伤、血管瘤等)关节液葡萄糖水平在 5.5～11.1 mmol/L(100～200 mg/dL)，或相应略低于同时检测血浆水平。炎症性关节病中关节液葡萄糖水平为 0～22.2 mmol/L(0～400 mg/dL)，低于血浆水平，感染或由结晶引发的关节病的关节液葡萄糖水平在 11.1～55.5 mmol/L(200～1 000 mg/dL)和 0～44.4 mmol/L(0～800 mg/dL)，相应低于同期血浆水平。

关节液和血浆葡萄糖检测并非常规检测，当怀疑感染性或结晶引发关节病时，革兰氏染色检测呈阴性或未检出结晶，检测其葡萄糖水平可能有助于鉴别诊断。需引起重视的是，因白细胞分解反应会引起检测值略低现象，关节液葡萄糖水平检测应在 1 h 内完成。如血清和关节液中葡萄糖水平差距在 11.1～13.9 mmol/L(200～250 mg/dL)甚至更大，表明可能出现了上述病变中某种情况。在细菌培养结果出来前，应考虑针对细菌性感染的治疗手段。

要评估关节液葡萄糖浓度，必须在采样时，同时采集血液。正常情况下，空腹血糖和关节液葡萄糖浓度应相同。也就是说，血糖和关节液葡萄糖差值应＜5.5 mmol/L(＜100 mg/dL)。因体内达到动态平衡需时间，所以不空腹情况下，血糖和关节液葡萄糖差值可＞5.5 mmol/L(＞100 mg/dL)。

发生关节病时，关节液葡萄糖浓度降低，血糖和关节液葡萄糖差值加大。非炎性和出血性关节病，血糖和关节液葡萄糖差值＜11.1 mmol/L(＜200 mg/dL)。当差值＞11.1 mmol/L(＞200 mg/dL)时，提示炎性关节炎或化脓性关节炎。非空腹时检测，如关节液葡萄糖浓度低于血糖浓度一半时，认为关节液葡萄糖浓度过低。

关节液葡萄糖浓度检测须在采样后 1 小时内完成，如在规定时间内不能完成检测，应将标本放置在氟化钠抗凝管。以免白细胞对糖分解引起检测值假性减低。

(二)尿酸

通过镜下对针状尿酸盐结晶进行确认，对痛风诊断相当可靠。对关节炎检验不仅在小型实验室不常见，在没有合适显微镜设备(有红光补偿偏振光显微镜)的实验室也同样少见。此外，检验人员缺少结晶识别技术和经验。即使由结晶引发关节炎，镜检也可能为阴性。关节液结晶检测需在室温中操作。某些报道建议，冷藏能提高检测率，但也有些研究反对，认为此手段针对痛风确诊并不可靠。有关节液结晶检测质量调查发现，约 21%标本未检出尿酸盐，定量尿酸分析可能有助于某些痛风诊断验证。

血清中尿酸水平常会反映关节液尿酸水平，早期研究发现，在伴有痛风关节积液中尿酸盐浓度基本与血清尿酸盐浓度一致。但也有其他研究发现，痛风患者关节液中尿酸水平通常会超过血清尿酸水平，因此，尿酸水平是一个更佳标志物。Beutle 等认为，关节液中尿酸盐水平相比血清高，很大程度上反映晶体在关节中溶解情况。

关节液和血浆尿酸浓度基本相同，因此血浆尿酸水平增高，结合患者症状，医师就能确诊痛风。痛风时关节液常含单钠尿酸盐结晶，镜下未检出结晶，血浆或关节液尿酸检测很重要。须注意许多痛风患者血浆尿酸不增高。

(三)乳酸

早期研究发现，单关节化脓性关节炎相比非化脓性关节炎，关节液中乳酸水平常会增高。Brook 等在一项 27 例非淋球菌性化脓性关节炎研究中发现，平均乳酸浓度为 112 mmol/L(约为参考区间 40 倍)，在45 例炎症性关节炎和关节退变病中平均乳酸浓度仅为 3.4 mmol/L。在

12 例淋球菌性化脓性关节炎中均值(2.7 mmol/L)是正常的,这一结果也被其他研究证实。同样,Borenstein 等研究发现,除淋病奈瑟菌病变外,其他所有化脓性关节炎的关节液乳酸水平超过 25 mmol/L(参考区间 9～10 倍)。当关节液乳酸水平超过11.2 mmol/L(参考区间 4 倍)时,大部分病变都能被确诊。

近期研究证实了早期研究,关节液乳酸水平检测是一种针对细菌性关节炎快速、可靠的诊断检测。如 65 例关节液细菌培养阳性病例进行乳酸分析,发现其均值为 13.5 mmol/L,而细菌培养阴性病例中均值为 5.5 mmol/L。因此,一旦均值超过 9 mmol/L,细菌性关节炎概率非常高,并建议尽快予以治疗。

关节液乳酸浓度增高认为是滑膜糖无氧酵解引起。炎症时对能量需求增加,会发生组织缺氧。关节液乳酸浓度检测操作简单,临床用途不明。目前认为,有些关节病,特别是化脓性关节炎的关节液乳酸水平明显增高。淋球菌性关节炎乳酸水平正常或偏低。虽研究很多,但关节液中乳酸定量检测的临床价值不明。

(四)总蛋白

正常关节液总蛋白浓度约为血浆总蛋白浓度 1/3。关节液蛋白量增高是因滑膜渗透性改变或关节内蛋白合成增加。许多关节病(如类风湿性关节炎、结晶性关节炎、化脓性关节炎)蛋白浓度常会增高。关节液蛋白检测对关节病鉴别或对其预后意义不大。关节液总蛋白浓度增加仅提示关节有炎症。所以,关节液蛋白测定不必作为常规检测。

(五)脂类(胆固醇和甘油三酯)

关节液中普遍存在各种脂类物质,其浓度明显低于血浆中脂类物质。实际上,脂蛋白测定均值约为血浆中 40%。在出现炎症和晶体性关节炎(如类风湿性关节炎、系统性红斑狼疮、痛风)时,脂类水平明显高于非炎症性关节炎(如骨关节炎)。脂类溢出大致分为 3 种情况:①高胆固醇;②高脂类微粒;③乳糜型。

Viilari 等对 30 例类风湿性关节炎患者胆固醇和甘油三酯水平进行检测,发现胆固醇均值为(1.063±0.313) g/L(为血清均值的 51%),甘油三酯均值为(0.283±0.115) g/L(为血清均值的 35%)。实际上,关节液中胆固醇水平从血清胆固醇水平增高到 26 g/L 水平(血清 10～15 倍)。

乳糜型关节积液很少伴类风湿性关节炎、系统性红斑狼疮、外伤、丝虫病和胰腺炎(胰腺炎关节炎综合征)。但这些积液渗出可能会出现化脓,白细胞计数仅轻微增高。此时,甘油三酯定量可确定积液渗出类型,因水平可达血清 2～3 倍。在类风湿性关节炎患者中,化脓性关节积液同样可能伴高胆固醇积液溢出。

(六)酶

在不同关节炎中对乳酸脱氢酶(lactate dehydrogenase,LDH)、天冬氨酸氨基转移酶、酸性磷酸酶(acid phosphatase,ACP)、碱性磷酸酶、γ-谷氨酰基转移酶、腺苷脱氨酶(adenosine deaminase,ADA)、溶菌酶和胞核嘧啶核苷脱氨酶已有长期研究。目前,对关节液中酶的检测常认为不具临床价值,部分研究发现,部分酶的检测有助于预测关节炎程度和判断预后。

Pejovic 等对类风湿性关节炎患者血清和关节液中 LDH 及同工酶进行检测,发现 LDH 在 400～700 U/L 水平相当于中度病变,超过 750 U/L 表明出现重度炎症。因中性粒细胞富含 LDH4 和 LDH5 两种同工酶,重度炎症与轻度炎症相比,这些同工酶含量显著增高。

Messieh 曾对关节液中 LDH 活性有助于无菌性关节置换术聚乙烯磨损术前评估的可能性

进行研究，发现关节液LDH水平可用于关节炎标志。在使用LDH作为关节炎标志物研究发现，在膝关节造型术失败病例中，相比于封闭膝盖骨关节炎，其LDH水平有明显增高，LDH可作为正在进行关节造型术患者有用的预后指标。

研究发现，类风湿性关节炎患者ACP水平增高。Luukkainen等人研究了30例膝关节水肿类风湿性关节炎患者，对15例关节液检测，发现总蛋白和ACP水平增高预示预后较差。对29例腐蚀性类风湿性关节炎患者长达7年半跟踪研究发现，ACP水平增高在受类风湿影响的关节中预后较差。在一项独立研究，对82例关节炎患者关节液中ACP进行检测，其中39位腐蚀性类风湿性关节炎呈血清阳性，其他43位呈阴性。阳性患者组平均关节液水平为11.6 U/L，而阴性患者组平均关节液水平为6.5 U/L。研究证明，ACP是类风湿性关节炎严重程度和预后判断非常有效标志物。

ADA也常在不同关节病变中测出，如关节液ADA活性在类风湿性关节炎、反应性关节炎和骨关节炎患者中进行检测，其中ADA活性最高值出现在类风湿性关节炎，在反应性关节炎患者ADA活性也会增加，比类风湿性关节炎患者偏低。与正常对照相比，骨关节炎患者ADA活性未明显增高。研究者对98位不同原因关节渗出患者进行ADA活性检测，同骨关节炎相比，在类风湿性关节炎、慢性血清阴性多关节炎、幼年型关节炎和反应性关节炎患者中，ADA活性显著增高。研究者认为，关节液ADA活性结合一般病症，可提供判断关节病中炎症程度的一个补充手段。但ADA在临床实验室内很少检测，因为LDH和ACP两者普遍存在，所以某些病例作为关节炎程度和预后评价标志更为有用。

（七）pH

通常，关节液pH和动脉血相同。炎症性关节积液中，由于葡萄糖利用增加，乳酸浓度增高，氢离子浓度增加。pH下降与白细胞计数呈负相关。临床上，pH检测不能为患者诊断和治疗增加更多信息，近期研究不推荐检测pH。

五、关节腔积液检验与疾病诊断

关节腔积液首选检验为理学检查、显微镜检查和微生物学检查。其中，理学检查包括观察积液量、外观和黏稠度，病理情况下通常液体量会增多、黏稠度会减低、外观呈黄色、白色、红色浑浊；显微镜检查可发现与疾病相关特征性细胞，如类风湿细胞、Reiter细胞和LE细胞等，最重要的检查是偏光镜下观察各类病理性结晶，若出现尿酸单钠、二水合焦磷酸钙结晶等常用于痛风和假痛风诊断；微生物涂片和培养常见致病菌包括链球菌、葡萄球菌、大肠埃希菌和厌氧菌等。

次选检验为化学检查和免疫学检查等。其中，化学检查血浆与关节液葡萄糖差值增大常提示炎症性病变，乳酸增高可用于细菌性关节炎诊断，尿酸增高常有助于痛风诊断，LDH增高是关节炎标志物，是评价关节成形术预后指标，ACP增高能反映类风湿性关节炎严重程度和预后差，ADA增高与关节病活动性和严重程度相关。免疫学检查包括流式细胞术对调节性T细胞免疫表型分析和抗原特异性细胞特征分析，比浊法或化学法测定C_3、C_4和CH_{50}，补体活性减低与类风湿性关节炎和系统性红斑狼疮等疾病有关。

关节腔积液（滑膜积液）检验主要用于诊断关节因疼痛和（或）肿胀等症状所致的各种炎症性、非炎症性关节炎等。关节腔积液分析包括一组基本试验，根据其结果可进一步选择有关试验。基本试验主要是理学检查，主要用于评价关节腔积液外观；化学检查，检测关节腔积液部分化学成分的变化；显微镜检查，对可能存在的细胞和结晶进行计数或识别；微生物检查，主要是检测感染性疾病可能存在的微生物。关节腔积液性疾病可主要分为以下四大类。①感染性疾病：由细菌、真菌或病毒引起，可能源于关节或由人体其他部位播散至关节，包括急、慢性化脓性关节炎；②出血性疾病：出血性疾病和(或)关节损伤可导致关节腔积液出血，如血友病或血管性血友病；③炎症性疾病：如导致结晶形成和积聚的痛风结晶(有针状尿酸结晶和假痛风)，引起关节炎症如滑膜炎，其他免疫应答性关节炎，如对自身免疫性疾病的反应，包括类风湿性关节炎、系统性红斑狼疮；④退行性疾病：如骨关节炎。

(一)常见关节炎和关节病分类

关节炎和其他关节病很常见，实验室对关节液检测有助于临床对这类疾病的诊断与分类。常见关节炎和关节病分为四大类：非炎性、炎症性、化脓性和出血性，分类有助于鉴别诊断。须注意几点：①不同类型部分内容有重叠；②可同时患几种关节病；③检测结果会随疾病不同阶段而变。此分类原则只是为临床评估和诊断关节病提供大致方向。关节液中发现微生物(化脓性关节炎)或结晶(结晶性关节炎)时，则可明确诊断。

在各种病因引起急性关节炎的鉴别诊断中，关节腔积液检查结果的变化情况见表 9-1。

表 9-1 急性关节炎关节腔积液检查结果

疾病	WBC	补体活性	类风湿因子	结晶和其他
急性痛风	增高	增高	阴性	单钠尿酸盐结晶
急性软骨钙质沉着症	增高	增高	阴性	焦磷酸钙结晶
Reiter 综合征	明显增高	明显增高	阴性	出现巨噬细胞
类风湿性关节炎	增高	减低	阳性	—
青年型类风湿性关节炎	增高	减低	阴性	出现大量淋巴细胞、反应性淋巴细胞
系统性红斑狼疮	明显减低	明显减低	不定	出现 LE 细胞
银屑病、强直性关节炎、溃疡性关节炎	增高	增高	—	—

(二)炎症性和非炎症性关节腔积液诊断

炎症性和非炎症性关节腔积液诊断流程见图 9-1 和图 9-2。

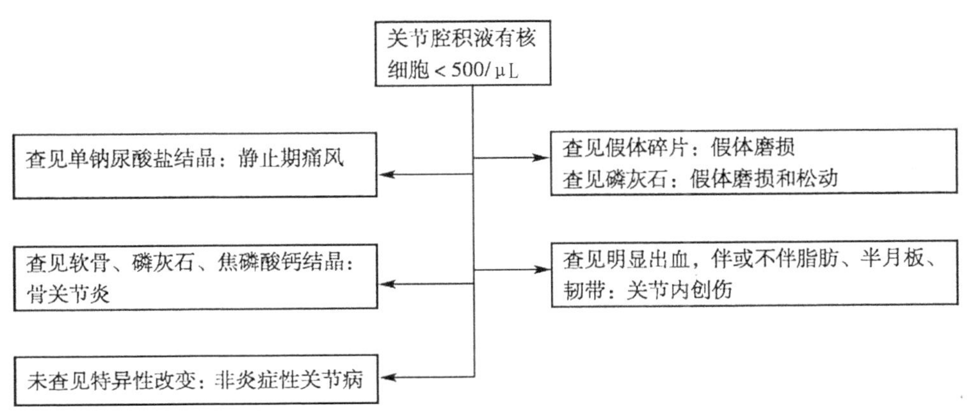

图 9-1 非炎症性关节腔积液诊断流程

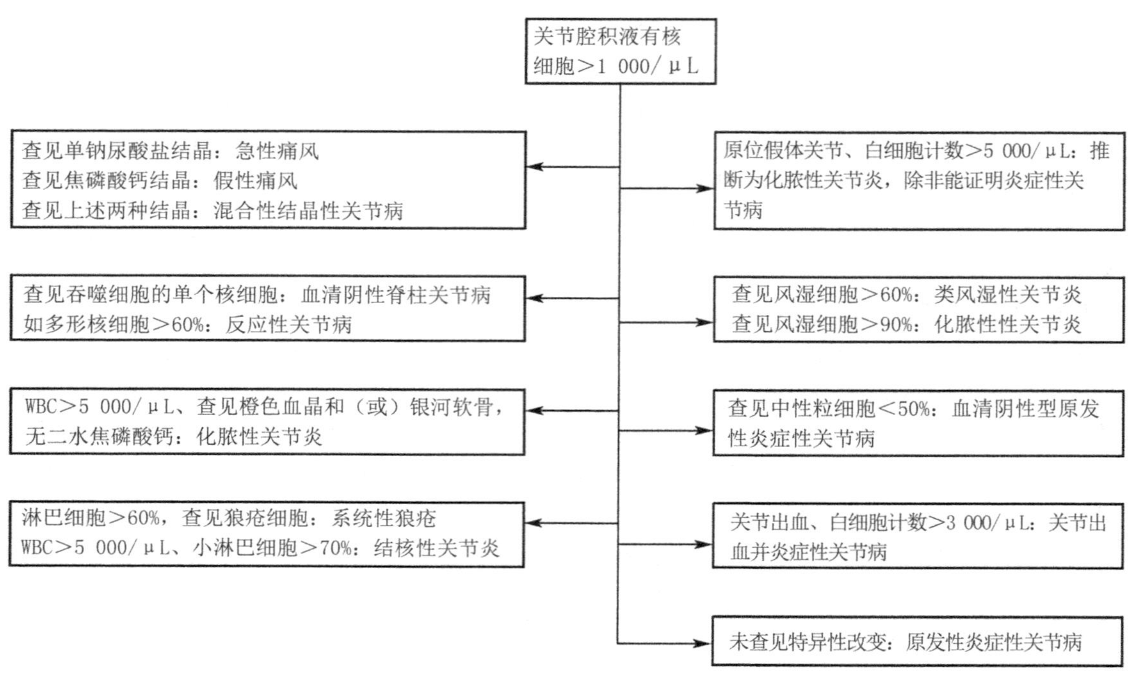

图 9-2　炎症性关节腔积液诊断

（吕云霞）

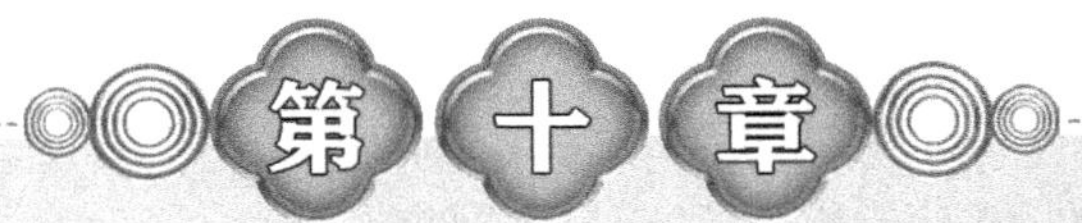

激素类检验

第一节 甲状腺激素检验

甲状腺激素的测定大多采用标记免疫的方法直接测定血清中的激素浓度。包括放射免疫法(RIA)、多相酶联免疫法(ELISA)、均相酶放大免疫法(EMIT),还有化学发光免疫分析及数种荧光免疫法。

一、血清总 T_4(tT_4)和总 T_3(tT_3)测定

血清中的 T_4 和 T_3 99%以上与血浆蛋白结合,即以与甲状腺素结合球蛋白(TBG)结合为主。所以 TBG 的含量可以影响 tT_4 和 tT_3。如当妊娠、应用雌激素或避孕药、急性肝炎、6 周内新生儿等使血清 TBG 增高时,tT_4 也增高。而当应用雄激素、糖皮质激素、水杨酸、苯妥英钠等药物,肝硬化、肾病综合征等低蛋白血症使血清 TBG 降低时,tT_4 也降低。临床测定血清 tT_4 和 tT_3 常用化学免疫法,其灵敏度、特异性、精密度都很高。

参考范围(表 10-1)如下。

表 10-1 tT_4 和 tT_3 参考范围

年龄(岁)	tT_4(nmol/L)	tT_3(nmol/L)
1～5	95～195	1.3～4.0
6～10	83～179	1.4～3.7
11～60	65～165	1.9～2.9
>60(男)	65～130	1.6～2.7
>60(女)	73～136	1.7～3.2

临床应用如下。

(1)血清 tT_4 的增加见于甲亢和 TBG 增加,tT_4 降低见于甲减、TBG 减少、甲状腺炎、药物影响(如服用糖皮质激素等)。tT_4 是诊断甲低可靠和敏感的指标。

(2)血清 tT_3 是诊断甲亢最可靠和灵敏的指标,尤其是对诊断 T_3 型甲亢的患者有特殊意义。这类甲亢患者血清 tT_4 浓度不高,但 tT_3 却显著增高。同样,tT_3 的检测结果也受到血清

TBG 含量的影响。

(3)低 T_3 综合征:在饥饿、慢性消耗性疾病(如肝硬化、未控制的糖尿病等)时,外周 T_4 转变为 rT_3 增加,转变为 T_3 减少,此时血清 T_4 正常而 T_3 减少,即所谓的低 T_3 综合征。

二、血清游离 T_4(fT_4)和游离 T_3(fT_3)的测定

正常情况下,血浆甲状腺激素结合型和游离型之间存在着动态平衡,但只有游离型才具有生理活性,所以 fT_4 和 fT_3 的水平更能真实反映甲状腺功能状况。RIA 法测定 fT_4 和 fT_3 的分为两步:①用沉淀剂将血清所有蛋白(包括 TBG)沉淀除去。②以 RIA 法测定上清液中 fT_4、fT_3 的含量。

现在发展的敏感的免疫化学法如时间分辨荧光免疫分析法等,也逐渐应用于临床,逐渐取代有同位素污染的 RIA 法。

参考范围:T_4 和 fT_3 在血清中浓度很低,检测结果受检测方法、试剂盒质量等影响显著,所以参考范围差异很大。

fT_4:10～30 pmol/L;fT_3:3.55～10.1 pmol/L(RIA 法)。

临床应用:总的来说,fT_4 和 fT_3 的临床应用与 tT_4 和 tT_3 相同,但因不受血清 TBG 影响,而是代表具有生物活性的甲状腺激素的含量,因而具有更重要的临床价值。

(1)甲状腺功能亢进:对于诊断甲亢来说,fT_4、fT_3 均较 tT_4、tT_3 灵敏,对甲亢患者治疗效果的观察,fT_4、fT_3 的价值更大。

(2)甲状腺功能减退:大多数口服 T_4 治疗的患者,在服药后 1～6 小时血中 fT_4 浓度达到高峰,其升高程度与服药剂量有关。fT_4 是甲状腺素替代性治疗时很好的检测指标。

(3)妊娠:孕妇血中 TBG 明显增加,因此,fT_4、fT_3 的检测较 tT_4、tT_3 更为准确。

(4)药物影响:肝素可能对 fT_4、fT_3 的测定产生影响,使结果偏离。

三、血清反 T_3(rT_3)测定

rT_3 与 T_3 结构基本相同,仅是三个碘原子在 3、3'5' 位,主要来源于 T_4,在外周组织(如肝、肾等)经 5-脱碘酶作用生成。rT_3 也是反映甲状腺功能的一个指标。血清中 T_4、T_3 和 rT_3 维持一定比例,可以反映甲状腺激素在体内代谢情况。临床采用 RIA 法和化学发光免疫法测定血清中 rT_3 浓度。

参考范围:0.15～0.45 nmol/L。

临床应用:rT_3 与 T_3 在化学结构上属异构体,但 T_3 是参与机体代谢的重要激素,该过程消耗氧,而 rT_3 则几乎无生理活性。rT_3 增加,T_3 减少,可以降低机体氧和能量的消耗,是机体的一种保护性机制。

(1)甲亢时血清 rT_3 增加,与血清 T_4、T_3 的变化基本一致。而部分甲亢初期或复发早期仅有 rT_3 的升高。

(2)甲低时血清 rT_3 降低。rT_3 是鉴别甲低与非甲状腺疾病功能异常的重要指标之一。

(3)非甲状腺疾病,如心肌梗死、肝硬化、糖尿病、尿毒症、脑血管意外和一些癌症患者,血清中 rT_3 增加,T_3/rT_3 比值降低,这一指标对上述疾病程度的判断、疗效观察及预后估计均有重要意义。

(4)羊水中 rT_3 浓度可作为胎儿成熟的指标。如羊水中 rT_3 低下,有助于先天性甲低的宫内

诊断。

四、T_3 摄取率的测定

将^{125}I 标记的 T_3(^{125}I-T_3)加入患者血清,^{125}I-T_3 即与血清 TBG 的剩余部分(剩余结合容量)结合,未被结合而成游离态的^{125}I-T_3 可被吸附剂(红细胞、树脂等)吸附。通过测定吸附剂所摄取的^{125}I-T_3,即可了解 TBG 的剩余结合容量,从而间接反映 tT_4 水平。

^{125}I-T_3 摄取率=(吸附剂摄取^{125}I-T_3 量)/(加入的^{125}I-T_3 总量)×100%

本实验为体外试验,适于孕妇、乳母及儿童。该实验不受碘剂及抗甲状腺药物的影响,但受血清 TBG 浓度、T_4/T_3 比值及苯妥英钠等药物影响,应用时应与 T_4 测定合并进行。

参考范围:13%±4.6%(红细胞摄取率)。

临床应用:摄取率>17%可诊断为甲亢,甲低时降低。

(迟小伟)

第二节　促甲状腺激素检验

血清促甲状腺激素(TSH)是腺垂体前叶嗜碱细胞释放的一种糖蛋白,分子量大约 30 kD,含 211 个氨基酸及 15%糖类,由 α 和 β 两个亚基组成。α 亚基与卵泡刺激素(FSH)、人体绒膜促性腺激素(hCG)以及促黄体生成激素(LH)相类似,β 亚基由 112 个氨基酸组成其功能亚基,赋予 TSH 特殊的生化和免疫特性。TSH 是脑垂体前叶为了响应与 FT_3 和 FT_4 浓度有关的负反馈机制而合成和分泌的一种激素。此外,下丘脑三肽促甲状腺激素释放激素(TRH)可直接刺激 TSH 的生成。

TSH 与位于甲状腺细胞表面的特殊细胞受体相互作用,主要作用如下:①刺激细胞的增殖和肥大。②刺激甲状腺合成和分泌 T_3 及 T_4。TSH 的血液浓度是评价甲状腺功能的重点,这点在原发性、二级(脑垂体)和三级(下丘脑)甲状腺功能减退的鉴别诊断中尤为重要。在原发性甲状腺功能减退中,TSH 水平明显升高;而在二级和三级甲状腺功能减退中,TSH 水平却很低。

TRH 刺激后,可以通过观察患者体内的 TSH 水平变化来鉴别二级和三级甲状腺功能减退。值得注意的是,在二级甲状腺功能减退中,TSH 对于 TRH 刺激的响应几乎为零;而在三级甲状腺功能减退中,TSH 对于 TRH 刺激的响应一般非常明显。血清 TSH 水平测定是判断甲状腺功能和下丘脑-垂体-甲状腺轴功能的首选指标,对临床上甲状腺疾病的诊断有非常重要的意义。

一、标本采集

标本采用血清、肝素血浆或 EDTA 血浆。

(1)取血后尽快分离血清、血浆,不得使用在室温中保存超过 24 小时以上的血样。如果分析实验不能在 24 小时内完成,应将血清或血浆与血红蛋白分离开来,用无菌盖盖严标本并将其置于 2~8 ℃环境中冷冻保存。如果血样不能在 48 小时内进行分析,应将其置于-20 ℃保存,样本在-20 ℃及以下温度可以保存三天。血样只能冷冻一次,解冻后应彻底混合。检测前,应确定样本没有纤维蛋白或其他微粒物质及气泡。

(2)TSH 分泌存在昼夜节律性，清晨为其分泌峰值，下午为分泌谷值，临床取标本时应予以注意，一般在清晨起床前采血。

(3)为了尽早发现甲状腺功能减退并及时治疗，避免发生呆小病，对新生儿进行甲状腺功能筛查较为普及。但新生儿出生后的前 3 天，因面对与母体内截然不同的环境，处于高度应激状态，血中 TSH 水平急剧升高，4 天后始趋于较稳定水平。故应在分娩时取脐血或出生 7 天后采血，以避开此应激期。

二、检测方法

(一)常用方法

一般采用免疫标记法，根据标志物的不同有放射免疫测定方法、酶免疫测定方法、免疫化学发光测定、时间分辨免疫荧光法、电化学发光等。血清 TSH 测定方法已经经历了四个阶段的改进。第一代 TSH 测定，主要采用放射免疫测定(RIA)技术，灵敏度较差(1～2 mU/L)，下限值为 0 mU/L，可以诊断原发性甲状腺功能减退，但无法诊断甲状腺功能亢进；第二代 TSH 测定以免疫放射法(IRMA)为代表，敏感性和特异性明显提高，灵敏度达 0.1～0.2 mU/L，称为敏感 TSH(sensitive TSH，sTSH)测定，其正常值范围为0.3～4.5 mU/L，该方法已经能够诊断甲状腺功能亢进；第三代 TSH 测定以免疫化学发光法(ICMA)为代表，灵敏度为 0.01～0.02 mU/L；第四代 TSH 测定以时间分辨免疫荧光法(TRIFA)为代表，灵敏度可达0.001 mU/L。第三、第四代 TSH 测定方法称为超敏感 TSH(ultrasensitive TSH，uTSH)测定，其灵敏度可完全满足临床检测需要。血清 TSH 测定已成为甲状腺疾病的常规临床生化检测手段，为保证血清 TSH 测定结果的可靠性应注意以下几点。

1.选用高质量试剂盒

不论何种方法的试剂盒，至少应达到第三代的灵敏度，以保证能准确检测出 TSH 下降的情况。此外，所选试剂盒应使用特异性针对 TSH β 亚基的抗体，并最好为单克隆抗体。因其 α 亚基和黄体生成素(LH)、卵泡刺激素(FSH)及绒毛膜促性腺素(hCG)的 α 亚基高度同源，有交叉抗原性。若用抗 α 亚基抗体，可因此导致假性升高。

2.其他应激状态的影响

因住院和穿刺采血引起的紧张恐惧、寒冷、运动、其他疾病等所致的应激状态，可通过大脑皮质等途径导致 TSH 分泌迅速显著增加，应注意避免。

(二)新生儿 TSH 筛查

新生儿出生后一周，可用足跟采血法获取毛细血管血，将血滴收集在滤膜片上，干燥 1 小时，送往实验室检测 TSH 水平。先天性甲状腺功能减退 TSH 水平如在 15～20 mIU/L，方法的分析灵敏度应＜5 mIU/L。

三、参考区间

血清 TSH 水平在不同的年龄及生理状况有所不同。脐血：2.3～13.2 mU/L；1～3 天：3.5～20.0 mU/L；3 天～1 个月：1.7～9.1 mU/L；1 个月～1 岁：0.9～8.1 mU/L；1～13 岁：0.7～7.5 mU/L；13～18 岁：0.5～6.8 mU/L；成人：0.4～5.0 mU/L；妊娠前 3 个月：0.3～4.5 mU/L；妊娠后 6 个月：0.5～5.3 mU/L。

四、临床应用

TSH水平不受血清TBG浓度影响，单独测定TSH或配合甲状腺激素测定，对甲状腺功能紊乱的诊断及病变部位的判断很有价值。美国临床内分泌学会及许多国家学者均推荐将TSH测定作为甲状腺功能紊乱实验室检查的首选项目。

(1)原发性甲状腺功能亢进时，T_3、T_4增高，TSH降低，主要病变部位在甲状腺；继发性甲状腺功能亢进时，T_3、T_4增高，TSH也增高，主要病变部位发在垂体或下丘脑。

(2)原发性甲状腺功能减退时，T_3、T_4降低而TSH水平增高，主要病变部位在甲状腺；继发性甲状腺功能减退时，T_3、T_4降低而TSH也降低，主要病变部位在垂体或下丘脑。

(3)其他可引起TSH分泌下降的因素：急性创伤、活动性甲状腺炎、慢性抑郁症、皮质醇增多症、应用大量皮质激素、慢性危重疾病等。

(4)其他可引起TSH分泌增多的因素：长期使用含碘药剂、居住在缺碘地区等。

(5)监测原发性甲状腺功能减退左甲状腺素($XT\text{-}T_4$)替代治疗，TSH目标值设定为0.2～2.0 mU/L。老年人适当提高，建议为0.5～3.0 mU/L；监测分化型甲状腺癌(DTC)$XT\text{-}T_4$抑制治疗，抑制肿瘤复发的TSH目标值，低危患者为0.1～0.5 mU/L，高危患者<0.1 mU/L；对甲状腺功能正常的病态综合征(ESS)，建议采用较宽的TSH参考区间(0.02～10 mU/L)，并联合应用FT_4/TT_4测定。这些患者TSH水平在疾病的急性期通常暂时低于正常，恢复期反跳至轻度增高值。TSH轻度增高(20 mU/L)通常不影响预后，可于出院后2～3个月复查评价。

(6)甲状腺激素水平增高而TSH正常或增高的患者需考虑不适当TSH分泌综合征(垂体TSH瘤和甲状腺激素抵抗综合征)，但首先要排除结合蛋白异常和测定技术问题。

(7)TSH已作为新生儿甲状腺功能筛查的实验室指标应用于临床。

(迟小伟)

第三节 肾上腺皮质激素检验

肾上腺皮质分泌类固醇激素，或称甾体激素，是维持生命所不可缺少的物质。肾上腺皮质的球状带、束状带及网状带，各分泌功能是不同的激素。醛固酮(盐皮质激素)由球状带分泌，是调节水、盐代谢的激素。束状带分泌的皮质醇及皮质酮(糖皮质激素)调节糖，脂肪、蛋白质三大代谢。网状带分泌的性激素主要作用于肌肉、毛发及第二性征的发育。目前已由肾上腺皮质中提出激素数十种，但一般认为皮质醇、皮质酮、醛固酮是正常情况下分泌的最主要的激素。皮质激素的半寿期很短，在血浆中为80～120分钟，其代谢产物由尿中排出。尿中出现的皮质激素代谢产物有三大类，即17-羟皮质类固醇、17-酮类固醇和17-生酮类固醇。前两者为临床上最常用的测量肾上腺皮质功能的试验。肾上腺皮质疾病可分为肾上腺类固醇的增多、减少或不释放等几点。肾上腺皮质功能亢进可表现为皮质醇增多(皮质醇增多症)，醛固酮增多症及肾上腺雄激素增多(先天性肾上腺增生)。引起库欣病最多见的原因属于医源性，即长期使用糖皮质激素，又可见于良性垂体瘤(ACTH增加)，肾上腺恶性肿瘤(少见)或腺瘤，异位性ACTH分泌等情况。醛固酮增多症时，由于醛固酮体用于远曲小管而引起保钠排钾，钠潴留又使血浆体积增加，血压上升。醛固酮增多症可分为原发性与继发性两种。原发性者即所谓Conn's综合征，可由肾上腺瘤、癌或增生引起。因此血浆肾素是反应性降低，并有钾钠代谢异常。继发性醛固酮增加，多为非肾上腺性刺激引起，如心功能不全、肾病综合征、梗阻性肾病等，与原发性相反，其血浆肾素升高。肾上腺皮质功能低下：原发性肾上腺皮质功能低下，即所谓艾迪生病，此病80%是由特异性肾上腺皮质萎缩引起（可能由于自身免疫性原因），此时常合并有内分泌病，如糖尿病、甲状旁腺功能低下、甲状腺病等。其余20%可能是肾上腺皮质结核、出血、肿瘤、淀粉样变性或感染等。双侧皮质损害90%时出现症状，由于皮质醇的减少，血ACTH升高。

肾上腺皮质功能低下还可能继发于各种原因所引起的ACTH减少。

肾上腺皮质功能试验一般可分三类：①直接测定体液（血、尿）中肾上腺皮质激素及其产物，是最常用的一类。②通过外源药物的影响而反映肾上腺功能试验。③间接反映肾上腺皮质功能的试验，如唾液中钾、钠浓度测定，这一类试验极为少用。

一、皮质醇测定

人肾上腺皮质分泌类固醇激素以皮质醇（氢化考的松）为主，血浆皮质醇分为游离与结合两种形式。测定其血浆皮质醇浓度，是直接了解垂体肾上腺皮质系统功能的方法。皮质醇是由肾上腺皮质束状带合成分泌的一种糖皮质激素，每天分泌10～35 mg，半衰期约100分钟。皮质醇的分泌有明显的昼夜节律，以清晨6～8时最高（50～250 μg/L），晚上10时至凌晨2时为最低（20～100 μg/L）。皮质醇的主要功能是增加糖异生，对蛋白质和脂肪代谢的影响亦非常显著。皮质醇分泌人血后绝大部分与血液循环中皮质类固醇结合球蛋白（CBG）结合。真正具有生物活性的只是游离皮质醇，它只占总皮质醇的1%～3%，亦只有游离的皮质醇才能从肾小球滤过，从尿中排出。故测定尿皮质醇，可排除CBG变化的影响，反映血浆游离皮质醇水平。

（一）参考值

上午8：00：(127±55) μg/L。

下午4：00：(47±19) μg/L。

午夜：(3.4±12) μg/L。

新生儿脐带血浆：85～550 μg/L。

（二）临床应用

(1)血浆总皮质醇升高见于下列情况：皮质醇增多症（库欣病），肾上腺肿瘤、妊娠、口服避孕药，异位ACTH综合征、垂体前叶功能亢进症，单纯性肥胖，应激状态（手术、创伤、心肌梗死等）。

(2)血浆总皮质醇降低见于：肾上腺皮质功能降低，垂体前叶功能低下，全身消耗性疾病，口服苯妥钠、水杨酸钠等药物。先天性肾上腺皮质功能低下症，希恩综合征。皮质醇功能减退者，分泌节律基本正常；而血浓度明显降低。

二、皮质酮测定

皮质酮属21碳类固醇激素，是合成醛固酮的前体物质。其糖皮质激素活性为皮质醇的1/5，盐皮质激素样活性为皮质醇的2倍，为醛固酮的1/200。

（一）参考值

上午8时：(25.5±8.4)nmol/L[(8.8±2.9)ng/mL]。

下午4时：(17±8.4)nmol/L[(5.9±1.6)ng/mL]。

(二)临床应用

(1)皮质酮增高见于:库欣病、ACTH瘤、肾小管性酸中毒、肾病综合征、口服避孕药、先兆子痫、充血性心力衰竭、异常钠丢失、特发性水肿、给予钾离子治疗后,低钠饮食等。

(2)皮质酮减低见于:肾上腺皮质功能减退,单纯性醛固酮缺乏,脱氧皮质酮分泌过多(先天性肾上腺皮质增生症,11-β-羟化酶缺乏等),摄钾过低,大量水摄入,大量滴注高渗盐水。

三、去甲肾上腺素测定

去甲肾小腺素又名正肾上腺素,属于儿茶酚胺类激素。主要由交感神经末梢释放,小部分由肾上腺髓质释放。主要作用于α受体。有强烈的收缩血管作用,特别对皮肤、黏膜和肾血管有强烈收缩作用,使血压升高。但对冠状动脉有微弱扩张作用,对心脏β受体也有兴奋作用,但比肾上腺素要弱。

(一)参考值

血浆:125～310 ng/L,(200±80)ng/L。

尿:10～70 μg/24 h,(41.5±11.0)μg/24 h。

(二)临床应用

去甲肾上腺素增高见于下列情况。嗜铬细胞瘤、神经母细胞瘤以及神经节神经瘤、肝性脑病、晚期肾脏病、充血性心力衰竭。

四、18-羟-11-脱氧皮质酮(18-OH-DOL)测定

18-羟-11-脱氧皮质酮属21碳类固醇激素。主要由肾上腺皮质束状带产生,为盐皮质激素。其分泌受ACTH和肾素、血管紧张素系统双重调节,以前者为主。其生物效应主要为潴钠排钾。

(一)参考值

普食:(68±26)ng/L。

低钠饮食:(125±24)ng/L。

高钠饮食:(66±8)ng/L。

(二)临床应用

18-羟-11-脱氧皮质酮检测能反映垂体-肾上腺皮质功能。血浆18-OH-DOL增高见于皮质醇增多症或库欣病,原发性醛固酮增多症,原发性高血压。18-羟-11-脱氧皮质酮减低见于艾迪生病,垂体前叶功能低下。

五、醛固酮测定

醛固酮是肾上腺皮质球状带合成和分泌的类固醇激素,分子量360.4,是一个非常强的电解质排泄的调节因子,其作用是增加 Na^+ 和 Cl^- 的回收,排出 K^+ 和 H^+。由于它能影响电解质和水的排泄及血容量,所以对维持机体内环境的恒定起着重要作用。醛固酮含量可用放免方法测定。血浆醛固酮可受体位、饮食中钾、钠含量的影响,受血钾、钠浓度的调节,其排泄受肝、肾功能影响。检测血醛固酮的患者应停服利尿剂至少3周,停服抗高血压药物1周。测定醛固酮时,在试验前要给予高盐饮食,因为高血压患者多维持低盐饮食,会导致尿醛固酮增加而给以假阴性结果。

(一)参考值

血ALD:(放免法)

普食饮食:卧位为(86.0±37.5)pmol/L(59.9～173.9 pmol/L);立位为(151.3±88.3)pmol/L(65.2～295.7 pmol/L)。

低钠饮食:卧位为(233.1±20.2)pmol/L(121.7～369.6 pmol/L);立位为(340.9±177.0)pmol/L(139.0～634.0 pmol/L)。

尿 ALD:普食为 1.0～8.0 μg/24 h 尿;低钠为 7～26 μg/24 h 尿。

(二)临床应用

(1)ALD 增高见于:原发性 ALD 增多症、Conn 综合征;双侧肾上腺增生,肾上腺癌、继发性 ALD 增多症、肾素瘤、肾血管性高血压、多发性肾囊肿、Wilms 肿瘤、Portter 综合征,特发性水肿,恶性高血压,充血性心力衰竭、肾性综合征,肝硬化、17α-羟化酶缺乏,Dasmit 综合征,体位性高血压,口服避孕药,先兆子痫或子痫,肾小管酸中毒,妊娠。

(2)血 ALD 浓度和尿 ALD 排泄降低见于:原发性低醛固酮症,继发性低醛固酮症,艾迪生病,双侧肾上腺切除,原发性高血压、18-羟类固醇脱氢酶缺乏,18-羟化酶缺乏,Rose 综合征,Liddle 综合征,11-β-羟化酶缺乏,3-β-羟类固醇脱氢酶缺乏,皮质醇增多症,服用甘草、可乐定、β 受体阻滞剂后。

六、口服地塞米松抑制试验

垂体与肾上腺皮质之间,存在着刺激与负反馈之间相互关系,垂体分泌 ACTH,刺激肾上腺皮质分泌糖皮质激素在血中水平升高,反过来抑制垂体前叶 ACTH 的分泌,此试验的原理即在于此。方法是作用强、而剂量小的地塞米松,观察用药后尿中 17-羟皮质类固醇比用药前减少的程度,借此来诊断皮质醇增多症及其肾上腺皮质病变性质。有小剂量与大剂量法两种。

(一)小剂量法

口服地塞米松,每天 2 mg 分 4 次服,连续 2 天。试验前留 24 小时尿做 17-羟皮质类固醇测定,用药后即留 24 小时尿亦做 17-羟皮质类固醇测定,前后两次所测结果进行比较。

甲状腺功能亢进患者,服地塞米松后,尿 17-羟皮质类固醇降低不如正常人显著。库欣病患者,不管其病变性质如何,均很少下降到 11 μmol/d 或根本不下降。肾上腺皮质功能亢进者,不论其病原为增生性或肿瘤,其抑制一般不大于对照值 50%。

(二)大剂量法

口服地塞米松,每天 8 mg,分 4 次服,连续 2 天仍测定药前后 24 小时进尿中 17-羟皮质类固醇含量,以示比较。

临床应用:病变性质为肾上腺增生所致的皮质醇增多症者,服药后尿中 17-羟皮质类固醇含量比用药前下降 50%。而病变为肾上腺肿瘤或癌者,则服药后无明显下降或不下降,为肿瘤细胞分泌皮质素有其自主性,不受垂体分泌的 ACTH 控制。女性男性化,先天性肾上腺皮质增生引起的女性假两性畸形者,尿中 17-酮类固醇排泄量明显高于正常。因此小剂量法试验尿中 17-酮类固醇明显降低。如肾上腺皮质肿瘤中所致的男性化病例,在大剂量法试验下,尿中 17-酮类醇无明显降低。

(迟小伟)

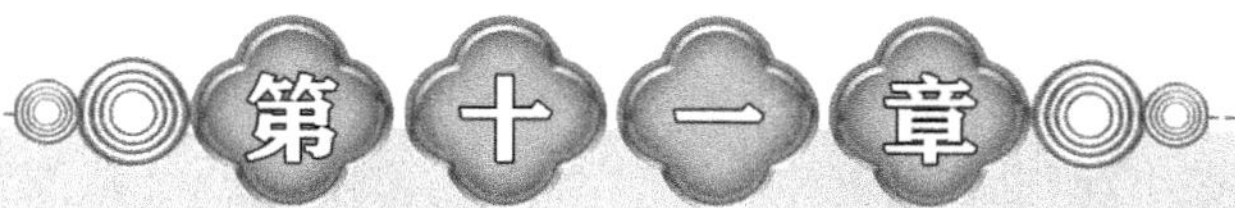

第十一章 糖类及其代谢产物检验

第一节 血糖测定

一、概念

血糖是指血清(或血浆)中的葡萄糖含量,通常以 mmol/L(mg/dL)计。血糖测定是诊断糖尿病(diabetes mellitus,DM)的主要方法和依据,空腹血糖浓度反映胰岛 β 细胞分泌胰岛素的能力。部分患者尤其是疑有 T_2DM 患者,如果空腹血糖不高,应测定餐后 2 小时血糖或行口服葡萄糖耐量试验(OGTT)。

二、方法

血糖测定分为空腹血糖与餐后血糖,空腹血糖测定要求隔夜空腹(至少 8 小时未进食任何糖类,饮水除外),餐后血糖指从第一口进餐开始计算到 2 小时准时抽血测定血糖值。

三、正常参考值

(一)空腹血糖

(1)葡萄糖氧化酶法:3.9～6.1 mmol/L。

(2)邻甲苯胺法:3.9～6.4 mmol/L。

(二)餐后血糖

餐后血糖<7.8 mmol/L。

四、注意事项

(一)取样时间及取样部位

测静脉血糖一般从肘静脉取血,止血带压迫时间不宜过长,应在几秒钟内抽出血液,以免血糖数值不准。若用血浆或全血,将血样品放入含有枸橼酸钠及氟化钠混合物的试管中,以防止血液凝固及红细胞内葡萄糖的分解。血标本最好立即测定,若要过夜,需将血浆样品冰冻。毛细血管血糖测定一般从耳垂、手指或足趾由针刺取血。毛细血管血的成分与动脉血相近,其血糖含量在清晨空腹时与静脉血基本相符;而在进食碳水化合物后的2小时内比静脉血高,这是因为此时的组织正在利用餐后升高的血糖。正常人口服葡萄糖100 g后,毛细血管血和静脉血的葡萄糖含量差值为0.4~3.4 mmol/L(8~61 mg/dL),平均为1.33 mmol/L(24 mg/dL)。在口服葡萄糖3小时后一般两者差别很小,但也有报道称空腹时两者的差别也很大[范围为0~1.1 mmol/L(0~20 mg/dL)]。

(二)全血血糖与血浆血糖、血清血糖

因葡萄糖只能溶于水,红细胞含水量比血浆少,因此红细胞内的葡萄糖含量比血浆要低。而且红细胞又占据一定的容积,故全血血糖含量受血细胞比容的影响。血细胞比容下降10%,全血血糖值增加0.17~0.22 mmol/L(3~4 mg/dL);相反,如血细胞比容增高,测得的结果相反。若采用血浆则没有这种影响。用全血血糖折算成血浆血糖时,可将全血血糖数值增加15%(注意不是15 mg/dL)。血浆与血清血糖数值相等,但血浆比血清稳定。如用枸橼酸钠及氟化钠抗凝,则离心后血浆含有除血细胞以外的全部物质。当血浆通过自动分析仪时,纤维蛋白容易沉淀使管道阻塞。若用血清不会出现此种现象。在收集血清时,全血的凝固和血凝块收缩需2~3小时,在此期间有1.7~2.2 mmol/L(30~40 mg/dL)的血糖降解而损失。为避免这种损失,取血后应迅速冰冻。最好在30分钟内(最多不超过1小时)离心取出血清。若用肝素或EDTA抗凝,血浆也要迅速离心,以减少糖的自然降解所产生的误差。

(三)引起血糖变化的药物

引起血糖升高的药物主要有TRH、ACTH、GH、甲状腺激素、糖皮质激素、儿茶酚胺、可乐定、咖啡因、氯噻酮、二氯甲嗪、呋塞米、依他尼酸、噻嗪类利尿剂、吲哚美辛、胰高血糖素、生长抑素、异烟肼、口服避孕药、酚妥拉明、三环抗抑郁药、苯妥英钠等。引起血糖下降的药物主要有胰岛素、双胍类、促泌剂、格列酮类、α-葡萄糖苷酶抑制剂、乙醇、单胺氧化酶抑制剂、甲巯咪唑、保泰松、对氨基水杨酸类、丙磺舒、普萘洛尔、磺胺类等。

五、临床评估

空腹时血糖高于6.1 mmol/L,称为高血糖,餐后2小时血糖高于7.8 mmol/L,也可以称为高血糖。高血糖不是一种疾病的诊断,只是一种血糖监测结果的判定,血糖监测是一过性的结果,高血糖不完全等于糖尿病。

(一)血糖升高的原因

(1)肝炎、肝硬化等各种肝脏疾病引起肝糖原储备减少时,可出现餐后血糖一过性升高。如积极治疗肝脏疾病,血糖便可恢复正常。

(2)应激状态下的急性感染、创伤、脑血管意外、烧伤、心肌梗死、剧烈疼痛等,均会使血糖升高。当应激状态消除后血糖会降至正常。

(3)饥饿时和慢性病患者体力下降时,可引起糖耐量减低,使血糖升高。积极治疗慢性病,改善体质可使血糖恢复正常。

(4)一些内分泌性疾病,如肢端肥大症、皮质醇增多症、甲状腺功能亢进症等,可引起继发性血糖升高。原发病得到有效控制后,血糖可逐渐降至正常。

(5)服用某些药物,如泼尼松、地塞米松等会引起高血糖。

(6)当空腹血糖≥7.0 mmol/L和(或)餐后2小时血糖≥11.1 mmol/L,并排除上述原因导致的血糖升高,即可考虑糖尿病的诊断。

(二)血糖降低

1.生理性或暂时性低血糖

运动后和饥饿时、妊娠期、哺乳期、注射胰岛素后和服降糖药后,血糖会降低。

2.病理性低血糖

(1)胰岛素分泌过多,如胰岛β细胞瘤。

(2)升高血糖激素分泌减少,如垂体功能减退、肾上腺功能减退和甲状腺功能减退。

(3)血糖来源减少,肝糖原贮存不足,如长期营养不良、肝炎、肝坏死、肝癌等。

(迟小伟)

第二节　口服葡萄糖耐量测定

口服葡萄糖耐量测定即口服葡萄糖耐量试验(oral glucose tolerance test,OGTT),是在口服一定量葡萄糖后2小时内做的系列血糖测定,可用于评价个体的血糖调节能力,判断有无糖代谢异常,是诊断糖尿病的指标之一,有助于早期发现空腹血糖轻度增高但未达到糖尿病诊断标准的糖耐量异常患者。

一、原理

正常人在服用一定量的葡萄糖后,血液葡萄糖浓度升高(一般不超过8.9 mmol/L或160 mg/dL),刺激胰岛素分泌增多,使血液葡萄糖浓度短时间内恢复至空腹水平,此现象称为耐糖现象。若因内分泌失调等因素引起糖代谢异常时,口服一定量葡萄糖后,血液葡萄糖浓度可急剧升高或升高不明显,而且短时间内不能恢复至空腹血葡萄糖浓度水平,称为糖耐量异常。

二、操作

世界卫生组织推荐的标准化OGTT如下。

(1)试验前3天,受试者每天食物中含糖量不低于150 g,且维持正常活动,停用影响试验的药物(如胰岛素)。

(2)空腹10～16小时后,坐位抽取静脉血,测定血葡萄糖浓度(称为空腹血浆葡萄糖,FPG)。

(3)将75 g无水葡萄糖(或82.5 g含1分子水的葡萄糖)溶于250～300 mL水中,5分钟之内饮完。妊娠妇女用量为100 g;儿童按1.75 g/kg体质量计算口服葡萄糖用量,总量不超过75 g。

(4)服糖后,每隔30分钟取1次血,测定血浆葡萄糖浓度共4次,历时2小时(必要时可延长血标本的收集时间,可长达服糖后6小时)。其中,2小时血浆葡萄糖浓度是临床诊断的关键。

(5)根据各次测得的血葡萄糖浓度与对应时间做图,绘制糖耐量曲线。

三、参考区间

成人(酶法):FPG＜6.1 mmol/L;服糖后0.5～1小时血糖升高达峰值,但＜11.1 mmol/L;2小时血浆葡萄糖浓度＜7.8 mmol/L。

四、结果计算

(一)正常糖耐量

FPG<6.1 mmol/L,且 2 小时血浆葡萄糖浓度<7.8 mmol/L。

(二)空腹血糖受损(IFG)

FPG≥6.1 mmol/L,但<7.0 mmol/L,2 小时血浆葡萄糖浓度<7.8 mmol/L。

(三)糖耐量减低(IGT)

FPG<7.0 mmol/L,同时 2 小时血浆葡萄糖浓度≥7.8 mmol/L,但<11.1 mmol/L。

(四)糖尿病(DM)

FPG≥7.0 mmol/L,且 2 小时血浆葡萄糖浓度≥11.1 mmol/L。

五、注意事项

(一)试验前准备

整个试验过程中不可吸烟、喝咖啡、喝茶或进食。

(二)影响因素

对于糖尿病的诊断,OGTT 比空腹血糖测定更灵敏,但易受样本采集时间、身高、体质量、年龄、妊娠和精神紧张等多因素影响,重复性较差,除第一次 OGTT 结果明显异常外,一般需多次测定。

(三)临床应用

临床上大多数糖尿病患者会出现空腹血糖增高,且血糖测定步骤简单,准确性较高,因此首先推荐空腹血糖测定用于糖尿病的诊断。但我国流行病学研究结果提示,仅查空腹血糖,糖尿病的漏诊率较高(40%),所以建议只要是已达到糖调节受损(IGR)的人群,即空腹血糖受损(IFG)或糖耐量受损(IGT)的患者均应行 OGTT 检查,以降低糖尿病的漏诊率。但 OGTT 检查不能用于监测血糖控制的效果。

(四)静脉葡萄糖耐量试验

对于不能承受大剂量口服葡萄糖、胃切除后及其他可致口服葡萄糖吸收不良的患者,为排除葡萄糖吸收因素的影响,可按世界卫生组织的方法进行静脉葡萄糖耐量试验。

六、临床意义

(1)OGTT 是诊断糖尿病的指标之一,其中 FPG 和 2 小时血浆葡萄糖浓度是诊断的主要依据。糖尿病患者 FPG 浓度往往超过正常,服糖后血糖更高,恢复至空腹血糖水平的时间延长。

(2)有无法解释的肾病、神经病变或视网膜病变,其随机血糖浓度<7.8 mmol/L,可用 OGTT 了解糖代谢状况。

(3)其他内分泌疾病,如垂体功能亢进症、甲状腺功能亢进、肾上腺皮质功能亢进等均可导致糖耐量异常,且各有不同的特征性 OGTT 试验曲线。

(4)急性肝炎患者服用葡萄糖后在 0.5~1.5 小时血糖会急剧增高,可超过正常。

(迟小伟)

第三节 血糖调节激素测定

调节血糖的激素主要有胰岛素、胰高血糖素、肾上腺皮质激素、生长激素、甲状腺激素等，本节仅介绍胰岛素、胰高血糖素和胰岛素抵抗的检测及临床意义。

一、胰岛素原、胰岛素和C-肽测定

(一)生理和生物化学

胰岛素是第一个被纯化的蛋白类激素，是放射免疫法检测到的第一种物质，是重组DNA技术应用的第一个实践案例。人胰岛素分子量为5 808 Da，包含51个氨基酸。人胰岛素由A、B两条链组成，两条链之间以两个二硫键连接，A链本身含有第三个二硫键。人胰岛素与很多哺乳动物胰岛素具有相似的免疫学和生物学特性，在人重组胰岛素广泛应用以前，长期在临床治疗中使用牛和猪源胰岛素。

胰岛β细胞粗面内质网的核糖体首先合成100个氨基酸组成的前胰岛素，很快被酶切去信号肽，生成86个氨基酸的胰岛素原，其生物活性只有胰岛素生物活性的1/10，储存于高尔基体的分泌颗粒中，最后在蛋白水解酶的作用下水解成51个氨基酸的胰岛素和无生物活性的31个氨基酸的C-肽(C-peptide)。正常人的胰岛素释放呈脉冲式，基础分泌量约1 U/h，每天总量约40 U。健康人摄入葡萄糖后，胰岛素呈双时相脉冲式分泌，葡萄糖入血后的1～2分钟是第一时相，储存胰岛素快速释放，在10分钟内结束，第二时相可持续60～100分钟，直到血糖水平回到正常，为胰岛素合成和持续释放时相。胰岛素主要在肝脏摄取并降解，半衰期5～10分钟。

正常情况下，在外周循环中无法检测到前胰岛素。仅有少量胰岛素原(胰岛素的3%)和中间剪切体入血，因肝脏清除胰岛素原率仅是清除胰岛素的1/4，胰岛素原的半衰期是胰岛素的2～3倍，空腹时循环胰岛素原是胰岛素浓度的10%～15%。C-肽对于维持胰岛素正常结构必需，半衰期长(35分钟)，空腹时循环C-肽是胰岛素浓度的5～10倍。肝脏不代谢C-肽，C-肽在肾脏中降解并从循环中清除，具有较稳定的尿液清除率。

(二)胰岛素原测定

1.测定方法

胰岛素原准确检测存在一些困难，包括在血中浓度低，不易获得抗体，很多抗血清与胰岛素、C-肽有交叉反应，同时胰岛素原转化中间体也会干扰检测结果，目前还不具备纯胰岛素原检测的方法。目前已经将生物合成的胰岛素原用于制备单克隆抗体，将能提供可靠的胰岛素原标准品和检测方法。

2.临床意义

高浓度胰岛素原见于良性或恶性胰岛β细胞瘤，同时胰岛素、C-肽血清水平升高或不升高，伴低血糖症。也有少见疾病，如胰岛素转换障碍引起的家族性高胰岛素原。测量胰岛素原有助于判断胰岛素原类似物对胰岛素检测的干扰程度。在部分2型糖尿病患者血清中检测到高胰岛素原及其类似物水平，并且与心血管危险因子关联。在慢性肾功能不全、肝硬化、甲状腺功能亢进患者的血清中也可能检测到高胰岛素原及其类似物的水平。

（三）胰岛素测定

1.标本采集与保存

所有测定方法均可采用血清标本，血清标本（EDTA 和肝素抗凝）可用于一些免疫分析法。由于红细胞中存在胰岛素降解酶，故可致胰岛素含量降低，使用夹心免疫技术可观察到异嗜性抗体或类风湿因子可引起胰岛素假性升高。胰岛素测定的血清标本应在取血后 5 小时内分离，分离血清中的胰岛素在室温下可稳定 12 小时，在 4 ℃可稳定 1 周，在−10 ℃可稳定 1 个月。

2.检测方法

虽然胰岛素测定历史已经有几十年，目前仍然没有高度精确、准确和可靠的方法。目前有很多胰岛素检测商业试剂盒，包括 RIA、ELISA、化学发光免疫法等，其基本原理是免疫分析法，检测免疫反应性胰岛素。除了胰岛素，与胰岛素有共同抗原表位的物质如胰岛素原、胰岛素原转换中间产物、糖基化及二聚体化的胰岛素衍生物等都可能被检测到。胰岛素抗血清与胰岛素原有交叉反应，但不与 C-肽反应。对于健康人体来说，胰岛素检测的特异性不是问题，因健康人血清中低浓度的胰岛素原不会影响胰岛素测量结果。但在某些情况，如糖尿病、胰岛细胞瘤患者，胰岛素原以较高浓度存在，会使胰岛素检测结果偏高，而胰岛素原的活性很低，会得到不准确的具有活性的胰岛素检测结果。

3.胰岛素检测的标准化

ADA 曾经评估 9 个生产商的 12 种不同试剂，结果显示方法内变异为 3.7%～39%，方法间变异为 12%～66%，平均变异为 24%。一般的胰岛素参考测量程序不能够达到优化方法间变异、使检测结果一致的目的。最近，ADA 胰岛素测量标准工作组与美国糖尿病、消化病、肾病研究所、美国疾病控制与预防中心、欧洲糖尿病研究协会联合，建立以同位素稀释液相色谱-串联质谱法为参考方法的溯源链，以标准化胰岛素检测。标准化、同质化胰岛素检测对于临床诊疗具有实际意义。

4.参考区间

因方法的批间差异大，所以实验室应建立各自的参考区间，以 SI 单位（pmol/L）报告结果。过夜空腹后，正常健康无肥胖人群的胰岛素范围是 12～150 pmol/L（3～25 μU/mL）。部分特异性较好、减少胰岛素原干扰的方法得到的空腹胰岛素水平是小于 60 pmol/L（9 μU/mL）。在肥胖人群，胰岛素水平偏高，非糖尿病患者群及运动员胰岛素水平偏低。

5.临床意义

胰岛素是降低血糖的主要激素，胰岛素测定可用于空腹低血糖症患者的评估，也是 2 型糖尿病患者治疗方案选择的参考指标，如果胰岛素水平低，选择胰岛素治疗的可能性增加。另外，胰岛素测定是多囊卵巢综合征的评估指标，因为这种疾病的患者常伴有胰岛素抵抗及碳水化合物代谢异常。虽然有研究者建议在 OGTT 检测的同时测定胰岛素，作为糖尿病的早期诊断指标之一，目前 ADA 所建议的糖尿病诊断指标并不包括胰岛素测定。

（1）胰岛素增高：常见于非胰岛素依赖型糖尿病（2 型糖尿病），此类患者常较肥胖，其早期与中期均有高胰岛素血症；胰岛 β 细胞瘤、胰岛素自身免疫综合征、脑垂体功能减退、甲状腺功能减退、Addison 病也有异常增高。此外，怀孕妇女、应激状态下（如外伤、电击与烧伤等）患者胰岛素的水平也较高。

（2）胰岛素降低：常见于 1 型糖尿病及晚期 2 型糖尿病的患者；胰腺炎、胰腺外伤、β 细胞功能遗传性缺陷病的患者及服用噻嗪类药、β 受体阻滞剂的患者。

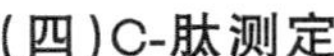

(四)C-肽测定

1.标本采集与保存

采用血清标本。如果血清标本不能立即测定，须保存于－20 ℃，并避免反复冻融。标本溶血可影响胰岛素，而不影响 C-肽(C-P)的测定。标本贮存的时间越短越好。测定 C-肽的血清加入抑肽酶，－20 ℃贮存3 个月对测定结果无明显影响。

C-肽抗体不能识别胰岛素原，但当血中存在大量胰岛素原时(如胰岛细胞瘤或血浆胰岛素抗体结合大量胰岛素原)也会影响 C-肽的测定，使结果偏高。这时测定 C-肽须将血清样品先经25％～30％的聚乙二醇(PEG)或葡萄珠结合胰岛素抗体处理，除去胰岛素原后再行测定。

2.测定方法

C-肽检测的基本原理是免疫分析法，包括放射免疫分析(RIA)、酶免疫测定(ELISA)、化学发光免疫分析(CLIA)和电化学发光免疫分析(ECLIA)等。不同方法间变异较大，其原因包括不同的抗血清、与胰岛素原的交叉反应不同、不同的 C-肽校准品等。比较 15 个实验室 9 种不同的 C-肽常规检测方法，批内、批间变异分别高达 10％及 18％，美国疾病控制与预防中心成立了C-肽检测标准化工作组。

3.参考区间

健康人群空腹血清 C-肽水平为 0.25～0.6 nmol/L(0.78～1.89 ng/mL)，葡萄糖或胰高血糖素刺激后，血清 C-肽水平为 0.9～1.87 nmol/L(2.73～5.64 ng/mL)，是刺激前的 3～5 倍。尿C-肽的参考范围为(25±8.8)pmol/L[(74±26) μg/L]。

4.临床意义

C-肽测定比胰岛素测定有更多优点，因其肝脏代谢可以忽略，外周血 C-肽浓度与胰岛素相比是更好的 β 细胞功能指示项目，C-肽测定不受外源性胰岛素的干扰，与胰岛素抗体无交叉反应，而这些都会影响胰岛素测定结果。

(1)评估空腹低血糖：对于某些 β 细胞瘤患者，特别是胰岛素间歇分泌过多时，胰岛素水平可以正常，但 C-肽水平升高。当注射外源性胰岛素导致低血糖时，胰岛素浓度升高，C-肽水平降低，因 C-肽测定方法不识别外源性胰岛素，且外源性胰岛素可抑制 β 细胞功能。

(2)评估胰岛素分泌能力和速率：检测基础 C-肽浓度或刺激后的 C-肽浓度，但在常规糖尿病检测中作用不大。

(3)用于检测胰腺手术效果：在胰腺切除后应该检测不到 C-肽，在胰腺或胰岛细胞成功移植后，C-肽浓度应该升高。

(五)胰岛素和 C-肽释放试验

1.胰岛素释放试验

主要用于了解胰岛 β 细胞的功能状态，协助判断糖尿病类型并决定治疗方案。

(1)方法：口服葡萄糖 75 g 分别在空腹及服葡萄糖开始后 30 分钟、60 分钟、120 分钟、180 分钟采血测定血糖和胰岛素水平。可与 OGTT 同时进行。

(2)参考区间：通常为空腹 3～25 mU/L，服糖后分泌高峰在 30～60 分钟，峰值比空腹升高4～6 倍，峰值应＜130 mU/L，120 分钟＜100 mU/L，180 分钟后基本恢复到空腹水平。

(3)临床意义：①空腹胰岛素＞25 mU/L，服糖后 2～3 小时仍持续高水平(往往＞100 mU/L)，提示可能存在胰岛素抵抗。②糖尿病患者的胰岛素释放高峰往往后延，1 型糖尿病患者的胰岛素分泌能力降低，分泌曲线呈低平；空腹血浆胰岛素浓度很低，一般＜3 μU/mL

(正常为 3～25 μU/mL),甚至测不出;血及 24 小时尿中 C-肽均很低,常不能测出。③2 型糖尿病患者会因胰岛素缺乏或抵抗的类型不同,患者空腹胰岛素水平正常或高于正常,刺激后曲线上升迟缓,高峰在 2 小时或3 小时,多数在 2 小时达到高峰,其峰值明显高于正常值,提示胰岛素分泌相对不足。

2.C-肽释放试验

C-肽释放试验是反映自身胰岛素分泌能力的一个良好指标,有助于鉴别 1 型和 2 型糖尿病患者。

(1)实验方法:同胰岛素释放试验。可与 OGTT 同时进行。

(2)参考区间:正常人空腹血浆 C-肽值为 0.8～4.0 μg/L,餐后 1～2 小时增加 4～5 倍,3 小时后基本恢复到空腹水平。

(3)临床意义:C-肽释放试验与胰岛素释放试验的临床意义相同。

C-肽测定常用于糖尿病的分型,它与胰岛素测定的意义是一样的。1 型糖尿病由于胰岛 β 细胞大量破坏,C-肽水平低,对血糖刺激基本无反应,整个曲线低平;2 型糖尿病 C-肽水平正常或高于正常;服糖后高峰延迟或呈高反应。

C-肽测定还用于指导胰岛素用药的治疗,可协助确定患者是否继续使用胰岛素还是只需口服降糖药或饮食治疗。糖尿病患者胰岛素水平相对或绝对不足的原因比较复杂,所以胰岛素水平既可表现为高,也可表现为低。前者用胰岛素治疗无效,后者不用胰岛素则加速糖尿病并发症的出现。若患者接受过胰岛素治疗 6 周后则可产生胰岛素抗体,这时测定胰岛素常不能反映患者体内胰岛素的真实水平。

C-肽可用于低血糖的诊断与鉴别诊断,特别是医源性胰岛素引起的低血糖。

由于胰岛 β 细胞在分泌胰岛素的同时也等分子地释放 C-肽,C-肽与外源性胰岛素无抗原交叉,且生成量不受外源性胰岛素影响,很少被肝脏代谢,因此 C-肽测定可以更好地反映 β 细胞生成和分泌胰岛素的能力。

二、胰高血糖素测定

常采用竞争 RIA 法测定胰高血糖素,校正值由厂商提供,其根据是世界卫生组织胰高血糖素国际标准(69/194)。空腹时血浆胰高血糖素浓度范围为 20～52 pmol/L(70～80 ng/L)。胰腺 α 细胞瘤患者外周血中的胰高血糖素极度升高,浓度最高可达正常参考值上限的500 倍,并常伴有体质量减轻、(表皮)松解坏死型游走性红斑、糖尿病、口腔炎、腹泻等症状。低胰高血糖素血症见于慢性胰腺炎。

三、胰岛素抵抗的检测

(一)生理与生物化学

胰岛素抵抗(insulin resistance,IR)又称胰岛素不敏感,是胰岛素对外周组织,主要是肝脏、肌肉、脂肪的作用减弱。

(二)测定方法

1.血胰岛素浓度测定

当存在 IR 时,组织利用血糖减低致高血糖趋向,高血糖又刺激胰岛 β 细胞分泌更多的胰岛素以使血糖恢复正常或不能使血糖恢复正常,表现为高胰岛素血症伴正常血糖或高血糖。可空

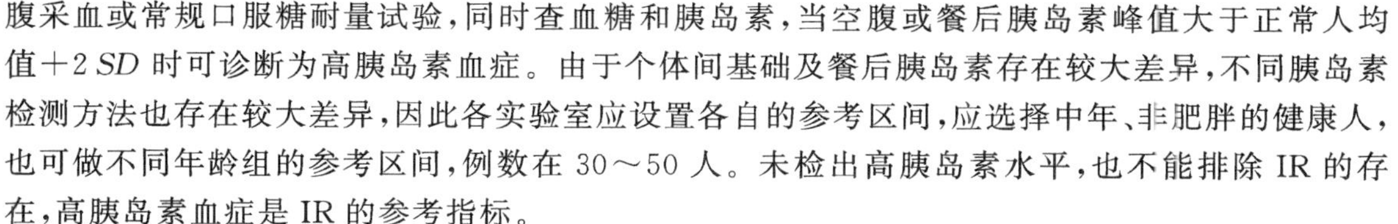

腹采血或常规口服糖耐量试验，同时查血糖和胰岛素，当空腹或餐后胰岛素峰值大于正常人均值+2 *SD* 时可诊断为高胰岛素血症。由于个体间基础及餐后胰岛素存在较大差异，不同胰岛素检测方法也存在较大差异，因此各实验室应设置各自的参考区间，应选择中年、非肥胖的健康人，也可做不同年龄组的参考区间，例数在 30～50 人。未检出高胰岛素水平，也不能排除 IR 的存在，高胰岛素血症是 IR 的参考指标。

2.胰岛素作用指数

由于血糖与胰岛素相互作用，有研究者提出以空腹血糖与空腹胰岛素之间的关系作为判断 IR 的参数。

3.葡萄糖耐量加胰岛素释放试验

用 OGTT 加胰岛素释放试验的 G 曲线下面积与 I 曲线下面积之比作为 IR 的比较参数，又称为闭环模型。

4.胰岛素抑制试验

胰岛素抑制试验是开环模型方法的一种，其原理是用药物抑制受试者葡萄糖刺激的 β 细胞分泌胰岛素（β 细胞致盲），然后给受试者输注葡萄糖及胰岛素，调整输速，达到血糖稳态及血胰岛素稳态，达到稳态时的血糖浓度和血胰岛素浓度的比值，可作为胰岛素敏感度的参考指标。

5.葡萄糖钳夹试验（GCT）

开环模型方法的一种，是目前测定胰岛素抵抗的金标准。空腹时，血糖浓度相对稳定，机体葡萄糖的生成主要来自肝葡萄糖输出，与葡萄糖的利用是相等的。此时如果输注一定量的胰岛素，造成高胰岛素血症，会增加葡萄糖利用，同时抑制肝糖输出，血糖将降低；但如果同时输注葡萄糖可以使血糖得到补充，使肝糖输出与葡萄糖利用达到平衡，并可调节葡萄糖输速使血糖达到预先设计的靶水平。在输注的胰岛素达到稳态的情况下，此时葡萄糖的输注速度应等于其清除率，这个清除率可以作为胰岛素敏感性的参考指标。

6.最小模型法测定胰岛素敏感度

静脉注射一个剂量的葡萄糖，接下来频繁地检查血糖和血胰岛素约 30 个样本，根据葡萄糖与胰岛素浓度的动力学关系求得胰岛素敏感度指数，又称为频繁采血的静脉葡萄糖耐量试验。

（迟小伟）

第四节 胰岛自身抗体测定

大多数 1 型糖尿病患者的胰岛 β 细胞因自身免疫攻击而损伤和缺失，被称为免疫介导糖尿病，不同胰岛自身抗体不断被发现，给 1 型糖尿病的诊断及预期提供更多检测指标。目前可以常规检测的胰岛自身抗体包括抗胰岛细胞抗体（autoantibody to islet cell cytoplasm，ICA）、抗胰岛素抗体（insulin autoantibodies，IAA）、谷氨酸脱羧酶抗体（autoantibody to the 65-kDa isoform of glutamic acid decarboxylase，GAD65A）、胰岛素瘤抗原 2 蛋白抗体（autoantibody to 2 insulinoma antigen 2 proteins，IA-2A/IA-2βA）、抗锌运载体 8 变异体 3 抗体（autoantibody to 3 variants of zinc transporter 8,ZnT8A)。

一、检测原理及方法

(一)抗胰岛素抗体测定

IAA 目前可以使用放射性核素法检测,加入过量的放射标记胰岛素,计算胰岛素放射性配体结合率的变化。当特异性抗体结合大于 99 百分位数或超过健康人平均值 3*SD* 时,结果报告为阳性。每个实验室需检测 100～200 个健康个体得到胰岛素自身抗体结合率。对于 IAA 检测需注意的是在胰岛素治疗后人体会产生胰岛素抗体,即便使用人源性胰岛素治疗。从美国糖尿病自身抗体检测标准化计划(Diabetes Autoantibody Standardization Program,DASP)得到的数据显示,IAA 检测的实验室间精密度较差。

(二)谷氨酸脱羧酶抗体测定

GAD65A、IA-2A 可通过标准放射结合试验检测,使用 35S 标记的重组人源 GAD65 或 IA-2(体外转录产生,掺入^{35}S 或^{3}H 标记氨基酸)。商业化的 GAD65A、IA-2A 试剂盒为放射免疫法,分别使用^{125}I 标记 GAD65 及 IA-2。另外,目前也有商业化的非放射标记 GAD65A、IA-2A 检测试剂盒。世界卫生组织建立了 GAD65A、IA-2A 检测标准,要求使用国际单位报告结果。Cutoff 值应该从检测 100～200 个健康人样本得到,其结果超过 99 百分位数者报为阳性。DASP 进行了全球多家实验室间的对比,在美国糖尿病免疫协会的支持下,美国疾病控制与预防中心组织了能力验证计划。GAD65A、IA-2A 商业检测试剂盒也参加 DASP 计划,说明 GAD65A、IA-2A 可能趋向于标准化。

(三)抗胰岛细胞抗体测定

ICAs 可以使用人胰腺冷冻切片间接免疫荧光法,检测免疫球蛋白与胰岛结合的程度,其结果可与美国生物标准及质量控制研究所提供的世界卫生组织标准血清检测结果比较,结果以 JDF 单位表示。两次检测≥10 JDF 或一次检测≥20 JDF 患 1 型糖尿病风险显著增加。这种方法使用不便且很难标准化,检测 ICA 的实验室数量明显减少,且不再纳入 DASP 计划。

二、临床意义

(一)在糖尿病筛查与诊断中的意义

85%～90%的 1 型糖尿病患者在检测到空腹高血糖症时已经检测到胰岛细胞自身抗体。自身免疫在高血糖症及糖尿病继发症状出现数月到数年以前就已经存在。1 型糖尿病发病数年后,一些自身抗体浓度降低到最低检测限以下,但 GAD65A 常保持增高。1 型糖尿病患者患其他自身免疫性疾病的风险性也明显高于正常人,如乳糜泻、毒性弥漫性甲状腺肿病、甲状腺炎、原发性慢性肾上腺皮质功能减退症、恶性贫血,仅少数 1 型糖尿病患者没有发现明显病因及自身免疫证据。

新诊断 1 型糖尿病患者中 15%有一级亲属具有 1 型糖尿病病史。1 型糖尿病患者亲属的发病为 5%,是正常人群的 15 倍。对于 1 型糖尿病患者的亲属进行胰岛自身抗体筛查有助于找到高风险者。但是,约 1%的健康个体也具有胰岛自身抗体,对于 1 型糖尿病为低风险。1 型糖尿病的患病率为 0.3%,单一种胰岛自身抗体的阳性预测值将很低。多种胰岛自身抗体的存在伴随大于 90%的 1 型糖尿病患病风险率,但是没有任何治疗干预措施能够阻止糖尿病的发生,所以虽然 1 型糖尿病患者体内检测到了数种胰岛自身抗体,但它们多用于临床研究,并未能够用于糖尿病患者的诊疗管理。在建立针对儿童的高性价比筛查策略及有效预防及干预治疗措施以延缓糖尿病发生之前，胰岛自身抗体的检测不能被推荐在研究以外的范围广泛使用。

对于确定具有 HLA-DR 和(或)HLADQB1 链的儿童，一般不会患 1 型糖尿病，但仍可能有胰岛自身抗体升高，这时胰岛自身抗体已经失去了预期作用，不能再作为预防试验。少数具有 2 型糖尿病症状的成人同样可检测到胰岛自身抗体，特别是 GAD65A，预示着胰岛素依赖性，这种情况被称为潜在成人自身免疫糖尿病(latent autoimmune diabetes of adulthood，LADA)或 1.5 型糖尿病，或慢性进展性 1 型糖尿病(slowly progressive IDDM)。虽然 GAD65A 阳性糖尿病患者比阴性患者更快进展到胰岛素依赖状态，很多抗体阴性的 2 型糖尿病患者纵然较慢，也随病程延长进展到胰岛素依赖状态，部分患者表现出胰岛成分的 T 细胞反应性。胰岛自身抗体检测对于 2 型糖尿病患者用途有限，临床医师一般根据血糖控制水平制订胰岛素治疗方案。

(二)在糖尿病监测中的意义

对于胰岛自身抗体阳性的个体，目前并没有可接受的有效治疗措施能在糖尿病确诊后延长胰岛细胞存活及避免糖尿病发生。因此，目前重复检测胰岛自身抗体以监测胰岛细胞自身免疫情况并没有临床意义。对于胰岛或胰腺移植的个体，存在或缺乏胰岛自身抗体可以澄清移植失败是由于自身免疫性疾病复发还是由于排斥反应。如果部分胰腺从同卵双生个体或其他 HLA 相同的同胞中移植，胰岛自身抗体检测可能有助于免疫抑制剂治疗措施的制订，从而阻止糖尿病复发，但目前只停留于理论上，尚无具体治疗措施确定下来。

总之，胰岛细胞自身抗体检测可能对于以下情况有利：定义糖尿病亚型，这类患者的初始诊断是 2 型糖尿病，但有 1 型糖尿病的胰岛细胞自身抗体标志，且进展到胰岛素依赖；筛查拟捐献部分肾脏或胰腺的非糖尿病家族成员；筛查妊娠糖尿病患者是否具有进展至 1 型糖尿病的风险；糖尿病确诊后，鉴别 1 型、2 型糖尿病患儿，以制订胰岛素治疗措施，若是 2 型糖尿病的患儿给予口服降糖药，若是胰岛细胞自身抗体阳性的患儿立即给予胰岛素治疗。目前，检测胰岛细胞自身抗体对监测病情仍无临床实际意义，多在研究方案中出现。

三、临床检测建议

美国临床生物化学学会(National Academy of Clinical Biochemistry，NACB)建议：①胰岛细胞自身抗体检测可用于筛选希望捐献部分胰腺给 1 型糖尿病终末期患者的非糖尿病家庭成员；②胰岛自身抗体检测不可用于糖尿病诊断，标准化的胰岛细胞自身抗体试验可用于成人糖尿病患者分类、出生后 HLA 分型 1 型糖尿病遗传高风险儿童预后研究；③目前不推荐在2 型糖尿病患者中进行胰岛自身抗体筛查，但标准化的胰岛自身抗体检测技术可用于研究 2 型糖尿病患者再次治疗失败的可能机制；④目前不推荐在 1 型糖尿病患者的亲属及正常人群中筛查胰岛自身抗体，标准化的胰岛自身抗体检测技术仅用于预后临床研究；⑤在具有质量控制系统的、经认证的实验室检测胰岛细胞自身抗体，并且参加能力验证活动。

(迟小伟)

第五节　糖化血红蛋白测定

成人的血红蛋白(Hb)通常由 HbA(97%)、HbA2(2.5%)和 HbF(0.5%)组成。HbA 又可分为非糖化血红蛋白,即天然血红蛋白 HbA0(94%)和糖化血红蛋白 HbA1(6%)。根据糖化位点和反应参与物的不同,HbA1 可进一步分为 HbA1a、HbA1b 和 HbA1c 等亚组分。其中血红蛋白 A1c(hemoglobinA1c,HbA1c)占 HbA1 的 80%,化学结构为具有特定六肽结构的血红蛋白分子。其形成过程是血红蛋白 β 链 N 末端缬氨酸与葡萄糖的醛基首先发生快速加成反应形成不稳定的中间产物醛亚胺(西佛氏碱),继而经过 Amadori 转位,分子重排缓慢形成稳定不可逆的酮胺化合物,即 HbA1c。HbA1c 浓度相对恒定,故临床常用 HbA1c 代表总的糖化血红蛋白水平,能直接反映机体血糖水平,是临床监控糖尿病患者血糖水平的指标。

糖化血红蛋白(glycated hemoglobin,GHb)测定方法多达 60 种,主要分为两大类:①基于电荷差异的检测方法,包括离子交换层析、高效液相色谱分析(HPLC)和电泳法等;②基于结构差异的检测方法,包括亲和层析法和免疫法等。21 世纪后,新酶法问世,果糖基缬氨酸氧化酶可作用于糖化的缬氨酸,产生过氧化氢与色原反应,从而测定 HbA1c。临床上多采用免疫比浊法和 HPLC 法。其中 HPLC 法是国际临床化学联合会(IFCC)推荐的测定糖化血红蛋白的参考方法。

一、检测方法

(一)HPLC 法

用偏酸性的缓冲液处理 Bio-Rex70 阳离子交换树脂,使之带负电荷,与带正电荷的 Hb 有亲和力。HbA 与 HbA1 均带正电荷,但 HbA1 的两个 β 链的 N 末端正电荷被糖基清除,正电荷较 HbA 少,造成两者对树脂的附着力不同。用 pH 6.7 的磷酸盐缓冲液可先将带正电荷较少、吸附力较弱的 HbA1 洗脱下来,再用紫外可见分光光度计测定洗脱液中的 HbA1 占总 Hb 的百分数。

HPLC 法是基于高效液相层析法原理,使用阳离子交换柱通过与不同带电离子作用来将血红蛋白组分分离。利用 3 种不同盐浓度所形成的梯度洗脱液使得包括 HbA1c 在内的血红蛋白中的多种成分很快被分离成 6 个部分,并用检测器对分离后的各种血红蛋白组分的吸光度进行测定。分析结束后,以百分率表示各种血红蛋白的组分结果。

1.手工检测

(1)试剂:①0.2 mol/L 磷酸氢二钠溶液,称取无水 Na_2HPO_4 28.396 g,溶于蒸馏水并加至 1 L(即试剂 1)。②0.2 mol/L 磷酸二氢钠溶液,称取 $NaH_2PO_4 \cdot 2H_2O$ 31.206 g,溶于蒸馏水并加至 1 L(即试剂 2)。③溶血试剂,pH 4.62,取 25 mL 试剂 2,加 0.2 mL Triton X-100,加蒸馏水至100 mL。④洗脱剂Ⅰ(磷酸盐缓冲液,pH 6.7),取 100 mL 试剂 1,150 mL 试剂 2,于 1 000 mL容量瓶内,加蒸馏水至 1 L。⑤洗脱剂Ⅱ(磷酸盐缓冲液,pH 6.4),取 300 mL 试剂 1,700 mL 试剂 2,加蒸馏水 300 mL,混匀即成。⑥Bio-Rex70 阳离子交换树脂,200～400 目,钠型,分析纯级。

(2)操作步骤:①树脂处理,称取 Bio-Rex70 阳离子交换树脂 10 g,加 0.1 mol/L NaOH 溶液 30 mL,搅匀,置室温 30 分钟,其间搅拌 2～3 次。然后,加浓盐酸数滴,调至 pH 6.7,弃去上清液,用约 50 mL 蒸馏水洗 1 次,用洗脱剂Ⅱ洗 2 次,再用洗脱剂Ⅰ洗 4 次即可。②装柱,将上述处理过的树脂加洗脱剂Ⅰ,搅匀,用毛细滴管吸取树脂,加入塑料微柱内,使树脂床高度为30～40 mm即可,树脂床填充应均匀,无气泡和无断层即可。③溶血液的制备,将 EDTA 抗凝血或毛细管血 20 μL,加于 2 mL 生理盐水中,摇匀,离心,吸弃上清液,仅留下红细胞,加溶血试剂 0.3 mL,摇匀,置 37 ℃水浴中 15 分钟,以除去不稳定的 HbA1。④柱的准备,将微柱颠倒摇动,使树脂混悬,然后去掉上下盖,将柱插入 15 mm×150 mm 的大试管中,让柱内缓冲液完全流出。⑤上样,用微量加样器取 100 μL 溶血液,加于微柱内树脂床上,待溶血液完全进入树脂床后,将柱移入另一支 15 mm×150 mm 的空试管中。⑥层析洗脱,取 3 mL 洗脱剂Ⅰ,缓缓加于树脂床上,注意勿冲动树脂,收集流出物,此即为 HbA1(测定管)。⑦对照管,取上述溶血液 50 μL,加蒸馏水7.5 mL,摇匀,此即为总 Hb 管。⑧比色,用紫外可见分光光度计,波长 415 nm,比色杯光径10 mm,以蒸馏水做空白,测定各管吸光度。⑨微柱的清洗和保存,用过的柱先加洗脱剂Ⅱ 3 mL,使 Hb 全部洗下,再用洗脱剂Ⅰ洗 3 次,每次 3 mL,最后加洗脱剂Ⅰ3 mL,加上下盖,保存备用。

2.自动化分析仪检测

(1)试剂:试剂主要成分参阅手工试剂。各商品试剂组分及浓度存在一定差异。

(2)操作:不同实验室具体反应条件会因所使用的仪器和试剂而异,在保证方法可靠的前提下,应按仪器和实际说明书设定测定条件,进行定标品、质控品和样品分析。

(3)参考区间:成人糖化血红蛋白 HbA1(%)5.0%～8.0%,HbA1c(%)3.6%～6.0%。

3.注意事项

(1)环境要求:层析时环境温度对结果有较大影响,规定的标准温度为 22 ℃,需要严格控制温度。

(2)标本类型及稳定性:抗凝剂 EDTA 和氟化物不影响测定结果,肝素可使结果增高。标本置于室温超过 24 小时,可使结果增高,于 4 ℃冰箱可稳定 5 天。

(3)干扰因素:溶血性贫血患者由于红细胞寿命短,HbA1c 可降低。HbF、HbH 及 Hb Bart's 可与 HbA1 一起洗脱下来,使结果假阳性;有 HbC 和 HbS 的患者,结果可偏低。

(二)亲和层析法

用于分离糖化和非糖化 Hb 的亲和层析凝胶柱是交联间-氨基苯硼酸的琼脂糖珠。硼酸与结合在 Hb 分子上葡萄糖的顺位二醇基反应,形成可逆的五环化合物,使样本中的糖化 Hb 选择性地结合于柱上,而非糖化的 Hb 则被洗脱。再用山梨醇解离五环化合物以洗脱糖化 Hb,在波长 415 nm 处分别测定解析液的吸光度,计算糖化血红蛋白的百分率。

1.试剂

(1)洗涤缓冲剂(wash buffer,WB)含 250 mmol/L 醋酸铵,50 mmol/L 氯化镁,200 mg/L 叠氮钠,调节至 pH 8.0,储于室温。

(2)洗脱缓冲剂(elution buffer,EB)含 200 mmol/L 山梨醇,100 mmol/L Tris,200 mg/L 叠氮钠,调节至 pH 8.5,储于室温。

(3)0.1 mol/L 及 1 mol/L 盐酸溶液。

(4)HbA1c 测定试剂:①R1 试剂,0.025 mol/L MES(2-morpholino ethanesulfonic acid,2-吗

啉乙基磺酸)缓冲液;0.015 mol/L Tris 缓冲液(pH 6.2);HbA1c 抗体(绵羊血清,≥0.5 mg/mL)和稳定剂。②R2 试剂,0.025 mol/L MES 缓冲液;0.015 mol/L Tris 缓冲液(pH 6.2);HbA1c 多聚半抗原(≥8 μg/mL)和稳定剂。③标准液,人血和绵羊血制备的溶血液,9 g/L TTAB 和稳定剂。

(5)Hb 测定试剂:0.02 mol/L 磷酸盐缓冲液(pH 7.4)和稳定剂。

(6)溶血试剂:9 g/L TTAB 溶液。

(7)质控物:正常值或异常值两种。

(8)0.9% NaCl。

2.操作

(1)标本:静脉采血,EDTA 或肝素抗凝,充分混匀,置 4 ℃可保存 1 周。

(2)溶血液制备:将抗凝全血离心,吸去血浆、白细胞及血小板层。吸 100 μL 红细胞至小试管中,加 2 mL 蒸馏水充分混匀,静置 5 分钟后,重新混匀,离心,上清液应清亮。

(3)层析柱准备:层析柱装 0.5 mL 固相凝胶(glyco-gel B),保存于 4 ℃,防止直射阳光。如凝胶变为紫红色应弃去。测定前取出置于室温,拔去顶塞,倾去柱中液体,再除去底帽,将层析柱插入试管中,加 2 mL 洗涤缓冲剂(WB),让洗涤液自然流出并弃去。当液体水平面在凝胶面上变成盘状时即停止。

(4)非结合部分(NB)的洗脱:将上述经平衡洗涤过的层析柱插入 15 mm×150 mm 标为“NB”的试管中。加 50 μL 清亮的溶血液至盘状液面的顶部,让其流出。加 0.5 mL WB 液,让其流出。此步应确保样品完全进入凝胶。加 5 mL WB 液,让其流出。以上洗脱液总体积为 5.55 mL,混合。

(5)结合或糖化部分(B)的洗脱:将上述层析柱转入标为“B”的试管中。加3 mL EB 液,让其流出,混匀。

(6)比色:波长 415 nm 的紫外可见分光光度计以蒸馏水调零点,分别测定 NB 及 B 管的吸光度。

(7)层析柱的再生:用过的层析柱应尽快再生。加 0.1 mol/L HCl 5 mL,让其流出并弃去;再加 1 mol/L HCl 3 mL,让其流出并弃去;最后加 1 mol/L HCl 3 mL,塞上顶塞,并盖上层析柱尖端的底帽。在层析柱上标注用过的次数,放置在 4 ℃的冰箱暗处。一般用 5 次后即弃去。

3.参考区间

成人糖化血红蛋白 5.0%~8.0%。

4.注意事项

(1)方法学特点:环境温度对本法影响很小。不受异常血红蛋白的影响。不稳定的 HbA1 的干扰可以忽略不计。

(2)标本类型及稳定性:抗凝剂选择 EDTA 和肝素均可,置于 4 ℃冰箱中可保存一周。

(三)免疫比浊法

利用 TTAB(tetradecyltrimethylammonium bromide,四癸基三甲铵溴化物)作为溶血试剂,用来消除白细胞物质的干扰(TTAB 不溶解白细胞)。血液样本不需要去除不稳定 HbA1 的预处理,用浊度抑制免疫学方法测定。先加入抗体缓冲液,样本中的糖化血红蛋白(HbA1c)和其抗体反应形成可溶性的抗原-抗体复合物,因为在 HbA1c 分子上只有一个特异性的 HbA1c 抗体结合位点,不能形成凝集反应。然后,加入多聚半抗原缓冲液,多聚半抗原和反应液中过剩的

抗 HbA1c 抗体结合，生成不溶性的抗体-多聚半抗原复合物，再用比浊法测定。同时在另一通道测定 Hb 浓度，溶血液中的血红蛋白转变成具有特征性吸收光谱的血红蛋白衍生物，用重铬酸盐做标准参照物，进行比色测定 Hb 浓度。根据 Hb 含量和 HbA1c 含量，计算出 HbA1c 的百分比。

1.试剂与操作

(1)于小试管中，加溶血试剂 1 mL 及人 EDTA 或肝素抗凝血 10 μL，轻轻旋涡混匀，避免形成气泡，待溶血液的颜色由红色变为棕绿色后(1～2 分钟)即可使用。此溶血液于 15～25 ℃可稳定 4 小时，2～8 ℃可稳定 24 小时。

(2)根据不同型号生化分析仪及配套试剂设定参数，测定 HbA1c 浓度和 Hb 浓度。详细操作程序，必须根据仪器和配套试剂盒的说明书。

2.参考区间

(1)IFCC 计算方案：2.8%～3.8%。

(2)国家糖尿病标准化防控中心计算方案：4.8%～6.0%。

3.注意事项

(1)定标：当更换试剂批号、更换比色杯和质控结果失控时需要重新定标。

(2)不需用溶血试剂预处理。

(3)干扰因素：胆红素浓度<855 μmol/L，甘油三酯<9.12 mmol/L，类风湿因子<750 U/L，抗坏血酸<2.84 mmol/L 时对本法无干扰。

(四)酶法

用直接酶法测定样本中 HbA1c 的百分比，而不需要另外检测总血红蛋白，处理后的样本与氧化还原剂反应，去除小分子和高分子干扰物质，变性后的全血样本在蛋白酶作用下分解出氨基酸，其中包括糖化血红蛋白 β 链上的缬氨酸，糖化的缬氨酸作为果糖缬氨酸氧化酶(FVO)的底物，被特异地清除 N-末端缬氨酸，并且产生 H_2O_2，在过氧化物酶的作用下氧化色原底物而呈色，进行比色法测定。

1.试剂

试剂主要成分包括 CHES 缓冲剂、还原剂、蛋白酶、FVO 酶、辣根过氧化物酶、底物等。

2.操作

(1)EDTA 抗凝全血在 2～8 ℃保存可稳定 24～36 小时，使用前混匀；将 20 μL 全血与 250 μL 溶血试剂混合，避免产生泡沫，室温孵育 15～20 分钟，其间轻轻混匀几次，当其变为澄清的深红色液体时，证明全血已完全溶解，处理后的样本要于当天检测，室温可稳定 4 小时。

(2)参数如下：温度为 37 ℃，主波长为 700 nm，反应模式为二点终点法。

不同实验室具体的反应条件会因所使用的仪器和试剂而异，在保证方法可靠的前提下，应按仪器和试剂说明书设定测定条件，进行定标品、质控样品和样品分析。

3.参考区间

成人 HbA1c 3.6%～6.0%。

4.注意事项

甘油三酯<7.6 mmol/L，总胆红素<450 μmol/L，血红蛋白<200 g/L，葡萄糖<75.2 mol/L时对本法无显著干扰，高 HbF(>10%)可能致测定结果不准确。

二、临床意义

(1)HbA1c与红细胞寿命和平均血糖水平相关,是评价糖尿病患者长期血糖控制较理想的指标,可反映过去2~3个月的平均血糖水平,不受每天血糖波动的影响。

(2)与微血管和大血管并发症的发生关系密切。HbA1c水平升高时,糖尿病视网膜病变、肾脏病变、神经病变、心血管事件发生风险均相应增加。

(3)HbA1c对于糖尿病发生有较好的预测能力。

美国糖尿病协会(ADA)发布的糖尿病诊治指南中正式采纳以HbA1c≥6.5%作为糖尿病的诊断标准之一。HbA1c水平在5.7%~6.4%为糖尿病高危人群,预示进展至糖尿病前期阶段,患糖尿病和心血管疾病风险均升高。世界卫生组织(WHO)也推荐HbA1c≥6.5%作为糖尿病诊断切点。

(迟小伟)

第六节 糖化血清蛋白测定

血液中的葡萄糖可与血清蛋白的N末端发生非酶促的糖基化反应,形成高分子酮胺化合物,其结构类似果糖胺,总称为糖化血清蛋白。由于70%以上的糖化血清蛋白是糖化清蛋白(其中也包含糖化球蛋白和微量糖化脂蛋白等混合物),因此测定糖化清蛋白更能准确反映血糖控制的水平。临床上,可以采用酶联免疫吸附法、高效液相色谱法、果糖胺法、酮胺氧化酶法来测定糖化血清蛋白或糖化清蛋白,其中用果糖胺法测定糖化血清蛋白和采用酮胺氧化酶法测定糖化清蛋白最为常用。

一、检测方法

(一)果糖胺法

血清中的葡萄糖与清蛋白及其他血清蛋白分子N末端的氨基酸可形成高分子酮胺结构,该酮胺结构能在碱性环境中与硝基四氮唑蓝(NBT)发生还原反应,生成有色物质甲臜,以1-脱氧-1-吗啉果糖(DMF)为标准参照物,进行比色测定。

1.试剂

(1)0.1 mol/L碳酸盐缓冲液(pH 10.8):无水碳酸钠9.54 g,碳酸氢钠0.84 g;溶于蒸馏水并稀释至1 000 mL。

(2)0.11 mol/L NBT试剂:称取氯化硝基四氮唑蓝100 mg,用上述缓冲液溶解并稀释至1 000 mL,置4 ℃冰箱中保存,至少可稳定3个月。

(3)4 mmol/L DMF标准液:称取DMF 99.6 mg,溶于40 g/L牛血清清蛋白溶液100 mL中。

2.操作

测定管加待检血清(血浆)0.1 mL,空白管加蒸馏水0.1 mL,各管加37 ℃预温的NBT试剂4 mL,混匀,置37 ℃水浴15分钟,立即取出,流水冷却(低于25 ℃)。冷却后15分钟内,用可见紫外分光光度计的波长为550 nm,比色杯光径1.0 cm,以空白管调零,读取测定管吸光度。从标

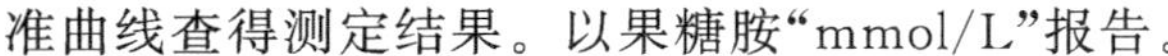

准曲线查得测定结果。以果糖胺"mmol/L"报告。

3.结果计算

取 4 mmol/L DMF 标准液，用牛血清清蛋白溶液（40 g/L）稀释成 1 mmol/L、2 mmol/L、3 mmol/L、4 mmol/L，并以牛血清清蛋白溶液（40 g/L）为空白，与测定管同样操作，读取各浓度 DMF 相应的吸光度。以 DMF 浓度为横坐标，吸光度为纵坐标，制成标准曲线。浓度在 4 mmol/L以内与吸光度呈线性关系，从标准曲线查得测定结果。

4.参考区间

成人果糖胺 1.65～2.15 mmol/L。

5.注意事项

(1)方法学特点：该法经济、快速，适用于自动生化分析仪，但 pH、反应温度、反应时间对本实验影响较大，必须严格予以控制。

(2)干扰因素：当血清蛋白＜30 g/L 或尿蛋白＞1 g/L 时，该法结果不可靠。血液中的胆红素、乳糜和低分子物质会对测定造成干扰。因此该法不适用于肾病综合征、肝硬化、异常蛋白血症或急性时相反应后的患者。

(二)酮胺氧化酶法

糖化清蛋白的酮胺键能与酮胺氧化酶发生特异性的酶促反应，释放过氧化氢，在过氧化物酶作用下使色原底物基质发生呈色反应，用紫外可见分光光度计测定吸光度的变化，计算出糖化清蛋白的浓度。再测定出血清中清蛋白的浓度，将糖化清蛋白浓度除以血清清蛋白浓度算出糖化清蛋白的百分比值（%）。

1.试剂

自动生化分析仪试剂成分及其终浓度如下。

(1)糖化清蛋白试剂：①R1 前处理液，酮胺氧化酶 30 U/L。②TODB：2.0 mmol/L。③R2 酶液，过氧化物酶 40 KU/L。④4-AA：5.0 mmol/L。

(2)清蛋白试剂：①R1 前处理液，琥珀酸 120 mmol/L。②R2 发色液，BCP 0.13 g/L。

目前各商品试剂与上述试剂相似，试剂组成及各成分浓度存在一定差异。

2.操作

测定过程为血清样品与 R1 混合，温育，加入 R2，在添加 R2 前和添加后的5 分钟，以蒸馏水为对照，在主波长为 546 nm，副波长为 700 nm 时测定吸光度，计算出吸光度的变化。与定标品的值进行对照，计算出样本中糖化清蛋白的浓度。主要反应条件如下。①样品-试剂最终比例：1∶40。②反应温度：37.0 ℃。③温育时间：10 分钟。④主波长：546 nm。⑤吸光度监测时间：10 分钟。

不同实验室具体的反应条件会因所使用的仪器和试剂而异，在保证方法可靠的前提下，应按仪器和试剂说明书设定测定条件，进行定标品、质控样品和血清样品分析。

3.参考区间

成人糖化清蛋白 10.8%～17.1%。

4.注意事项

该法可用于自动化生化分析仪，精密度高、准确性好，胆红素对其干扰较小。

二、临床意义

测定糖化血清蛋白水平可以反映患者2～3周前的血糖控制情况。清蛋白的半衰期为20天左右，不受临时血糖浓度波动的影响，是判断糖尿病患者在一定时间内血糖得以控制的一个较好指标。同一患者前后连续检测结果的比较更有临床价值。一些特殊情况下，如透析性贫血、肝病、糖尿病合并妊娠、降糖药物调整期等，结合糖化清蛋白能更准确地反映短期内的平均血糖变化，特别是当患者体内有血红蛋白变异体（如 HbS 或 HbC）存在时，会使红细胞寿命缩短，此时糖化清蛋白检测结果则更有价值。

（迟小伟）

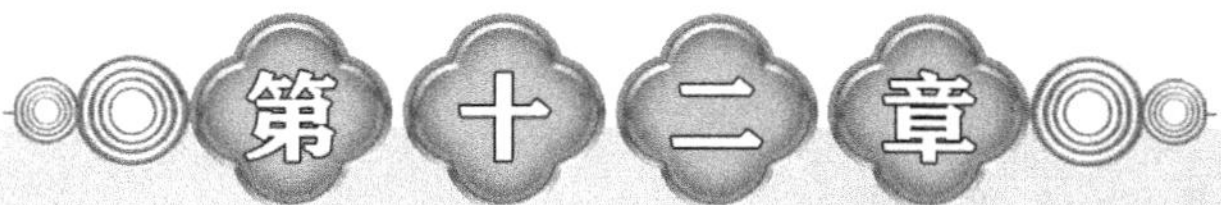

蛋白质检验

第一节　血浆蛋白质的功能和分类

一、血浆蛋白质的功能

血浆蛋白质有多方面的功能，具体如下。

(1)营养作用，修补组织蛋白。

(2)维持血浆胶体渗透压。

(3)作为激素、维生素、脂类、代谢产物、离子、药物等的载体。

(4)作为pH缓冲系统的一部分。

(5)抑制组织蛋白酶。

(6)一些酶在血浆中起催化作用。

(7)代谢调控作用。

(8)参与凝血与纤维蛋白溶解。

(9)作为免疫球蛋白与补体等免疫分子组成体液免疫防御系统。

二、血浆蛋白质的分类

血浆蛋白质的分类是一个较为复杂的问题，随着分离方法的进展和对血浆蛋白质功能了解的增多，可以从不同角度来进行归纳分类。最简单的是将血浆蛋白质分为清蛋白和球蛋白两大类。目前常见的血浆蛋白分类是通过电泳获得血浆蛋白质图谱的电泳分类法。而功能分类比较复杂，但有利于对血浆蛋白质进行研究。

(一)电泳分类法

利用醋酸纤维素薄膜电泳将血浆蛋白质分为清蛋白和α_1、α_2、β、γ-球蛋白5个主要区带，在分辨率高时β区带中还可分出β_1和β_2区带，有时甚至在α_2区带中又可分出两个区带。在琼脂糖凝胶电泳中血浆蛋白质同样可分5个区带。如果采用聚丙烯酰胺凝胶电泳，在适当条件下可以分出30多个区带。近年来免疫化学分析技术的进展，使许多血浆蛋白质，尤其是微量血浆蛋白质的检测成为可能，与电泳法结合可以为血浆蛋白质的分析和临床意义提供更有价值的资料。

(二)功能分类法

许多学者试图将血浆蛋白质按功能进行分类,如脂蛋白、免疫球蛋白、补体蛋白、凝血系统蛋白、纤溶系统蛋白、受体等。

(迟小伟)

第二节　疾病时血浆蛋白质的变化

机体在疾病状态时,如炎症、创伤、肝脏疾病、肾脏疾病、风湿性疾病、遗传性缺陷等,血浆蛋白质的含量均会发生改变。

一、炎症和创伤

当机体处于炎症或损伤状态时,由于组织坏死及组织更新的增加,血浆蛋白质相继出现一系列特征性变化,这些变化与炎症创伤的时间进程相关,可用于鉴别急性、亚急性与病理状态。在一定程度上与病理损伤的性质和范围也有相关。

二、肝脏疾病

肝是合成大多数血浆蛋白质的主要器官,肝的库普弗细胞可参与免疫细胞的生成调节,因此肝疾病中可以影响到很多血浆蛋白质的变化。在急性肝炎时,可以出现非典型的急性时相反应,如乙型肝炎活动期 α_1-抗胰蛋白酶增高,α_1-酸性糖蛋白大致正常,而触珠蛋白常偏低,IgM 起病时即可上升,前清蛋白、清蛋白往往下降,特别是前清蛋白为肝功能损害的敏感指标。

肝硬化时可有以下特征:①IgG 出现弥散性的增高,以及 IgA 明显升高。②α_1-酸性糖蛋白是肝细胞损害的一个敏感指标,升高显著。③C 反应蛋白、铜蓝蛋白及纤维蛋白原轻度降低。④α_1-酸性糖蛋白、触珠蛋白、C_3 可由于肝细胞损害而偏低。⑤前清蛋白、清蛋白、α_1-脂蛋白及转铁蛋白明显降低。⑥α_2-巨球蛋白则可出现明显增高。

三、肾脏疾病

不少肾病变早期就可以出现蛋白尿而导致血浆蛋白质丢失,丢失的蛋白质与其相对分子质量有关。小分子蛋白质丢失最为明显,而大分子蛋白质因肝细胞代偿性合成增加,绝对含量可升高。特征表现:①清蛋白明显低下,同时前清蛋白、α_1-酸性糖蛋白、α_1-抗胰蛋白酶及转铁蛋白下降。②α_2-巨球蛋白、β-脂蛋白及触珠蛋白多聚体增加。③免疫球蛋白中 IgG 降低,而 IgM 可有增加。以上称选择性蛋白质丢失,某些肠道疾病也可出现上述情况。严重肾病时肾小球失去分子筛作用,或严重肠道炎症导致非选择性的蛋白质丢失,以及全血丧失均可表现为广泛的低血浆蛋白质血症。这类低血浆蛋白质图谱也可以在充血性心力衰竭、肝衰竭、全血稀释及营养不良时见到。

四、风湿性疾病

风湿性疾病可表现急性或慢性炎症过程,包括多方面的变化。炎症主要累及结缔组织,但可伴有多系统的损害。患者血浆蛋白的异常改变主要包括急性炎症反应和由于抗原刺激引起的免疫系统增强的反应,特征:①免疫球蛋白升高,特别是IgA,并可有IgG及IgM的升高。②炎症活动期可有α_1-酸性糖蛋白、触珠蛋白及C_3成分升高。

五、遗传性缺陷

血浆蛋白质的遗传性缺陷,包括个别蛋白质发生变异或其量的完全缺乏与基本缺乏,这一现象多数是由于编码的相应蛋白质基因发生遗传上的突变或缺失。

(1)α_1-抗胰蛋白酶缺乏病:患者血浆中α_1-抗胰蛋白酶可仅为正常的10%,是一种常染色体的隐性遗传。杂合子患者血清中α_1-抗胰蛋白酶含量也低于正常。由于α_1-抗胰蛋白酶占α_1区带中蛋白质的大部分,这种异常在血清电泳中可以初步识别。进一步作免疫化学检查可以确诊。

(2)结合珠蛋白缺乏病。

(3)转铁蛋白缺乏病,为常染色体显性遗传。

(4)铜蓝蛋白缺乏病,为常染色体隐性遗传。

(5)补体成分缺失,此病少见。患者可完全缺乏某种补体成分,对感染的易感性增加。

(6)免疫球蛋白缺乏,可表现为反复感染,可有一种或多种免疫球蛋白的缺陷。如无γ-球蛋白血症或低γ球蛋白血症,全部免疫球蛋白组分均可降低。

(7)无清蛋白血症,为极罕见的遗传病,完全缺乏时患者可以不发生严重症状,这是由于球蛋白代偿性的增加。

(迟小伟)

第三节　血浆蛋白质检验

临床上既测定血浆中的总蛋白,也测定不同类的蛋白质,如球蛋白。目前,特定蛋白或个别蛋白在机体某些疾病中的诊断作用也越来越受到人们的关注。

一、血清总蛋白

(一)生化及生理

血清总蛋白(serum totalprotein,STP)是血浆中全部蛋白质的总称,可利用不同的方法将其分离,其含量变化对临床疾病诊断和治疗监测具有重要临床意义。血清中的清蛋白,α_1、α_2、β-球蛋白,纤维蛋白原,凝血酶原和其他凝血因子等均由肝细胞合成。γ-球蛋白主要来自浆细胞。当肝脏发生病变时,肝细胞合成蛋白质的功能减退,血浆中蛋白质即会发生质和量的变化。临床上用各种方法检测血清蛋白的含量来协助诊断肝脏疾病,并作为疗效观察、预后判断的指标。

(二)检测方法

1.凯氏定氮法

经典的蛋白质测定方法。测得样品中氮含量后,根据蛋白质平均含氮量16%计算蛋白浓度。该法结果准确性好,精密度高,灵敏度高,是公认的参考方法,目前用于标准蛋白质的定值和校正其他方法等,并适用于一切形态(固体和液体)的样品。但该法操作复杂、费时,不适合体液总蛋白常规测定，而且样品中各种蛋白质含氮量有一定的差异，尤其在疾病状态时差异可能更大，故本法不适于临床应用。

2.双缩脲法

两个尿素分子缩合后生成的双缩脲，可在碱性溶液中与铜离子作用形成紫红色的反应物；蛋白质中的连续肽键在碱性溶液中也能与铜离子作用产生紫红色络合物，因此将蛋白质与碱性铜反应的方法称为双缩脲法。该法对各种蛋白质呈色基本相同，特异性和准确度好，且显色稳定性好，试剂单一，方法简便。该法灵敏度虽不高，但对血清总蛋白定量很适宜，胸腔积液、腹水中蛋白质含量多数大于 10 g/L，基本上也能用该法测定，而对蛋白质浓度很低的其他体液尤其是脑脊液和尿液，不是合适的定量方法。

3.染料结合法

在酸性环境下，蛋白质带正电荷，可与染料阴离子反应而产生颜色改变，常用染料有氨基黑、丽春红、考马斯亮蓝、邻苯三酚红钼等。前两种常用作为血清蛋白电泳的染料。考马斯亮蓝常用于需更高呈色灵敏度的蛋白电泳中，也可用于尿液、脑脊液等样品的蛋白质定量测定，优点是鉴别、快速、灵敏，但比色杯对染料有吸附作用，在自动生化分析仪中无法很好地清洗（手工清洗常采用乙醇）。染料结合法均存在不同蛋白质与染料结合力不一致的问题。目前临床上最常用的是邻苯三酚红钼法。

4.比浊法

某些酸如三氯乙酸、磺基水杨酸等能与蛋白质结合而产生微细沉淀，由此产生的悬浮液浊度大小与蛋白质的浓度成正比。该法的优点是操作简便、灵敏度高，可用于测定尿液、脑脊液等蛋白质浓度较低的样品；缺点是影响浊度大小的因素较多，包括加入试剂的手法、混匀技术、反应温度等，且各种蛋白质形成的浊度亦有较大的差别。目前临床上较多应用的是苄乙氯铵法。

5.酚试剂法

原理是运用蛋白质中酪氨酸和色氨酸使磷钨酸和磷钼酸还原为钨蓝和钼蓝。该法灵敏度较高。Lowry 将酚试剂法进行了改良，先用碱性铜溶液与蛋白质反应，再将铜-肽键络合物中的酪氨酸和色氨酸与酚试剂反应，产生最大吸收在 745～750 nm 的颜色，使呈色灵敏度更为提高，达到双缩脲法的 100 倍左右，有利于检出较微量的蛋白质。各种蛋白质中酪氨酸和色氨酸的含量不同，如清蛋白含色氨酸 0.2%，而球蛋白含色氨酸 2%～3%，因此本法不适合测定混合蛋白质，只适合测定单一蛋白质，如测定组织中某一蛋白质抽提物。该法易受还原性化合物的干扰，如带—SH 的化合物、糖类、酚类等。

6.直接紫外吸收法

根据蛋白质分子在 280 nm 处的紫外吸光度值计算蛋白质含量。其原理是：芳香族氨基酸在 280 nm 处有一吸收峰，可用于蛋白质的测定。因生物样品常混有核酸，核酸最大吸收峰为 260 nm，在 280 nm 也有较强的吸收，因而测得的蛋白质浓度可采用两个波长的吸光度予以校正，即蛋白质浓度(g/L)＝$1.45A_{280\ nm}-0.74A_{260\ nm}$。该法准确性受蛋白质分子中芳香族氨基酸的含量影响甚大，而且尿酸和胆红素在 280 nm 附近有干扰，所以不适合血清、尿液等组成复杂的体液蛋白质测定，常用于较纯的酶、免疫球蛋白等测定。本法不加任何试剂且不需要任何处理，可保留制剂的生物活性，可回收全部蛋白质。

(三)标本要求与保存

采用血清或血浆，血清首选，血浆用肝素或 EDTA 抗凝。标本量 1 mL，至少 0.5 mL。最好

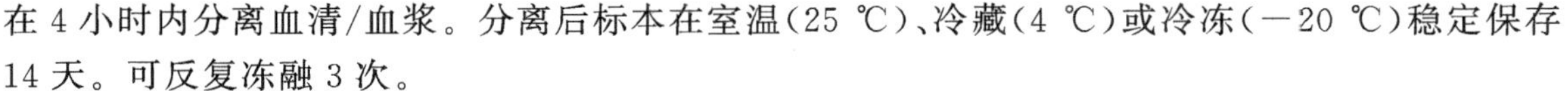

在4小时内分离血清/血浆。分离后标本在室温(25 ℃)、冷藏(4 ℃)或冷冻(−20 ℃)稳定保存14天。可反复冻融3次。

(四)参考区间

血清:脐带血,48～80 g/L。

早产儿:36～60 g/L。

新生儿:46～70 g/L。

1周:44～76 g/L。

7个月至1岁:51～73 g/L。

1～2岁:56～75 g/L。

大于2岁:60～80 g/L。

成人(活动):64～83 g/L。

成人(休息):60～78 g/L。

大于60岁:比成人低0～2 g/L。

(五)临床意义

1.升高

脱水、水分摄取不足、腹泻、呕吐、静脉淤血、糖尿病酸中毒、发热、肠梗阻和穿孔、外伤、急性感染等;单核-巨噬细胞系统疾病(球蛋白增多);多发性骨髓瘤、巨球蛋白血症、白血病等;慢性感染性疾病(球蛋白增多),如细菌、病毒、寄生虫感染,关节炎等。

2.降低

血浆蛋白漏出:出血、溃疡、蛋白质尿、胃肠炎的蛋白漏出;营养不良(清蛋白减少):营养失调症、低清蛋白血症、维生素缺乏症、恶病质、恶性贫血、糖尿病、妊娠中毒等;肝功能障碍(清蛋白合成减少):肝硬化、肝癌、磷中毒等。

血清总蛋白存在生理变动:脐带血、新生儿等与成人比较约低15 g/L,血浆总蛋白随年龄增长而增加,13～14岁则达到成人水平,呈稳定的平衡状态,但随年龄老化有降低趋势。成人女性比男性低1.0～2.0 g/L,妊娠中期会下降。

血清总蛋白含量正常者,并不表明其组分也正常,例如肝硬化患者往往呈现血浆清蛋白减少,而γ-球蛋白增加,两因素相互抵消则血浆总蛋白仍处于正常范围。为了使其结果有临床意义,除测定总蛋白外,还需加测Hb和血细胞比容(Hct)或者循环血液量,进行综合判断。

(六)影响因素

严重溶血、明显的脂血、高胆红素会引起蛋白质浓度的假性上升。检测前应离心去除样品中的沉淀。

二、清蛋白

(一)生化及生理

清蛋白(albumin,Alb)是580个氨基酸残基的单链多肽,分子量为66 300,分子结构中含17个二硫键,不含糖。在体液pH 7.4的环境中,清蛋白为负离子,每分子可以带有200个以上负电荷。清蛋白(albumin,Alb)由肝实质细胞合成,在血浆中其半衰期15～19天,是血浆中含量最多的蛋白质,占血浆总蛋白的57%～68%。各种细胞外液中均含微量的清蛋白;正常情况下清蛋白在肾小球中滤过量甚微,约为血浆中清蛋白量的0.04%,即使如此,每天从肾小球滤过液中排出的清蛋白即可达 3.6 g，为终尿中蛋白质排出量的 30～40 倍，由此可见滤过液中多数清蛋白可被肾小管重新吸收。

主要生理功能：①血浆的主要载体蛋白。许多水溶性差的物质可以通过与清蛋白的结合而被运输，具有活性的激素或药物等一旦与清蛋白结合时，则不呈现活性；这种结合是可逆性的，当清蛋白含量改变或血液 pH 等因素变化时，与清蛋白结合的激素和药物结合量发生改变使其游离型含量也随之变化，从而导致生理活性增强或减弱。②维持血浆胶体渗透压。病理状态下，因为血浆清蛋白丢失或浓度过低时，可引起水肿、腹水等症状。③具有缓冲酸碱的能力。蛋白质是两性电解质，含有许多 $-NH_2$ 和 $-COOH$ 基团；当血液偏酸时，以 $-NH_3^+$ 和 $-COOH$ 形式存在，当血液碱性过强时，则以 $-NH_2$ 和 $-COO^-$ 形式存在。④重要的营养蛋白。清蛋白可以在不同组织中被细胞内吞而摄取，其氨基酸用于组织修补。因疾病等食物摄入不足或手术后患者常给予静脉清蛋白注射液。

（二）检测方法

体液清蛋白浓度的测定方法包括电泳法、免疫化学法和染料结合法。电泳法只能测定其百分含量，乘以总蛋白浓度可得其浓度，用于清蛋白定量操作不方便，且精密度不如直接定量。免疫化学法包括免疫比浊法和放射免疫法等，这类方法特异性好、灵敏度高，且清蛋白易纯化，因而其抗血清容易制备，较适合于尿液和脑脊液等低浓度清蛋白的测定。血清中清蛋白浓度很高，以染料结合法最多用，其原理是：阴离子染料溴甲酚绿（bromcresol green，BCG）或溴甲酚紫（bromcresol purple，BCP）能与清蛋白结合，其最大吸收峰发生转移，BCG 与清蛋白反应形成的蓝绿色复合物在 630 nm 处有吸收峰，BCP 与清蛋白反应形成的绿色复合物在 603 nm 处有吸收峰。而球蛋白基本不结合这些染料。

（三）标本要求与保存

血清或血浆，血清首选，血浆用肝素或 EDTA 抗凝。标本量 1.0 mL，至少 0.5 mL。最好在 45 分钟内分离血清/血浆。分离后标本在室温（25 ℃）、冷藏（4 ℃）或冷冻（－20 ℃）稳定保存 14 天。可反复冻融 3 次。

（四）参考区间

（1）血清蛋白随年龄有所变化。0～4 天为 28～44 g/L。4 天～14 岁为 38～54 g/L，此后下降。14～18 岁为 32～45 g/L。成人为 35～52 g/L。60～90 岁为 32～46 g/L。大于 90 岁为 29～45 g/L。走动者比卧床者平均高 3 g/L。

（2）医学决定水平：大于 35 g/L 时正常。28～34 g/L 为轻度缺乏。21～27 g/L 为中度缺乏。小于21 g/L则严重缺乏。低于 28 g/L 时，会出现组织水肿。

（五）临床意义

血浆清蛋白增高仅见于严重脱水时，无重要的临床意义。低清蛋白血症见于下列疾病。

1.清蛋白合成不足

严重的肝脏合成功能下降如肝硬化、重症肝炎；蛋白质营养不良或吸收不良，血浆清蛋白受饮食中蛋白质摄入量影响，可作为个体营养状态的评价指标，但体内总量多、生物半衰期长，早期缺乏时不易检出。

2.清蛋白丢失

清蛋白在尿中丢失，如肾病综合征、慢性肾小球肾炎、糖尿病性肾病、系统性红斑狼疮性肾病等；胃肠道蛋白质丢失，如肠道炎症性疾病时因黏膜炎症坏死等丢失；皮肤丢失，如烧伤及渗出性

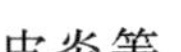

皮炎等。

3.清蛋白分解代谢增加

组织损伤，如外科手术和创伤；组织分解增加，如感染性炎症疾病等。

4.清蛋白的分布异常

如门静脉高压时大量蛋白质尤其是清蛋白从血管内漏入腹腔；肝硬化导致门静脉高压时，由于清蛋白合成减少和大量漏入腹水的双重原因，使血浆清蛋白显著下降。

5.无清蛋白血症

无清蛋白血症是极少见的遗传性缺陷，血浆清蛋白含量常低于 1 g/L。但没有水肿等症状，部分原因可能是血管中球蛋白含量代偿性升高。

（六）影响因素

不能使用氟化物血浆；实验前需离心含沉淀物的标本。

三、α_1-酸性糖蛋白

（一）生化及生理

α_1-酸性糖蛋白（α_1-acid glycoprotein，AAG）主要由肝脏实质细胞合成，某些肿瘤组织也可合成。AAG 含糖约 45%，其中包括 11%～20%的唾液酸，是血清中黏蛋白的主要成分，黏蛋白是可以被高氯酸或其他强酸沉淀的一组蛋白质。AAG 是主要的急性时相反应蛋白，在急性炎症时增高，与免疫防御功能有关。

α_1-酸性糖蛋白是主要的急性时相反应蛋白，在急性炎症时增高，与免疫防御功能有关。早期认为肝脏是合成 AAG 的唯一器官，近年有证据认为某些肿瘤组织亦可以合成。AAG 分解代谢首先是其唾液酸的分子降解而后蛋白质部分在肝中很快消失。AAG 可以结合利多卡因和普萘洛尔等，在急性心肌梗死时，AAG 作为一种急性时相反应蛋白升高后，使药物结合状态增加而游离状态减少，因而使药物的有效浓度也下降。

（二）检测方法

免疫比浊法。

（三）标本要求与保存

血清或血浆，肝素或 EDTA 抗凝。标本量 1 mL，至少 0.5 mL。分离后标本在室温（25 ℃）、冷藏（4 ℃）或冷冻（−20 ℃）稳定保存 14 天。可反复冻融 3 次。

（四）参考区间

0.5～1.2 g/L。

（五）临床意义

（1）AAG 目前主要作为急性时相反应的指标，在风湿病、恶性肿瘤及心肌梗死等炎症或组织坏死时一般增加 3～4 倍，3～5 天时出现浓度高峰，AAG 增高是活动性溃疡性结肠炎最可靠的指标之一。

（2）糖皮质激素增加，包括内源性的皮质醇增多症和外源性泼尼松、地塞米松等药物治疗时，可引起 AAG 升高。

（3）在营养不良、严重肝损害、肾病综合征以及胃肠道疾病致蛋白严重丢失等情况下 AAG 降低。

（4）雌激素使 AAG 降低。

四、触珠蛋白

(一)生化及生理

触珠蛋白(haptoglobin,Hp)由肝脏合成,在血清蛋白电泳中位于 α_2 区带,为 $\alpha_2\beta_2$ 四聚体。α 链有 α_1 及 α_2 两种,α_1 又有 α_1F 及 α_1S 两种遗传变异体,α_1F、α_1S、α_2 三种等位基因编码形成 αβ 聚合体,因此个体之间可有多种遗传表型。Hp 能与红细胞中释放出的游离血红蛋白(Hb)结合,每分子 Hp 可集合两分子 Hb,从而防止 Hb 从肾丢失,为机体有效地保留铁,避免 Hb 对肾脏的损伤。Hp-Hb 复合物不可逆,转运到网状内皮系统分解,其氨基酸和铁可被再利用。同时 Hp-Hb 复合物也是局部炎症的重要控制因子,具有潜在的过氧化氢酶作用。Hp 不能被重新利用,溶血后其含量急剧降低,血浆浓度多在 1 周内再生恢复到原有水平。其作用是运输血管内游离的血红蛋白至网状内皮系统降解。血管内溶血后,1 分子的触珠蛋白可结合 1 分子的游离血红蛋白,此种结合体很快地从血中被肝实质细胞清除。3 天后,血浆中 Hp 才复原。

(二)检测方法

放射免疫扩散法、免疫比浊法。

(三)标本要求与保存

血清或血浆,血清首选,血浆用肝素或 EDTA 抗凝。标本量 2.0 mL。防止过度溶血或脂血。分离后标本在室温(25 ℃)、冷藏(4 ℃)或冷冻(−20 ℃)稳定保存 14 天。可反复冻融 3 次。

(四)参考区间

儿童:0.2～1.6 g/L。

成人(20～60 岁):0.3～2.0 g/L。

(五)临床意义

(1)各种溶血性贫血,无论血管内溶血或血管外溶血,血清中 Hp 含量都明显减低,甚至测不出,这是因为 Hp 可与游离血红蛋白结合,清除了循环血中的游离血红蛋白所致。如果血管内溶血超出 Hp 的结合能力,即可出现血红蛋白尿。

(2)鉴别肝内和肝外阻塞性黄疸,前者 Hp 显著减少或缺乏,后者 Hp 正常或增高。

(3)传染性单核细胞增多症、先天性触珠蛋白血症等血清 Hp 可下降或缺如。

(4)急性或慢性感染、结核病、组织损伤、风湿性和类风湿性关节炎、恶性肿瘤、淋巴瘤、系统性红斑狼疮(SLE)等,血清 Hp 含量可增高,在此情况下,如测得 Hp 正常,不能排除溶血。

(六)影响因素

从出生至 40 岁左右,血清中的浓度不断升高。女性高于男性。

五、转铁蛋白

(一)生化及生理

转铁蛋白(transferrin,TRF)主要由肝细胞合成,电泳位置在 β 区带。TRF 能可逆地结合多价阳离子,包括铁、铜、锌、钴等,每一分子 TRF 可结合两个三价铁原子。从小肠进入血液的 Fe^{2+} 被铜蓝蛋白氧化为 Fe^{3+},再被 TRF 的载体蛋白结合。机体各种细胞表面都有 TRF 受体,该受体对 TRF-Fe^{3+} 复合物比对 TRF 的载体蛋白亲和力高得多。与受体结合后,TRF-Fe^{3+} 复合物被摄入细胞,从而将大部分 Fe^{3+} 运输到骨髓,用于 Hb 合成,小部分则运输到各组织细胞,用于形成铁蛋白,以及合成肌红蛋白、细胞色素等。血浆中 TRF 浓度受食物铁供应的影响,缺铁时血浆 TRF 浓度上升，经铁剂有效治疗后恢复到正常水平。

(二)检测方法

TRF 的测定方法有免疫散射比浊法、放射免疫法和电泳免疫扩散法。目前临床常用的是免疫散射比浊法，利用抗人 TRF 血清与待检测的 TRF 结合形成抗原抗体复合物，其光吸收和散射浊度增加，与标准曲线比较，可计算出 TRF 含量。

(三)标本要求与保存

采用血清或血浆，血清首选，血浆用肝素抗凝，不能用 EDTA 抗凝。标本量 1 mL。避免溶血。分离后标本在室温(25 ℃)、冷藏(4 ℃)或冷冻(−20 ℃)稳定保存 14 天。可反复冻融 3 次。

(四)参考区间

血清：新生儿，1.17～2.5 g/L。

20～60 岁：2.0～3.6 g/L。

大于 60 岁：1.6～3.4 g/L。

(五)临床意义

1.转铁蛋白增高

见于妊娠中、晚期及口服避孕药、反复出血、铁缺乏等，尤其是缺铁性贫血。

2.转铁蛋白减低

见于遗传性转铁蛋白减低症、营养不良、严重蛋白质缺乏、腹泻、肾病综合征、溶血性贫血、类风湿关节炎、心肌梗死、某些炎症及恶病质等。

3.转铁蛋白饱和度降低

血清铁饱和度<15%，结合病史可诊断缺铁，其准确性仅次于铁蛋白，比总铁结合力和血清铁灵敏，但某些贫血也可降低。增高见于血色病、过量铁摄入、珠蛋白产生障碍性贫血。

(六)影响因素

TRF 的浓度受食物供应的影响，机体在缺铁状态时，TRF 浓度上升，经铁有效治疗后恢复到正常水平，所以测定时应统一空腹测定。

六、C 反应蛋白

(一)生化及生理

C 反应蛋白(C-reactiveprotein，CRP)由肝细胞所合成，含 5 个多肽链亚单位，非共价结合为盘形多聚体，分子量为 115 000～140 000，电泳分布在慢 γ 区带，时而可以延伸到 β 区带，其电泳迁移率易受一些因素影响，如钙离子及缓冲液的成分等。CRP 不仅结合多种细菌、真菌及原虫等体内的多糖物质，在钙离子存在下，还可以结合卵磷脂和核酸。CRP 可以引发对侵入细菌的免疫调节作用和吞噬作用，结合后的复合体具有对补体系统的激活作用，表现炎症反应。CRP 也能识别和结合由损伤组织释放的内源性毒性物质，然后将其进行去毒或从血液中清除，同时 CRP 则自身降解。

(二)检测方法

散射免疫比浊法或透射免疫比浊法。

(三)标本要求与保存

采用血清。标本量 1 mL。避免溶血。分离后标本在室温(25 ℃)、冷藏(4 ℃)或冷冻(−20 ℃)稳定保存 14 天。可反复冻融 3 次。

（四）参考区间

成人（20～60 岁）：<5 mg/L。

（五）临床意义

CRP 是第一个被认识的急性时相反应蛋白，作为急性时相反应一个极灵敏的指标，血浆中 CRP 浓度在急性心肌梗死、创伤、感染、炎症、外科手术、肿瘤浸润时迅速地增高，可达正常水平的 2 000 倍。CRP 是非特异指标，主要用于结合临床病史监测疾病，如炎症性疾病的活动度、监测系统性红斑狼疮、白血病、外科手术后的感染、监测肾移植后的排斥反应等。

（六）影响因素

高浓度的类风湿因子与免疫球蛋白结核可产生假性升高。脂血对结果存在干扰。

七、β_2-微球蛋白

（一）生化及生理

β_2-微球蛋白（β_2-microglobulin，β_2-m）是由淋巴细胞、血小板、多形核白细胞产生的一种内源性低分子量血清蛋白质，它是主要组织相容性抗原（HLA）的β链（轻链）部分（为一条单链多肽），存在于细胞的表面，由人第 15 号染色体的基因编码，分子内含一对二硫键，不含糖。β_2-微球蛋白分子量为 11 800。是由100 个氨基酸残基组成的单一肽链，与免疫球蛋白的 C 结构域类似。β_2-m 存在于所有有核细胞膜表面，作为 HLA 抗原的轻链构成成分。β_2-m 在血液、尿液、唾液、髓液、乳汁、羊水中微量而广泛分布。体内产生的 β_2-m 的量较为恒定，分泌入血中的 β_2-m 迅速从肾脏滤过，血中浓度为 0.8～2.0 mg/L，每天尿中排出量为 0.03～0.1 mg。

（二）检测方法

免疫测定法，如免疫化学发光法（ICMA）、放射免疫测定、酶或发光免疫测定、胶乳增强散射免疫测定。

（三）标本要求与保存

采用血清。标本量 0.5 mL，至少 0.3 mL。避免脂血。分离后标本在室温（25 ℃）稳定保存 7 天，冷藏（4 ℃）或冷冻（－20 ℃）稳定保存 14 天。可反复冻融 3 次。

（四）参考区间

血清：婴儿，3.0 mg/L（平均数）。

0～59 岁：1.9 mg/L（平均数）。

60～69 岁：2.1 mg/L（平均数）。

大于 70 岁：2.4 mg/L（平均数）。

（五）临床意义

1.肾功能损害

血中 β_2-m 与 GFR 呈负相关，与血清肌酐呈正相关，评价 GFR，采用 β_2-m 更优于肌酐。肾透析者，β_2-m持续呈高值，表明肾出现淀粉样变，有引起腕管综合征的可能性。

2.恶性肿瘤

网质内皮肿瘤、多发性骨髓瘤、慢性淋巴细胞白血病，治疗前血清 β_2-m 为6 mg/L，治疗后仍在 3 mg/L 以上，表明生存率低，可以用于判断预后。

3.SLE 等免疫异常者

淋巴功能活化亢进及免疫刺激，使肝细胞合成 β_2-m 增加，这也是肝病患者 β_2-m 升高的

原因。

4.尿中排出增加

肾小管重吸收障碍时，血中浓度升高（阈值 4.5 mg/L 以上）。

(六)影响因素

儿童血清内 β_2-m 浓度比青年、成年人及 60 岁以上者稍高。不同年龄其浓度有变化。

（迟小伟）

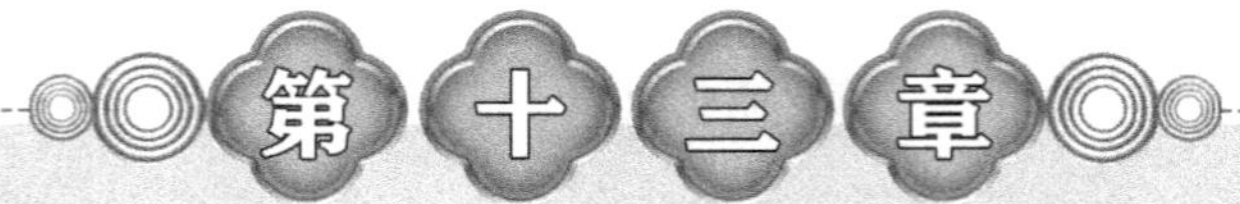

第十三章

酶类检验

第一节　酶的测定方法

目前临床上酶活性的测定绝大多数仍为针对反应物的特征建立检测方法，并以其测定酶催化反应速度，由此推算酶含量。酶活性测定根据对反应物（底物或产物）特性监测的方法不同可分为：量气法、分光光度法、荧光法、放射性核素法、电极法等。而依测定酶反应速度方法的不同则分为：定时法、连续监测法和平衡法。由于该法根据酶促反应中底物的减少量或产物的生成量来计算酶活性浓度的高低，因此又称为“酶的催化活性浓度”或简称为“酶活性浓度”测定法。此外，临床亦常应用免疫学方法进行酶质量的测定。

一、酶反应物特性测定的方法

在酶促反应中，针对反应物（底物或产物）特性不同可建立相应的检测方法，以监测反应物浓度的变化，确定反应的速度。这些监测方法包括量气法、分光光度法、荧光法、放射性核素法、电极法和其他的方法。其中分光光度法为最常用的方法。

二、酶活性浓度测定法

测定酶的催化活性浓度，即通过测酶反应速度计量活性的方法，为临床最常用的方法，具有迅速、灵敏、成本低等特点。根据酶促反应进程，进行酶活性浓度测定的方法包括定时法、连续监测法和平衡法。

三、酶质量测定

酶浓度严格来说是指酶分子的质量浓度，常用酶蛋白浓度来表示。人体体液中大多数酶的含量在 μg/L 水平，甚至更低，因此酶活性浓度的测定是目前主要测定方法。但 20 世纪 70 年代以后，随着免疫学技术的发展，酶的定量分析技术中出现了许多利用酶的抗原性，通过抗原抗体反应直接测定酶蛋白质量的新方法。与经典的测定酶活性方法比较，这些免疫化学测定法不仅灵敏度高，并可能测定一些以前不易测定的酶，为临床提供了更多新的信息和资料。

四、酶促反应的影响因素

测定酶活性浓度方法所选择的测定条件应是酶促反应的“最适条件”，即指在所选择温度下能使酶促反应的催化活性达到最大。主要与下述一些因素有关。

(1)底物、辅因子、活化剂、缓冲液和变构剂种类和浓度。

(2)指示酶和辅助酶的种类和浓度。

(3)反应混合液的 pH 和离子强度。

(4)其他可变因素，如已知抑制剂的去除。

在某些情况下，为了使最终测定系统达到最大的测定重复性，可考虑对最适条件进行适当修改。

五、酶活性浓度测定的干扰因素

临床测定酶活性浓度标本多是体液，其中除被测定酶外，还存在着其他各种酶和其他物质，因此在实测反应中可能出现一些副反应或旁路反应，这些都会对测定反应产生干扰。干扰因素包括以下几项。

(一)其他酶和物质的干扰

反应体系各成分除可能引起被测定酶反应外，有可能引起其他酶的反应而干扰测定。

(二)酶的污染

因试剂用酶多从动物组织或细菌中提取，易污染其他酶，如不设法除去将引起测定误差。

(三)非酶反应

有些底物不稳定，没有酶的作用亦会自行反应。

(四)分析容器的污染

如分析容器或管道污染而混杂有其他一些物质，可能影响酶的活性。

(五)沉淀形成

使用分光光度法测定酶活性时，如有沉淀形成或组织匀浆中颗粒的下沉都会引起吸光度变化。

六、影响酶活性测定的分析前因素

(一)溶血

部分酶在红细胞膜或红细胞内的浓度远高于细胞外，如乳酸脱氢酶、苹果酸脱氢酶、己糖激酶等，少量血细胞的破坏就可能引起血清中酶明显升高。

(二)抗凝剂

草酸盐、柠檬酸盐和 EDTA 等抗凝剂为金属螯合剂，可抑制需 Ca^{2+} 的 AMY，也可抑制需 Mg^{2+} 的 CK 和 5′-NT；草酸盐既可与丙酮酸或乳酸发生竞争性抑制，又能与 LDH 及 NADH 或 NAD＋形成复合物，从而抑制催化的还原或氧化反应。柠檬酸盐、草酸盐对 CP、ChE 均有抑制作用；EDTA 还能抑制 ALP；氟化物也可抑制 ChE。故用上述抗凝剂分离之血浆一般不宜做酶活性测定。肝素是黏多糖，对 ALT、AST、CK、LDH 和 ACP 无影响，适于急诊时迅速分离血浆进行测定，但可使 γ-GT 升高，使 AMY 降低，需加注意。

(三)标本储存温度

血清清蛋白对酶蛋白有稳定作用,如无细菌污染,某些酶(如 AST、γ-GT 和 ALP 等)存在于清蛋白中可在室温保存 1～3 天,而活性受影响不大。有些酶极不稳定,如血清前列腺 ACP,在 37 ℃放置 1 小时,活性可下降 50%。大部分酶在低温中可稳定较长时间,标本如在离体后不能及时测定,应及时分离血清或血浆并置冰箱冷藏。

(李　芳)

第二节　酶在临床诊断中的应用

通过检测血清或血浆酶可提示:是否存在组织器官的损伤,引起组织器官损伤的原因,组织器官损伤的程度,细胞损伤的严重性(可修复或不可修复),诊断潜在的疾病,器官疾病的鉴别诊断(器官内细胞损伤的定位)。从其中可得到的诊断信息包括:样本中酶活性的水平,酶形式(谱)的变化(同一时间内血清中所有的酶活性),评价酶之间酶活性的比值,监测酶活性,同工酶的检测。酶活性的水平与随时间变化的多种原因有关,为了解释酶活性升高的原因,有必要回答下列问题:酶的升高是否由于器官释放酶的增加,如组织是否损伤;血流中消除酶的清除机制有无损害,如是否有肾衰或肝硬化;是否存在酶与血清成分的结合,如是否有巨酶的存在;酶活性升高是否由于酶的合成增加,如是否有酶的诱导。检测血清或血浆酶主要的临床应用如下。

一、确定病变的部位(器官定位)

组织或器官的损伤定位可通过下列酶的检测进行分析:组织特异性酶的检测;同工酶的分析;与症状相适应的酶形式的评价;组织特异性酶;这些酶仅在特定组织中出现,或在特定组织内有非常高的活性。这些酶释放入血增加,表明特定组织损害(表 13-1)。

表 13-1　酶与重要器官的特异性

特异性酶	器官	提示
AMY	胰腺,唾液腺	急性胰腺炎
ALT(GPT)	肝脏	肝实质疾病
AST(GOT)	肝脏	心肌梗死,肝实质病变,骨骼肌病
ALP	肝脏,骨骼,肠,胎盘	骨骼疾病,肝胆疾病
CK	骨骼肌,心脏,平滑肌	心肌梗死,肌肉疾病
ChE	肝脏	有机磷中毒,肝实质损伤
GLD	肝脏	严重的肝实质损伤
CCT	肝脏	肝胆疾病,酒精中毒
LD	肝脏,心脏,骨骼肌	肝实质病变,心肌梗死,溶血,红细胞无效生成
酯酶	胰腺	急性胰腺炎

(一)同工酶

每一组织的同工酶是由基因决定的。通过同工酶的分析,可以明确酶增高来源的组织。

(二)酶型

酶活性的比率可以提供临床的诊断信息。在酶型中最基本的酶是 ALT 和 AST,有意义的判断标准是酶的比率,90%以上酶的增加都是在肝脏、心肌、骨骼肌和红细胞等重要组织中。通过分析CK/AST和 LD/AST 的比率可了解酶来源于哪一个组织。

二、确定病理过程的阶段

酶释放到血液中和从血液中清除的机制具有典型时间曲线的动态变化规律。这种时间曲线与酶活性时间曲线特征相吻合。这些酶活性时间曲线为临床提供了诊断时间窗口,疾病存在时预期酶活性增高,也可用于评估临床疾病的阶段。如果病变器官是已知的,疾疾急性期酶活性通常比慢性期高。在急性器质性病变时,用半衰期短和半衰期长的酶之间的比率可预测疾病的阶段。酶半衰期的不同改变了血清中器官特异性酶谱。因此,为评价疾病处于什么阶段提供了重要信息。如在急性肝炎,半衰期较长的 ALT 与相对半衰期较短的 AST 相比,假定 AST/ALT 之比是下降的,则为肝炎炎症消退的信号。

三、确定细胞损伤的严重性

以线粒体与细胞质的酶活性比率表示,细胞轻度损伤后,细胞质酶释放,如 ALT,细胞质中的 AST。严重损伤后细胞坏死导致线粒体酶释放入血液中,如线粒体中的 AST 和 GLD。肝脏病变时,AST/ALT 和(AST+ALT)/GLD 的比率用于估量细胞损伤。严重的细胞损伤在血清中的酶型与在组织中的酶型是相同的。

四、确定细胞损伤程度

酶活性水平和活性时间曲线下面积与组织损害的范围相关。酶大量增加表明组织大量损伤,如肝脏、骨骼肌。

五、确定疾病的诊断

患者伴有急性临床症状,且酶的来源不明,可为疾病的诊断提供重要的信息。例如,伴有胸痛或腹痛的患者检测 CK、AST、ALT、酯酶等,疼痛 12 小时后 CK 正常就可在很大程度上排除心脏疾病,ALT 正常可除外肝病,酯酶正常可排除胰腺炎。

六、同一器官疾病的鉴别诊断

血清酶水平仅源于同一器官内某特殊结构或组织,该器官所有细胞内产生的酶活性大致相同,如在肝脏疾病中,GGT、ALT 或 GLD 的活性与氨基转移酶有关,这些酶比率可运用于下列急性肝脏病变。GGT/AST 鉴别急性酒精中毒肝炎(>6)和急性病毒肝炎(<1)。(AST+ALT)/GLD 区分急性肝灌注紊乱(<10),急性右心衰竭和急性病毒肝炎(>50)。AST/ALT 鉴别新近的梗阻性黄疸(<1)和慢性活动性肝炎(>1)。

七、外科手术

主要涉及与肌肉有关的酶,其次是与肝脏有关的酶。在无并发症的手术后,酶活性一般在 24 小时后达到高峰,酶活性的水平和升高持续的时间与手术的性质和范围有关。在无并发症的情况下，一般手术后 1 周内酶恢复正常。

八、重点监护患者的酶水平

危急患者，如伴脓毒血症、其他严重感染、手术或外伤后、严重胃肠并发症、伴心脏收缩力衰竭的心脏病、持续休克状态或血液病，检测到血清中与肝相关的酶和(或)与胰腺相关的酶的变化都可得出继发性肝功能紊乱的结论，尽管没有原发性肝或胰腺病变。

九、脑癫痫时的酶变化

癫痫大发作常伴有 CK 的升高，CK 可超过参考范围上限 50～100 倍。CK 在 1～3 天达到高峰，4 天至 2 周后恢复正常。在自发性癫痫大发作时 CK 的升高最小，酒精戒除时癫痫大发作 CK 升高的水平较高，在癫痫持续发作时 CK 升高的水平最为显著。AST、LD 和 ALT 也有升高但没有 CK 这样的过程。

（李　芳）

第三节　酶类肿瘤标志物检验

一、碱性磷酸酶

（一）生理与生物化学

碱性磷酸酶(alkaline phosphatase，ALP)是一组底物特异性低，在碱性环境中水解磷酸单酯化合物的酶，不同组织来源的酶分子量不同。血清中 ALP 主要来自肝脏、骨骼、小肠、胎盘、肾脏，以前两者来源占主要成分。40％～75％ALP 由成骨细胞所制造，约 10％在肝内合成，经胆道排入小肠。ALP 同工酶由4 种基因编码。3 种基因调控组织特异性同工酶，即肠 ALP、生殖细胞 ALP 和胎盘 ALP 的合成，第 4 种基因编码组织非特异性同工酶。组织非特异同工酶在肝脏、骨和肾脏中含量丰富。

肝胆疾病时由于 mRNA 的翻译增加从而使 ALP 的合成增加。增加的 ALP 结合在细胞膜上。磷脂酶 D 可使 ALP 从细胞膜上分离，从而使血浆中肝 ALP 水平升高。胆汁淤积时，由于胆汁中不含有磷脂酶 D，不能将胆管中膜结合的 ALP 分离。

小肠 ALP 是一种唾液糖蛋白。小肠来源的大量肠 ALP 通过胸导管进入血液循环中并被迅速清除，在血浆中仅能检测到一小部分肠 ALP。在肝实质功能下降的疾病中，如肝硬化伴门静脉高压，肠 ALP 明显增高。

成骨细胞活性增加可引起骨 ALP 升高。使成骨细胞释放 ALP 的机制与肝细胞释放 ALP 相似。破骨细胞吸收骨质，而成骨细胞发挥成骨作用，在成骨细胞/破骨细胞比率未减小的疾病中才会出现骨 ALP 水平升高。因此 ALP 升高常见于伴有成骨转移瘤的恶性疾病中，如前列腺癌。而在伴有溶骨作用转移瘤的疾病中，ALP 水平依赖于代偿性成骨作用的活性程度。在骨质疏松等疾病中，骨 ALP 水平下降，这是由于成骨细胞/破骨细胞比率减小，引起骨重吸收增加，骨形成下降或两者均下降所致。

(二)标本采集

(1)标本采用血清或肝素化血浆;枸橼酸盐、EDTA 和草酸盐可与 Mg^{2+} 作用,引起 ALP 活性下降。

(2)患者宜空腹 12 小时后采血,溶血和脂血症会造成假性 ALP 活性下降。

(3)ALP 在 20 ℃放置 3 天后活性下降 3%,4~8 ℃可保存 1 周其活性不下降。

(4)某些药物可使总 ALP 活性升高或下降。

(三)参考区间

1.比色法

成人:3~13 金氏单位,儿童:5~28 金氏单位。

2.速率法

成人:37~145 U/L,儿童<350 U/L。不同的测定方法其对应的参考范围均不相同。实验室应根据所使用的方法和实验室条件,建立自己的参考范围。

(四)临床意义

碱性磷酸酶常用于骨骼和肝胆系统疾病的诊断。当骨骼系统疾病时,特别有新骨生成时,血清 ALP 活性升高。肝脏疾病或因胆道排出障碍时,血清 ALP 明显升高。

发生肿瘤时因癌细胞浸润使组织反应性释放 ALP 入血增加。产生碱性磷酸酶的肿瘤分为两类:一是导致同工酶升高的肿瘤,通常是由涉及的组织产生(正位表达);二是导致一种或更多同工酶产生的肿瘤,通常不是由涉及的组织产生(异位表达)。

(1)胎盘 ALP 和生殖细胞 ALP:约 50%的卵巢癌和 60%的睾丸癌患者中存在这些同工酶。

(2)Kasahara 同工酶:这是一种复合性 ALP,从生化角度来看,它是胎盘 ALP 和肠 ALP 形成的一种异二聚体,见于肝细胞癌和肾细胞癌。

(3)骨 ALP:骨 ALP 随年龄增长而增高,与性别无关。绝经前妇女的骨 ALP 活性与同龄男性相比无统计学意义的差别。绝经后骨 ALP 水平明显增高。肿瘤骨转移,主要见于前列腺癌的成骨性转移和乳腺癌的溶骨性转移,可引起骨 ALP 升高。在前列腺癌骨转移时,骨 ALP 的升高大大超过具有同等骨转移程度的乳腺癌。

二、乳酸脱氢酶

(一)生理与生物化学

乳酸脱氢酶(lactate dehydrogenase,LD 或 LDH)是一个 NAD^+ 的氧化还原酶,血清中可检测的总 LD 由 LD-1、LD-2、LD-3、LD-4 和 LD-5 五个同工酶组成。每一个 LD 分子均由 4 个亚基组成,分子量为 34 000,共有两种亚基,心型(H)和肌型(M),由不同的基因位点决定。在组织中,H 和 M 型结合成 5 种同工酶(LD-1 至 LD-5)。在高氧耗组织中 H 型占主寻地位,在高糖酵解活性的组织中 M 型占主导地位。

体内所有细胞的细胞质中存在着不同的 LD。总 LD 由于缺乏器官特异性,此酶活性升高的诊断和鉴别诊断的价值受到限制。但是如果 LD 总活性升高,那么同工酶的定量区别就可以在诊断上提供相关器官有用的信息。

(二)标本采集

(1)用血清或肝素抗凝血浆测定;草酸盐或氟化物抑制 LD 活性,故不能用其作为抗凝剂的抗凝血来测定。

(2)因红细胞内的 LD 浓度为血浆中的 360 倍，溶血可引起 LD 浓度增加。在血浆 LD 平均活性 165 U/L 时，0.8 g Hb/L 的溶血导致 LD 活性增加 58%，所以必须在 2 小时内分离血浆。

(3)血小板中含有大量 LD，故血清和血浆所测 LD 有一定差异。血浆样本需高速离心，否则血浆中含有的血小板引起 LD 浓度升高，且血小板的溶解也导致 LD 活性增加。

(4)室温下(20 ℃)血清可稳定至 7 天，由于 LD-4 和 LD-5 对冷敏感，故常规分析血清应贮存于室温下。

(三)参考区间

成年男性：135～225U/L；成年女性：135～215U/L。

(四)临床意义

(1)LD 广泛存在于多种组织中，所以少量组织坏死均可使血清 LD 活力增高，特异性差，心肌梗死、肝炎、肝硬化、肾脏疾病、恶性肿瘤及某些贫血患者均增高。在心肌梗死时，LD 升高最迟，但持续时间长，故在心梗诊断上有一定的价值。

(2)约 30%恶性肿瘤患者的 LD 是升高的，但因为 LD 的临床灵敏度和特异性太低，所以不适合作为恶性肿瘤的过筛试验，但在疾病进程和治疗反应中是较好的监测指标。在神经细胞瘤中，LD 的临床灵敏度约 75%。结合患者的年龄和疾病阶段，血清 LD 的水平是一项重要的预后判断标准。在多发性骨髓瘤中，LD 数值的上升表示预后差、骨外损害和巨大肿瘤的标志。LD 数值上升的患者中只有 20%对化疗有反应，而 LD 数值正常的患者中有 57%对化疗是有反应的。在非霍奇金淋巴瘤(NHL)中，LD 是一个预后指标，根据总体的生存时间，LD 数值上升患者其预后较 LD 数值正常患者差。治疗开始时的 LD 数值预示着完全缓解期的长短。

(3)LD 及其同工酶常用于肿瘤的诊断和鉴别诊断中。研究发现，应用 LD-4 与 LD-5 比值来区分总 LD 升高的患者是肝细胞癌还是肝转移癌。95%原发性肝细胞癌患者 LD-4 与 LD-5 比值低于临界值 1.05，而 82%肝转移癌患者则高于该临界值。高达 70%肝转移癌患者的 LD 是上升的，LD 的临床灵敏度为 65%，但 LD 与 AST、ALT 之间无相关性。

三、神经元特异性烯醇化酶

(一)生理与生物化学

自然界中存在五种烯醇化酶同工酶(分别是 αα、ββ、γγ、αβ、αγ)，它们均是胞质二聚体酶，由 α、β、γ 三种亚基组成，均需 Mg^{2+} 作为辅助因子。脑组织中存在 αα、ββ、αγ 三种烯醇化酶同工酶，神经元特异性烯醇化酶(neuron-specific enolase，NSE)为 γγ 型。NSE 是参与糖酵解途径的烯醇化酶中的一种，存在于脑组织和神经内分泌组织中，其生理效应是催化底物发生烯醇化作用。NSE 在脑组织细胞的活性最高，外周神经和神经分泌组织的活性水平居中，最低值见于非神经组织、血清和脊髓液。它被发现在与神经内分泌组织起源有关的肿瘤中，特别是 SCLC 中有过量的 NSE 表达，导致血清中 NSE 明显升高。

(二)标本采集

(1)取静脉血 2 mL，凝固后离心迅速分离血清。

(2)待测标本绝对禁止溶血，因红细胞中含大量的神经元特异性烯醇化酶，1%的溶血产生的血清 NSE 水平升高可达 5 μg/L。

(三)检测方法

1.ELISA 法

使用针对 NSE 上两个不同抗原决定簇的 2 株单克隆抗体,分别作为包被抗体和酶标抗体,建立双抗体夹心法。先用链霉亲和素包被反应板微孔,再加入待测样品和生物素化抗 NSE 单抗,形成链霉亲和素-生物素化单抗-NSE 抗原的固相,洗涤后加入酶标记抗 NSE 单抗,在固相上形成抗体-抗原-酶标抗体复合物,洗涤后加入酶底物/色原呈色,呈色强度与检样中一定范围的 NSE 浓度成正比。

2.ECLIA 法

待测标本、生物素化的抗 NSE 单克隆抗体与钌标记的抗 NSE 单克隆抗体在反应体系中混匀,形成夹心抗原抗体复合物。加入链霉亲和素包被的磁性微粒与之结合,在磁场的作用下,磁性微粒被吸附至电极上,未结合的游离成分吸弃。电极通电加压后产生光信号,并与检样中一定范围的 NSE 成正比。

(四)参考区间

1.ELISA 法

正常人血清 NSE 为 12.5～25.0 μg/L。

2.ECLIA 法

正常人血清 NSE ＜15.2 μg/L。

各实验室应通过调查本地区不同人群建立自己的参考值。

(五)临床意义

1.NSE 与肺小细胞性肺癌(SCLC)

肺小细胞性肺癌发病率占原发性肺癌的 20%～25%,手术预后差,但对化疗和放疗敏感性高的 SCLC 患者血清 NSE 水平明显增高,NSE 对 SCLC 的诊断具有较高的特异度和敏感度,且活性水平与 SCLC 的临床进程相平行。

2.NSE 与神经母细胞瘤

神经母细胞瘤患者血清 NSE 明显升高,Zelter 报道 122 例儿童神经母细胞瘤 W 级患者血清 NSE 平均水平达 207 μg/L,转移性神经母细胞瘤患者血清 NSE 明显增高,而 Wilms 肿瘤、Ewings 肉瘤 NSE 处于低活性水平。血清 NSE 活性水平也与神经母细胞瘤的病情、疗效及预后等密切相关,如 NSE 的活性大于 100 μg/L,则预后不佳,生存期大都小于一年。

3.NSE 与多发性硬化

多发性硬化急性期,中枢神经系统白质受到免疫应答的炎性脱髓鞘病变影响,脑脊液中 NSE 水平明显升高,恢复期 NSE 活性降低,且与病情进展及预后成正相关。说明脑脊液中 NSE 活性水平测定可用于多发性硬化的诊断及治疗监测。

4.NSE 与脑组织损伤

脑组织出现机械性损伤时,脑脊液 NSE 明显上升,升高的速度及幅度与损伤程度及部位密切相关,损伤越靠近侧脑室,脑脊液 NSE 上升得越早越快。大多数脑梗死,一过性脑缺血患者脑脊液中 NSE 增高,至恢复期和后遗症期 NSE 活性降低。

5.NSE 与神经内分泌肿瘤

肿瘤组织中含有丰富的烯醇化酶,血清 NSE 的升高来源于肿瘤组织破坏,胰岛细胞瘤、嗜铬细胞瘤、甲状腺瘤等神经内分泌肿瘤患者血清 NSE 活性均高于正常人,切除肿瘤或有效的化疗后血清 NSE 明显下降。

四、前列腺特异抗原

(一)生理与生物化学

前列腺特异抗原(PSA)是一种由前列腺腺泡和导管的上皮细胞产生、含有 237 个氨基酸残基的单链糖蛋白,分子量约为 34 kD,在功能上属于类激肽释放酶的一种丝氨酸蛋白酶。由 237 个氨基酸残组成,N 端的氨基酸是异亮氨酸,C 端的氨基酸是脯氨酸。这种含 7%糖类的单链糖蛋白有许多异构体,等电点 pH 6.8～7.2。编码 PSA 的基因位于第 19 号染色体上,和缓激肽-1 基因有 82%同源。PSA 存在于前列腺内质网和前列腺上皮细胞及分泌物中,无论正常前列腺组织还是病变前列腺组织内均含有 PSA,且单个细胞 PSA 含量相对恒定。PSA 可与 α_1-抗糜蛋白酶和 α_2-巨球蛋白结合而失活,通常血液中没有或仅有极微量的 PSA。它能使精囊特异蛋白变成几个小分子量蛋白,起到液化精液的作用。

(二)标本采集

取静脉血 2 mL,凝固后离心分离血清。

(三)检测方法

临床检测 PSA 的常用方法有化学发光法(CLIA)和电化学发光法(ECLIA)、放射免疫分析(RIA)、免疫放射分析(IRMA)、酶联免疫吸附法(ELISA)、金标记免疫渗滤法等,以 ELISA 法和 CLIA 法最常用。目前已可检测总 PSA(t-PSA)、结合 PSA(c-PSA)以及游离 PSA(f-PSA)。

1.ELISA 法

采用双抗体夹心法。用兔抗 t-PSA(或抗 c-PSA 或抗 f-PSA 抗体)包被微孔板,加待测样本或标准品后再加酶标记单克隆抗体,使特异性地形成“固相抗体-抗原-酶标抗体”复合物,再加酶底物/色原呈色,呈色强度可反映 PSA 水平。

2.CLIA 法

实验时待测的 t-PSA(或 c-PSA 或 f-PSA 抗体)与 mAb、ALP-gAb 结合,形成双抗体夹心大分子免疫复合物 mAb-t-PSA-ALP-gAb,反应达平衡后加入标记抗鼠 IgG 抗体的磁性颗粒,使其捕获上述大分子抗原抗体复合物,在磁场的作用下自行沉淀。分离并吸弃上清液后加入发光底物 AMPPD,后者在 ALP 的作用下迅速发出稳定的光量子,产出量与待测 t-PSA(或 c-PSA 或 f-PSA抗体)的量成正比。

3.ECLIA 法

待侧标本、生物素化的抗 t-PSA(或抗 c-PSA 或抗 f-PSA)单克隆抗体与钌标记的抗 t-PSA(或抗 c-PSA或抗 f-PSA)单克隆抗体在反应体系中混匀,形成夹心抗原抗体复合物。加入链霉亲和素包被的磁性微粒与之结合,在磁场的作用下,磁性微粒被吸附至电极上,未结合的游离成分吸弃。电极通电加压后产生光信号,并与检样中一定范围的 t-PSA(或 c-PSA 或 f-PSA)成正比。

(四)参考区间

(1)总 PSA(t-PSA)有随年龄增大而增高的趋势,一般参考值正常男性血清 PSA≤4 μg/L。

(2)结合 PSA(c-PSA)测定结果一般为 c-PSA/t-PSA 比值<0.78。

(3)游离 PSA(f-PSA)测定结果通常用 f-PSA/t-PSA 比值表示,比值>0.25。

各实验室应取不同年龄的健康男性人群、不同病期的前列腺癌与良性前列腺增生患者标本测定结果，定出本实验室的参考值。

(五)临床意义

(1)PSA是诊断前列腺癌的肿瘤标志物，也是目前少数器官特异性肿瘤标志物之一。正常人血清PSA<4 μg/L，这个正常值有随年龄增长的趋势。前列腺癌是男性泌尿系统的主要囊性肿瘤，PSA异常升高预示有患前列腺癌的可能。PSA还可用于治疗后的监控，90%术后患者PSA可降至正常水平。若术后PSA值升高，提示有残存肿瘤。放疗后疗效显著者，50%以上患者在2个月内血清PSA降至正常。

(2)良性前列腺增生者，PSA水平越高，发生急性尿潴留的风险越大。近50%良性前列腺增生者t-PSA水平的增高与前列腺癌难以鉴别。目前认为良性前列腺增生者不受年龄与t-PSA水平的影响，c-PSA/t-PSA比值相对稳定在0.76～0.79。前列腺癌患者血清中t-PSA增高，c-PSA水平也是增高的(c-PSA占90%以上)，但f-PSA水平低于5%。当t-PSA为4.1～10.0 μg/L时，f-PSA/t-PSA比值<0.10，可测出约95%的前列腺癌。有的报道f-PSA/t-PSA比值<0.10为前列腺癌；0.10～0.20为恶性病变与良性病变重叠区；>0.20为良性病变。

(3)正常女性血液循环中有低水平的PSA，当乳腺发生良性或恶性肿瘤时，PSA水平可能升高。

五、谷胱甘肽-S-转移酶

(一)生理与生物化学

谷胱甘肽-S-转移酶(glutathione S-transferase，GST)是一种多功能的Ⅱ相代谢酶家族，也是一个同源二聚体酶的超基因家族，普遍存在于各种生物体内。GST可分为膜结合微粒体家族和胞质家族两大类。在人GST家族中发现5种胞质型同工酶及分布。

同工酶α：肝、肾、小肠；基因位于6p12；基因位点为GSTA 1、A2。

同工酶μ：肝、心脏、肌肉；基因位于1p13.3；基因位点为GSTM1-5。

同工酶θ：红细胞、胃肠道；基因位于22q11.2；基因位点为GSTT1、T2。

同工酶π：胎、盘、肺；基因位于11q13；基因位点为GSTP1。

同工酶ζ：肝、外周血；基因位于14q24.3；基因位点为GSTZ。

GST是一种由相同或不同亚基构成的球状二聚体蛋白，每个亚基相对分子质量介于23 000～29 000，由200～240个氨基酸组成，其晶体结构显示，每个亚基的多肽链形成2个结构域。N-末端氨基酸结构域由80个氨基酸排列形成β-折叠和3股α-螺旋，与谷胱甘肽过氧化物酶(glutathione peroxidase，GSHP)活性结合位点(G点)结合，形成一个相对保守的酪氨酸残基(Try)，Try-5的-OH与GSH的硫醇化阴离子结合形成氢键，从而在催化反应中起重要作用。GSTα、μ、π的晶体结构具有相似性。其余氨基酸以5～6股α-螺旋构成C-末端氨基酸结构域，是亲电物质结合位点(H位点)。

GST催化GSH的巯基与各种亲电分子(化学致癌物和烷化剂)和疏水性分子结合，产生一种硫醚连接的谷胱甘肽结合物，使其更具极性和更易溶于水，经胆汁和尿液排出体外。通过非酶结合的方式将机体内各种潜在毒性化学物质及致癌剂及亲脂性化合物等从体内排出，从而达到清除毒性物质、致癌物质，达到解毒和保护DNA遗传物质稳定性的目的。当GST表达增强或活性增强，GST通过抑制c-jun氨基末端激酶(c-jun N-terminal kinase 1，JNK1)和细胞凋亡信号调节激酶(apoptosis signalregulating kinase 1，ASK1)来调节促细胞分裂原活化蛋白激酶(mitogen-activated protein kinase,MAPK)通路,该通路通过蛋白质和蛋白质的相互作用参与细胞生存和死亡的信号转导,从而使 JNK1 和 ASK1 等诱导细胞凋亡的通路被抑制,细胞化疗药物潴留量明显减少,产生耐药性。

在 GST 诸多基因位点中,GSTM1、GSTT1、GSTP1 具有人群多态性。GST 超基因家族具有保护细胞免受亲电子细胞毒物质的作用,这提示基因纯合缺失导致的解毒功能的损伤,往往增加了个体对疾病的易感性,尤其是肿瘤的发生。

(二)标本采集

1.血标本

取外周静脉血 3 mL,凝固后分离血清。

2.组织标本

取癌组织中心部分剪碎,200 目网过滤,取得单个细胞,超声粉碎即可。

(三)检测方法

组织标本常用免疫组织化学法检测。

(四)参考区间

血清:0.16～1.96 μg/L;组织标本:阴性。

(五)临床意义

(1)肝癌早期血清 GST 水平即明显增高,明显高于正常人群及良性肝病者,提示 GST 可作为肝癌早期的诊断标志。

(2)GST 增高还可见于卵巢癌、大肠癌、食管癌、乳腺癌等恶性肿瘤,并与肿瘤的临床分期、治疗反应及预后有关。

(3)在非肿瘤性疾病如急慢性肝炎、肝硬化时也可有 GST 增高。

六、γ-谷氨酰基转移酶

(一)生理与生物化学

γ-谷氨酰基转移酶(γ-glutamyl transferase,γ-GT 或 GGT)是一种肽转移酶,催化 γ-谷氨酰基的转移,其天然供体是谷胱甘肽(GSH),受体是 L-氨基酸。GGT 分子量为 90 kD 它在体内的主要功能是参与"γ-谷氨酰循环",与氨基酸通过细胞膜的转运及调节 GSH 的水平有关。人体各器官中按 GGT 含量多少依次为肾、前列腺、胰、肝、盲肠和脑。胚胎期各脏器 GGT 较高。用 4%～30%聚丙烯酰胺电泳从血清 GGT 中分离出十二条区带,正常人以Ⅰ带为主,胎肝和肝癌中的 GGT 以Ⅱ为主,在前列腺癌、骨癌、胰腺癌、食管癌、胃癌时 GGT 也升高,可达正常的 10 倍以上。血清中的 GGT 活性主要来自肝、胆系统,具有癌胚特性。但肾脏疾病时,血清中该酶活性增高不明显,这可能与经尿排出有关。因此 GGT 主要用于肝胆疾病的辅助诊断。

(二)标本采集

(1)取静脉血 3 mL,凝固后分离血清。

(2)溶血标本对测定结果影响不大。

(3)标本在室温或 4 ℃可稳定 7 天,在－20 ℃可稳定 2 个月。

(三)参考区间

1.速率法

成年男性 GGT:11～50 U/L(37 ℃);成年女性 GGT:7～32 U/L(37 ℃)。

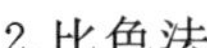

2.比色法

成年男性 3～17 U/L；成年女性 2～13 U/L。

（四）临床意义

（1）肝癌患者血清 GGT 水平明显增高，在原发性及继发性肝癌时 GGT 最早出现增高，是较敏感的肿瘤标志物。另外，GGT 对判断肝癌术后有无复发及诊断 AFP 阴性的肝癌也有重要的临床价值。

（2）血清 GGT 水平增高也常见于胰腺癌、大肠癌、胃癌、食管癌、乳腺癌及甲状腺癌等肿瘤性疾病。特别在诊断恶性肿瘤患者有否肝转移时，其阳性检测率可高达 90%。

（3）血清 GGT 水平升高还可见于急慢性肝炎、阻塞性黄疸、胆道感染、胆石症、急性胰腺炎等非肿瘤性疾病。嗜酒或长期接受某些药物如巴比妥者，GGT 活性可升高。

七、α-L-岩藻糖苷酶

（一）生理与生物化学

α-L-岩藻糖苷酶（α-L-fucosidase，AFU）是一种溶酶体酸性水解酶，分子量为 270～390 kD。广泛分布于人体组织细胞溶酶体、血液和体液中，在胎盘、胎儿组织、脑、干、肾等组织中均含有 AFU，以肝、肾等组织活性较高。AFU 的主要生理功能是参与体内含岩藻基的各种糖蛋白、糖脂和寡糖的代谢。正常组织 AFU 的释放率变化很小（孕妇除外），从而使血清 AFU 维持在一定范围内。

（二）标本采集

取静脉血 3 mL，凝固后离心分离血清。

（三）检测方法

1.速率法

血清中 AFU 催化 2-氯-对硝基酚 α-L-岩藻吡喃苷（CNP-F）水解生成 2-氯-对硝基酚（CNP），自动分析仪用 405 nm 或 410 nm 波长监测 CNP 的生成速率（吸亮度增高速率），计算出 AFU 活性。

2.终点法

对硝基苯酚-α-L-岩藻糖苷在 AFU 催化下水解，生成 α-L-岩藻糖和对硝基苯酚，后者在碱性溶液中呈黄色。

（四）参考区间

1.速率法

成年人血清 AFU 活性为（27.1±12.8）U/L。不同年龄和性别间无显著性差异。

2.终点法

健康人血清 AFU 水平呈正态分布，男女间无显著差异。酶活性为（6.9±3.4）U/L。

（五）临床意义

（1）原发性肝癌患者血清中 AFU 显著增高，血清 AFU 增高水平与肝癌 TNM 分期成正相关，且有效治疗后 AFU 水平显著下降，复发时又复升高。因此，动态观察血清 AFU 水平对判断肝癌治疗效果、估计预后和预测复发具有重要的临床意义。

（2）血清 AFU 在某些转移性肝癌、肺癌、乳腺癌、卵巢癌、子宫癌等恶性肿瘤患者也可增高。

（3）某些非肿瘤性疾病如肝硬化、慢性肝炎和消化道出血等 AFU 水平也可轻度增高。

八、基质金属蛋白酶

（一）生理与生物化学

基质金属蛋白酶（matrix metalloproteinases，MMPs）是一类以锌离子为活性中心辅基的蛋白酶。目前已发现至少16种MMPs，按其作用底物可分为四大类。细胞外基质（ECM）和MMPs金属蛋白酶组织抑制因子（TIMPs）间复杂的网络调控机制以维持细胞和ECM的动态平衡，如果这种调控机制紊乱，就可能出现相应的病理状态。

MMPs是一类结构相似的锌依赖性内肽酶家族，目前发现有23个酶，可以降解细胞外基质（ECM）组分。大多数基质金属蛋白酶以酶原的形式分泌，通过去除一个10 kD的氨基酸末端结构激活。一旦激活，MMPs的蛋白水解活性即受金属蛋白酶组织抑制剂（TIMPs）的抑制。依据MMPs降解ECM特异性的不同，可将MMPs分为四个亚群：胶原酶、明胶酶、基质降解酶和膜MMPs。胶原酶（MMP-1、8、13），能降解Ⅰ、Ⅱ、Ⅲ等多种类型胶原和蛋白多糖的核心蛋白；明胶酶（MMP-2、9），能降解明胶和Ⅳ、Ⅴ、Ⅵ、Ⅶ、Ⅹ型基底膜胶原；基质溶解酶（MMP-3、7、10、11、12）能降解弹性纤维、纤维连接蛋白、层粘连蛋白等基质糖蛋白和蛋白多糖的核心蛋白，也可进一步活化其他MMPs；膜型MMPs（MMP-14、15、16）除能降解胶原、明胶外，也能活化其他MMPs。

（二）标本采集

待测组织标本。

（三）检测方法

ELISA方法可测定MMPs蛋白水平，分子杂交可测定其表达水平。

（四）参考区间

MMPs种类较多，且处于临床研究阶段，可采用对照组进行相应比较。

（五）临床意义

（1）MMPs在许多生理性过程中发挥一定作用，比如骨再生、创伤愈合等，但也与肿瘤生长、浸润和转移相关。应用基因敲除技术研究发现，缺乏MMPs的小鼠肿瘤发生和进展明显下降，这为MMPs在肿瘤发生发展中的作用提供了直接的论据。与此相反，MMPs表达增高与高侵袭性和较差的预后相关，MMP-2和MMP-9水平升高与口腔癌、肺腺癌、膀胱癌、卵巢癌、乳头状甲状腺癌等癌症的进展加速相关。类似的，MMP-3和MMP-9水平在恶性程度较高的子宫内膜肉瘤中比恶性较低者要高。在食管癌中MMP-7水平与肿瘤侵袭性相关。

（2）MMPs还可用于评估复发和转移风险，晚期膀胱上皮癌患者血清MMP-2或MMP-3水平可以预测复发。此外，MMP-2水平可以预测卵巢癌复发。特定MMPs的表达可以用于判断转移风险。例如，在胃癌中，MMP-1水平升高与腹膜和颈部淋巴结转移相关。MMPs抑制剂治疗也许是一种新的肿瘤治疗战略。

九、端粒酶

（一）生理与生物化学

端粒是真核生物染色体末端的高度保守的重复核苷酸序列，由富含鸟嘌呤的端粒DNA和端粒蛋白质组成，端粒DNA的3′末端比5′末端伸出12-bp-16bp一段，而且弯回呈帽状保护着染色体，防止其断裂、重组或降解，并促进核膜黏着以及减数分裂时生殖细胞的配对。随着细胞分裂的不断进行，端粒不断缩短，当端粒长度减小到一定临界值时，细胞即趋向衰老死亡。不同物种的端粒 DNA 序列不一致，人和其他哺乳动物的端粒 DNA 序列由 5′→3′方向是(TTAGGG)反复串联组成，在人类有 2～15 kb，是非结构基因，不具有编码蛋白质的作用。端粒酶是一种能延长端粒末端的核酸蛋白酶，由 RNA 和蛋白质组成，属于依赖 RNA 的逆转录酶，可以以自身 RNA 为模板，发挥 RNA 指导的 DNA 合成作用，向染色体末端添加(TTAGGG)序列，使端粒延长，维持端粒的长度，延长细胞的寿命甚至使其永生。端粒酶与细胞的增生、分化和永生有着密切关系。正常人端粒酶为阴性。

(二)标本采集

待测组织标本。

(三)检测方法

端粒酶早期的测定方法是通过测定细胞提取物将端粒重复片段加到一个合成的寡聚脱氧核苷酸引物 3′端的能力进行的，但由于端粒酶含量低，又有干扰现象，故难度大。Kim 等建立了灵敏、快速、高效的端粒重复序列扩增法(TRAP)，以后又在引物方面做了改进。此后人们又相继建立了荧光法、原位端粒重复片段扩增法及 TRAP 与闪烁技术联合的 SPA 法等敏感的检测手段。1997 年 Kim 等对 TRAP 法进行了改良，建立了 TRAP-PCR 法，应用该法可进行端粒酶活性的定量测定。与一般 PCR 不同，它是检测酶的活性，PCR 产物量决定于酶的活力，而酶的活力一方面决定于酶将多少个端粒重复序列加到底物上，另一方面也决定于多少个底物分子被端粒酶所延伸。

(四)临床意义

(1)在恶性肿瘤中，端粒酶活性明显增高，以弥补细胞分裂时端粒 DNA 的丢失，从而使细胞无限增殖恶化。由于绝大部分肿瘤组织都呈端粒酶阳性，而在正常体细胞除少数增生组织活跃组织如骨髓及外周血中的白细胞外却无表达，提示端粒酶是一个广泛的肿瘤标志物。端粒酶是通过维持端粒长度使细胞成为肿瘤细胞，因此，端粒酶活性与肿瘤的关系比其他肿瘤标志物更直接，在肿瘤的发生发展中起重要作用。在乳腺癌、胃癌、肺癌和肠癌等多数恶性肿瘤组织中端粒酶表达水平升高，特别是肝癌患者中端粒酶阳性率可达 85%。

(2)端粒酶的活性与肿瘤大小、淋巴结转移、肿瘤的临床分期与预后密切相关。端粒酶阳性的肿瘤比阴性的有更大的恶性倾向，胃癌、乳腺癌、肠癌、肺癌等，随癌的恶性表型增加，端粒酶活性的检出率和强度也增加。检测细胞端粒酶活性，还可作为肿瘤组织残留、转移和复发的监测指标，判断肿瘤治疗效果。

十、醛缩酶

(一)生理与生物化学

醛缩酶(aldolase，ALD)是四聚体酶，分子量约为 160 kD。ALD 是糖酵解的关键酶之一，存在于机体各种细胞内，以骨骼肌中浓度最高。现已证实 ALD 有 A(肌肉型)、B(肝脏型)及 C(神经组织型)型 3 种同工酶。3 个亚单位 A、B、C 分别由不同的 3 个基因位点控制。ALD-A 在骨骼肌中有较高浓度，ALD-B 在肝脏中占优势，ALD-C 多出现于脑和其他组织。正常血清中主要是 ALD-A。当组织发生癌变后，肿瘤患者血清中常以 ALD-A 增高为主。

(二)标本采集

取静脉血 3 mL，凝固后离心分离血清。

(三)参考区间

分光亮度连续监测法(30 ℃)：1.0～7.5 U/L。

(四)临床意义

(1)肝癌患者血清ALD水平明显增高,以ALD-A增高为主。ALD水平与肿块大小成正相关,低分化者ALD-A明显低于高分化者。在经肝动脉灌注化疗加栓塞后ALD-A水平显著下降。提示ALD-A对肝癌患者诊断及疗效判断具有一定的临床意义。

(2)ALD-A升高还可见于胃肠恶性肿瘤、肺癌、白血病、乳腺癌及转移性肝癌等恶性肿瘤患者。

(3)在急性心肌梗死、肝硬化、慢性活动性肝炎、消化性溃疡及巨幼细胞性贫血等非肿瘤疾病亦可见血清AD增高,但测定值较低。

(蔡新华)

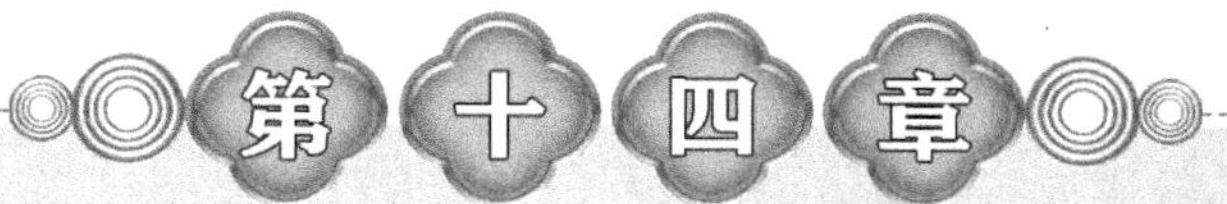

第十四章

肝功能检验

第一节　丙氨酸氨基转移酶检验

一、生化及生理

转氨酶是催化α-氨基酸和α-酮酸之间氨基移换反应的一组酶。其中，丙氨酸氨基转移酶(ALT)和天冬氨酸氨基转移酶(AST)最具有临床意义，是临床实验室中最常用的检测项目之一。磷酸吡哆醛是转氨酶的辅基，与酶蛋白结合后ALT(或AST)才具有催化活性。转氨酶广泛存在于肝脏、心肌、骨骼肌、肾、脑、胰、肺、白细胞和红细胞中。这些组织损伤或坏死时，酶从这些组织细胞中释出，致使血清中ALT或AST活性增高。

二、检测方法

(一)赖氏比色法

ALT在适宜的温度及pH条件下作用于丙氨酸及α-酮戊二酸组成的基质，生成丙酮酸及谷氨酸，反应至所规定时间后加2,4-二硝基苯肼-盐酸溶液终止反应，同时2,4-二硝基苯肼与酮酸中羰基加成，生成丙酮酸苯腙。苯腙在碱性条件下呈红棕色，根据颜色深浅确定其酶的活力强弱。

(二)速率法

在ALT速率法测定中，酶偶联反应为：*L*-丙氨酸与α-酮戊二酸在ALT催化下生成丙酮酸和*L*-谷氨酸，丙酮酸和还原型辅酶Ⅰ在LDH催化下生成*L*-乳酸和辅酶Ⅰ。上述偶联反应中，NADH的氧化速率与标本中酶活性呈正比，可在340 nm波长处监测吸光度下降速率，计算出ALT的活力单位。

三、标本要求与保存

血清或血浆，血清首选，血浆用肝素或EDTA抗凝。避免过度溶血或脂血。标本量1 mL，至少0.5 mL。最好在45分钟内分离血清/血浆。分离后标本在室温(25 ℃)稳定保存7天，冷藏(4 ℃)稳定保存14天。

四、参考区间

（一）赖氏比色法

反应温度为 37 ℃，健康成年人血清 ALT 为 5～25 卡门单位/毫升血清。

（二）速率法

反应温度 37 ℃，试剂中不含 PSP 时，健康成年人男性 5～40 U/L；女性 5～35 U/L。IFCC，反应温度 37 ℃，试剂中含 PSP，国外健康成年人为男性＜0.77 μkat/L；女性＜0.58 μkat/L。

五、临床意义

由于肝组织中所含的 ALT 浓度最高，所以 ALT 升高常是由肝病引起的。但 ALT 升高也见于不少肝外疾病，应多方分析，综合考虑。

（一）ALT 活性增高

（1）肝胆疾病传染性肝炎、肝癌、肝硬化、中毒性肝炎、脂肪肝和胆管炎等。

（2）心血管疾病心肌梗死、心肌炎、心力衰竭时肝淤血和脑出血等。

（3）药物和毒物氯丙嗪、异烟肼、奎宁、水杨酸制剂及乙醇，铅、汞、四氯化碳或有机磷等引起 ALT 活性增高。

（二）ALT 活性降低

磷酸吡哆醛缺乏症。

六、影响因素

（1）严重脂血、黄疸或溶血等血清，可能会引起测定管吸光度增加。因此，检测此类病理标本时，应做自身血清标本对照管。当血清标本酶活力超过 150 卡门单位时，应将血清用生理盐水稀释 5 倍或 10 倍后再进行测定。

（2）草酸盐、肝素、枸橼酸盐虽不抑制酶活性，但可引起反应液轻度混浊。红细胞内 ALT 含量为血清中 3～5 倍，应避免标本溶血。尿液中 ALT 的含量很少或无，不推荐做尿液中 ALT 的活性测定。在常规 ALT 测定中，不推荐冰冻保存血清标本。

（邵　凯）

第二节　天冬氨酸氨基转移酶检验

一、生化及生理

天冬氨酸氨基转移酶在心、肝及骨骼肌的胞质和线粒体中含量最为丰富。因此，测定该酶对心肌梗死、肝病及肌营养不良有很大的临床价值。

二、检测方法

(一)赖氏比色法

血清中 AST 作用于由天冬氨酸和 α-酮戊二酸组成的基质,在一定的反应条件下,产生一定量的草酰乙酸,草酰乙酸在反应过程中脱羧成为丙酮酸,在酶促反应达到规定时间时,加入2,4-二硝基苯肼,在酸性条件下形成苯腙。在碱性条件下,苯腙呈红棕色。根据颜色深浅即可确定 AST 的活力。

(二)速率法

在 AST 速率法测定中酶偶联反应为:*L*-天冬氨酸和 α-酮戊二酸在 AST 的催化下生成草酰乙酸和*L*-谷氨酸,草酰乙酸和 NADH+H+在 MDH 催化下生成*L*-苹果酸和 NAD+。分光光度计波长 340 nm,监测 NADH 被氧化引起吸光度的下降速率,该下降速率与 AST 活性成正比。

三、标本要求与保存

采用血清或血浆,血清首选,血浆用肝素或 EDTA 抗凝。避免溶血。标本量 1 mL,至少 0.5 mL。最好在 45 分钟内分离血清/血浆。分离后标本在室温(25 ℃)稳定保存 7 天,冷藏(4 ℃)或冷冻(−20 ℃)稳定保存 14 天。可反复冻融 3 次。

四、参考区间

(一)赖氏比色法

健康成年人血清 AST 为 8~28 卡门单位。

(二)速率法

酶活性测定温度 37 ℃,底物中不加 PSP 时健康成年人参考区间为 8~40 U/L;IFCC,反应温度 37 ℃,试剂中含 PSP,国外健康成年人为男性<0.60 μkat/L,女性<0.53 μkat/L。

五、临床意义

(1)AST 在心肌细胞内含量较多,当心肌梗死时,血清中 AST 活力增高,在发病后 6~12 小时显著增高,在 48 小时达到高峰,在 3~5 天恢复正常。血清中 AST 也可来源于肝细胞,各种肝病可引起血清 AST 的升高,有时可达 1 200 U,中毒性肝炎还可更高。

(2)肌炎、胸膜炎、肾炎及肺炎等也可引起血清 AST 的轻度增高。

六、影响因素

测定结果超过 200 U 时应将血清稀释后再进行测定,结果乘以稀释倍数。

(邵　凯)

第三节　r-谷氨酰转肽酶检验

r-谷氨酰转肽酶(GGT)是在氨基酸吸收中,参与 r-谷氨酰基循环的一个重要的酶。该酶在体内分布较广，按其活性强度的顺序排列依次为：肾脏、前列腺、胰腺、肝脏、脾脏、肠、脑等。不同器官的 GGT 的理化性质有差异，血清中的 GGT 主要来自肝脏，少量来自肾脏、胰腺。GGT 在肝内由肝细胞线粒体产生，90%为膜结合型，分布在肝细胞膜及毛细胆管的上皮，在胆汁淤积时、肝内合成亢进(如慢性肝炎、肝硬化)、肝癌产生特异性的 GGT 同工酶等情况下可升高。

目前国内主要采用 IFCC 和欧洲常规 Szasz 法。二者均是以 r-谷氨酰-3-羧基-4-对硝基苯胺和双甘肽为底物的酶动力。GGT 作用于 r-谷氨酰-3-羧基-4-对硝基苯胺和双甘肽产生 r-谷氨酰双甘肽和 5-氨基-2-硝酸苯甲酸盐，在 410 nm 处检测吸收峰，计算出血清中 GGT 的浓度。

一、参考值

(一)IFCC 法

男：11～50 U/L，女：7～32 U/L(37 ℃)。

(二)欧洲常规 Szasz 法

男：11～50 U/L，女：7～30 U/L。

GGT 在新生儿至 6 个月以内小婴儿明显高于成人 3～5 倍，在成人中呈明显偏态分布，故采用九十五百分位数为参考值上限。

二、临床意义

(一)病毒性肝炎

急性肝炎肝细胞可合成和释放 GGT 增加，使血清 GGT 轻度升高，变化一般与 ALT 平行，但升高幅度较低。若在恢复期其他肝功能指标都已正常，而 GGT 仍未复原，提示肝炎尚未痊愈，如反复波动或长期维持较高水平，则应考虑肝炎有慢性化趋势。

(二)原发性或转移性肝癌

GGT 和 AFP 同样具有癌胚蛋白的性质，特别是在结节性增生时出现强活性，是反映肝内占位性病变。95%的患者血清中 GGT 增高，由于癌细胞逆分化，为胎期肝细胞产生 GGT 增多，肿瘤组织或周围炎症刺激，使肝细胞膜的通透性增加，肿瘤压迫引起局部胆道梗阻，胆汁排泄受阻，酶逆流入血，均致血中 GGT 明显增高，大于正常几倍或几十倍。癌组织的大小及范围和 GGT 的升高有关，如肿瘤超过一叶者，100%GGT 升高；如肿瘤切除后 GGT 可下降至正常，复发时则又升高。故监测血中 GGT 的浓度可观察肿瘤疗效和预后，还可观察乳腺癌、早期直肠癌、睾丸癌的患者是否有肝转移的情况。

(三)梗阻性黄疸

由于各种原因引起的肝内、外梗阻，GGT 排泄受阻而反流入血，血中 GGT 升高明显，可高达正常上限的 5～30 倍。GGT 是胆汁淤积、胆道梗阻最敏感之酶。GGT 活性与阻塞的时间和程度相关，阻塞时间越长，程度越重，GGT 上升幅度越大。一旦阻塞解除，GGT 可恢复正常。

(四)急、慢性酒精性肝炎

乙醇能诱导微粒体生物转化系统，使血清 GGT 升高。但 GGT 升高幅度与饮酒量无明显相关性。急性酒精性肝炎者 GGT 可达 1 000 μ/L 以上，慢性酒精性肝炎者血清 GGT 也在 100 μ/L 左右。

(五)肝硬化

在代偿期 GGT 多正常，若失代偿期或伴有炎症、进行性纤维化则 GGT 可升高，其升高程度与纤维化成正比。

(六)其他

(1)系统性红斑狼疮、单核细胞增多症等患者血清 GGT 均可轻度增高。

(2)测定 ALP、GGT 有助于鉴别 ALP 的来源:GGT 与 ALP 同时增高常源于肝脏疾病,而 GGT 正常,ALP 升高源于肝外疾病,如骨骼系统疾病等。

(3)某些药物能使血中 GGT 活性升高,如抗癫痫药(扑癫酮)、镇静药(巴比妥、苯妥英钠)、三环类抗抑郁药、对乙酰氨基酚或其他能诱导肝微粒体生物转化系统的药物均可致 GGT 升高,停药后血中 GGT 水平降至正常。

(邵 凯)

第四节 胆红素检验

一、胆红素的分类

(一)基于化学反应的分类

1913 年 Van den Bergh 根据胆红素是否直接与重氮试剂反应,将其分为直接胆红素和间接胆红素。前者是经过肝细胞加工后的胆红素,其实质是由胆红素 n 分子与 1~2 个葡萄糖醛酸分子单独酯化的结构,易溶于水,可通过肾脏排泄,能直接与重氮试剂反应。后者是红细胞破坏后形成的胆红素,在循环中主要与白蛋白结合。间接胆红素不能与重氮试剂直接反应,必须有"加速剂"的参与,如甲醇、咖啡因等试剂,才能反应。

(二)高效液相色谱法分类

高效液相色谱法对血清胆红素可进行比较准确和更详细的分类。

1.α 组分胆红素

即未结合胆红素(Bμ),它通过与血清清蛋白结合运输到肝。α-胆红素与白蛋白结合是可逆的,血中可呈现未和白蛋白结合也未和葡萄糖醛酸结合的游离胆红素,称为蛋白非结合型胆红素(μB)。这种胆红素有毒性,正常人血清含量甚微,如增加可发生胆红素脑病或称核黄疸。

2.β 组分胆红素

即单葡萄糖醛酸结合胆红素(mBc)。

3.γ 组分胆红素

即双葡萄糖醛酸结合胆红素(dBc)。

4.δ 组分胆红素(Bd)

即结合胆红素和白蛋白以共价键结合者,这一部分可与重氮试剂呈直接反应。

总胆红素是未结合胆红素、单和双葡萄糖醛酸结合胆红素、δ 组分胆红素的总和。

二、血清总胆红素测定

血清胆红素及其组分测定分为重氮盐法、胆红素氧化酶法、高效液相色谱法、导数分光光度法、直接分光光度法及干片分光光度法。其中重氮盐改良 J-G 法和胆红素氧化酶法是临床最常用的方法。

(一)参考值

新生儿:0～1 天为 34～103 μmol/L;1～2 天为 103～171 μmol/L;3～5 天为 68～137 μmol/L。成人:3.4～17.1 μmol/L。

(二)临床意义

(1)判断有无黄疸。

(2)根据血清胆红素分类,判断黄疸类型。血清总胆红素和以间接血清总胆红素增多为主的是溶血性黄疸,例如溶血性贫血、严重大面积烧伤等;血清总胆红素和以直接胆红素增高为主者是梗阻性黄疸,例如胆石症,尿胆原可呈间歇性减少或消失,如为肿瘤压迫所致,尿胆原可进行性减少或消失;血清总胆红素、直接胆红素及间接胆红素皆增高为肝细胞性黄疸,如病毒性肝炎等。

三、血清结合胆红素与非结合胆红素测定

血清与重氮试剂混合后,在规定时间所测定的胆红素相当于直接胆红素含量,总胆红素减去直接胆红素的值即为间接胆红素。该方法反应时间不同,结果相差很大。时间短,非结合胆红素参与反应少,结合胆红素反应也不完全;时间长,结合胆红素反应较完全,但一部分非结合胆红素也参与反应。这是一个很复杂的问题。化学钒酸法也可检测血清总胆红素和结合胆红素。胆红素氧化酶法测定样本和试剂用量少,特异性高,重复性好,但目前还不能准确测定结合胆红素。

(一)参考值

直接胆红素:0～6.8 μmol/L(0～0.4 mg/dL)。

间接胆红素:1.7～13.2 μmol/L(0.1～0.8 mg/dL)。

(二)临床意义

(1)当血清总胆红素水平升高时,可根据直接胆红素/总胆红素比率来协助鉴别黄疸的类型。肝细胞黄疸时直接胆红素/总胆红素的比值常为 20%～50%;梗阻性黄疸时比值常>50%。溶血性黄疸时比值常<20%。

(2)δ-胆红素的半寿期大约 21 天,在正常人血清中测不出来,其临床意义尚不十分清楚,在梗阻性黄疸、溶血性黄疸时,含量增高。在疾病的恢复期,总胆红素下降,尤其直接胆红素明显降低,此时由于 δ-胆红素的半寿期较长,消失慢,因此相对百分比却反而增高,最后可能达到总胆红素的 80%以上。这也可以说明患者有时尿胆红素已呈阴性,而血清胆红素尚不恢复正常的原因。

(邵　凯)

第五节　血清总蛋白和清蛋白、球蛋白比值测定

一、适应证

(1)用于肝脏合成功能的评价。

(2)结合其他项目可用于其他疾病的鉴别诊断与评价。

二、参考区间

血清总蛋白(TP):60～80 g/L;清蛋白(A):40～55 g/L;球蛋白(G):20～30 g/L;A/G 比值:(1.5～2.5):1。

三、临床意义

90%以上的血清总蛋白(TP)和全部的血清清蛋白(A)是由肝脏合成,因此血清总蛋白和清蛋白含量是反映肝脏合成功能的重要指标。总蛋白含量减去清蛋白含量,即为球蛋白(G)含量,根据清蛋白与球蛋白的量,可计算出清蛋白与球蛋白的比值(A/G)。

(一)血清总蛋白及清蛋白增高

主要由于血清水分减少,如各种原因导致的血液浓缩(严重脱水、休克、饮水量不足)、肾上腺皮质功能减退等。

(二)血清总蛋白及清蛋白降低

1.肝细胞损害影响总蛋白与清蛋白合成

常见肝脏疾病有亚急性重症肝炎、慢性中度以上持续性肝炎、肝硬化、肝癌等,以及缺血性肝损伤、毒素诱导性肝损伤。清蛋白减少常伴有 γ-球蛋白增加,清蛋白含量与有功能的肝细胞数量呈正比。

2.营养不良

如蛋白质摄入不足或消化吸收不良。

3.蛋白丢失过多

如肾病综合征(大量肾小球性蛋白尿)、蛋白丢失性肠病、严重烧伤、急性大失血等。

4.消耗增加

见于慢性消耗性疾病,如重症结核、甲状腺功能亢进及恶性肿瘤等。

(三)血清总蛋白及球蛋白增高

总蛋白增高主要是因球蛋白增高所致,其中又以 γ 球蛋白增高为主。

1.慢性肝脏疾病

包括慢性活动性肝炎、肝硬化、慢性乙醇性肝病等;球蛋白增高程度与肝病严重性相关。

2.M 球蛋白血症

如多发性骨髓瘤、淋巴瘤、原发性巨球蛋白血症等。

3.自身免疫性疾病

如系统性红斑狼疮、风湿热、类风湿关节炎等。

4.慢性炎症

如结核病、疟疾、黑热病、麻风病及慢性血吸虫病等。

(四)血清球蛋白浓度降低

主要因合成减少。

(1)生理性减少:小于 3 岁的婴幼儿。

(2)免疫功能抑制:如长期应用肾上腺皮质激素或免疫抑制剂。

(3)先天性低 γ 球蛋白血症。

(五)A/G 倒置

清蛋白降低和(或)球蛋白增高均可引起 A/G 倒置,见于严重肝功能损伤及 M 蛋白血症,如慢性中度以上持续性肝炎、肝硬化、原发性肝癌、多发性骨髓瘤、原发性巨球蛋白血症等。

(王天娇)

第六节　透明质酸检验

透明质酸是肝脏细胞外基质中蛋白多糖的一个组成成分,它由肝内间质细胞合成,内皮细胞摄取降解少量小分子亦由肾小球滤过,其血清中的含量对判断肝病的严重程度,鉴别有无肝硬化及预测肝病预后均有一定意义。

一、原理

同层粘连蛋白测定。

参考值如下。①青年:(47.6±22.5) ng/mL(放免法)。②中年:(76.1±51.8) ng/mL。③老年:(108.5±74.6) ng/mL。

二、临床应用

(1)肝炎患者随着急性肝炎向慢性迁延性肝炎、慢性活动性肝炎及肝硬化发展时,血清透明质酸可逐步升高。其机制可能与肝损害时累及内皮细胞功能,使摄取与分解透明质酸的能力下降有关。

(2)早期肝硬化时血清 PⅢP 显著增高,透明质酸不一定高。其机制可能在早期肝硬化时常伴有活动性纤维化,但肝损害尚不严重。

(3)晚期肝硒化时多属陈旧性肝纤维化,血清 PⅢP 可不高,但肝损害严重,血清透明质酸可显著增高。

(张石磊)

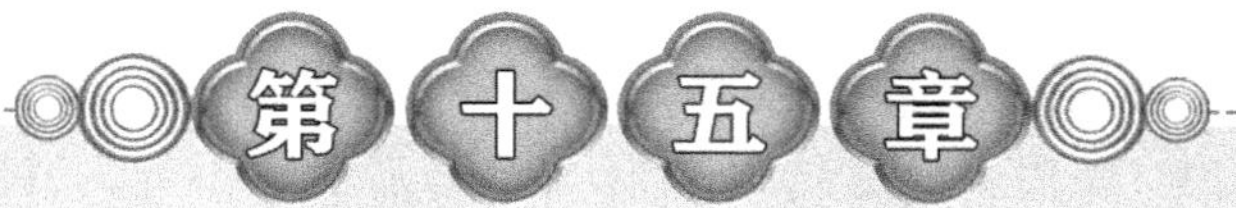

第十五章 微生物检验

第一节　化脓性球菌检验

球菌是细菌中的一大类。对人类有致病性的病原性球菌主要引起化脓性炎症，故又称化脓性球菌。革兰氏阳性球菌有葡萄球菌属、链球菌属、肠球菌属、肺炎链球菌等；革兰氏阴性球菌有脑膜炎奈瑟菌、淋病奈瑟菌和卡他莫拉菌等。

一、葡萄球菌属

葡萄球菌属细菌是一群革兰氏阳性球菌，通常排列成不规则的葡萄串状，故名。其广泛分布于自然界、人的体表及与外界相通的腔道中，多为非致病菌，正常人体皮肤和鼻咽部也可携带致病菌株，其中医务人员带菌率可高达70%以上，是医院内交叉感染的重要来源。葡萄球菌属分为32个种、15个亚种。

(一)生物学特性

本菌呈球形或略椭圆形，直径0.5～1.5 μm，革兰氏阳性，葡萄串状排列。无鞭毛、无芽孢，除少数菌株外，一般不形成荚膜。

需氧或兼性厌氧，营养要求不高，最适生长温度35 ℃，最适pH为7.4，多数菌株耐盐性强。在普通平板上培养18～24小时，形成直径为2 mm左右，呈金黄色、白色或柠檬色等不同色素，凸起、表面光滑、湿润、边缘整齐的菌落。血平板上，金黄色葡萄球菌菌落周围有明显的透明溶血环(β溶血)，在肉汤培养基中呈均匀浑浊生长。

葡萄球菌属的表面抗原主要有葡萄球菌A蛋白(staphylococcal protein A，SPA)和多糖抗原两种。SPA是细胞壁上的表面蛋白，具有种、属特异性。SPA具有抗吞噬作用，可与人类IgG的Fc段非特异性结合而不影响Fab段，故常用含SPA的葡萄球菌作为载体，结合特异性抗体后，开展简易、快速的协同凝集试验，用于多种微生物抗原的检测。多糖抗原存在于细胞壁上，是具有型特异性的半抗原。金黄色葡萄球菌所含的多糖抗原为核糖醇磷壁酸，检测机体磷壁酸抗体有助于对金黄色葡萄球菌感染的诊断。

葡萄球菌是抵抗力最强的无芽孢菌，耐干燥、耐盐，在100～150 g/L的NaCl培养基中能生长，对碱性染料敏感，1：(10万～20万)龙胆紫能抑制其生长。近年来由于抗生素的广泛应用，耐药菌株迅速增多，尤其是耐甲氧西林金黄色葡萄球菌已成为医院感染最常见的致病菌。

（二）致病物质与所致疾病

本菌属以金黄色葡萄球菌毒力最强，可产生多种侵袭性酶及毒素，如血浆凝固酶、耐热核酸酶、溶血毒素、杀白细胞素、表皮剥脱毒素、毒性休克综合征毒素-1 等，30%～50%的金黄色葡萄球菌可产生肠毒素，耐热，100 ℃、30 分钟不被破坏。可引起疖、痈、骨髓炎等侵袭性疾病和食物中毒、烫伤样皮肤综合征、毒性休克综合征等毒素性疾病。

凝固酶阴性葡萄球菌近年来已成为医院感染的主要病原菌，以表皮葡萄球菌为代表，可引起人工瓣膜性心内膜炎、尿道、中枢神经系统感染和菌血症等。

（三）微生物学检验

1.标本采集

根据感染部位不同，可采集脓液、创伤分泌物、穿刺液、血液、尿液、痰液、脑脊液、粪便等，采集时应避免病灶周围正常菌群污染。

2.直接显微镜检查

无菌取脓液、痰、渗出物及脑脊液（离心后取沉渣）涂片，革兰氏染色镜检，本菌属为革兰氏阳性球菌，葡萄状排列，无芽孢，无荚膜，应及时向临床初步报告“查见革兰氏阳性葡萄状排列球菌，疑为葡萄球菌”，并进一步分离培养和证实。

3.分离培养

血标本应先增菌培养，脓液、尿道分泌物、脑脊液沉淀物直接接种血平板，金黄色葡萄球菌在菌落周围有透明（β）溶血环。尿标本必要时做细菌菌落计数，粪便、呕吐物应接种高盐甘露醇平板，可形成淡黄色菌落。

4.鉴定

葡萄球菌的主要特征：革兰氏阳性球菌，不规则葡萄串状排列；菌落圆形、凸起、不透明，产生金黄色、白色或柠檬色等脂溶性色素，在含 10%～15%的 NaCl 平板中生长；触酶阳性，金黄色葡萄球菌凝固酶阳性，耐热核酸酶阳性，发酵甘露醇。

（1）血浆凝固酶试验：是鉴定致病性葡萄球菌的重要指标，有玻片法和试管法，前者检测结合型凝固酶，后者检测游离型凝固酶，以 EDTA 抗凝兔血浆为最好。玻片法即刻血浆凝固为阳性；试管法以 37 ℃水浴 3～4 小时凝固为阳性，24 小时不凝固为阴性。

（2）耐热核酸酶试验：用于检测金黄色葡萄球菌产生的耐热核酸酶，是测定葡萄球菌有无致病性的重要指标之一。

（3）磷酸酶试验：将被检菌点种在含有对硝基酚磷酸盐的 pH 为 5.6～6.8 M-H 琼脂上，35 ℃过夜培养，菌落周围出现黄色为阳性。

（4）吡咯烷酮芳基酰胺酶试验：将被检菌 24 小时斜面培养物接种于含吡咯烷酮 β-萘基酰胺（PYR）肉汤中，35 ℃孵育 2 小时，加入 N，N-二甲氧基肉桂醛试剂后 2 分钟内产生桃红色为阳性。

临床上常用商品化鉴定系统如 Vitek2、Vitek AMS-3、API staph 等进行鉴定。

5.肠毒素测定

经典方法是幼猫腹腔注射食物中毒患者的高盐肉汤培养物，4 小时内动物发生呕吐、腹泻、体温升高或死亡者，提示有肠毒素存在的可能。现常用 ELISA 法或分子生物学方法检测肠毒素。

(四)药物敏感性试验

葡萄球菌属细菌药敏试验常规首选抗生素为苯唑西林和青霉素;临床常用药物是阿奇霉素、克林霉素、甲氧苄啶、万古霉素等。通过药敏试验可筛选出耐甲氧西林葡萄球菌(methicillin resistant Staphylococcus,MRS),该菌携带 *mecA* 基因,编码低亲和力青霉素结合蛋白,导致对甲氧西林、所有头孢菌素、碳青霉烯类、青霉素类+青霉素酶抑制剂等抗生素耐药,是医院感染的重要病原菌,多发生于免疫缺陷患者、老弱患者及手术、烧伤后的患者,极易导致感染暴发流行,治疗困难,病死率高。

葡萄球菌是临床上常见的细菌,经涂片染色镜检观察到革兰氏阳性球菌,菌落形态典型,若触酶试验阳性,应先用凝固酶试验检查,将其分成凝固酶阳性和凝固酶阴性细菌。前者大多为金黄色葡萄球菌,应及时快速鉴定和进行药敏试验,尽快报告临床。后者如果是从输液导管、人工植入组织中分离出的细菌,应视为病原菌,须鉴定到种。若药物敏感性试验为甲氧西林耐药的菌株,则报告该菌株对所有青霉素、头孢菌素、碳青霉烯类、β-内酰胺类和β-内酰胺酶抑制剂类抗生素均耐药,同时对氨基糖苷类、大环内酯类和四环素类抗生素也耐药。

二、链球菌属

链球菌属细菌是化脓性球菌中的常见菌,种类繁多,广泛分布于自然界、人及动物肠道和健康人鼻咽部,大多数不致病。

(一)生物学特性

链球菌革兰氏染色阳性,球形或椭圆形,直径为 0.50～1.00 μm,链状排列,链的长短与细菌的种类和生长环境有关,在液体培养基中形成的链较固体培养基上的链长。无芽孢,无鞭毛。多数菌株在培养早期(2～4 小时)形成透明质酸的荚膜。肺炎链球菌为革兰氏阳性球菌,直径为 0.50～1.25 μm,菌体呈矛头状、成双排列,宽端相对,尖端向外,在脓液、痰液及肺组织病变中亦可呈单个或短链状。无鞭毛、无芽孢,在机体内或含血清的培养基中可形成荚膜。

链球菌营养要求较高,培养基中需加入血液或血清、葡萄糖、氨基酸、维生素等物质。多数菌株兼性厌氧,少数为专性厌氧。最适生长温度为 35 ℃,最适 pH 为 7.4～7.6。在液体培养基中为絮状或颗粒状沉淀生长,易形成长链。在血平板上,经培养 18～24 小时后可形成圆形、凸起、灰白色、表面光滑、边缘整齐的细小菌落,菌落周围可出现 3 种不同类型的溶血环。①甲型(α 或草绿色)溶血:菌落周围有 1～2 mm 宽的草绿色溶血环,该类菌又称草绿色链球菌;②乙型(β 或透明)溶血:菌落周围有 2～4 mm 宽的透明溶血环,该类菌又称溶血性链球菌;③丙型(γ)溶血:菌落周围无溶血环,该类菌又称不溶血性链球菌。

肺炎链球菌在血平板上形成灰白色、圆形、扁平的细小菌落,若培养时间过长,可因产生自溶酶而形成脐状凹陷,菌落周围有草绿色溶血环。在液体培养基中呈浑浊生长。但培养时间过长,因产生自溶酶而使培养液变澄清,管底沉淀。

链球菌主要有多糖抗原、蛋白质抗原和核蛋白抗原三种。多糖抗原又称 C 抗原,有群特异性,位于细胞壁上。根据 C 抗原的不同,将链球菌分为 A、B、C、D…20 个群,对人致病的 90%属 A 群。蛋白质抗原又称表面抗原,位于 C 抗原外层,具有型特异性,有 M、T、R、S 4种。如 A 群链球菌根据 M 抗原不同,可分成约 100 个型;B 群分 4 个型;C 群分 13 个型。M 抗原与致病性有关。核蛋白抗原又称 P 抗原,无特异性,为各种链球菌所共有,并与葡萄球菌有交叉抗原性。

肺炎链球菌根据荚膜多糖抗原的不同,分为 85 个血清型。引起疾病的有 20 多个型。其中菌体多糖抗原可被血清中的C反应蛋白(C reactive protein,CRP)沉淀。正常人血清中只含微量CRP,急性炎症者含量增高,故常以测定CRP作为急性炎症诊断的依据。

有荚膜的肺炎链球菌经人工培养后可发生菌落由光滑型向粗糙型(S-R)的变异,同时随着荚膜的消失,毒力亦随之减弱。将R型菌落的菌株接种动物或在血清肉汤中培养,则又可恢复S型。

(二)致病物质与所致疾病

链球菌可产生多种外毒素和胞外酶,如透明质酸酶、链激酶、链道酶、链球菌溶血素O和溶血素S、M蛋白、脂磷壁酸等。而荚膜、溶血素、神经氨酸酶是肺炎链球菌重要的致病物质。

A群链球菌也称化脓性链球菌,致病力强,引起急性呼吸道感染、丹毒、软组织感染、猩红热等,还可致急性肾小球肾炎、风湿热等变态反应性疾病。B群链球菌又称无乳链球菌,主要引起新生儿败血症和脑膜炎。肺炎链球菌又称肺炎球菌,主要引起大叶性肺炎、支气管炎、中耳炎、菌血症等。草绿色链球菌亦称甲型溶血性链球菌,是人体口腔、消化道、女性生殖道的正常菌群,常不致病,偶可引起亚急性细菌性心内膜炎。

(三)微生物学检验

1.标本采集

采集脓液、鼻咽拭子、痰、脑脊液、血液等标本。风湿热患者取血清做抗链球菌溶血素O抗体测定。

2.直接显微镜检查

(1)革兰氏染色镜检:痰、脓液、脑脊液等直接涂片,染色镜检。见链状排列革兰氏阳性球菌的形态特征可初报。如发现革兰氏阳性矛头状双球菌,周围有较宽的透明区,经荚膜染色确认后可初报“找到肺炎链球菌”。

(2)荚膜肿胀试验:用于检查肺炎链球菌。将接种待检菌的小鼠腹腔液,置于玻片上,混入不稀释抗荚膜抗原免疫血清,加少量碱性亚甲蓝染液,覆盖玻片,油镜检查。肺炎链球菌如遇同型免疫血清,则荚膜出现肿胀,为阳性。

3.分离培养

血液、脑脊液标本需肉汤培养基增菌培养,痰液、脓液、咽拭标本可接种于血平板。怀疑肺炎链球菌者,需置于5%～10%CO_2环境培养。阴道分泌物应置于含多黏菌素(10 μg/mL)和萘啶酸(15 μ /mL)选择性培养肉汤中孵育18～24小时,再作分离培养,观察菌落性状和溶血特性。β溶血的A、C、G群菌落较大,直径大于0.5 mm,而米勒链球菌则小于0.5 mm。B群链球菌溶血环较A、C、G群模糊,某些B群链球菌无溶血环。

4.鉴定

链球菌的主要特征:革兰氏阳性球菌,链状排列,肺炎链球菌呈矛头状,常成双排列,有荚膜;血平板上形成灰白色、圆形凸起的细小菌落,菌株不同可呈现不同的溶血现象;触酶阴性,能分解多种糖类、蛋白质和氨基酸。肺炎链球菌培养48小时后菌落呈“脐状”凹陷,有草绿色溶血环,多数菌株分解菊糖,胆盐溶解试验和奥普托欣敏感试验阳性,可区别肺炎链球菌与草绿色链球菌。

(1)β溶血性链球菌。①兰斯菲尔德群特异性抗原鉴定:B群为无乳链球菌,F群为米勒链球菌,A、C、G群抗原不是种特异性抗原,还需根据菌落大小和生化反应进一步鉴定(表15-1)。②PYR试验:化脓性链球菌产生吡咯烷酮芳基酰胺酶,可水解吡咯烷酮β-萘基酰胺,加入试剂后产生桃红色。③杆菌肽敏感试验:将0.04 U杆菌肽药敏纸片贴在涂布有待测菌的血平板上,35 ℃孵育过夜后,观察抑菌环以判断是否为敏感;化脓性链球菌为阳性,有别于其他PYR阳性的β溶血性细菌(猪链球菌、海豚链球菌)和A群小菌落β溶血性链球菌(米勒链球菌),此法可作为筛选试验。④V-P试验:可鉴别A、C、G群β溶血的大、小两种不同菌落。⑤CAMP试验:无乳链球菌能产生CAMP因子,它可促进金黄色葡萄球菌溶血能力,使其产生显著的协同溶血作用,试验时先将金黄色葡萄球菌(ATCC25923),沿直径划线接种,再沿该线垂直方向接种无乳链球菌,两线不得相接,间隔为3～4 mm,35 ℃孵育过夜,两种划线交界处出现箭头状溶血,即为阳性反应。本法可作为无乳链球菌的初步鉴定试验。

表15-1 β溶血链球菌鉴别

Lancefield抗原群	菌落大小	菌种	PYR	V-P	CAMP	BGUR
A	大	化脓性链球菌	+	−	−	
A	小	米勒链球菌	−	+	−	
B		无乳链球菌	−		−	
C	大	马链球菌	−	−	−	+
C	小	米勒链球菌	−	+	−	−
F	小	米勒链球菌	−	+	−	
G	大	似马链球菌	−	−	−	+
G	小	米勒链球菌	−	+	−	−
未分群	小	米勒链球菌	−	+	−	

(2)非β溶血链球菌:包括不溶血和α溶血C、G群链球菌,其生化特征见表15-2。

表15-2 非β溶血链球菌鉴别

菌种	Optochin敏感试验	胆汁溶菌试验	胆汁七叶苷试验
肺炎链球菌	S	+	−
草绿色链球菌	R	−	−
牛链球菌	R	−	+

(3)草绿色链球菌:目前借助常规方法鉴定到种有一定困难,通常将其鉴定到群。根据16 SrRNA可分为温和链球菌群、米勒链球菌群、变异链球菌群和唾液链球菌群,各群鉴别特征见表15-3。

表15-3 草绿色链球菌鉴别

菌群	V-P	脲酶	精氨酸	七叶苷	甘露醇	山梨醇
温和链球菌群	−	−	−	−	−	−
变异链球菌群	+	−	−	+	+	+
唾液链球菌群	+/−	+/−	−	+	−	−
米勒链球菌群	+	−	+	+/−	+/−	−

5.血清学诊断

抗链球菌溶血素O试验常用于风湿热的辅助诊断,活动性风湿热患者的抗体效价一般超过400 U。

(四)药物敏感性试验

链球菌属细菌药敏试验选择抗生素:A组为红霉素、青霉素或氨苄西林等;B组为头孢吡肟、头孢噻肟或头孢曲松等;C 组为氧氟沙星、左氧氟沙星等。

青霉素是抗链球菌的首选药物,值得注意的是耐青霉素的肺炎链球菌和草绿色链球菌,若来源于血和脑脊液,则应检测该菌株对头孢曲松、头孢噻肟和美洛培南的 MIC,以判断敏感、中介或耐药。

无论从何种临床标本中分离出 β 溶血性链球菌及肺炎链球菌,均应及时报告临床。咽部标本中分离出化脓性链球菌应迅速报告临床并及时使用抗生素以减少并发症的发生。C、G 群大菌落的 β 溶血性链球菌是咽喉炎病原体,而米勒链球菌群尽管是正常菌群之一,但只要是在脓肿或伤口中分离出的都应视为致病菌而非污染菌。

三、肠球菌属

肠球菌属是 1984 年新命名的菌属,属于链球菌科,有 19 个种,分成 5 群。临床分离的肠球菌多属于群 2,如粪肠球菌、屎肠球菌。

(一)生物学特性

本菌为革兰氏阳性球菌,大小为(0.6～2.0)μm×(0.6～2.5)μm,单个、成对或短链状排列,琼脂平板上生长的细菌呈球杆状,液体培养基中呈卵圆形、链状排列。无芽孢,无荚膜,个别菌种有稀疏鞭毛。兼性厌氧,最适生长温度为 35 ℃,大多数菌株在 10 ℃和 45 ℃均能生长。所有菌株在含 6.5% NaCl 肉汤中能生长,在 40%胆汁培养基中能分解七叶苷。当粪肠球菌培养于含血的培养基中,可合成细胞色素或触酶或两者皆有。含 D 群链球菌 D 抗原。

(二)致病物质与所致疾病

肠球菌属是人类肠道中的正常菌群,多见于尿路感染,与尿路器械操作、留置导尿管、尿路生理结构异常有关,是重要的医院感染病原菌,也可见于腹腔和盆腔的创伤感染。近年来不断上升的肠球菌感染率和广泛使用抗生素出现的耐药性有关。肠球菌引起的菌血症常发生于有严重基础疾病的老年人、长期住院接受抗生素治疗的免疫功能低下患者。

(三)微生物学检验

1.标本采集

采集尿液、血液及脓性分泌物等。

2.直接显微镜检查

尿液及脓液等直接涂片革兰氏染色镜检,血液标本经增菌培养后涂片革兰氏染色镜检,本菌为单个、成双或短链状排列的卵圆形革兰氏阳性球菌。

3.分离培养

血液标本先增菌培养,脓汁、尿标本直接接种于血平板。肠球菌在血平板上形成圆形、表面光滑的菌落,α 溶血或不溶血,粪肠球菌的某些株在马血、兔血平板上出现 β 溶血。含杂菌标本接种选择性培养基如叠氮胆汁七叶苷琼脂,肠球菌形成黑色菌落。

4.鉴定

肠球菌的主要特征是:革兰氏阳性球菌,成对或短链状排列;菌落灰白色、圆形凸起,表面光滑,菌株不同可呈现不同的溶血现象;触酶阴性,多数菌种能水解吡咯烷酮-β-萘基酰胺(PYR),胆汁七叶苷阳性,在含 6.5%NaCl 培养基中生长。临床常见肠球菌的主要鉴定特征见表 15-4。

表 15-4 临床常见肠球菌的主要鉴定特征

菌种	甘露醇	山梨醇	山梨糖	精氨酸	阿拉伯糖	棉子糖	蔗糖	核糖	动力	色素	丙酮酸盐
鸟肠球菌	+	+	+	−	+	−	+	+	−	−	+
假鸟肠球菌	+	+	+	+	+	+	+	+	+	+	+
棉子糖肠球菌	+	+	+	−	−	+	+	+	−	−	+
恶臭肠球菌	+	+	+	−	−	−	+	+	−	−	+
屎肠球菌	+	−	−	+	+	−	+	+	−	−	−
卡氏黄色肠球菌	+	−	−	+	+	+	+	+	+	+	−
孟氏肠球菌	+	−	−	+	+	+	+	+	−	+	−
微黄肠球菌	+	−	−	+	+	+	+	−	+	+	−
鸡肠球菌	+	−	−	+	+	+	+	+	+	−	−
坚韧肠球菌	−	−	−	+	−	−	−	/	−	−	−
海瑞肠球菌	+	+	+	+	+	+	+	/	+	+	+
不称肠球菌	−	−	−	+	−	+	+	/	−	−	+
粪肠球菌(变异味)	−	−	−	+	−	−	−	/	−	−	+
硫黄色肠球菌	−	−	−	−	−	+	+	+	−	+	−

注:+＞90%阳性;−＞90%阴性。

(1)PYR 试验:是一种快速筛选鉴定试验,用于鉴定能产生吡咯烷酮芳基酰胺酶的细菌,如肠球菌、化脓性链球菌、草绿色气球菌和某些凝固酶阴性葡萄球菌等。

(2)胆汁-七叶苷试验:肠球菌能在含有胆盐的培养基中水解七叶苷,生成 6,7-二羟基香豆素,并与培养基中的铁离子反应生成黑色的化合物,但本试验不能区别肠球菌与非肠球菌,需做盐耐受试验进一步鉴定。

(3)盐耐受试验:肠球菌能在含 6.5%NaCl 的心浸液肉汤中生长,本法结合胆汁-七叶苷试验可对肠球菌作出鉴定。

(四)药物敏感性试验

肠球菌药物敏感试验选择药物 A 组为青霉素或氨苄西林,B 组为万古霉素,U 组为环丙沙星、诺氟沙星等。

肠球菌的耐药分为天然耐药和获得性耐药,对一般剂量或中剂量氨基糖苷类耐药和对万古霉素低度耐药常是先天性耐药,耐药基因存在于染色体上。近年来获得性耐药菌株不断增多,表现为对氨基糖苷类高水平耐药和对万古霉素、替考拉宁高度耐药,临床实验室应对肠球菌进行耐药监测试验。临床应特别重视耐万古霉素的肠球菌,联合使用青霉素 G、氨苄西林与氨基糖苷类抗生素是治疗的首选方法。

目前医院内感染肠球菌呈上升趋势,从重症患者分离出的肠球菌应鉴定到种。

四、奈瑟菌属和卡他莫拉菌

《伯杰鉴定细菌学手册》第 9 版中,奈瑟菌属和莫拉菌属均归于奈瑟菌科。奈瑟菌属中的淋病奈瑟菌、脑膜炎奈瑟菌以及莫拉菌属中的卡他莫拉菌是主要的致病菌。干燥奈瑟菌、浅黄奈瑟菌、金黄奈瑟菌、黏膜奈瑟菌等为腐生菌。

(一)生物学特性

奈瑟菌为革兰氏阴性双球菌,直径 0.6～0.8 μm,呈肾形或咖啡豆形,凹面相对。人工培养后可呈卵圆形或球形,排列不规则,单个、成双或四个相连等。在患者脑脊液、脓液标本中常位于中性粒细胞内。但在慢性淋病患者多分布于细胞外。无芽孢,无鞭毛,新分离株多有荚膜和菌毛。卡他莫拉菌为革兰氏阴性双球菌,直径 0.5～1.5 μm,形态似奈瑟菌,有时革兰氏染色不易脱色。

奈瑟菌为需氧菌,营养要求高,需在含有血液、血清等培养基中才能生长。最适生长温度为 35 ℃,最适 pH 为 7.4～7.6,5%CO_2 可促进生长。脑膜炎奈瑟菌在巧克力平板上 35 ℃培养 18～24 小时,形成直径1～2 mm,圆形凸起、光滑湿润、半透明、边缘整齐的菌落,血平板上不溶血,卵黄双抗培养基上为光滑、湿润、扁平、边缘整齐的较大菌落。淋病奈瑟菌对营养的要求比脑膜炎奈瑟菌更高,只能在巧克力平板和专用选择培养基中生长。初次分离须供给 5%CO_2,35 ℃培养24～48 小时,形成圆形、凸起、灰白色,直径为0.5～1.0 mm的光滑型菌落。根据菌落大小、色泽等可将淋病奈瑟菌的菌落分为 T1～T5 五种类型,新分离菌株属 T1、T2 型,菌落小,有菌毛。人工传代培养后,菌落可增大或呈扁平菌落,即 T3、T4 和 T5 型。菌落具有自溶性,不易保存。卡他莫拉菌能在普通培养基上生长,在血平板或巧克力平板上生长良好,35 ℃培养 24 小时,形成直径为 1～3 mm、灰白色、光滑、较干燥、不透明的菌落,菌落可特征性地被接种环像曲棍球盘推球似的在培养基表面整体推移。

根据荚膜多糖抗原的不同,可将脑膜炎奈瑟菌分为 A、B、C、D、X、Y、Z、29 E、W135、H、I、K 和 L 等13 个血清群,我国流行的菌株以 A 群为主。根据外膜蛋白抗原的不同,将淋病奈瑟菌分成 A、B、C、D、E、F、G、H、N、R、S、T、U、V、W 和 X 等 16 个血清型。

奈瑟菌属细菌抵抗力低,对冷、热、干燥及消毒剂敏感,淋病奈瑟菌在患者分泌物污染的衣裤、被褥、毛巾及厕所坐垫上,能存活 18～24 小时。

(二)致病物质与所致疾病

脑膜炎奈瑟菌寄居于鼻咽部,人群携带率为 5%～10%,流行期间可高达 20%～90%。感染者以 5 岁以下儿童为主,6 个月至 2 岁的婴儿发病率最高。主要致病物质是荚膜、菌毛和内毒素。引起化脓性脑脊髓膜炎。

淋病奈瑟菌的致病物质有外膜蛋白、菌毛、IgA1、蛋白酶、内毒素等。成人通过性交或污染的毛巾、衣裤、被褥等传染,引起性传播疾病淋病,男性可发展为前列腺炎、附睾炎等;女性可致前庭大腺炎、盆腔炎或不育。新生儿通过产道感染可引起淋菌性结膜炎。

卡他莫拉菌是最常见的与人类感染有关的莫拉菌,作为内源性的条件致病菌主要引起与呼吸道有关的感染,如中耳炎、鼻窦炎、肺炎和患有慢性阻塞性肺病的老年患者的下呼吸道感染。

(三)微生物学检验

1.标本采集

(1)脑膜炎奈瑟菌:菌血症期取血液,有出血点或瘀斑者取瘀斑渗出液,出现脑膜刺激症状时取脑脊液。上呼吸道感染、带菌者取鼻咽分泌物等。标本采集后应立即送检,或用预温平板进行床边接种后立即置 35 ℃培养。

(2)淋病奈瑟菌:男性尿道炎急性期患者用无菌棉拭取脓性分泌物,非急性期患者用无菌细小棉拭深入尿道 2～4 cm,转动拭子后取出。女性患者先用无菌棉拭擦去宫颈口分泌物,再用另一棉拭深入宫颈内 1 cm 处旋转取出分泌物。患结膜炎的新生儿取结膜分泌物。因本菌对体外环境抵抗力极低且易自溶，故采集标本后应立即送至检验室。

(3)卡他莫拉菌：呼吸道感染患者采集合格痰标本或支气管灌洗液。

2.直接显微镜检查

(1)脑膜炎奈瑟菌：脑脊液离心，取沉淀物涂片，或取瘀斑渗出液涂片做革兰氏染色或亚甲蓝染色镜检。如在中性粒细胞内、外有革兰氏阴性双球菌，可作出初步诊断。阳性率达 80%左右。

(2)淋病奈瑟菌：脓性分泌物涂片，革兰氏染色镜检。如在中性粒细胞内发现有革兰氏阴性双球菌时，结合临床症状可初步诊断。男性尿道分泌物阳性检出率可达 98%，女性较低，仅 50%～70%。

(3)卡他莫拉菌：痰标本涂片革兰氏染色镜检，见多个中性粒细胞、柱状上皮细胞及大量的革兰氏阴性双球菌，平端相对，可怀疑本菌感染。

3.分离培养

(1)脑膜炎奈瑟菌：血液或脑脊液标本先经血清肉汤培养基增菌后，再接种巧克力平板，5% CO_2 培养。

(2)淋病奈瑟菌：细菌培养仍是目前世界卫生组织推荐的筛选淋病患者唯一可靠的方法。标本应接种于预温的巧克力平板，5%～10% CO_2 培养。为提高阳性率，常采用含有万古霉素、多黏菌素、制霉菌素等多种抗菌药物的选择性培养基(MTM、ML)。

(3)卡他莫拉菌：痰标本接种普通培养基或巧克力平板，35 ℃培养。

4.鉴定

奈瑟菌的主要特征：革兰氏阴性球菌，肾形或咖啡豆状，成双排列，凹面相对，常位于中性粒细胞内外；初次分离需要 5%～10% CO_2。脑膜炎奈瑟菌在巧克力平板上形成圆形凸起的露珠状菌落；淋病奈瑟菌在巧克力平板上形成圆形凸起、灰白色的菌落。氧化酶和触酶阳性，脑膜炎奈瑟菌分解葡萄糖、麦芽糖，产酸不产气；淋病奈瑟菌只分解葡萄糖，产酸不产气。

卡他莫拉菌为革兰氏阴性双球菌，在巧克力平板上形成不透明、干燥的菌落。氧化酶和触酶阳性，不分解糖类，还原硝酸盐，DNA 酶阳性。临床常见奈瑟菌及卡他莫拉菌的主要鉴别特征见表 15-5。

表 15-5 临床常见奈瑟菌及卡他莫拉菌的主要鉴别特征

菌种	在巧克力平板上的菌落形态	生长试验			氧化分解产物					酸盐还原试验	多糖合成	DNA 酶
		MTM ML NYC 培养基	血平板或巧克力平板(22 ℃)	营养琼脂	葡萄糖	麦芽糖	乳糖	蔗糖	果糖			
卡他布兰汉菌	浅红棕色，不透明，干燥，1～3 mm	V	+	+	−	−	−	−	−	+	−	+
脑膜炎奈瑟菌	灰褐色，半透明，光滑，1～2 mm	+	−	V	+	+	−	−	−	−	−	−
淋病奈瑟菌	同上，0.5～1.0 mm	+	−	−	+	−	−	−	−	−	−	−

续表

菌种	在巧克力平板上的菌落形态	生长试验			氧化分解产物					酸盐还原试验	多糖合成	DNA酶
		MTM ML NYC培养基	血平板或巧克力平板（22 ℃）	营养琼脂	葡萄糖	麦芽糖	乳糖	蔗糖	果糖			
解乳糖奈瑟菌	灰褐→黄，半透明，光滑，1～2 mm	+	V	+	+	+	+	−	−	−	−	−
灰色奈瑟菌	同上	V	−	+	−	−	−	−	−	−	−	−
多糖奈瑟菌	同上	V	−	+	+	+	−	−	−	−	+	−
微黄奈瑟菌	绿黄色→不透明，光滑或粗糙，1～3 mm	V	+	+	+	+	−	V	V	−	V	−
干燥奈瑟菌	白色，不透明，干燥，1～3 mm	−	+	+	+	+	−	+	+	−	+	−
黏液奈瑟菌	绿黄色，光滑，1～3 mm	−	+	+	+	+	−	+	+	+	+	−
浅黄奈瑟菌	黄色，不透明，光滑，1～2 mm	−	+	+	−	−	−	−	−	−	+	−
延长奈瑟菌	灰褐色，半透明，光滑反光，1～2 mm	−	+	+	−	−	−	−	−	−	−	−

革兰氏阴性双球菌和氧化酶阳性是奈瑟菌属的两个推测性鉴定指标。区分革兰氏阴性双球菌和革兰氏阴性球杆菌的方法是将待检菌接种于巧克力平板上，贴 10 U 的青霉素纸片，35 ℃孵育 18～24 小时，挑取纸片边缘生长的菌落，涂片、染色观察，若菌体延长为长索状则为革兰氏阴性球杆菌，而革兰氏阴性双球菌则仍保持双球菌形态，某些菌体出现肿胀。

临床上常用商品化鉴定系统如 Vitek2、Vitek AMS-3、Rapid NH 等进行鉴定。检测淋病奈瑟菌目前常采用核酸杂交技术或核酸扩增技术，作为快速诊断和流行病学调查，也可做协同凝集试验、直接免疫荧光试验。

（四）药物敏感性试验

奈瑟菌药敏试验选择药物为青霉素、头孢菌素及环丙沙星等。治疗首选药物为青霉素。近年来，由于淋病奈瑟菌耐药质粒转移，由其介导的耐青霉素酶的淋病奈瑟菌临床上多见，应根据药敏试验结果指导临床合理用药。引起下呼吸道感染的卡他莫拉菌，既往对青霉素敏感，近年来报告耐药菌株日渐增多，尽管卡他莫拉菌常产生β-内酰胺酶，但临床使用的β-内酰胺类抗生素如含β-内酰胺酶抑制剂的β-内酰胺类抗生素、头孢菌素、大环内酯类抗生素、喹诺酮类抗生素和甲氧苄啶-磺胺甲噁唑治疗其感染仍然是有效的。

淋病的早期正确诊断具有重要的医学和社会学意义，诊断报告必须慎重，对各种实验室诊断试验需掌握其敏感性和特异性的程度，必须综合分析各种试验的结果，最后确证还依赖于分离培养和鉴定。脑膜炎奈瑟菌的快速诊断能为治疗提供时机，故瘀点及脑脊液的涂片染色镜检是快速简便方法。

（满　慧）

第二节 分枝杆菌属检验

分枝杆菌属是一类细长或略带弯曲、为数众多(包括 54 个种)呈分枝状生长的需氧杆菌。因其繁殖时呈分枝状生长故称分枝杆菌。本属细菌的主要特点是细胞壁含有大量脂类,可占其干重的 60%,这与其染色性、抵抗力、致病性等密切相关。耐受酸和抗乙醇,一般不易着色,若经加温或延长染色时间而着色后,能抵抗 3%盐酸乙醇的脱色作用,故又称抗酸杆菌。需氧生长,无鞭毛,无芽孢和荚膜。引起的疾病均为慢性,有肉芽肿病变的炎症特点。

分枝杆菌的种类较多,包括结核分枝杆菌、非结核分枝杆菌和麻风分枝杆菌。结核分枝杆菌是一大群分枝杆菌的总称,与人类有关的结核分枝杆菌主要有堪萨斯分枝杆菌、海分枝杆菌、瘰疬分枝杆菌、戈分枝杆菌、鸟分枝杆菌、蟾分枝杆菌、龟分枝杆菌、偶发分枝杆菌和耻垢分枝杆菌等。本属细菌无内外毒素,其致病性与菌体某些成分如索状因子、蜡质 D 及分枝菌酸有关。

一、结核分枝杆菌

结核分枝杆菌简称结核杆菌,是引起人和动物结核病的病原菌。目前已知在我国引起人类结核病的主要有人型和牛型结核分枝杆菌。

(一)临床意义

1.致病性

结核分枝杆菌主要通过呼吸道、消化道和受损伤的皮肤侵入易感机体,引起多种组织器官的结核病,其中以通过呼吸道引起的肺结核最多见。肺外感染可发生在脑、肾、肠及腹膜等处。该菌不产生内毒素和外毒素,也无荚膜和侵袭性酶。

2.科赫现象

结核的特异性免疫是通过结核分枝杆菌感染后所产生,试验证明,将有毒结核分枝杆菌纯培养物初次接种于健康豚鼠,不产生速发型变态反应,而经 10～14 天,局部逐渐形成肿块,继而坏死,溃疡,直至动物死亡。若在 12 周之前给动物接种减毒或小量结核分枝杆菌,第二次接种时则局部反应提前,于 2～3 天发生红肿硬结,后有溃疡但很快趋于痊愈。此现象为科赫在 1891 年观察到的,故称为科赫现象。

3.结核菌素试验

利用Ⅳ型变态反应的原理,检测机体是否感染过结核杆菌。

(二)微生物学检验

1.标本采集

根据感染部位的不同,可采集不同标本。结核患者各感染部位的标本中大多都混有其他细菌,为此应采取能抑制污染菌的方法。若做分离培养,必须使用灭菌容器,患者应停药 1 天后再采集标本。可采集痰、尿、粪便、胃液、胸腔积液、腹水、脑脊液、关节液、脓液等。

2.检验方法

(1)涂片检查。

直接涂片。①薄涂片:挑取痰或其他处理过的标本约 0.01 mL,涂抹于载玻片上,用萋-尼

(热染法)或冷染法抗酸染色。镜检,报告方法:—,全视野(或100个视野)未找到抗酸菌;+,全视野发现3~9个;++,全视野发现10~99个;+++,每视野发现1~9个;++++,每视野发现10个以上(全视野发现1~2个时报告抗酸菌的个数)。②厚涂片,取标本0.1 mL,涂片,抗酸染色、镜检,报告方法同上。

集菌涂片:主要方法有沉淀集菌法和漂浮集菌法。

荧光显微镜检查法:制片同前。用金胺"O"染色,在荧光显微镜下分枝杆菌可发出荧光。

(2)分离培养:结核分枝杆菌的分离培养对于结核病的诊断、疗效观察及抗结核药物的研究均具有重要意义。培养前针对标本应做适当的前处理,如痰可做4% H_2SO_4 或4% NaOH 处理20~30分钟,除去杂菌再接种于罗氏培养基,37 ℃培养,定时观察,至4~8周。此方法可准确诊断结核杆菌。

(3)基因快速诊断:简便快速、灵敏度高、特异性强。但需注意实验器材的污染问题,以免出现假阳性。

(4)噬菌体法。

(三)治疗原则

利福平、异烟肼、乙胺丁醇、链霉素为第一线药物。利福平与异烟肼合用可以减少耐药的产生。对于严重感染,可用吡嗪酰胺与利福平及异烟肼联合使用。

二、非结核分枝杆菌

非结核分枝杆菌属中除结核杆菌和麻风杆菌以外,均称为非结核分枝杆菌。因其染色性同样具有抗酸性亦称非结核抗酸菌,其中有14~17个非典菌种能使人致病,可侵犯全身脏器和组织,以肺最常见,其临床症状、X线所见很难与肺结核病区别,而大多数非典菌对主要抗结核药耐药,故该菌的感染和发病已成为流行病学和临床上的主要课题,与发达国家一样,我国近年来发现率也有增高趋势。以第Ⅲ群鸟-胞内分枝杆菌复合群和第Ⅳ群偶发分枝杆菌及龟分枝杆菌为多。

三、麻风分枝杆菌

麻风分枝杆菌简称麻风杆菌,是麻风病的病原菌。首先于1937年从麻风患者组织中发现。麻风分枝杆菌亦为抗酸杆菌,但较结核杆菌短而粗。抗酸染色着色均匀,呈束状或团状排列。为典型的胞内寄生菌,该菌所在的细胞胞质呈泡沫状称麻风细胞。用药后细菌可断裂为颗粒状,链状等,着色不均匀,叫不完整染色菌。革兰氏阳性无动力、无荚膜和芽孢。

麻风分枝杆菌是麻风的病原菌,麻风是一种慢性传染病,早期主要损害皮肤、黏膜和神经末梢,晚期可侵犯深部组织和器官,此菌尚未人工培养成功,已用犰狳建立良好的动物模型。人类是麻风分枝杆菌的唯一宿主,也是唯一传染源。本病在世界各地均有流行,尤以第三世界较为广泛。

麻风病根据机体的免疫、病理变化和临床表现可将多数患者分为瘤型和结核型两型,另外还有界限类和未定类两类。治疗原则:早发现,早治疗。治疗药物主要有砜类、利福平、氯法齐明及丙硫异烟胺。一般采用二或三种药物联合治疗。

(满　慧)

第三节 厌氧性细菌检验

一、概述

厌氧性细菌是一大群专性厌氧，必须在无氧环境中才能生长的细菌。主要可分为两大类，一类是革兰氏染色阳性有芽孢的厌氧芽孢梭菌，另一类是无芽孢的革兰氏阳性及革兰氏阴性球菌与杆菌。前一类因有芽孢，抵抗力强，在自然界(水、土等)、动物及人体肠道中广泛存在，并且能长期耐受恶劣的环境条件。一旦在适宜条件下即可出芽繁殖，产生多种外毒素，引起严重疾病。后一类则是人体的正常菌群，可与需氧菌、兼性厌氧菌共同存在于口腔、肠道、上呼吸道、泌尿生殖道等。这类无芽孢厌氧菌的致病性属条件致病性的内源性感染，在长期使用抗生素、激素、免疫抑制剂等发生菌群失调或机体免疫力衰退，或细菌进入非正常寄居部位才可致病。两类细菌都必须作厌氧培养以分离细菌，但细菌学诊断的价值却有所不同。1986 年版的《伯杰系统细菌学手册》的分类标准：①革兰氏染色特性；②形态；③鞭毛；④芽孢；⑤荚膜；⑥代谢产物等。以此为基础将主要厌氧菌归类如下：革兰氏阳性有芽孢杆菌、革兰氏阳性无芽孢杆菌、革兰氏阴性无芽孢杆菌、革兰氏阳性厌氧球菌、革兰氏阴性厌氧球菌。

厌氧菌的分类：厌氧性细菌是指在有氧条件下不能生长，在无氧条件下才能生长的一大群细菌。目前已知，与医学有关的无芽孢厌氧菌有 40 多个菌属，300 多个菌种和亚种；而有芽孢的厌氧菌只有梭菌属，包括 83 个种。

(一)生物学分类

据厌氧菌的生物学性状及代谢产物分析，将主要厌氧菌归类。

(二)据耐氧性分类

1.专性厌氧菌

专性厌氧菌是指在降低氧分压的条件下才能生长的细菌。又分为极度厌氧菌(氧分压<0.5%，空气中暴露 10 分钟致死，如丁酸弧菌)和中度厌氧菌(氧分压为 2%～8%，空气中暴露 60～90 分钟能生存，如大多数人类致病厌氧菌)。

2.微需氧菌

能在含 5%～10%CO_2 空气中的固体培养基表面生长的细菌，如弯曲菌属。

3.耐氧菌

其耐氧程度刚好能在新鲜配制的固体培养基表面生长。一旦生长，暴露数小时仍不死亡，如第三梭菌、溶组织梭菌。

主要厌氧菌的分类见表 15-6。

表 15-6 主要厌氧菌的生物学分类

种和亚种类	种类数(个)	主要常见菌种
革兰氏阳性有芽孢杆菌梭菌属	83	破伤风梭菌、肉毒梭菌、艰难梭菌、溶组织梭菌、产气荚膜梭菌等
革兰氏阳性无芽孢杆菌		

续表

种和亚种类	种类数(个)	主要常见菌种
丙酸杆菌属	8	痤疮丙酸杆菌、颗粒丙酸杆菌、贪婪丙酸杆菌、嗜淋巴丙酸杆菌
优杆菌属	34	不解乳优杆菌、迟缓优杆菌、黏性优杆菌、短优杆菌等
乳酸杆菌属	51	本菌属与致病关系不大
放线菌属	12	衣氏放线菌、奈氏放线菌、溶齿放线菌、化脓放线菌等
蛛网菌属	1	丙酸蛛网菌
双歧杆菌属	24	两歧双歧杆菌、青春双歧杆菌、婴儿双歧杆菌、短双歧杆菌、长双歧杆菌等
革兰氏阴性无芽孢杆菌		
类杆菌属	18	脆弱类杆菌、多形性杆菌、普通类杆菌
普雷沃菌属	20	产黑色素普雷沃菌、中间普雷沃菌等
紫单胞菌属	12	不解糖紫单胞菌、牙髓紫单胞菌
梭杆菌属	10	具核梭杆菌、坏死梭杆菌、变形梭杆菌、死亡梭杆菌等
纤毛菌属	1	口腔纤毛菌属
沃廉菌属	2	产琥珀酸沃廉菌(来自牛瘤胃)和直线沃廉菌(来自人牙龈沟)
月形单胞菌属		生痰月形单胞菌(来自人牙龈沟)和反刍月形单胞菌(来自反刍动物瘤胃)
革兰氏阳性厌氧球菌		
消化球菌属	1	黑色消化球菌
消化链球菌	9	厌氧消化链球菌、不解糖消化链球菌、吲哚消化链球菌、大消化链球菌、天芥菜春还原消化链球菌、四联消化链球菌
厌氧性链球菌或微需氧链球菌	4	麻疹链球菌、汉孙链球菌、短小链球菌;另外,还有已属于口腔链球菌的中间型链球菌和星群链球菌
瘤胃球菌属	8	
粪球菌属	3	
八叠球菌属	2	
革兰氏阴性厌氧球菌		
韦荣菌属	7	小韦荣菌属、产碱韦荣菌
氨基酸球菌属	1	发酵氨基酸球菌
巨球菌属	1	埃氏巨球菌

厌氧菌是人体正常菌群的组成部分,在人体内主要聚居于肠道,其数量比需氧菌还多,每克粪中高达 10^{12} 个,其中最多的是类杆菌。

二、厌氧菌感染

(一)厌氧菌在正常人体的分布及感染类型

1.厌氧菌在正常人体的分布

厌氧菌分布广泛,土壤、沼泽、湖泊、海洋、污水、食物以及人和动物体都有它的存在。正常人的肠道、口腔、阴道等处均有大量的厌氧菌寄居,其中肠道中的厌氧菌数量是大肠埃希菌的1 000～10 000 倍。此外,人体皮肤、呼吸道、泌尿道也有厌氧菌分布。正常情况下,寄居于人体的正常菌群与人体保持一种平衡状态，不致病。一旦环境或机体的改变导致了这种平衡的改变，导致厌氧菌的感染。重要的厌氧菌种类及其在正常人体的分布见表15-7。

表15-7 重要的厌氧菌种类及其在正常人体内的分布

厌氧菌	皮肤	上呼吸道	口腔	肠道	尿道	阴道
芽孢菌						
革兰氏阳性杆菌						
梭状芽孢杆菌属	0	0	±	++	±	±
无芽孢菌						
革兰氏阳性杆菌						
乳杆菌属	0	0	+	++	±	++
双歧杆菌属	0	0	+	++	0	±
优杆菌属	±	±	+	++	0	±
丙酸杆菌属	++	+	±	±	±	±
放线菌属	0	±	++	+	0	0
革兰氏阴性杆菌						
类杆菌属	0	+	+	+	+	+
梭杆菌属	0	+	++	+	+	±
普雷沃菌属	0	+	++	++	+	+
紫单胞菌属	0	+	++	++	+	+
革兰氏阳性球菌						
消化球菌属	+	+	++	++	±	++
消化链球菌属	+	+	++	++	±	++
革兰氏阴性球菌						
韦荣菌属	0	+	+	+	±	+

2.外源性感染

梭状芽孢杆菌属引起的感染，其细菌及芽孢来源于土壤、粪便和其他外界环境。

3.内源性感染

无芽孢厌氧菌大多数是人体正常菌群，属于条件致病菌，在一定条件下可引起感染，一般不在人群中传播。

(二)临床意义

由厌氧菌引起的人类感染在所有的感染性疾病中占有相当大的比例，有些部位的感染如脑脓肿、牙周脓肿和盆腔脓肿等80%以上是由厌氧菌引起的。其中部分为厌氧菌单独感染，大部分系与需氧菌混合感染。

1.厌氧菌感染的危险因素

(1)组织缺氧或氧化还原电势降低，如组织供血障碍、大面积外伤、刺伤。

(2)机体免疫功能下降，如接受免疫抑制剂治疗、抗代谢药物治疗、放射治疗(简称放疗)、化学药物治疗的患者以及糖尿病患者、慢性肝炎患者、老年人、早产儿等均易并发厌氧菌感染。

(3)某些手术及创伤，如开放性骨折、胃肠道手术、生殖道手术以及深部刺伤等易发生厌氧菌感染。

(4)长期应用某些抗菌药物,如氨基糖苷类、头孢菌素类、四环素类等,可诱发厌氧菌感染。

(5)深部需氧菌感染,需氧菌生长可消耗环境中的氧气,为厌氧菌生长提供条件,从而导致厌氧菌合并感染。

2.厌氧菌感染的临床及细胞学指征

(1)感染组织局部产生大量气体,造成组织肿胀和坏死,皮下有捻发感,是产气荚膜梭菌所引起感染的特征。

(2)发生在口腔、肠道、鼻咽腔、阴道等处的感染,易发生厌氧感染。

(3)深部外伤如枪伤后,以及动物咬伤后的继发感染,均可能是厌氧菌感染。

(4)分泌物有恶臭或呈暗血红色,并在紫外光下发出红色荧光,均可能是厌氧菌感染。分泌物或脓肿有硫磺样颗粒,为放线菌感染。

(5)分泌物涂片经革兰氏染色,镜检发现有细菌,而培养阴性者,或在液体及半固体培养基深部生长的细菌,均可能为厌氧菌感染。

(6)长期应用氨基糖苷类抗生素无效的病例,可能是厌氧菌感染。

(7)胃肠道手术后发生的感染。

三、厌氧菌标本的采集与送检

标本采集与送检必须注意两点:标本绝对不能被正常菌群所污染;应尽量避免接触空气。

(一)采集

用于厌氧菌培养的标本不同于一般的细菌培养,多采用特殊的采集方法,如针筒抽取等,应严格无菌操作,严禁接触空气。不同部位标本采集方法也各有不同特点,具体方法见表 15-8。

表 15-8 不同部位标本采集法

标本来源	收集方法
封闭性脓肿	针管抽取
女性生殖道	后穹隆穿刺抽取
下呼吸道分泌物	肺穿刺术
胸腔	胸腔穿刺术
窦道、子宫腔、深部创伤	用静脉注射的塑料导管穿入感染部位抽吸
组织	无菌外科切开
尿道	膀胱穿刺术

(二)送检方法与处理

采集标本须注意:不被正常菌群污染,并尽量避免接触空气。采集深部组织标本时,需用碘酒消毒皮肤用注射器抽取,穿刺针头应准确插入病变部位深部,抽取数毫升即可,抽出后可排出一滴标本于乙醇棉球上。若病灶处标本量较少,则可先用注射器吸取 1 mL 还原性溶液或还原性肉汤,然后再抽取标本。

在紧急情况下,可用棉拭子取材,并用适合的培养基转送。厌氧培养最理想的检查材料是组织标本,因厌氧菌在组织中比在渗出物中更易生长。

标本送到实验室后,应在 20～30 分钟处理完毕,至迟不超过 2 小时,以防止标本中兼性厌氧菌过度繁殖而抑制厌氧菌的生长。如不能及时接种，可将标本置室温保存（一般认为，冷藏对某些厌氧菌有害，而且在低温时氧的溶解度较高）。

1.针筒运送

一般用无菌针筒抽取标本后，排尽空气，针头插入无菌橡皮塞，以隔绝空气，立即送检。这种方法多用于液体标本的运送，如血液、脓液、胸腔积液、腹水、关节液等。

2.无菌小瓶运送

一般采用无菌的青霉素小瓶，瓶内加一定量的培养基和少量氧化还原指示剂，用橡皮盖加铝盖固定密封，排除瓶内空气，充以 CO_2 气体。同时先观察瓶内氧化还原指示剂的颜色，以判断瓶内是否为无氧环境，如合格将用无菌注射器将液体标本注入瓶中即可。

3.棉拭子运送

一般不采用棉拭子运送，如果使用该方法，一定使用特制运送培养基，确保无氧环境，确保不被污染，确保快速送检。

4.厌氧罐或厌氧袋运送

将厌氧罐或厌氧袋内装入可有效消耗氧气的物质，确保无氧环境。该方法一般用于运送较大的组织块或床边接种的培养皿等。

四、厌氧菌的分离与鉴定

(一)直接镜检(见表 15-9)

表 15-9 厌氧菌直接镜检初步鉴别

菌名	革兰氏染色	形态及其他特征
脆弱类杆菌	G^-b	两端钝圆，着色深，中间色浅且不均匀，且有气泡，长短不一
产黑素普雷沃菌	G^-b	多形性，长短不一，有浓染和空泡，无鞭毛和芽孢。标本有恶臭，琥珀味，紫外线照射发红色荧光
具核梭杆菌	G^-b	菌体细长，两头尖，紫色颗粒，菌体长轴成双排列，标本有丁酸味
坏死梭杆菌	G^-b	高度多形性，长短不一，菌体中部膨胀成圆球形
韦容球菌	G^-c	极小的革兰氏阴性球菌
消化链球菌	G^+c	革兰氏阳性成链状的小球菌
乳酸杆菌	G^+b	细长，有时多形性，呈单、双、短链或栅状分布
痤疮丙酸杆菌	G^+b	排列特殊呈 X、Y、V 或栅状，标本有丙酸气味
双歧杆菌	G^+b	多形性，有分支呈 Y、V 形或栅状，标本中有醋酸气味
放线菌	G^+b	分支呈棒状、X、Y、V 或栅状，浓汁中的黄色颗粒，有琥珀酸的气味
破伤风梭菌	G^+b	细长，梭形或鼓槌状，有芽孢，有周鞭毛
产气荚膜梭菌	G^+b	粗大杆菌，呈单或双排列，有芽孢，有荚膜
艰难梭菌	G^+b	粗长杆菌，有芽孢，有鞭毛，近来发现有荚膜

根据形态和染色性，结合标本性状与气味，初步对标本中可能有的细菌做出估计。

(二)分离培养

分离培养主要分初代培养和次代培养两个阶段，其中初代培养相对比较困难，关键的问题就是厌氧环境和培养基的选择。初代培养的一般原则：①先将标本涂片染色直接镜检，指导培养基的选择;②尽量选用在厌氧菌中覆盖面宽的非选择性培养基;③最好多选 1～2 种覆盖面不同的选择性培养基;④尽量保证培养基新鲜;⑤要考虑到微需氧菌存在的可能。

1.选用适当的培养基接种

应接种固体和液体两种培养基。

(1)培养基的使用:应注意下列各点。①尽量使用新鲜培养基,2～4 小时用完;②应使用预还原培养基,预还原 24～48 小时更好;③可采用预还原灭菌法制作的培养基(用前于培养基中加入还原剂,如L -半胱氨酸、硫乙醇酸钠、维生素 C 及葡萄糖等,尽可能使预还原剂处于还原状态);④液体培养基应煮沸10 分钟,以驱除溶解氧,并迅速冷却,立即接种;⑤培养厌氧菌的培养基均应营养丰富,并加有还原剂与生长刺激因子(血清、维生素 K、氯化血红素、聚山梨酯-80等)。

(2)培养基的选择:初次培养一般都使用选择培养基和非选择培养基。①非选择培养基:本培养基使分离的厌氧菌不被抑制,几乎能培养出所有的厌氧菌,常使用心脑浸液琼脂(BHI)、布氏琼脂(BR)、胰豆胨肝粉琼脂(GAM)、胰胨酵母琼脂(EG)、CDC 厌氧血琼脂等;②选择培养基:为有目的选择常见厌氧菌株,以便尽快确定厌氧的种类,常用的有 KVIB 血平板(即上述非选择培养基中加卡那霉素和万古霉素)、KVLB 冻溶血平板(置－20 ℃,5～10 分钟,以利产黑素类杆菌早期产生黑色素)、七叶苷胆汁平板(BBE,用于脆弱类杆菌)、FS 培养基(梭杆菌选择培养基)、ES 培养基(优杆菌选择培养基)、BS 培养基(双歧杆菌选择培养基)、卵黄(EYA)及兔血平板(RBA,用于产气荚膜梭菌)、VS 培养基(用于韦荣球菌)、CCFA 培养基(艰难梭菌选择培养基)等。

2.接种

每份标本至少接种 3 个血平板,分别置于有氧、无氧及 5%～10%CO_2 环境中培养,以便正确地培养出病原菌,从而判断其为需氧菌、兼性厌氧菌、微需氧菌或厌氧菌中的哪一类。

3.厌氧培养法

(1)厌氧罐培养法:在严密封闭的罐子内,应用物理或化学的方法造成无氧环境进行厌氧培养。常用冷触媒法、抽气换气法、钢末法和黄磷燃烧法。

(2)气袋法:利用气体发生器产生二氧化碳和氢气,后者在触媒的作用下与罐内的氧气结合成水,从而造成无氧环境。

(3)气体喷射法:又称转管法。本法系从培养基的制备到标本的接种直至进行培养的全过程,均在二氧化碳的不断喷射下进行。本法的关键是必须有无氧 CO_2。

(4)厌氧手套箱培养法:是迄今厌氧菌培养的最佳仪器之一,该箱由手套操作箱与传递箱两部分组成,前者还附有恒温培养箱,通过厌氧手套箱可进行标本接种、培养和鉴定等全过程。

(5)其他培养法:平板焦性没食子酸法、生物耗氧法、高层琼脂培养法。

4.厌氧状态的指示

亚甲蓝和刃天青。无氧时均呈白色,有氧时亚甲蓝呈蓝色,刃天青呈粉红色。

5.分离培养厌氧菌失败的原因

培养前未直接涂片和染色镜检;标本在空气中放置太久或接种的操作时间过长;未用新鲜配制的培养基;未用选择培养基;培养基未加必要的补充物质;初代培养应用了硫乙醇酸钠;无合适的厌氧罐或厌氧装置漏气;催化剂失活;培养时间不足;厌氧菌的鉴定材料有问题。

6.鉴定试验

可根据厌氧菌的菌体形态、染色反应、菌落性状以及对某些抗生素的敏感性做出初步鉴定。

最终鉴定则要进行生化反应及终末代谢产物等项检查。

(1)形态与染色：可为厌氧菌的鉴定提供参考依据。

(2)菌落性状：不同的厌氧菌其菌落形态和性质不同。梭菌的菌落特点是形状不规则的，而无芽孢厌氧菌多呈单个的圆形小菌落。色素、溶血特点以及在紫外线下产生荧光的情况也可以作为厌氧菌鉴定的参考依据。

(3)抗生素敏感性鉴定试验：常用的抗生素有卡那霉素及甲硝唑。卡那霉素可用于梭杆菌属与类杆菌属的区分，甲硝唑用于厌氧菌与非厌氧菌的区分。

(4)生化特性：主要包括多种糖发酵试验、吲哚试验、硝酸盐还原试验、触酶试验、卵磷脂酶试验、脂肪酸酶试验、蛋白溶解试验、明胶液化试验、胆汁肉汤生长试验以及硫化氢试验等。目前有多种商品化的鉴定系统可以使用。

(5)气液相色谱：可以利用该技术来分析厌氧菌的终末代谢产物，已成为鉴定厌氧菌及其分类的比较可靠的方法。

五、常见厌氧菌

(一)破伤风杆菌

1.微生物学检查

破伤风的临床表现典型，根据临床症状即可做出诊断，所以一般不做细菌学检查。①特殊需要时，可从病灶处取标本涂片，革兰氏染色镜检；②需要培养时，将标本接种疱肉培养基培养；③也可进行动物试验。

2.临床意义

本菌可引起人类破伤风，对人的致病因素主要是它产生的外毒素。细菌不入血，但在感染组织内繁殖并产生毒素，其毒素入血引起相应的临床表现，本菌产生的毒素对中枢神经系统有特殊的亲和力，主要症状为骨骼肌痉挛。

(二)产气荚膜梭菌

1.微生物学检查

(1)直接涂片镜检：在创口深部取材涂片，革兰氏染色镜检，这是极有价值的快速诊断方法。

(2)分离培养及鉴定：可取坏死组织制成悬液，接种血平板或疱肉培养基中，厌氧培养，取培养物涂片镜检，利用生化反应进行鉴定。

2.临床意义

本菌可产生外毒素及多种侵袭酶类，外毒素以 α 毒素为主，本质为卵磷脂酶；还可产生透明质酸酶、DNA 酶等。本菌主要可引起气性坏疽及食物中毒等，气性坏疽多见于战伤，也可见于工伤造成的大面积开放性骨折及软组织损伤等。患者表现为局部组织剧烈胀痛，局部严重水肿，水汽夹杂，触摸有捻发感，并产生恶臭。病变蔓延迅速，可引起毒血症、休克甚至死亡。某些 A 型菌株产生的肠毒素，可引起食物中毒，患者表现为腹痛、腹泻，1～2 天可自愈。

(三)肉毒梭菌

1.微生物学检查

(1)分离培养与鉴定：在怀疑为婴儿肉毒病的粪便中检出本菌，并证实其是否产生毒素，诊断意义较大。

(2)毒素检测：可取培养滤液或悬液上清注射小鼠腹腔，观察动物出现的中毒症状。

2.临床意义

本菌主要可引起食物中毒,属单纯性毒性中毒,并非细菌感染。临床表现与其他食物中毒不同,胃肠症状很少见,主要表现为某些部位的肌肉麻痹,重者可死于呼吸困难与衰竭。本菌还可以引起婴儿肉毒病,一岁以下婴儿肠道内缺乏拮抗肉毒梭菌的正常菌群,可因食用被肉毒梭菌芽孢污染的食品后,芽孢在盲肠部位定居,繁殖后产生毒素,引起中毒。

(四)艰难梭菌

1.微生物学检查

由于本菌的分离培养困难,所以在临床上一般不采用分离培养病原菌的方法,可通过临床表现及毒素检测来进行诊断。

2.临床意义

本菌可产生A、B两种毒素,毒素A为肠毒素,可使肠壁出现炎症,细胞浸润,肠壁通透性增加,出血及坏死。毒素B为细胞毒素,损害细胞骨架,致细胞固缩坏死,直接损伤肠壁细胞,因而导致腹泻及假膜形成。本菌感染与大量使用抗生素有关,如阿莫西林、头孢菌素和克林霉素等,其中以克林霉素尤为常见。艰难梭菌所致假膜性肠炎,患者表现为发热、粪便呈水样,其中可出现大量白细胞,重症患者的水样便中可出现地图样或斑片状假膜。这些症状一般可在使用有关抗生素一周后突然出现。

六、无芽孢厌氧菌

(一)主要种类及生物学性状

无芽孢厌氧菌共有23个属,与人类疾病相关的主要有10个属。见表15-10。

表15-10　与人类相关的主要无芽孢厌氧菌

革兰氏阴性		革兰氏阳性	
杆菌	球菌	杆菌	球菌
类杆菌属	韦荣菌属	丙酸杆菌属	消化链球菌属
普雷沃菌属		双歧杆菌属	
卟啉单胞菌属		真杆菌属	
梭杆菌属		放线菌属	

(1)革兰氏阴性厌氧杆菌有8个属,类杆菌属中的脆弱类杆菌最为重要。形态呈多形性,有荚膜。除类杆菌在培养基上生长迅速外,其余均生长缓慢。

(2)革兰氏阴性厌氧菌球菌有3个属,其中以韦荣菌属最重要。为咽喉部主要厌氧菌,但在临床厌氧菌分离标本中,分离率小于1%,且为混合感染菌之一。其他革兰氏阴性球菌极少分离到。

(3)革兰氏阳性厌氧球菌有5个属,其中有临床意义的是消化链球菌属,主要寄居在阴道。本菌属细菌生长缓慢,培养需5～7天。

(4)革兰氏阳性厌氧杆菌有7个属,其中以下列3个属为主。①丙酸杆菌属:小杆菌,无鞭毛,能在普通培养基上生长,需要2～5天,与人类有关的有3个种,以痤疮丙酸杆菌最为常见。②双歧杆菌属:呈多形性,有分支,无动力,严格厌氧,耐酸;29个种中有10个种与人类有关,其中只有齿双歧杆菌与龋齿和牙周炎有关;其他种极少从临床标本中分离到。③真杆菌属:单一形态或多形态，动力不定，严格厌氧，生化反应活泼，生长缓慢，常需培养 7 天，最常见的是迟钝真杆菌。

（二）微生物学检查

要从感染灶深部采取标本。最好是切取感染灶组织或活检标本，立即送检。

1.直接涂片镜检

将采集的标本直接涂片染色镜检，观察细菌形态、染色及菌量，为进一步培养以及初步诊断提供依据。

2.分离培养与鉴定

分离培养是鉴定无芽孢厌氧菌感染的关键步骤。标本应立即接种相应的培养基，最常用的培养基是以牛心脑浸液为基础的血平板。置 37 ℃厌氧培养 2～3 天，如无菌生长，继续培养 1 周。如有菌生长则进一步利用有氧和无氧环境分别传代培养，证实为专性厌氧菌后，再经生化反应进行鉴定。

（三）临床意义

无芽孢厌氧菌是一大类寄生于人体的正常菌群，引起的感染均为内源性感染，在一定的致病条件下，可引起多种人类感染。所致疾病如下。

1.败血症

败血症主要由脆弱类杆菌引起，其次为革兰氏阳性厌氧球菌。

2.中枢神经系统感染

中枢神经系统感染主要由革兰氏阴性厌氧杆菌引起，常可引起脑脓肿。

3.口腔与牙齿感染

口腔与牙齿感染主要由消化链球菌、产黑素类杆菌等引起。

4.呼吸道感染

呼吸道感染主要由普雷沃菌属、坏死梭杆菌、核梭杆菌、消化链球菌和脆弱类杆菌引起。

5.腹部和会阴部感染

腹部和会阴部感染主要由脆弱类杆菌引起。

6.女性生殖道感染

女性生殖道感染主要由消化链球菌属、普雷沃菌属和卟啉单胞菌等引起。

7.其他

无芽孢厌氧菌尚可引起皮肤和软组织感染、心内膜炎等。

七、厌氧球菌

在临床标本中检出的厌氧菌约有 1/4 为厌氧球菌。其中与临床有关的有革兰氏阳性黑色消化球菌和消化链球菌属及革兰氏阴性的韦荣球菌属。

（一）黑色消化球菌临床意义

黑色消化球菌通常寄生在人的体表及与外界相通的腔道中，是人体正常菌群的成员之一。本菌可引起人体各部组织和器官的感染（肺部、腹腔、胸膜、口腔、颅内、阴道、盆腔、皮肤和软组织等）。常与其他细菌混合感染，也可从阑尾炎、膀胱炎、腹膜炎以及产后败血症的血中分离出来。

（二）消化链球菌属临床意义

《伯杰氏系统细菌学手册》把消化链球菌属分成厌氧消化链球菌、不解糖消化链球菌、吲哚消化链球菌、大消化链球菌、微小消化链球菌等共9个菌种。本菌在临床标本中以厌氧消化链球菌最常见。消化链球菌可引起人体各部组织和器官的感染，又以混合感染多见。

(三)韦荣球菌属临床意义

韦荣球菌属有小韦荣球菌和产碱韦荣球菌两个种。它们都是口腔、咽部、胃肠道及女性生殖道的正常菌群。大多见于混合感染，致病力不强，小韦荣球菌常见于上呼吸道感染中，而产碱韦荣球菌则多见于肠道感染。

八、厌氧环境的指示

(一)化学法

亚甲蓝指示剂或刃天青指示剂。

(二)微生物法

专性需氧菌。

(刘敬利)

第四节 肠杆菌科检验

一、概述

肠杆菌科是由多个菌属组成，其生物学性状相似，均为革兰氏阴性杆菌。这些细菌常寄居在人和动物的消化道并随粪便等排泄物排出体外，广泛分布于水和土壤中。大多数肠道杆菌属于正常菌群。当机体免疫力降低或侵入肠道外组织时成为条件致病菌而引起疾病。其中包括常引起腹泻和肠道感染的细菌(埃希菌属、志贺菌属、沙门菌属、耶尔森菌属)和常导致院内感染的细菌(枸橼酸杆菌属、克雷伯菌属、肠杆菌属、多源菌属、沙雷菌属、变形杆菌属、普罗威登菌属和摩根菌属)，以及一些在一定条件下偶可引起临床感染的细菌。

(一)分类

肠杆菌科细菌的种类繁多。主要根据细菌的形态、生化反应、抗原性质以及核酸相关性进行分类。根据《伯杰系统细菌学手册》将肠杆菌科的细菌分为20个属即埃希菌属、志贺菌属、沙门菌属、枸橼酸杆菌属、克雷伯菌属、肠杆菌属、沙雷菌属、哈夫尼亚菌属、爱德华菌属、普罗威登斯菌属、变形杆菌属、摩根菌属、耶尔森菌属等。

(二)生物学特性

1.形态与染色

肠杆菌科的细菌均为革兰氏阴性杆菌，其菌体大小为(1.0～6.0)μm×(0.3～1.0)μm。多数有周鞭毛，能运动，少数菌属如志贺菌属和克雷伯菌属无鞭毛，无运动能力。均不形成芽孢，少数菌属细菌可形成荚膜。

2.培养和生化反应

需氧或兼性厌氧，营养要求不高，在普通琼脂培养基和麦康凯培养基上均能生长并形成中等大小的菌落，表面光滑，液体培养基中呈浑浊生长。发酵葡萄糖产酸、产气，触酶阳性，除少数菌

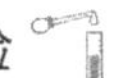

外，氧化酶阴性。硝酸盐还原为亚硝酸盐，但欧文菌属和耶尔森菌属的某些菌株例外。

3.抗原构造

肠杆菌科细菌的抗原构造复杂，包括菌体(O)抗原、鞭毛(H)抗原和表面抗原(如 Vi 抗原、K 抗原)3 种。O 抗原和 H 抗原是肠杆菌科血清学分群和分型的依据。表面抗原为包绕在 O 抗原外的不耐热的多糖抗原，可阻断 O 抗原与相应抗体之间的反应，加热处理能破坏其阻断作用。

4.变异

包括菌落 S～R 变异和鞭毛 H～O 变异。肠道杆菌易出现变异菌株。表现为耐药性或生化反应性质的改变。肠道杆菌易变异在细菌学诊断、治疗方面具有重要意义。

5.抵抗力不强

加热 60 ℃，30 分钟即被杀死。不耐干燥，对一般化学消毒剂敏感。对低温有耐受力，能耐胆盐。

6.肠杆菌科的初步分类

可根据苯丙氨酸脱氨酶试验和葡萄糖酸盐试验(也可用 V-P 试验)将肠肝菫科初步分为三大类(表 15-11)。

表 15-11 肠杆菌的初步分类

菌属名	苯丙氨酸	葡萄糖酸盐
变形杆菌属	+	−
普罗维登斯菌属	+	−
摩根菌属	+	−
克雷伯菌属	−	+
肠杆菌属	−	+
沙雷菌属	−	−
哈夫尼亚菌属	−	−
埃希菌属	−	−
志贺菌属	−	−
沙门菌属	−	−
枸橼酸菌属	−	−
爱德华菌属	−	−
耶尔森菌属	−	−

(三)致病性

肠杆菌科细菌种类多，可引起多种疾病。

1.伤寒和副伤寒

伤寒和副伤寒由伤寒沙门菌和副伤寒沙门菌引起。

2.食物中毒

食物中毒由部分沙门菌(如丙型副伤寒沙门菌、鼠伤寒沙门菌)或变形杆菌引起。

3.细菌性痢疾

细菌性痢疾由志贺菌引起。

4.其他感染

大肠埃希菌、变形杆菌及克雷伯菌等条件致病菌可引起泌尿生殖道、伤口等部位的感染。

(四)微生物学检验

1.分离培养

将粪便或肛拭标本立即接种在肠道菌选择培养基上或先增菌后再分离；血、尿或脓汁等其他标本原则上不使用选择培养基。分离纯菌后，根据菌落特点，结合革兰氏染色及氧化酶反应结果做进一步鉴定。

2.鉴定

(1)初步鉴定。原则：①确定肠杆菌科的细菌，应采用葡萄糖氧化-发酵试验及氧化酶试验与弧菌科和非发酵菌加以鉴别；②肠杆菌科细菌的分群，多采用苯丙氨酸脱氨酶和葡萄糖酸盐试验，将肠杆菌科的细菌分为苯丙氨酸脱氨酶阳性、葡萄糖酸盐利用试验阳性和两者均为阴性反应三个类群；③选择生化反应进行属种鉴别。

有很多临床实验室习惯将选择培养基或鉴别培养基上的可疑菌落分别接种克氏双糖铁琼脂(KIA)和尿素-靛基质-动力(MIU)复合培养基管中，并根据其六项反应结果，将细菌初步定属。

(2)最后鉴定。肠杆菌科各属细菌的最后鉴定是根据生化反应的结果定属、种，或再用诊断血清做凝集反应才能做出最后判断。

二、埃希菌属

埃希菌属包括5个种，即大肠埃希菌、蟑螂埃希菌、弗格森埃希菌、赫尔曼埃希菌和伤口埃希菌。临床最常见的是大肠埃希菌。

大肠埃希菌是人类和动物肠道正常菌群。

(一)所致疾病

1.肠道外感染

肠道外感染以泌尿系统感染常见，高位严重尿道感染与特殊血清型大肠埃希菌有关。还有菌血症、胆囊炎、腹腔脓肿。

2.肠道感染

引起肠道感染的大肠埃希菌有下列五个病原群。

(1)肠产毒性大肠埃希菌(ETEC)：引起霍乱样肠毒素腹泻(水泻)。

(2)肠致病性大肠埃希菌(EPEC)：主要引起婴儿腹泻。

(3)肠侵袭性大肠埃希菌(EIEC)：可侵入结肠黏膜上皮，引起志贺样腹泻(黏液脓血便)。

(4)肠出血性大肠埃希菌(EHEC)：又称产志贺样毒素(VT)大肠埃希氏菌(SLTEC或UTEC)，其中O157：H7可引起出血性大肠炎和溶血性尿毒综合征(HUS)。临床特征为严重的腹痛、痉挛，反复出血性腹泻，伴发热、呕吐等。严重者可发展为急性肾衰竭。

(5)肠黏附性大肠埃希菌(EAggEC)：也是新近报道的一种能引起腹泻的大肠埃希菌。

3.CDC将大肠埃希氏菌O157：H7列为常规检测项目

EHEC的血清型>50种，最具代表性的是O157：H7。在北美许多地区，O157：H7占肠道分离病原菌的第二或第三位，是从血便中分离到的最常见的病原菌，分离率占血便的40%，6月、7月、8月三个月O157：H7感染的发生率最高。且O157是4岁以下儿童急性肾衰竭的主要病原菌，所以CDC提出应将大肠埃希氏菌O157：H7列为常规检测项目。

(二)微生物学检验

1.标本采集

肠道感染可采集粪便；肠道外感染可根据临床感染情况采集中段尿液、血液、脓汁、胆汁、脑脊液、痰、分泌液等。

2.检验方法及鉴定

(1)涂片与镜检：脓汁及增菌培养物发现单一革兰氏阴性杆菌，可初步报告染色、形态、性状供临床用药参考。

(2)分离培养：粪便标本可用弱选择鉴别培养基进行分离，脓汁等可用血平板分离，取可疑菌落进行形态观察及生化反应。

(3)鉴定。①初步鉴定：根据菌落特征，涂片染色的菌形及染色反应，取纯培养物进行生化反应，凡符合KIA：A/A或K/A、产气或不产气、H_2S－，MIU：动力＋或－、吲哚＋、脲酶－，甲基红＋，硝酸盐还原＋，VP－，氧化酶－，枸橼酸盐－，可鉴定为大肠埃希菌。②最后鉴定：一般常规检验做到上述初步鉴定即可，必要时可做系列生化反应最后鉴定，其中主要的鉴定试验为：氧化酶阴性、发酵葡萄糖产酸产气或只产酸、发酵乳糖产酸产气或迟缓发酵产酸、不发酵肌醇、IMViC反应为＋＋－－(占94.6%)、脲酶阴性、H_2S阴性、苯丙氨酸脱氨酶阴性、硝酸盐还原阳性、动力多数阳性。③某些大肠埃希菌，尤其是无动力的不发酵乳糖株，应与志贺菌相鉴别，两者的主要鉴别试验可用醋酸钠和葡萄糖铵利用试验及黏质酸盐产酸三种试验，大肠埃希菌均为阳性，而志贺菌均为阴性；肠道内感染还需做血清分型、毒素测定或毒力试验；食物、饮料、水等卫生细菌学检查，主要进行大肠菌群指数检测。④血清学鉴定。

三、志贺菌属

志贺菌属是人类细菌性痢疾最常见的病原菌，通称痢疾杆菌。根据生化反应与血清学试验该属细菌分为痢疾、福氏、鲍氏和宋内志贺菌四群，CDC分类系统将生化性状相近的A、B、C群归为一群，统称为A、B、C血清群，将鸟氨酸脱羧酶和β-半乳糖苷酶均阳性的宋内志贺菌单列出来。我国以福氏和宋内志贺菌引起的菌痢最为常见。

(一)所致疾病

急性菌痢；中毒性菌痢；慢性菌痢。

(二)微生物学检验

1.标本采集

尽可能在发病早期及治疗前采集新鲜粪便，选择脓血便或黏液便，必要时可用肛拭子采集。

2.检验方法及鉴定

(1)分离培养：取粪便(黏液或脓血部分)或肛拭标本接种GN肉汤增菌及再进行分离培养。一般同时接种强弱选择性不同的两个平板。强选择鉴别培养基可用沙门菌、志贺菌选择培养基(SS)；弱选择培养基可用麦康凯或中国蓝培养基。培养18～24小时后选取可疑菌落进行下列鉴定。

(2)鉴定。①初步鉴定：挑选可疑菌落3～4个先用志贺菌属多价诊断血清做试探性玻片凝集试验。将试探性凝集试验阳性的菌落至少接种2～3支KIA和MIU，经35℃培养18～24小时，凡符合KIA：K/A、产气/＋、H_2S－，MIU：动力－、吲哚＋/－、脲酶－、氧化酶－，并结合试探性玻片凝集试验阳性结果可鉴定为志贺菌属；②最后鉴定：增加甘露醇（＋/－）、蔗糖（－/＋）（宋内志贺菌迟缓阳性）、柠檬酸盐（－）、苯丙氨酸脱氨酶（－）、ONPG 及鸟氨酸脱羧酶（－）（宋内志贺菌为阳性）；用志贺菌属的诊断血清做群型鉴定。A 群痢疾志贺菌，甘露醇阴性，10 个血清型。B 群福氏志贺菌，有 6 个血清型和 X、Y2 各变型。C 群鲍特志贺菌，15 个血清型。D 群宋内志贺菌，仅有一个血清型，有光滑型（S）和粗糙型（R）两种菌落。

3.与大肠埃希菌的鉴别

（1）无动力，不发酵乳糖，靛基质阴性，赖氨酸阴性。

（2）发酵糖产酸不产气（福氏志贺菌 6 型、鲍氏志贺菌 13 和 14 型、痢疾志贺菌 3 型除外）。

（3）分解黏液酸，在醋酸盐和枸橼酸盐琼脂上产碱。

4.与类志贺邻单胞菌和伤寒沙门菌的鉴别

可用动力和氧化酶试验加以鉴别，志贺菌均为阴性，而类志贺邻单胞菌为阳性。伤寒沙门菌硫化氢和动力阳性，能与沙门菌属因子血清（O 多价 A-F 群或 Vi）凝集而不与志贺菌属因子血清凝集。

（三）临床意义

致病因素为侵袭力、内毒素及外毒素（志贺菌 A 群/Ⅰ型和Ⅱ型产生志贺毒素，其有细胞毒、肠毒素、神经毒）。可引起人类细菌性痢疾，其中可分急性、慢性两种，小儿易引起急性中毒性痢疾。慢性菌痢可人与人传播，污染水和食物可引起暴发流行。

（四）防治原则

预防的主要措施是防止进食被污染的食品、饮料及水，及早发现及早积极治疗携带者。临床治疗要根据体外药敏试验结果选用抗生素及其他抗痢疾药物，保持水和电解质平衡。对于中毒性菌痢患者应采取综合性治疗措施，如升压、抗休克、抗呼吸衰竭等。

四、沙门菌属

（一）致病性

致病因素有侵袭力、内毒素和肠毒素 3 种。临床上可引起胃肠炎、肠热症、菌血症或败血症等。其中肠热症属法定传染病。

（二）微生物学检查

1.标本采集

根据不同疾病采取不同的标本进行分离与培养。肠热症的第一、二周采血液，第二、三周采粪便与尿液。整个病程中骨髓分离细菌阳性率较高。食物中毒采集食物与粪便。

2.检查方法及鉴定

（1）分离培养。①粪便：一般将粪便或肛拭直接接种于 SS 和麦康凯平板上，用两种培养基的目的是为提高标本的阳性检出率；②血液和骨髓：抽取患者血液 5 mL 或骨髓 0.5 mL，立即接种于含 0.5％胆盐肉汤或葡萄糖肉汤5 mL试管中进行增菌，48 小时将培养物移种到血平板和肠道鉴别培养基上，若有细菌生长取菌涂片革兰氏染色并报告结果，对增菌培养物连续培养 7 天，仍无细菌生长时，则报告阴性；③尿液：取尿液 2～3 mL 经四硫黄酸盐肉汤增菌后，再接种于肠道菌选择培养基或血平板上进行分离培养，亦可将尿液离心沉淀物分离培养。

（2）鉴定：沙门菌属的鉴定与志贺菌属相同，须根据生化反应和血清学鉴定两方面进行。①初步鉴定：如为革兰氏阴性杆菌时作氧化酶试验，阴性时，挑取可疑菌落分别移种于 KIA 和

MIU上，并做生化反应。以沙门菌多价诊断血清做玻片凝集试验。凡符合KIA：K/A、产气+/-、H_2S+/-，MIU：动力+、吲哚-、脲酶+，氧化酶-，触酶+，硝酸盐还原+，以沙门菌多价血清作玻片凝集试验阳性，鉴定为沙门菌属；②最后鉴定：沙门菌血清学鉴定主要借助于沙门菌O抗原多价血清与O、H、Vi抗原的单价因子血清。

(3)血清学诊断。肥达试验：用已知的伤寒沙门菌O、H抗原，副伤寒甲、乙H抗原稀释后与被检血清做定量凝集试验，以检测患者血清中抗体的含量，来判断机体是否受沙门菌感染而导致肠热症并判别沙门菌的种类。

(三)防治原则

加强饮食卫生，防止污染食品及水源经口感染，携带者的积极治疗，皮下注射死菌苗或口服减毒活菌苗是预防沙门菌属细菌传染的几个主要措施。

五、变形杆菌属、普罗威登斯菌属及摩根菌属

变形杆菌属包括四个种，即普通变形杆菌、奇异变形杆菌和产黏变形杆菌和潘氏变形杆菌。普罗威登斯菌属有四个种：产碱普罗威登斯菌、斯氏普罗威登斯菌、雷极普罗威登斯菌和潘氏普罗威登斯菌。摩根菌属只有一个种，即摩根菌。

这三个属的细菌为肠道寄居的正常菌群，在一定条件下能引起各种感染，也是医源性感染的重要条件致病菌。

(一)致病性

1.变形杆菌属

普通变形杆菌和奇异变形杆菌引起尿道、创伤、烧伤的感染。普通变形杆菌还可引起多种感染及食物中毒；奇异变形杆菌还可引起婴幼儿肠炎。产黏变形杆菌尚无引起人类感染的报道。本菌属细菌具O抗原及H抗原，普通变形杆菌OX19、OX2、OXk的菌体抗原与某些立克次体有共同抗原，这就是外-斐(Weil-Felix)反应，是用以诊断某些立克次体病的依据。

2.普罗威登斯菌属

本属菌可引起烧伤、创伤与尿道感染。

3.摩根菌属

本属细菌为医源性感染的重要病原菌之一。

(二)微生物学检验

1.标本采集

根据病情采集尿液、脓汁、伤口分泌物及婴儿粪便等。

2.检验方法及鉴定

(1)直接涂片：尿液、脑脊液、胸腔积液、腹水等离心沉淀后，取沉淀物涂片；脓液和分泌液可直接涂片，行革兰氏染色后，观察形态及染色性。

(2)分离培养：将各类标本分别接种于血琼脂平板和麦康凯或伊红亚甲蓝(EMB)琼脂平板，孵育35 ℃ 18小时后挑选菌落。为了抑制变形杆菌属菌的迁徙生长，可于血琼脂中加入苯酚或苯乙醇，使其最终浓度为1 g/L和0.25%，这并不影响其他细菌的分离。变形杆菌属在血琼脂上呈迁徙生长，在肠道菌选择培养基上形成不发酵乳糖菌落，在SS琼脂上常为有黑色中心的菌落。

(3)鉴定：接种前述生化培养基，并做氧化酶试验，进行此三个属和属、种鉴定。

六、耶尔森菌属

耶尔森菌属包括 7 个种，其中鼠疫耶尔森菌、假结核耶尔森菌和小肠结肠炎耶尔森菌与人类致病有关。

(一)鼠疫耶尔森菌

1.致病性

鼠疫耶尔森菌俗称鼠疫杆菌，是烈性传染病鼠疫的病原菌。鼠疫是自然疫源性传染病，通过直接接触染疫动物或节肢动物叮咬而感染。临床常见腺鼠疫、败血型鼠疫和肺鼠疫。

2.微生物学检验

(1)标本采集：主要采集血液、痰和淋巴结穿刺液。

(2)检验方法及鉴定：鼠疫耶尔森菌为甲类病原菌，传染性极强，故应严格遵守检验操作规程，要求实验室有隔离设施，防鼠、防蚤和严密的个人防护措施；用过的实验器材及物品随时消毒处理。

直接涂片检查：疑似患者、检材或病死鼠的组织材料必须做显微镜检查。①制片：淋巴结、渗出液、骨髓和痰等可直接涂片，血液做成厚滴片，干燥后用蒸馏水裂解红细胞，脏器组织可行切面切片；②固定及染色：待标本干燥后，用甲醇与 95%乙醇或 95%乙醇与乙醚各半之混合固定液固定 10 分钟，待干后染色，一般制片两张，分别用于革兰氏染色和亚甲蓝染色。

分离培养：鼠疫耶尔森菌学检验中分离培养步骤十分重要，分离培养时未污染标本可直接接种血平板，污染标本则需接种选择性培养基，如龙胆紫亚硫酸钠琼脂。经 28～30 ℃培养 24 小时后，挑选菌落进行鉴定。

鉴定：根据菌落特征，细菌形态，尤其是 3%氯化钠琼脂上生长呈多形性形态和肉汤中呈“钟乳石”状发育，KIA 结果利用葡萄糖，不利用乳糖，不产 H_2S，MIU 均为阴性反应，丙氨酸脱氨酶试验呈阴性反应即可初步鉴定。

为做最后鉴定应补充以下试验方法：①噬菌体裂解试验；②动物试验；③免疫学方法。

(二)小肠结肠炎耶尔森菌

1.致病性

本菌为人畜共患菌，动物感染后多无症状，通过消化道传播引起人类肠道感染性疾病。根据感染后定居部位不同，可分为小肠结肠炎、末端回肠炎、胃肠炎、阑尾炎和肠系膜淋巴结炎。除肠道感染外尚可发生败血症、结节性红斑及关节炎等。

2.微生物学检验

(1)标本采集：标本来自被检者粪便、血液、尿液、食物或脏器组织等。

(2)检验方法及鉴定。①分离培养：粪便标本可直接接种于麦康凯、NyE(耶尔森选择性琼脂)或 SS 琼脂，亦可将标本接种于 5 mL、pH 为 7.4，15 mmol/L 磷酸缓冲液(PBS)中，如为食物标本在研碎后加 10 倍量的上述 PBS，置 4 ℃冰箱，分别于 7 天、14 天、21 天取上述含菌 PBS 0.1 mL接种于肠道菌选择琼脂平板，置25 ℃培养 24 小时后，挑选可疑小肠结肠炎耶尔森菌菌落进一步鉴定；②鉴定：根据菌落形态，革兰氏染色的典型形态特点，氧化酶试验阴性，30 ℃以下培养液暗视野观察，其动力呈翻滚状态，KIA 只利用葡萄糖，MIU 试验 22 ℃动力阳性，37 ℃无动力，脲酶试验阳性，即可做出初步鉴定；③血清学鉴定：用小肠结肠炎耶尔森菌 O 因子血清与待检菌做玻片凝集试验。

七、肠杆菌科的其他菌属

除上述主要对人致病的菌属外，肠杆菌科还包括枸橼酸杆菌属、克雷伯菌属、肠杆菌属、沙雷菌属、哈夫尼亚菌属、爱德华菌属和欧文菌属。前四属在临床感染标本中具有较高的分离率。大多属于条件致病菌。

（一）枸橼酸杆菌属

枸橼酸杆菌属包括弗劳地枸橼酸杆菌、异型枸橼酸杆菌和无丙二酸盐枸橼酸杆菌三个种，这些细菌广泛分布在自然界，属正常菌群成员，凡粪便污染的物品，均可检出枸橼酸杆菌。

1.致病性

本菌为条件致病菌，常在一些慢性疾病如白血病、自身免疫性疾病或医疗插管术后的泌尿道、呼吸道中检出，可引起败血症、脑膜炎、骨髓炎、中耳炎和心内膜炎等。

2.微生物学检验

(1)标本采集：根据病情可取尿液、痰、血液或脓汁等。

(2)检验方法及鉴定：各类标本在血平板分离培养后根据菌落特征，结合涂片染色结果及氧化酶、发酵型证实为肠杆菌科的细菌，再相继做属、种鉴定。

属的鉴定：由于在 KIA 的反应结果与沙门菌属、爱德华菌属相似，故应予以进一步鉴别。β-半乳糖苷酶、赖氨酸脱羧酶和枸橼酸盐利用三个试验枸橼酸杆菌属为＋－＋，沙门菌属为－/＋＋＋，爱德华菌属为－＋－。

种的鉴别：根据产生靛基质、硫化氢、丙二酸盐利用。

（二）克雷伯菌属

本属细菌引起的感染日见增多，其中以肺炎克雷伯菌最为多见。肺炎克雷伯菌分为肺炎克雷伯肺炎亚种、肺炎克雷伯菌臭鼻亚种和肺炎克雷伯菌鼻硬节亚种。

1.致病性

肺炎克雷伯菌肺炎亚种引起婴儿肠炎、肺炎、脑膜炎、腹膜炎、外伤感染、败血症和成人医源性尿道感染。

臭鼻亚种引起臭鼻症，鼻硬节亚种引起鼻腔、咽喉和其他呼吸道的硬节病，催娩克雷伯菌可引起呼吸道和泌尿道感染、创伤感染与败血症等。

2.微生物学检验

(1)标本的采集：肠炎患者采集粪便，败血症者采集血液，其他根据病症分别采集尿液、脓汁、痰、脑脊液、胸腔积液及腹水等。

(2)检验方法及鉴定。①涂片染色。有些标本可直接涂片染色镜检，镜下出现带有荚膜的革兰氏阴性杆菌。②分离培养。将粪便标本接种于肠道选择鉴别培养基，血液标本先经增菌后接种血平板，经37 ℃培养 16～24 小时，取肠道选择鉴别培养基上乳糖发酵的黏性菌落或血琼脂上灰白色大而黏的菌落进行涂片，染色镜检；如有荚膜的革兰氏阴性菌，氧化酶阴性反应，则移种 KIA、MIU、葡萄糖蛋白胨水和枸橼酸盐培养基初步鉴定。③鉴定。初步鉴定，根据 KIA、MIU，结合甲基红试验、V-P 试验、枸橼酸盐利用及氧化酶结果进行初步鉴定；最后鉴定，属的鉴定：关键是克雷伯菌属动力和鸟氨酸脱羧酶均为阴性反应，种的鉴定：肺炎克雷伯菌吲哚阴性和不能在 10 ℃生长，而催娩克雷伯菌吲哚阳性，能在10 ℃生长，不能在 25 ℃生长。④亚种鉴别。肺炎克雷伯菌三个亚种的鉴别关键是 IMViC 试验；肺炎亚种的结果为－－＋＋；臭鼻亚种为－＋－；鼻硬节亚种为－＋－－；臭鼻和鼻硬节克雷伯菌亚种也可用丙二酸盐利用加以区分，前者阴性，后者阳性。

（三）肠杆菌属

肠杆菌属包括阴沟肠杆菌、产气肠杆菌、聚团肠杆菌、日勾维肠杆菌、坂崎肠杆菌、中间型肠杆菌及河生肠杆菌七个种。

1.致病性

本菌属广泛分布于自然界，在土壤、水和日常食品中常见。阴沟、产气、聚团、日勾维等肠杆菌常导致条件致病，引起呼吸道、泌尿生殖道感染，亦可引起菌血症，引起新生儿脑膜炎。

2.微生物学检验

（1）标本采集：根据临床病症可采集血液、尿液、脓汁、脑脊液及其他材料。

（2）检验方法及鉴定。①与大肠埃希菌的鉴别和肠杆菌的属、种鉴定：主要根据 IMViC 反应结果，肠杆菌属多为－－＋＋，而大肠埃希菌是＋＋－－；肠杆菌属的属、种鉴定参照前述生化反应。②与肺炎克雷伯菌的鉴别：产气肠杆菌、阴沟肠杆菌和肺炎克雷伯菌的 IMViC 结果均为－－＋＋，区别是前两者动力阳性，后者动力阴性。

（四）沙雷菌属

沙雷菌属包括黏质沙雷菌、液化沙雷菌、深红沙雷菌、普城沙雷菌、臭味沙雷菌及无花果沙雷菌。本属菌广泛分布于自然界，是水和土壤中常居菌群，也是重要的条件致病菌。

1.致病性

黏质沙雷菌可导致呼吸道与泌尿道感染。液化沙雷菌存在于植物和啮齿类动物的消化道中，是人的条件致病菌，主要引起呼吸道感染。

2.微生物学检验

血液、尿液、痰、脓液等标本的检验程序和方法可参照克雷伯菌。沙雷菌与其他菌属细菌的根本区别是沙雷菌具 DNA 酶和葡萄糖酸盐阳性。

（五）哈夫尼亚菌属、爱德华菌属及少见的肠杆菌科菌属

1.哈夫尼亚菌属

（1）致病性：蜂房哈夫尼亚菌存在于人和动物粪便中，河水和土壤亦有分布，是人类的条件致病菌，偶可致泌尿道、呼吸道感染、小儿化脓性脑膜炎与败血症。

（2）微生物检验：应注意与肠杆菌属及沙雷菌属的区别。哈夫尼亚菌不利用枸橼酸盐，不水解明胶，无 DNA 酶，并能够被哈夫尼亚噬菌体裂解，赖氨酸脱羧酶阳性。

2.爱德华菌属

致病性：多数菌种存在于自然环境中，淡水亦有分布，是鱼类的致病菌，也是人类的一种罕见的条件致病菌。迟缓爱德华菌可导致肠道外感染，作为腹泻病原菌尚未确定。

（刘敬利）

第五节　流行性感冒病毒检验

流行性感冒病毒简称流感病毒，属正黏病毒科，是引起人和动物流行性感冒的病原体，

1933年由Smith等首先从雪貂中分离出并确定为流感的病原体。由于抗原极易发生变异从而逃避人群中已存在的免疫力，故流感病毒曾多次引起世界性的大流行，如1918—1919年的流行导致全球至少2 000万人死亡。近年来，发现某些动物的甲型流感病毒亚型可传染人类。1997年中国香港1名儿童因禽流感病毒H5N1感染而致死，这是全世界首例禽流感病毒感染人类的报道，2003—2009年间，世界多个国家都有不同规模的禽流感流行。2009年3月底，墨西哥、美国几乎同时报道了由一种变异后的A(H1N1)猪流感病毒新基因型导致人发热性呼吸系统疾病的病例，该毒株包含有猪流感、禽流感和人流感三种流感病毒的基因片段，可以在人间传播。WHO当时将此次流感疫情称为“人感染猪流感”，但随着对疫情和病毒性质的深入了解，现命名为“甲型H1N1流感”。该病毒传染性强，至2009年7月，仅3个月已涉及全球100个国家或地区，累计感染人数超过13万人；2009年4月30日，我国将其纳入《中华人民共和国传染病防治法》规定的乙类传染病，依照甲类传染病采取预防、控制措施。

一、生物学特性

(一)形态结构

流感病毒以球形最多见，直径80～120 nm，新分离出的病毒可呈丝状或杆状；病毒核酸与衣壳组成核衣壳，有包膜，包膜表面有刺突。

(二)基因组

流感病毒核酸为分节段的单股负链RNA，基因组全长约13 kb。甲型、乙型由8个节段、丙型由7个节段组成，各节段长度在890～2 341个核苷酸不等，节段1～6各能编码1种蛋白，依次是RNA多聚酶(PB2、PB1、PA)、HA、NP、NA；片段7编码M1、M2二种基质蛋白(MP)，片段8编码NS1、NS2二种非结构蛋白。病毒核酸复制后，不同节段核酸重新装配子代病毒体时容易发生基因重组，导致新病毒株的出现，是流感病毒容易发生变异的重要原因之一。核蛋白(NP)为可溶性蛋白，抗原性稳定，具有型的特异性。每个RNA节段与NP结合构成核糖核蛋白(RNP)，即病毒的核衣壳，呈螺旋对称；RNP与RNA多聚酶一同构成病毒的核心。

流感病毒的包膜由2层组成。内层为基质蛋白M1，它增加了包膜的硬度和厚度，使包膜具有韧性，并可促进病毒装配；M1抗原性较稳定，也具有型特异性。外层为脂质双层，来源于宿主细胞膜，基质蛋白M2嵌于其中形成膜离子通道，利于病毒脱壳和HA的产生。包膜上还镶嵌有许多突出于病毒表面呈辐射状的糖蛋白刺突，根据结构和功能的不同分为血凝素(HA)和神经氨酸酶(NA)，其数量之比为4∶1～5∶1。HA和NA抗原结构极易发生变异，是甲型流感病毒分亚型的主要依据。

1.HA

HA为由3条蛋白单体以非共价键连接而成的三聚体，呈三棱柱状插在包膜上，由病毒基因组片段4编码，约占病毒蛋白的25%。HA主要有3个功能。①凝集红细胞：HA因能与人和多种脊椎动物(鸡、豚鼠等)红细胞膜上的糖蛋白受体(唾液酸)结合引起红细胞凝集而得名。②吸附宿主细胞：每个HA单体的前体(HAO)必须经细胞蛋白酶裂解形成以二硫键连接的HA1和HA2亚单位后病毒才具有感染性。其中HA1是与宿主细胞膜上的唾液酸受体结合的部位，与感染性有关；HA2具有膜融合活性，能促进病毒包膜与宿主细胞膜融合并释放核衣壳。可见HA与病毒吸附和穿入宿主细胞有关。③免疫原性：HA为保护性抗原，可刺激机体产生相应的抗体，能中和病毒。该抗体能抑制血凝现象，也称为血凝素抑制抗体。

2.NA

由病毒基因组片段 6 编码的糖蛋白四聚体，约占病毒蛋白的 5%。NA 呈蘑菇状：一端呈扁球形，含有酶的活性中心和抗原位点；另一端呈细杆状，镶嵌于包膜的脂质双层中。NA 能水解病毒感染细胞表面受体糖蛋白末端的 N-乙酰神经氨酸，使病毒从细胞膜上解离，有利于成熟病毒的释放和扩散。NA 也具有抗原性，其相应抗体能抑制酶的水解作用，但不能中和病毒。

(三)分型与变异

流感病毒按照核蛋白(NP)和基质蛋白(MP)不同分为甲(A)、乙(B)、丙(C)三型。甲型流感病毒除了感染人外还可引起禽、猪、马等动物的感染；乙型流感病毒仅感染人且致病性较低；丙型流感病毒只引起人不明显或轻微的上呼吸道感染，很少造成流行。甲型流感病毒 HA 和 NA 抗原性又分为许多亚型。

抗原性持续不断的发生变异是甲型流感病毒的最突出的特点，变异通常发生在 HA 和 NA，二者可同时或单独出现。甲型流感病毒抗原变异幅度的大小直接影响到流感流行的规模。抗原性变异有两种形式，即抗原漂移和抗原转换。

1.抗原漂移

抗原变异幅度小，为量变，NA、HA 氨基酸改变率低于 1%。其原因是病毒基因组发生一系列点突变，使其编码的氨基酸序列发生改变，导致亚型内的变异。抗原漂移使该突变株能逃避人群中已存在的免疫抗体的作用而被选择出来在人群中传播，造成中小规模的流行。

2.抗原转换

抗原变异幅度较大，为质变，NA、HA 氨基酸改变率＞20%，形成一个新的亚型，由于人群对其完全缺乏免疫力，常可导致大规模流行，甚至世界范围内的大流行。目前认为造成抗原转换的主要原因可能有：①突变选择或自然选择，即旧亚型经过一系列突变后经过机体自然筛选形成新的亚型。②动物来源，动物流感病毒发生突变获得对人的致病性，如近年来的人禽流感(H5N1)感染就可能属于该类型。③基因重组，由于流感病毒核酸是分节段的，当 2 种不同流感病毒感染同一宿主细胞后，二者的核酸节段发生基因重组形成新的亚型。

(四)培养特性

流感病毒可在鸡胚和培养细胞中增殖，其中最适于在鸡胚中生长。初次分离时接种鸡胚羊膜腔最佳，传代后可接种于尿囊腔。组织培养时一般选用猴肾细胞(PMK)、犬肾传代细胞(MDCK)。流感病毒在鸡胚和细胞中增殖后不引起明显的细胞病变，可用红细胞凝集试验来判断病毒的感染与增殖。

(五)抵抗力

流感病毒抵抗力较弱，不耐热，56 ℃ 30 分钟即被灭活，在室温下很快丧失传染性，0～4 ℃则可存活数周；对干燥、日光、紫外线及甲醛、乙醇等敏感。

二、致病性

流感多发生于冬季，病毒感染性较强，主要通过飞沫或气溶胶经呼吸道传播，短时间内在人群中突然发生并迅速蔓延，造成不同规模的流行。

流感病毒进入人呼吸道后，HA 与柱状黏膜上皮细胞相应受体结合，病毒包膜与宿主细胞膜融和，脱壳后在细胞内复制增殖，引起广泛的细胞空泡变性；子代病毒以出芽方式释放，使上皮细胞变性、脱落，并迅速扩散至邻近细胞，导致黏膜充血水肿。流感病毒感染后一般经 1～3 天潜伏期，患者突然发病，出现畏寒、发热、头痛、肌痛、咽痛、乏力、鼻塞、咳嗽、流涕等症状，一般持续1～5天，高热可达38～40℃。该病毒一般仅在局部繁殖，极少入血，全身症状与病毒刺激机体产生的细胞因子有关。发病初期2～3天鼻咽部分泌物中病毒含量最高，传染性最强，以后则迅速减少。流感属于自限性疾病，无并发症者通常5～7天即可恢复。婴幼儿、老年人及抵抗力低下的人群可出现并发症，且多为细菌引起的继发性感染，常见的细菌包括肺炎链球菌、金黄色葡萄球菌、流感嗜血杆菌及肺炎克雷伯菌等，严重者可危及生命。

三、微生物学检验

一般在流感流行期根据典型的症状即可作出初步诊断，但确诊及鉴别诊断、分型、监测新突变株的出现，以及流行病学调查等必须结合或依靠实验室的病毒学检验。

(一)标本采集

进行病毒的分离培养时应在发病早期采集标本，以前3天阳性率最高，随时间的延长分离率降低。可用于分离的标本包括鼻腔洗液、鼻拭子和咽漱液等，必要时可采集支气管分泌物。标本采集过程中尽量减少污染，并置于冰壶中尽快运送到实验室，如不能在48小时内接种，应置于－70℃保存。上述标本也可用于病毒抗原或RNA的检测。此外，采集患者的血清可用于病毒的血清学检验。

(二)形态学检查

免疫电镜观察是快速和直接的检测方法。一般用相应特异性抗体与标本或细胞培养物相互作用后，电镜下直接观察。对于拭子标本可涂片固定后与甲型、乙型流感病毒的抗体共同孵育，然后与荧光素标记的二抗染色后，在荧光显微镜下观察。

(三)病毒分离培养

取处理好的标本接种9～11天龄鸡胚羊膜腔或尿囊腔，孵育3天后收集羊水或尿囊液进行血凝试验，如阳性再用血凝抑制试验(HI)鉴定型别。如血凝试验阴性，应盲传3次，仍为阴性，则证实无病毒生长。标本也可接种PMK、MDCK等培养细胞，但病毒增殖后并不出现明显的CPE，常用红细胞吸附法或免疫荧光法来检测。

(四)免疫学检测

采集患者急性期(早期1～5天)发病和恢复期(发病后2～4周)的双份血清进行HI检测，如抗体效价升高4倍或以上即有诊断意义。此外，可利用补体结合试验(CF)进行分型鉴定，利用中和试验(Nt)进行分亚型鉴定。也可用ELISA、EIA等方法直接检测呼吸道分泌物、脱落细胞中的病毒抗原。

(五)分子生物学检测

RT-PCR和Real-Time PCR检测病毒RNA可用于的诊断和分型鉴定。

(刘敬利)

第六节　副黏病毒科检验

副黏病毒科的许多生物学性状与正黏病毒科相似，如均为负链RNA病毒、有包膜、核衣壳呈螺旋对称等，但也有不同之处。常见的副黏病毒科的病毒包括副流感病毒、呼吸道合胞病毒、腮腺炎病毒、麻疹病毒等。

一、麻疹病毒

麻疹病毒(MV)属于副黏病毒科麻疹病毒属，只有1个血清型，是麻疹的病原体。麻疹是一种常见的儿童急性传染病，自应用疫苗接种后其发病率大幅度降低，但仍是发展中国家儿童死亡的主要原因之一。

(一)生物学特性

病毒呈球形或丝状，直径120～250 nm，螺旋对称，有包膜。病毒核心为不分节段的单股负链RNA，有6个结构基因，依次编码核蛋白(NP)、磷酸化蛋白(P)、基质蛋白(MP)、融合蛋白(F)、血凝素(HA)和RNA依赖RNA聚合酶，其中HA和F蛋白是包膜表面的刺突。HA只凝集猴红细胞，并能与细胞表面的CD46受体结合诱导病毒吸附；F蛋白又称血溶素(HL)，具有溶血活性，可使细胞发生融合形成多核巨细胞。麻疹病毒SSPE突变株的M蛋白和F蛋白基因发生突变，影响了病毒的装配、出芽和释放，故极少产生游离的病毒，也称“缺陷型麻疹病毒”，但与细胞结合能力增强。

麻疹病毒可在HeLa、Vero等多种原代细胞或传代细胞中增殖，引起细胞融合形成多核巨细胞，胞浆和胞内出现嗜酸性包涵体等细胞病变。病毒抵抗力弱，56 ℃ 30分钟可被灭活，对脂溶剂、一般消毒剂、日光及紫外线等敏感。

(二)致病性

人是麻疹病毒的唯一自然宿主。麻疹好发于冬春季节，人群对麻疹普遍易感，我国6个月～5岁的儿童发病率最高。病毒主要通过飞沫直接传播，也可经接触污染的玩具、用具等传播。麻疹传染性极强，与患者接触后几乎全部发病。病毒侵入后潜伏期10～14天。黏附分子CD46是麻疹病毒识别的受体，凡表面有该分子的组织细胞(人体内除红细胞以外的大多数组织细胞)均可被麻疹病毒感染。病毒首先在呼吸道上皮细胞和淋巴组织内增殖，然后进入血液形成第一次病毒血症，扩散至全身淋巴组织和单核吞噬细胞系统，大量增殖后再次入血，形成第二次病毒血症，扩散到眼结膜、口腔和呼吸道黏膜、小血管、皮肤等部位并引起病变，临床表现为发热、畏光、流涕、咳嗽等结膜炎、鼻炎和上呼吸道卡他症状，此时患者的传染性最强。发病2天后口腔两颊内出现中央灰白色、周围有红晕的柯氏斑，有助于临床早期诊断。之后1～3天，按颈部、躯干、四肢的顺序皮肤先后出现特征性的红色斑丘疹，此即出疹期，病情最为严重；一般24小时内皮疹出齐，4天后开始消退，有色素沉着，同时体温开始下降，症状减退。年幼体弱的患儿易继发细菌性肺炎，是导致死亡的主要原因。

除典型的麻疹症状外，免疫功能正常、未接种疫苗的少数患儿会出现急性麻疹后脑炎，导致死亡或存活后有轻重不等的后遗症；而细胞免疫功能缺陷的患儿多见麻疹包涵体脑炎。此外，大约百万分之一的麻疹患儿在恢复后会发生慢发病毒感染，经过2～14年潜伏期后出现中枢神经系统的并发症，即亚急性硬化性全脑炎(SSPE)，表现为大脑功能渐进性衰退，1～2年死亡。麻疹病后人体可获得牢固的免疫力。

(三)微生物学检验

根据典型的麻疹临床症状即可确诊，对于轻型及其他不典型麻疹需进行实验室检验。

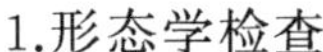

1.形态学检查

取患者发病初期的分泌物、脱落细胞等制成涂片，HE 染色观察有无细胞融合、多核巨细胞，细胞核或胞质内有无嗜酸性包涵体。

2.病毒分离培养

采集患者发病早期的咽漱液、咽拭子或血液标本，接种 HeLa、Vero 等细胞，经过 7 天后观察有无典型的 CPE，采用免疫荧光、ELISA、核酸杂交等方法鉴定。

3.免疫学检查

用 ELISA、免疫荧光、中和试验、补体结合试验等检测患者血清中的特异性 IgM 或双份血清中的 IgG；也可用荧光标记的抗体染色检查病毒的抗原。

4.分子生物学检测

提取标本中的病毒 RNA 后 RT-PCR 或核酸杂交检测可进行辅助诊断。

二、呼吸道合胞病毒

呼吸道合胞病毒（RSV）简称合胞病毒，属副黏病毒科肺病毒属，因其在组织细胞培养中能导致细胞融合病变而得名。RSV 在世界各地均有流行，是引起婴幼儿下呼吸道感染的重要病原体。

（一）生物学特性

病毒呈球形，较流感病毒大，直径 120～200 nm。RSV 核酸为不分节段的单股负链 RNA；包膜上有 F 蛋白和 G 蛋白 2 种糖蛋白刺突，F 蛋白能引起病毒包膜与宿主及培养细胞之间的细胞膜的融合，G 蛋白具有对宿主细胞的吸附作用。二者均为保护性免疫应答的作用位点，但都无 NA 和 HA 的活性，也无溶血素活性。RSV 可在 HeLa、Hep-2 等多种原代细胞或传代细胞中缓慢增殖并引起明显 CPE，其特点是形成含有多个胞核的融合细胞及胞内嗜酸性包涵体。猩猩、狒狒、大鼠、小鼠、雪貂等多种动物对 RSV 敏感，但感染后多无症状。RSV 抵抗力弱，不耐酸、热和胆汁，在 pH 3 的环境中或 55 ℃ 5 分钟可被灭活。

（二）致病性

RSV 主要通过飞沫传播，也可通过接触污染物传播；病毒传染性强，主要流行期在冬季和早春。RSV 感染的潜伏期一般为 4～5 天，感染后先在鼻咽上皮细胞内增殖，然后扩散至下呼吸道，很少引起病毒血症。其致病可能是通过Ⅰ型超敏反应引起的免疫损伤所致。各年龄段人群对 RSV 都易感，但症状各不相同。婴幼儿（尤其是 2～6 个月的婴儿）对 RSV 非常敏感，常引起较为严重的呼吸道疾病，如细支气管炎、肺炎等，患儿常出现呼吸暂停，气管或细支气管坏死物与黏液、纤维蛋白等结集在一起，极易阻塞患儿的呼吸道，严重者造成死亡；成人多表现为普通感冒；老年人则可导致慢性支气管炎急性发作。

（三）微生物学检验

由于多种呼吸道病毒感染后引起的临床症状很相似，因此 RSV 的感染需依靠微生物学实验室检验才能确诊。最可靠的方法是在发病早期采集呼吸道分泌物进行病毒的分离培养，如观察到多核巨细胞或融合细胞可作出初步诊断。由于副流感病毒也可引起细胞融合，故应与进行区别：RSV 增殖慢，无红细胞吸附现象，副流感病毒增殖快，有红细胞吸附现象；但最后鉴定依靠免疫荧光试验、中和试验或补体结合试验等。其他快速方法有免疫荧光试验、ELISA、放射免疫技术等直接检测病毒抗原，RT-PCR 检测病毒核酸，以及检测血清中的 IgM、IgA 等。

三、腮腺炎病毒

腮腺炎病毒属副黏病毒科副黏病毒亚科的德国麻疹病毒属，是流行性腮腺炎的病原体。该病毒在世界范围内分布，只有一个血清型。

（一）生物学特性

病毒呈球形，直径 100～200 nm，单股负链 RNA，衣壳螺旋对称，包膜上有 HN 和 F 蛋白。腮腺炎病毒能在鸡胚羊膜腔中增殖，也可在猴肾、HeLa、Vero 等细胞中增殖，并使细胞融合，出现多核巨细胞。该病毒对乙醚、氯仿等脂溶剂及紫外线、热等敏感。

（二）致病性

人是腮腺炎病毒唯一宿主，主要通过飞沫传播，好发于冬春季，5～14 岁儿童最易感染。病毒感染后潜伏期一般 2～3 周，先在鼻腔、上呼吸道上皮细胞和面部局部淋巴结内增殖，随后入血引起病毒血症，并扩散到唾液腺引起腮腺炎，表现为一侧或双侧腮腺肿大疼痛、发热、乏力等；病毒也可扩散到胰腺、睾丸、卵巢、肾脏和中枢神经系统等引起相应炎症。腮腺炎病后可获得牢固的免疫力。

（三）微生物学检验

临床上根据症状等很容易做出诊断，但对不典型病例需依靠实验室检查。可采集唾液、尿液、脑脊液等接种鸡胚或培养细胞，观察是否出现细胞融合及多核巨细胞等典型 CPE 以判断结果。此外，也可检测血清中的 IgM、IgG，或用 RT-PCR 检测病毒核酸。

四、副流感病毒

副流感病毒（PIV）根据抗原构造不同分为 5 个血清型，分别属于副黏病毒科呼吸道病毒属和德国麻疹病毒属。

（一）生物学特性

副流感病毒呈球形，较流感病毒大，直径 125～250 nm；核酸为不分节段的单股负链 RNA，核蛋白呈螺旋对称；包膜上嵌有 2 种刺突：一种是血凝素/神经氨酸酶（HN），兼有 NA 和 HA 的作用；另一种是 F 蛋白，具有使细胞融合和红细胞溶解作用。副流感病毒可在鸡胚及多种原代或传代细胞中培养，如猴肾或犬肾细胞等。豚鼠、地鼠、雪貂等对病毒敏感，通过鼻腔接种可引起感染。副流感病毒抵抗力弱，不耐酸、热，在 pH 3 的环境中 1 小时即可灭活，4 ℃ 2 小时后失去感染力，故一般保存在－70 ℃以下。

（二）致病性

除人类外，许多动物也携带副流感病毒。该病毒主要通过飞沫或密切接触传播，感染后首先在鼻咽部和呼吸道上皮细胞内增殖，然后在细胞之间扩散，很少引起病毒血症。病毒可导致各年龄人群的感染，但以 5 岁以下小儿最多见，是引起小儿急性呼吸道感染的常见病因。感染的副流感病毒以 1～3 型最为多见，主要疾病包括小儿哮喘、肺炎、细支气管炎等，2%～3%可出现严重的哮吼（急性喉支气管炎）。

（三）微生物学检验

1.病毒分离培养

标本包括鼻咽分泌物和咽漱液等，发病早期采集阳性率最高。副流感病毒生长缓慢，培养早期 CPE 不明显，可采用豚鼠红细胞吸附试验来确定病毒的存在。分离到的病毒可用红细胞吸附抑制试验、血凝抑制试验、中和试验或补体结合试验进行鉴定。

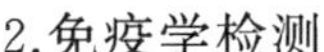

2.免疫学检测

(1)抗原检测:常用间接免疫荧光法,阳性标本可进一步用各型的单克隆抗体进行分型鉴定。此外,也可采用ELISA、放射免疫、电镜直接检测病毒抗原。

(2)抗体检测:可收集患者早期和急性期的双份血清进行回顾性诊断,此外,检测单份血清中特异性的IgM可用于早期诊断。

(蔡新华)

第七节　风疹病毒检验

风疹病毒(RUV)为披膜病毒科风疹病毒属的唯一成员,只有一个血清型;是风疹(也称德国麻疹)的病原体,也是第一个被证明具有致畸性的病毒。

一、生物学特性

(一)形态结构

风疹病毒呈不规则球形,直径50～70 nm,病毒体内含一直径约为30 nm的核心,外被双层包膜,包膜表面嵌有具有凝血和溶血活性的刺突。

(二)基因组

病毒核酸为单股正链RNA,全长约9.7 kb,含2个ORF。5′端的ORF1编码2个非结构蛋白,参与病毒的复制。3′端ORF2编码3种结构蛋白,分别是衣壳蛋白C和胞膜糖蛋白E1、E2,均为病毒的主要蛋白抗原;E1和E2共同构成病毒胞膜表面的刺突。

(三)培养特性

风疹病毒能在人羊膜细胞、兔或猴肾细胞等多种培养细胞中增殖,并在某些细胞中引起细胞病变。

(四)抵抗力

该病毒对乙醚等脂溶剂敏感,不耐热,紫外线可使其灭活。

二、致病性

人类是风疹病毒的唯一自然宿主,风疹病毒感染分为先天和后天两种。后天感染即是通常说的风疹。病毒主要通过飞沫传播。人群普遍对风疹病毒易感,但以儿童最多见。病毒经呼吸道黏膜侵入机体,在颈部淋巴结增殖,约7天后入血并扩散至全身,引起风疹。主要表现为低热、咽痛,面部出现红疹并逐渐延及全身,同时伴有耳后和枕下淋巴结肿大。成人症状一般较重,除皮疹外还可出现关节炎、血小板减少性紫癜,少数严重者发生疹后脑炎或脑脊髓膜炎。

风疹病毒还可发生垂直传播,即先天感染,是常见的先天致畸病毒之一。妊娠早期孕妇感染后,风疹病毒可经过胎盘感染胎儿,特别是妊娠前3个月感染,胎儿感染的风险可高至90%。病毒在胎儿的器官细胞中增殖,虽不破坏这些细胞,但能使其生长速度减慢,导致出生时器官细胞数少于正常婴儿,形成严重的畸形和功能障碍,包括血管缺陷、白内障、耳聋、先天性心脏病、智力低下等,即先天性风疹综合征(CRS),亦可导致流产或死胎等。CRS可以表现为畸形和非畸形,有即发和迟发、暂时和永久性损害的不同表现。

风疹病毒感染后机体能获得牢固的免疫力，因此对儿童和育龄妇女有计划地接种风疹疫苗，对于优生优育有重要意义。

三、微生物学检验

妊娠早期检测风疹病毒的感染对于减少畸形儿非常重要，已成为我国孕妇围生期优生检测的常规指标。

(一)病毒分离培养

采集咽拭子、外周血单核细胞、新生儿血浆或尿液，接种 Vero 细胞后，通过观察 CPE、电镜检查病毒颗粒或用抗体检测病毒抗原确证，该法可鉴定风疹病毒，但耗时长，且不敏感，故不作为诊断的常规方法。

(二)免疫学检测

目前主要采用 ELISA、血凝抑制试验、乳胶凝集试验、免疫荧光抗体实验、血凝抑制试验等检测血清中的 IgG 或 IgM 抗体，或检测胎儿绒毛膜中的病毒抗原。

(三)分子生物学检测

利用 RT-PCR、核酸杂交等方法检测羊水或绒毛尿囊膜中病毒的 RNA，其中 RT-PCR 具有快速、灵敏度高和特异性强的特点，适用于 RV 感染的快速和早期诊断，也可用于大样本的初筛。

(严　敏)

第八节　腺病毒检验

腺病毒因 Rowe 等于 1953 年首先从腺体细胞(扁桃体)中分离出而得名，属腺病毒科哺乳动物腺病毒属，是一群分布十分广泛的 DNA 病毒，共约 100 个血清型。感染人的腺病毒有 49 个型，统称为人腺病毒，根据其生物学性状分为 A～F 6 组(或亚属)，能引起人类呼吸道、胃肠道、泌尿系及眼的疾病，少数对动物有致癌作用。

一、生物学特性

(一)形态结构

腺病毒呈球形，直径 70～90 nm，核酸为双股线状 DNA，没有包膜，核衣壳 20 面体立体对称。衣壳由 252 个壳粒组成，其中位于 20 面体顶端的 12 个顶角的壳粒是五邻体，每个五邻体由基底伸出一根末端有顶球的纤维突起；其余 240 个壳粒是六邻体。五邻体和六邻体是腺病毒的重要抗原，在病毒检测和疾病诊断中具有重要意义。五邻体基底部分具有毒素样活性，能引起细胞病变，并使细胞从生长处脱落；纤维突起与病毒凝集大白鼠或恒河猴红细胞的活性有关。

(二)培养特征

人腺病毒在鸡胚中不能生长，仅能在人源组织细胞内增殖生长，人胚肾细胞最易感染，病毒增殖后引起细胞病变，细胞肿胀变圆，呈葡萄状聚集，并在核内形成嗜酸性包涵体。

(三)抵抗力

腺病毒对理化因素抵抗力较强,对酸、碱、温度耐受范围宽,4 ℃70 天或 36 ℃7 天感染力无明显下降,pH 6.0～9.5 环境中感染力也无改变,对乙醚不敏感。但紫外线照射 30 分钟或 56 ℃30 分钟可灭活。

二、致病性

腺病毒主要通过呼吸道、消化道和眼结膜等传播。在已知的 49 个血清型中,约有 1/3 与人类致病有关,同一血清型可引起不同的疾病,不同血清型也可引起同一种疾病。病毒主要感染儿童,大多无症状,成人感染少见。

病毒在咽、结膜尤其是小肠上皮细胞内增殖,偶尔波及其他脏器,隐性感染常见。疾病一般为自限性,感染后可获得长期持续的型特异性免疫力。A、B 组病毒在某些新生动物可诱发肿瘤,对人未发现致癌作用。

三、微生物学检验

(一)标本采集

根据疾病的类型采集咽拭子、鼻腔洗液、角膜拭子、肛拭子、尿液、粪便、血液等标本。

(二)形态学检查

对于可疑患者的粪便等标本可用负染电镜免疫或电镜技术直接进行形态检测,做出快速诊断。

(三)病毒分离培养

上述标本接种原代细胞(人胚肾)或传代细胞(Hep-2、HeLa 等),出现 CPE 后可用荧光或酶标记的抗体进行鉴定,或用中和试验、血凝抑制实验等鉴定病毒的型别。

(四)免疫学检测

用 ELISA、免疫荧光、中和试验、补体结合试验等检测患者双份血清中的特异性 IgG。

(五)分子生物学检测

提取标本中的病毒 DNA 后,利用 PCR、核酸杂交或限制性内切酶酶切进行技术检测,可进行快速诊断。

(严　敏)

第九节　轮状病毒检验

人类轮状病毒(human rotavirus,HRV)属呼肠病毒科的轮状病毒属,由澳大利亚 Bishop 等人于 1973 年在急性胃肠炎儿童的十二指肠超薄切片中首先发现,因病毒颗粒形似轮状而得名。轮状病毒是婴幼儿急性胃肠炎的主要病原体,也是哺乳动物和鸟类腹泻的重要病原体。人类轮状病毒的感染是一种发病率很高的疾病,世界各地均有发生,发展中国家和地区尤为严重。

一、生物学特性

(一)形态结构

病毒颗粒呈球形,直径 60～80 nm,无包膜,双层衣壳,二十面体对称。内衣壳的壳微粒沿着病毒体边缘呈放射状排列,形同车轮辐条,故称为轮状病毒。轮状病毒有双壳颗粒与单壳颗粒 2 种形态,前者为成熟病毒颗粒,具有完整的外层多肽衣壳,又称 L 毒粒,具有传染性;后者因在自然条件下失去外壳,形成粗糙单壳颗粒,又称 D 毒粒,无传染性。

(二)基因组

病毒体核心为双股链状 RNA,全长约 18.6 kb,由 11 个不连续的节段组成,由于这些片段在聚丙烯酰胺凝胶电泳中的迁移率不同而形成特征性的电泳图谱(电泳型),据此可进行病毒的快速鉴定。每个 RNA 节段各含一个开放读码框架(ORF),分别编码 6 个结构蛋白(VP1～4,VP6,VP7)和 5 个非结构蛋白(NSP1～5)。VP6 位于内衣壳,具有组和亚组的特异性。VP4、VP7 是中和抗原,位于外衣壳,决定病毒的血清型。此外,VP4 为病毒的血凝素,与病毒吸附宿主易感细胞有关。VP1～3 位于病毒核心,分别为 RNA 聚合酶(RdRp)、转录酶成分和与帽形成有关的蛋白。非结构蛋白为病毒酶或调节蛋白,在病毒复制中起重要作用。

(三)分型

根据病毒蛋白 VP6 抗原性不同目前将轮状病毒分为 A～G 7 个组,人类轮状病毒属 A、B、C 三组,这 3 组病毒既可感染人,也可感染动物;D～G 组目前仅在动物体内发现。每组轮状病毒又可分为若干血清型,其中 A 组病毒根据 VP7 可分 15 个 G 型,根据 VP4 可分 23 个 P 型,根据 VP6 可分为 4 个亚组。

(四)培养特性

需选恒河猴胚肾细胞、非洲绿猴肾传代细胞等特殊的细胞株培养。病毒多肽 VP3 能限制病毒在细胞中的增殖,故培养前应先用胰酶处理病毒,以降解该多肽。

(五)抵抗力

RV 对理化因素有较强的抵抗力。耐酸、碱,在 pH 3.5～10.0 环境中都具有感染性;室温传染性可保持 7 个月,经乙醚、氯仿、反复冻融、超声、37 ℃ 1 小时等处理仍具有感染性。95%的乙醇或 56 ℃加热30 分钟可灭活病毒。

二、致病性

轮状病毒的感染呈全球性分布,A～C 组可引起人和动物腹泻;D～G 只能引起动物腹泻。其中,人类轮状病毒感染以 A 组最为常见,是引起 6 个月～2 岁的婴幼儿严重胃肠炎的主要病原体;B 组主要发现在中国引起成人轮状病毒腹泻,也称成人腹泻轮状病毒(ADRV);C 组引起散发腹泻,偶有小规模暴发流行。轮状病毒主要通过粪-口途径传播,偶可通过呼吸道传播,传染源是患者和无症状带毒者;其感染的高峰季节随地理区域不同而有所变动,在我国多发于秋季和初冬,又称“秋季腹泻”。

RV 有非常特异的细胞趋向性,在体内仅感染小肠绒毛顶端的肠上皮细胞。病毒侵入人体后,进入小肠黏膜绒毛细胞内大量增殖,造成微绒毛萎缩、脱落和细胞溶解死亡,导致吸收功能障碍,乳糖等不能被吸收而滞留在肠内,使肠黏膜与肠腔渗透压改变,导致渗透性腹泻。受损细胞脱落至肠腔而释放大量病毒并随粪便排出。病毒非结构蛋白 P4 具有肠毒素样活性,能刺激腺

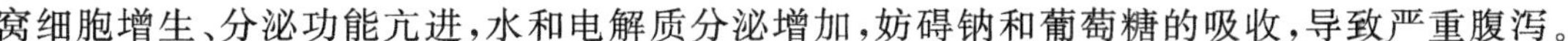

窝细胞增生、分泌功能亢进，水和电解质分泌增加，妨碍钠和葡萄糖的吸收，导致严重腹泻。

轮状病毒胃肠炎病情差别较大，6～24 月龄小儿症状重，而较大儿童或成年人多为轻型或亚临床感染。病毒感染后潜伏期为 24～48 小时，然后突然发病，临床表现为水样泻、呕吐，伴有轻、中度发热，严重时可导致脱水和电解质平衡紊乱，如不及时治疗可能危及生命，是导致婴幼儿死亡的主要原因之一。部分病例在出现消化道症状前常有上呼吸道感染症状；多数病例病程 3～7 天，一般为自限性，可完全恢复。

三、微生物学检验

由于轮状病毒较难培养，临床标本中病毒分离率极低，故细胞培养一般不作为常规检测手段。

(一)形态学检查

形态学检查是检测轮状病毒感染的最准确、可靠和快速的方法。采集患者水样便经磷酸钨负染在电镜下观察病毒颗粒，或用免疫电镜检查病毒-抗体复合物。

(二)免疫学检测

采用 ELISA、反向间接血凝、乳胶凝集等方法检测病毒抗原，可以定量，并可进行 P、G 分型。

(三)分子生物学检测

提取标本中的病毒 RNA，用 10%的不连续聚丙烯酰胺凝胶电泳(PAGE)后硝酸银染色，根据 11 个节段的 dsRNA 的电泳图谱，可判断病毒的感染，但与血清型不一致。此外，也可用核酸杂交或 RT-PCR 等技术进行检测和分型鉴定。

(满　慧)

第十节　肝炎病毒检验

一、甲型肝炎病毒

(一)生物学特性

甲型肝炎病毒(HAV)呈二十面体，病毒颗粒形成五聚物前体，十二个五聚物前体再以浓度依赖方式聚合成空衣壳。氯化铯浮力密度为 1.32～1.35 g/cm^3，沉降系数 156S。

HAV 的抗抗力较其他小 RNA 病毒强，耐热、耐酸、耐碱。60 ℃加热 10 小时后仍具有感染性，70 ℃加热 4 分钟可以灭活，85 ℃加热立即灭活。在 pH 2～10 能稳定存在，但当 pH 大于 10 时，病毒可被灭活。该病毒对乙醚、氯仿具有抵抗力，氯铵 T、过氧乙酸不能使其灭活，而浓度 1 mg/L 次氯酸 30 分钟可以灭活病毒。此外，次氯酸钠、碘和高锰酸钾可以去除 HAV 的传染性。

目前世界上分离的 HAV 均为一个血清型，与肠道病毒特异性单克隆抗体或 cDNA 探针不发生反应，这对病毒抗原检测十分有利。人 HAV 毒株分为四个基因型(Ⅰ、Ⅱ、Ⅲ、Ⅶ)，类人猿属于另外三种基因型(Ⅳ、Ⅴ和Ⅵ)。人中和性多克隆抗体与类人猿株存在交叉反应，所以认为来源于血清型(人)株的灭活疫苗或减毒疫苗具有保护和抵抗所有的人、猿 HAV 毒株的感染。

自然条件下，甲型肝炎病毒主要宿主为人类、黑猩猩、鹰面猴、短尾猴及南美绒猴等灵长类动物，灵长类动物感染HAV的自然反应过程与人类相似，临床表现较轻，病毒及其抗原通常可以在血清、肝、胆囊及粪便中检出。

(二)致病性

HAV主要通过粪-口传播，传染源多为患者，HAV随患者粪便排出体外，污染水源、食物、海产品(如牡蛎、毛蚶等)，可造成散发或大流行。甲肝的潜伏期为15～50天，平均28天。病毒在患者血清转氨酶升高前5～6天就存在于患者的血液和粪便中。粪便排毒可持续2～3周，随着血清中特异性抗体的产生，血清和粪便的传染性逐渐消失。典型的甲型肝炎常有明显的黄疸前期、黄疸期及恢复期，甲型肝炎预后良好，不转成慢性肝炎，急性重型肝炎少见。IgM在感染急性期和恢复早期出现，IgG在恢复后期出现，并可维持多年，且对同型病毒再感染有免疫力。

(三)微生物学检测

1.标本的采集、处理和保存

采用标准的血清分离和储存方法能够保证HAV-IgM、HAV总抗体检测的准确性。4 ℃保存3周，抗体滴度可保持稳定。须在症状出现前2周至症状出现后数天采集粪便标本。在少数情况下，特别是在婴儿，粪便排毒时间可能延长。粪便标本可用含0.02%叠氮钠的磷酸盐缓冲液配制成20%的匀浆。肝活检标本可用于免疫荧光或电镜检测HAV抗原或者病毒颗粒，也可收集唾液或胆汁用于检测病毒抗体。

2.标本直接检测

(1)电镜检测病毒颗粒：应用电镜直接检测病毒在临床上并不实用，因为粪便标本中的病毒浓度极低，且容易被其他颗粒性物质掩盖而干扰电镜的观察。采用琼脂糖浓缩病毒法、聚乙二醇沉淀法和超速离心浓缩法可提高标本中的病毒浓度，从而提高病毒的检出率。一般认为，标本液中达到每毫升10^7个病毒颗粒时，电镜检查最为合适。

免疫电镜技术(IEM)利用特异性抗体与病毒颗粒表面抗原结合，通过标记的抗体或形成病毒-抗体免疫聚集物，从而区分病毒成分与形态上相似的颗粒。免疫电镜的敏感性为每毫升10^5～10^6个病毒颗粒，因而成为鉴定HAV的首选方法。

(2)抗原检测：最早使用的是放射免疫技术(RIA)，由于放射免疫技术需要特殊的设备以及有核素的污染等问题，现基本上已被酶联免疫技术所取代。采用硝基纤维素膜(NC)作为非特异性抗原捕获的高效固相载体，即NC-ELISA法，可以提高HAV抗原的检测水平，能检测1 ng的HAV蛋白，相当于1.5×10^4个病毒颗粒。此外，可以应用免疫荧光法测定组织培养细胞中的HAV抗原，能对组织细胞中的抗原进行鉴定和定位。

(3)检测核酸：①核酸杂交，核酸杂交方法检测HAV RNA比RIA或ELISA检测HAV抗原的敏感性高出4～10倍。HAV特异性单股RNA探针的点杂交技术已经用于检测环境中的HAV；②RT-PCR，通过对扩增后的PCR产物进行分析后发现，来自不同地方的分离株在RNA序列上存在15%～25%的差异，而将各分离株分为7个基因亚型。

3.抗体检测

(1)HAV-IgM的检测：HAV-IgM的检测是目前急性甲型肝炎最为常用和可靠的血清学诊断方法。目前临床上较常用的是捕获法，该法可以消除血清中IgG的干扰，敏感性和特异性均较高。

(2)HAV总抗体的测定：所测定的免疫球蛋白包括IgM、IgG和IgA。HAV总抗体在急性

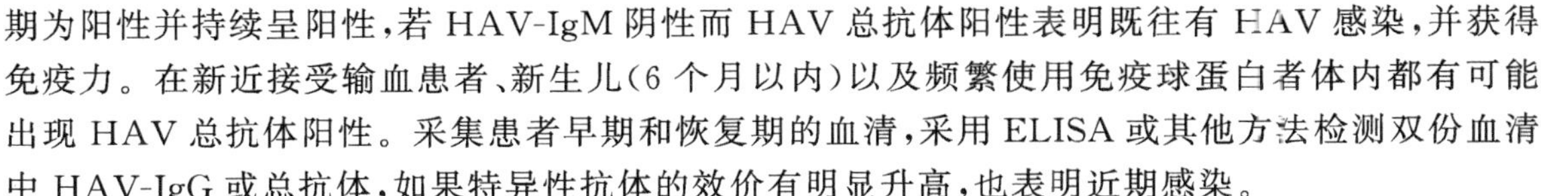

期为阳性并持续呈阳性，若 HAV-IgM 阴性而 HAV 总抗体阳性表明既往有 HAV 感染，并获得免疫力。在新近接受输血患者、新生儿（6 个月以内）以及频繁使用免疫球蛋白者体内都有可能出现 HAV 总抗体阳性。采集患者早期和恢复期的血清，采用 ELISA 或其他方法检测双份血清中 HAV-IgG 或总抗体，如果特异性抗体的效价有明显升高，也表明近期感染。

二、乙型肝炎病毒

乙型肝炎病毒（HBV）是引起人类乙型肝炎的病原体，属嗜肝病毒科，正嗜肝病毒属。

（一）生物学特性

电镜检测感染 HBV 的人血清，可观察到三种不同的病毒形态。

1.球形颗粒

球形颗粒为非传染性颗粒，直径为 17～25 nm，由 S 区编码包膜蛋白，即乙型肝炎病毒表面抗原（HBsAg）组装而成，在血清中含量最多，在某些血清中可达到 10^{13}/mL。

2.管状或丝状颗粒

管状或丝状颗粒长度差异较大，但直径与球形颗粒相近，主要由 HBsAg 组成，但也有少部分带有前 S2 及极少前 S1 抗原。

3.Dane 颗粒

Dane 颗粒是 HBV 的完整形态，具有双层衣壳，直径为 40～48 nm，是由 David Dane 于 1970 年首先发现。其外衣壳相当于包膜，由脂质双层和蛋白质组成，约为 7 nm，HBsAg 镶嵌在脂质双层中，核衣壳是一个直径为 25～27 nm 的高电子密度的核心，含有核心抗原（HBcAg），部分双链 DNA 以及 DNA 聚合酶。患者血清中含量为 10^4～10^9/mL。

完整的病毒颗粒在 CsCl 中的密度为 1.22 g/cm^3，球形颗粒为 1.18 g/cm^3。HBV 对理化因素有较强的抵抗力，病毒在 30～32 ℃可存活 6 个月以上，－20 ℃可存活 15 年。在煮沸大于 2 分钟、121 ℃高压 20 分钟或 160 ℃干热 1 小时可以破坏病毒的感染性。0.25％的次氯酸钠作用3 分钟可以破坏 HBsAg 的抗原性和感染性。但是 HBV 的感染性并不一定和其抗原性相一致，在乙醇、酸（pH 2.4 至少 6 小时）和加热（98 ℃1 分钟或 60 ℃10 小时）作用后，病毒的感染性被破坏而免疫原性和免疫反应性仍然完好。

HBV 有 10 种主要的血清型。我国汉族则以 adr 为主，而少数民族则多为 ayw 型。HBV 亚型在感染后不发生改变，因此进行亚型测定有助于追踪传染源。

HBV 感染宿主具有明显的种属特异性，人 HBV 的易感宿主只局限于人、黑猩猩及恒河猴等高级灵长类动物。以黑猩猩建立的动物模型在研究病毒的灭活、疫苗的安全性和有效性、免疫病理及血清流行病学方面起了重要的作用。目前人们已经初步建立了人原代肝细胞和肝癌细胞以及 HBV 转染细胞系的体外细胞模型。

（二）致病性

HBV 是引起慢性肝炎、肝硬化和肝癌的主要原因，其在全世界广泛流行。据 WHO 预测全世界约有 20 亿人口曾经感染过乙肝，2000 年调查显示全世界共有 3.5 亿乙肝病毒携带者，以亚洲和非洲人占绝大部分。

HBV 通过破损的皮肤和黏膜侵入机体，传染源是 HBV 的携带者和乙型肝炎患者的血液、唾液、精液和阴道分泌物。HBV 的传播途径大致可分为血液、血制品、性及母婴传播。HBV 感染的潜伏期较长，大多数为 6～16 周。80％～90％的人感染 HBV 后不出现临床症状。少数感染者首先出现 HBsAg 抗原血症，然后出现急性肝炎的临床症状。大部分的感染者 6 个月内清除病毒，但有 5%～10%的感染者成为持续感染者或慢性肝炎。有部分 HBV 持续感染者可发展为原发性肝癌。

（三）微生物学检测

1.标本的采集、处理和保存

对于乙肝患者，临床上常采集血液标本。HBV 的血清标志物稳定性好，一般无须特殊处理。如果测定在 5 天内进行，应于 24 小时内分离血清或血浆，存放于 2～8 ℃。如果测定要在 5 天后进行，则分离的血清或血浆必须冻存。肝素化或者溶血的标本有时会引起酶免疫反应（EIA）假阳性反应，应予避免。

用作核酸分析的标本，应在 6 小时内处理，在 24 小时内检测，否则应存放于－70 ℃。血清更适合 PCR 试验，但枸橼酸盐或 EDTA 抗凝血浆同样适用。肝素抗凝血浆不适合用作 PCR 测定，因为肝素会和 DNA 结合，干扰 Tag 聚合酶作用，抑制逆转录反应，导致 PCR 假阴性。当只有肝素抗凝标本时，可用肝素酶对标本进行处理（每微克 DNA 加入 1～3 U 肝素酶 I，在 5 mmol/L Tris pH 7.5 和 1 mmol/L $CaCl_2$ 中 25 ℃作用 2 小时），可以保持样本能够成功地进行 PCR 扩增。

经过处理的标本或者未分离血清的标本，如果能在 24 小时内送达，则可在室温下运送，但在干冰下更好。HBV 具有高度的感染性，在标本的采集、处理和运送时务必加以充分防护。

2.血清标志物的检测

临床实验室目前主要依靠血清学的方法检测 HBV 血清学标志物，包括 HBsAg 和抗 HBs、HBeAg 和抗 HBe 以及抗 HBc，即俗称“两对半”，诊断 HBV 感染。血清学方法以 RIA 和 ELISA 最为敏感，由于 RIA 存在核素污染问题，目前 ELISA 更为常用（表 15-12）。

表 15-12　HBV 血清标志物的检测原理

血清学方法	检测原理（RIA 或 EIA）	支持系统类型	吸附的试剂	标记或结合
HBsAg	夹心法	小珠，微孔	抗 HBs	抗 HBs
HBeAg	夹心法	小珠，微孔	抗 HBe	抗 HBe
抗 HBe	夹心法	小珠，微孔	HBsAg	HBsAg
HBc-IgM	夹心法（改良）	小珠，微孔	抗 IgM	抗 HBc
抗 HBc	竞争结合法	小珠，微孔	HBcAg	抗 HBc
抗 HBe	竞争结合法	小珠，微孔	抗 HBe	抗 HBe

3.前 S1 抗原检测

目前主要采用 ELISA 方法检测前 S1 抗原。前 S1 抗原是 HBV-DNA S 区的 *Pre-S1* 基因编码产物，具有高度的免疫原性和特异性，前 S1 抗原不仅是 HBV 感染的标志，还是 HBV 复制的标志，在 HBV 感染、复制的早期即可检出。在部分发生 Pre-C 区变异导致 HBeAg 阴性的血清仍可检出前 S1 抗原，其检出灵敏度高于 HBeAg，且比 HBeAg 更敏感地反映 HBV 复制。前 S1 抗原可用于献血员的常规筛选检测，以减少输血后肝炎的发生。

4.核酸检测

血清中存在 HBV-DNA 是诊断 HBV 感染的最直接证据，可采用核酸杂交法或 PCR 法定性或定量检测。

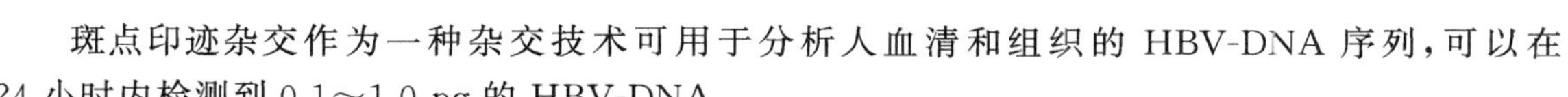

斑点印迹杂交作为一种杂交技术可用于分析人血清和组织的 HBV-DNA 序列，可以在 24 小时内检测到 0.1～1.0 pg 的 HBV-DNA。

采用 PCR 技术可以在 HBsAg 出现前 2～4 周检出 HBV-DNA，可检测出低至每毫升 10 个 HBV-DNA 血清。目前临床上较常见的方法是实时定量 PCR。PCR 检测不仅可诊断 HBsAg 阴性的 HBV 感染，对于 HBV 感染者的传染性判断、研究 HBV 基因变异以及抗病毒治疗疗效的评价等都具有重要意义。

5.基因型和变异检测

(1)HBV 基因型检测。HBV 的基因型可能与感染的慢性化及感染后病情的转归有一定的关系。根据 HBV 全基因序列差异≥8%或 S 区基因序列差异≥4%，将 HBV 分为 A-H 8 个基因型。HBV 基因分型常用的方法：①基因型特异性引物 PCR 法；②限制性片段长度多态性分析法(RFLP)；③线性探针反向杂交法；④PCR 微量板核酸杂交酶联免疫法；⑤基因序列测定法等。

(2)HBV 变异检测。HBV 的 P 基因区存在基因变异(如 YMDD、YIDD 及 YVDD 变异等)。某些药物治疗可促进变异产生，从而产生耐药性。HBV 耐药变异株常用检测方法：①HBV 聚合酶区基因序列分析法；②限制性片段长度多态性分析法；③荧光实时 PCR 法；④线性探针反向杂交法等。

6.病原体直接检测

免疫荧光、免疫组化和薄膜电子显微镜等方法虽然不适用于临床实验室常规开展，但已经被广泛应用于检测 HBV 相关抗原或病毒颗粒，HBcAg 存在于靶细胞核内和胞质中，目前的检测技术尚不能在血清中检出 HBcAg，而免疫组化等方法可在组织切片上检测到。

7.检测结果的分析

(1)血清中 HBsAg 的存在表明有急性或慢性乙肝或为无症状携带者。在典型的 HBV 感染中，HBsAg 在 ALT 水平发生异常的前 2～4 周和出现症状或黄疸的前 3～5 周即可检出，而 HBV-DNA 可在 HBsAg 出现之前检出。若 HBsAg 出现 6 个月以上则认为已向慢性乙肝转化。

(2)抗-HBs 是 HBV 感染后主要的保护性抗体，它的出现说明病毒基本清除，是乙肝痊愈的临床标志。检测结果分析(表 15-13)。

表 15-13　HBV 血清标志物的检测结果

HBsAg	抗 HBs	抗 HBc	HBeAg	抗 HBe	解释	血液传染性
+	−	−	+	−	潜伏期或者急性乙肝早期(症状前期)	高
+	−	+	+	−	急性或慢性感染，以 HBc-IgM 鉴别	高
+	−	+	−	+	乙肝后期或者慢性感染	低
−	+	+	−	+	痊愈或者恢复期，有免疫力	无
−	+	+	−	−	痊愈，或免疫力	无
−	−	+	−	−	过去感染，但无法检出抗 HBs； “低水平”慢性感染；恢复早期	未知
−	+	−	−	−	疫苗接种或者前感染过	无

(3)抗 HBc 主要是 IgM 抗体，通常在 ALT 水平开始升高时出现，其抗体滴度的相对升高(大于 1∶1 000)为急性感染的证据。随后，不论疾病痊愈或转为慢性，升高的滴度则均会降低。

(4)HBeAg 是 HBV 复制指标之一，在潜伏期与 HBsAg 同时或在 HBsAg 出现数天后就可在血清中检出。HBeAg 持续存在的时间一般不超过 10 周，如超过则提示感染转为慢性化。HBeAg 转阴一般表示病毒复制水平降低、传染性下降，但 *Pre-C* 基因突变可产生 HBeAg 阴性的 HBV 感染。

(5)抗 HBe 可呈阳性，病毒仍复制活跃，病变持续进展。对于 HBsAg 阴性的暴发型肝炎应特别注意抗 HBc-IgM 和 HBV-DNA 的检查。

三、丙型肝炎病毒

丙型肝炎病毒(HCV)作为一种肠道外传播的非甲非乙肝炎病毒(PT-NANB)于 1974 年由 Golafield 首先报道。由于 HCV 基因组在结构和表型特征上与人黄病毒和瘟病毒相类似，1991 年国际病毒命名委员会将其归为黄病毒科丙型肝炎病毒属。

(一)生物学特性

HCV 病毒体呈球形，直径小于 80 nm(在肝细胞中为 36～40 nm，在血液中为 36～62 nm)，该病毒沉降系数为 140 S，在蔗糖中浮力密度为 1.15 g/mL，HCV 与黄病毒相似，对有机溶剂氯仿(10%～20%)敏感，甲醛(1∶6 000)处理、60 ℃加热 10 小时或煮沸、紫外线等可使其灭活。

HCV 基因组有明显的变异，而将 HCV 分为 6 个基因型和 80 多个亚型，不同基因型的致病性不同，我国的香港和澳门以 6 型为主。

人是 HCV 的天然宿主，体外培养尚未找到敏感有效的细胞培养系统，但黑猩猩对 HCV 很敏感，并可在其体内连续传代，因此黑猩猩成为目前唯一的理想动物模型。

(二)致病性

HCV 感染面广，呈全世界分布，发展中国家感染率高于发达国家。我国 HCV 感染率为 3.2%，欧美国家感染率为 0.5%～2.0%。HCV 感染的传播途径主要是经血液传播，也可能存在其他传播途径如母婴传播、性传播和家庭内接触传播，但是有将近半数的感染传播途径不明确。HCV 病程复杂，既可有急性输血后肝炎，又可以呈慢性无症状携带，还可与其他肝炎病毒混合感染，其重要特征是感染极易慢性化并可发展为肝硬化，与原发性肝癌有密切关系。

(三)微生物学检测

1.标本的采集、处理和保存

HCV 抗体检测可以用血清或者血浆，标本只要常规处理即可。收集血浆标本可用 EDTA、枸橼酸盐或肝素钠，但是用于 PCR 检测的标本应避免使用肝素钠抗凝，因为肝素会干扰 Tag 酶活性，影响 PCR 结果。由于血液中存在高水平的 RNA 酶，采集到标本应尽快将血清或血浆从血液中分离出来，去除粒细胞等对病毒 RNA 的降解作用，分离后的血清或血浆应在 4～6 小时冷藏或冻存，最好是－70 ℃冻存。

2.核酸检测

(1)RT-PCR 检测 HCV-RNA：先将从被检标本中提取的 HCV-RNA 逆转录成 cDNA，以 cDNA 为模板，用外引物进行第一次扩增，再用第一次 PCR 扩增产物作为模板，用内引物进行第二次扩增，即可使标本中极其微量的 HCV 检出，此称巢式 PCR。RT-PCR 具有较好的敏感性，用于 HCV 的定性。

(2)bDNA 法测定 HCV-RNA：利用固定的寡聚核苷酸探针捕捉靶 RNA，随后与支链 DNA(bDNA)二级探针杂交。bDNA 与酶联三级探针结合，随后加入酶底物，产生的化学发光信号强

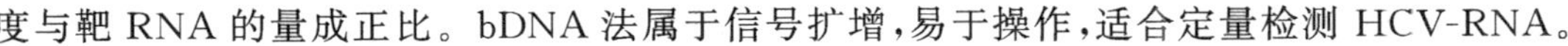

度与靶 RNA 的量成正比。bDNA 法属于信号扩增，易于操作，适合定量检测 HCV-RNA。

3.HCV 抗体的检测

HCV 感染的患者由于血液中病毒含量很低，一般为 10^2～10^3/mL，常规的方法不易检出 HCV 抗原。抗 HCV 是 HCV 感染后出现的特异性抗体，是 HCV 感染的标志，故检测抗 HCV 可用于 HCV 的病原学诊断。主要方法有 ELISA 和条带免疫法，其中条带免疫法是确认试验。

4.检验策略及结果分析

用来自 HCV 基因组克隆的抗原，以 EIA 或条带免疫法检测特异性抗体可进行 HCV 感染的诊断。如果两种方法呈阳性，HCV 感染的可能性很高，应进一步进行转氨酶水平测定或肝活检。患者标本中发现 HCV-RNA 可以提示 HCV 活动性感染。在血清抗体阳转和 ALT 水平高峰出现之前，病毒感染量就达到高峰。血清产生抗体之后，血清病毒载量降低，经常可低于 RT-PCR 可检测的最低限。因此，EIA 或条带免疫法血清学检测阳性而 HCV-RNA 阴性不能排除 HCV 感染，应该随访。HCV-RNA 检测也可用于条带免疫法结果不能确定的 HCV 感染。抗体阳性而多次 RNA 检测阴性提示感染已经消除，在 HCV 感染患者中有 10%～20%的发生率。

四、丁型肝炎病毒

丁型肝炎病毒(HDV)属于沙粒病毒科 δ 病毒属，于 1977 年由意大利学者 Rizzetto 发现，曾被称为 δ 因子。丁型肝炎病毒是一种缺陷病毒，复制时需要有嗜肝病毒如人乙型肝炎病毒的参与。

(一)生物学特性

HDV 为单股环形负链 RNA 病毒，直径为 35～37 nm 的球形颗粒，外壳为嗜肝病毒的表面包膜蛋白抗原，核心含 HDV-RNA 及两种特异的丁型肝炎病毒抗原(HDAg)，分别是 214 个氨基酸、分子量 27 kd 的 P27 和 195 个氨基酸、分子量 24 kd 的 P24。单独 HDAg 被 HBsAg 包装后可形成不含 HDV-RNA 的“空壳颗粒”。HDV 病毒颗粒在 CsCl 中的浮力密度为 1.25 g/cm^3，沉降系数介于 HBsAg 和完整的 HBV 颗粒之间。HDV 可被甲醛溶液灭活，其灭活条件与 HBV 相同。

对全世界 HDV 分离株的遗传分析表明，至少存在 3 个遗传树特征的基因型，并有不同的地理分布和相关的疾病谱。我国 HDV 株属于基因型Ⅰ。

除人以外，HDV 还能引起黑猩猩、美洲旱獭、东方土拨鼠和鸭子的一过性感染。我国的一项研究利用 HDV/HBV 阳性血清感染体外培养的人胚胎肝细胞，建立了 HDV/HBV 感染人胎肝细胞的体外培养系统。

(二)致病性

HDV 是引起与 HBV 相关的急性和慢性肝病的亚病毒病原体。HDV 感染和疾病的模式在不同的流行地区有所不同。在美国，HDV 流行率低，传播途径主要通过静脉吸毒；在希腊和意大利的部分地区，流行率高，主要通过家庭传播；在发展中国家，20%或以上的 HBsAg 携带者感染 HDV。由于 HDV 是一种缺陷病毒，只有在 HBV 存在于肝内或同时侵入肝内才能建立感染。根据与 HBV 感染的关系，可将 HDV 感染分为同步感染和重叠感染两种类型。

(三)微生物学检测

1.HDAg 的检测

在急性丁型肝炎的早期，HDAg 滴度高，血清中也可检测到 HDAg。HDAg 外被 HBsAg 包裹，当用去污剂裂解后才被释放出来。HDAg 主要存在感染者的肝细胞核和胞质内，可用免疫组化检测。

此外，HDAg 可用免疫印迹法进行检测，此方法比 RIA 和 EIA 敏感。

2.HDV RNA 的检测

HDV RNA 的检测可用核酸杂交和 RT-PCR 法。检测 HDV-RNA 最敏感的方法依赖于 PCR 方法进行扩增，其基本方法与检测 HCV-RNA 的方法相同，该方法可测出 0.1 pg 肝组织内的 HDV-RNA。

3.HDV-IgM 和 HDV-IgG 的检测

用 EIA 或 RIA 检测血清中的抗 HDV，包括 IgM、IgG 和 HDV 总抗体，以协助急、慢性丁型肝炎的诊断。一般情况下，同步感染时 HDV-IgM 呈一过性阳性，随后出现 HDV-IgG，或者是出现一过性 HDV-IgM 而后不产生 HDV-IgG。重叠感染时则为持续 HDV-IgM 阳性和产生持续高效价的 HDV-IgG，或者是随肝组织损害程度而出现 HDV-IgM 的波动。最好的方法是当患者有急性肝炎，其血清中有 HBsAg 和抗 HDV 时，测定抗 HBc 的抗体类别有助于区别同步感染和重叠感染。因为在同时有急性 HBV 和 HDV 感染时，能检出 HBcAg-IgM，而在慢性 HBV 感染之后，再发生急性 HDV 感染时，抗 HBc 主要是 IgG 类。

HDV 感染的实验诊断方法特点及评价(见表 15-14)。

表 15-14　HDV 感染的实验诊断特点

标志物	检测方法	评价
肝组织 HDAg	免疫组化染色	诊断金标准
血清 HDAg	Western blotting，RIA，EIA	仅用于研究用于急性丁型肝炎诊断
血清 HDV RNA	Northern 杂交，RT-PCR	非常敏感的标志物
肝组织 HDV RNA	Northern 杂交，RT-PCR，原位杂交，原位 PCR	仅用于研究
HDV 总抗体	EIA，RIA	如果存在，具有诊断价值
HDV-IgM	EIA，RIA	急性期效价高于慢性期

五、戊型肝炎病毒

戊型肝炎病毒(HEV)是目前经肠道传染的戊型肝炎的病原体，发现于 20 世纪 70 年代末期。最新的国际病毒分类系统将 HEV 的分类地位确定为野田村病毒科中的戊型肝炎病毒属。

(一)生物学特性

电镜观察 HEV 有两种颗粒：空心颗粒和实心颗粒。前者为一种缺陷的不含完整的戊型肝炎病毒基因组的病毒颗粒，后者为完整的病毒颗粒。HEV 病毒表面有锯齿状缺蚀和突起，形似杯状。也有学者观察到 HEV 表面无突起，具有羽毛状外表，呈二十面对称体。HEV 的沉降系数为 165～183 S，在 CsCl 中的浮力密度为 1.36 g/cm^3，HEV 性状不稳定，对高盐、氯仿等敏感，在－70～－80 ℃条件下保存不稳定，在液氮中能长期保存，在中性偏碱环境中较稳定，Mg^{2+} 和 Mn^{2+} 对其有保护作用。

根据不同地区各克隆株核酸、氨基酸的同源性及遗传距离将世界上已经发现的 HEV 病毒株分为七个主要基因型。

目前，用于实验性感染 HEV 的动物主要有非人灵长类动物，其中较常用的有黑猩猩、绒猴、恒河猴等。体外细胞培养不易获得成功。

(二)致病性

HEV 主要通过粪-口途径传播,可能也会通过性传播和母婴垂直传播。该病毒能引起世界范围内戊型肝炎散发或暴发流行,戊型肝炎是自限性疾病,病情严重程度不一,急性重型肝炎并不多见,但在孕妇中例外,且死亡率达 10%~20%。

(三)微生物学检测

1.标本的采集、处理和保存

(1)粪便标本:在疾病的早期收集,最迟也应当在出现黄疸的第一周内采集。标本应尽可能冷藏,干冰(−70 ℃)和液氮(−120 ℃)适合于可疑含 HEV 标本的保存和转运。

(2)血清标本:急性期血清中 HEV-IgM 最高,恢复期收集的血清,可用于检测 HEV-IgG,标本在 4 ℃可保存数天,−20 ℃可使病毒不被破坏,含 HEV 的标本应保存于−70 ℃以下。

2.检测方法

(1)ELISA:采用夹心法。急性期血清 HEV-IgM 阳性或恢复期血清 HEV-IgG 滴度比急性期血清高 4 倍以上,提示 HEV 感染。

(2)免疫电子显微镜:用于检测急性期患者的粪便及胆汁中病毒抗原,因需要特殊设备且敏感度低,临床较少使用。

(3)免疫荧光法:用荧光素标记从患者恢复期血清中提纯的 HEV-IgG,可检测肝组织中戊肝病毒抗原。

(4)免疫印迹法:应用基因重组病毒多肽作为抗原建立蛋白印迹试验检测血清抗 HEV。本法的敏感性和特异性较其他方法高,可用作戊型肝炎的确诊手段。

(5)逆转录聚合酶链反应法(RT-PCR)和套式逆转录聚合酶链反应(NRT-PCR):检测胆汁、血清和粪便中戊肝病毒核糖核酸(HEV RNA)。

3.结果的解释

在做出急性、新近或者过去 HEV 感染时,应考虑以下几点。

(1)临床标本(粪、胆汁、血清)中存在 HEV,表示 HEV 急性感染(主要在潜伏期末或黄疸的第 1 周)。如未检出 HEV,不能排除急性感染,因为许多患者检测不到病毒。对于戊型肝炎病毒感染低危险区的患者,须慎重解释阳性 PCR 结果,特别注意检测中污染的可能性。

(2)抗 HEV、HEV-IgM 表明急性或近期感染(感染几个月内)。用重组的多肽酶免疫技术检测 HEV-IgM,暴发区的许多患者结果阴性,因此,没有检出这些抗体不能排除急性感染。以重组多肽抗原检测抗 HEV,其特异性还不完全清楚。HEV-IgG 是 HEV 感染唯一的特异性标志,它们几乎在所有的急性感染患者中均可检测到,但不能确定感染何时发生。在急性戊型肝炎期间,抗 HEV 的抗体效价几乎总是最高,很少出现急性期和恢复期之间抗体水平的升高。没有检出抗 HEV 不能排除过去感染。

六、庚型肝炎病毒的检测

(一)生物学特性

庚型肝炎病毒(Hepatitis G virus,HGV)是单股正链 RNA 病毒,基因组全长为 9.1~9.4 kb,目前暂定为黄病毒科丙型肝炎病毒属成员,与 HCV 的氨基酸序列有 27%的同源性。HGV 颗粒的直径为 50~100 nm,包括两种类型,一种为极低密度(1.07~1.09 g/cm^3)病毒颗粒，另一种为密度为1.18 g/cm^3的核衣壳颗粒。根据基因差异分析，一般将庚型肝炎病毒分为5个基因亚型，其中多数为Ⅲ型。目前对HGV的理化性质了解甚少。

(二)致病性

HGV主要经血传播，但也可能存在着其他非肠道传播的途径。有关HGV的致病性目前仍有较大争议。HGV感染常合并HBV、HCV或其他病毒感染，故有学者认为HGV可能是一种辅助病毒。多数临床病理研究表明，肝脏可能不是病毒复制的主要场所，HGV可能不是专一嗜肝病毒。

(三)微生物学检测

1.标本的采集、处理和保存

HGV的采集、处理和保存方法可参考HCV。

2.检测方法

检测方法主要有两种：一种是ELISA法检测HGV抗体，采用CHO细胞表达的HGV-E2包膜抗原的EIA试剂已经开始应用于临床，另一种是用RT-PCR法检测HGV-RNA，探针和引物来源于5'-UTR、NS3和NS5a，两套引物的PCR平行检测可消除病毒变异而引起的假阳性。

大多数EIA抗体阳性患者HGV-RNA阴性，反之亦然，提示两者呈负相关。检测血清中HGV-RNA可以诊断急性和慢性感染。疾病的康复与RNA的消失以及HGV-E2抗体出现有关。

(蔡新华)

第十一节 黄病毒科检验

黄病毒是一大群有包膜的单股正链RNA病毒，因大多通过吸血的节肢动物传播曾称为虫媒病毒，又因其病毒体的形态结构、传播方式、感染后引起的临床表现等与披膜病毒科的甲病毒属相似，故曾归为披膜病毒科。近年来研究发现，黄病毒的基因结构、复制式等均与甲病毒明显不同，1984年国际病毒命名委员会将其单独分离出来成立了黄病毒科，现包含黄病毒属、丙型肝炎病毒属和瘟病毒属等3个属，在我国该科常见的人类致病病毒有乙型脑炎病毒、登革热病毒、森林脑炎病毒、黄热病毒、西尼罗病毒、丙型肝炎病毒等。

一、流行性乙型脑炎病毒

流行性乙型脑炎病毒简称乙脑病毒，属黄病毒属，是流行性乙型脑炎的病原体。该病毒首先分离于日本，故也称日本脑炎病毒(JEV)。流行性乙型脑炎流行广泛，主要通过蚊虫传播，是严重威胁人畜健康的一种急性传染病，也是我国及亚洲地区夏秋季流行的主要传染病之一。

(一)生物学特性

1.形态结构

乙脑病毒呈球形，直径约40 nm，核酸为单股正链RNA，与衣壳蛋白(C蛋白)构成病毒的核衣壳，呈二十面体立体对称，外披一层薄的包膜。包膜表面有刺突糖蛋白E，即病毒血凝素，能凝集雏鸡、鸽和鹅的红细胞，具有介导病毒与宿主细胞表面受体结合的功能，还能刺激机体产生特异性的中和抗体，是病毒的主要抗原；包膜内含有膜蛋白M，主要参与病毒的装配。病毒RNA

全长10.2 kb，在细胞质内直接起 mRNA 作用，只有一个 ORF，编码结构蛋白 C、M、E 及非结构蛋白NS_1～NS_5。病毒在胞质内复制子代 RNA，在胞浆粗面内质网装配成熟，出芽或细胞溶解方式释放出成熟的子代病毒。

2.培养特性

乳鼠是乙脑病毒的最易感动物，脑内接种后病毒大量增殖，3 天后乳鼠的神经系统兴奋性亢进，表现为肢体痉挛、麻痹，最后导致死亡。该病毒可在地鼠肾、幼猪肾等原代细胞及 AP 61、C6/36蚊传代细胞内增殖，产生明显的 CPE。

3.抵抗力

乙脑病毒对酸、乙醚和氯仿等脂溶剂敏感，不耐热，56 ℃ 30 分钟或 100 ℃ 2 分钟均可灭活病毒。此外，还易被苯酚等多种化学消毒剂灭活。

(二)致病性

乙脑病毒主要在蚊-动物-蚊间循环传播，我国乙脑病毒的传播媒介主要为三节喙库蚊。蚊感染后病毒在其体内复制，终身带毒并可经卵传代，成为传播媒介和贮存宿主。家畜和家禽在流行季节感染乙脑病毒一般为隐性感染，但病毒可在其体内增殖，侵入血流引起短暂的病毒血症，成为病毒的暂时贮存宿主，经蚊叮咬反复传播，成为人类的传染源。人通过被带病毒的蚊子叮咬后感染，但大多数为隐性感染，部分为顿挫感染，仅少数发生脑炎。

当带毒雌蚊叮咬人时，病毒随蚊虫唾液传入人体皮下，先在毛细血管内皮细胞及局部淋巴结等处的细胞中增殖，随后少量病毒进入血流成为第一次病毒血症，患者表现为发热、寒冷、头痛等流感样症状。少数患者体内的病毒随血液循环散布到肝、脾等处的细胞中继续增殖，一般不出现或只发生轻微的前驱症状；经 4 天潜伏期后，在体内增殖的大量病毒再次侵入血流，形成第二次病毒血症，若不再继续发展，即成为顿挫感染，表现为轻型全身感染，数天后自愈。极少数患者体内的病毒可通过血-脑屏障进入脑组织增殖，引起脑膜及脑组织炎症，神经元细胞变性、坏死，毛细血管栓塞，淋巴细胞浸润，从而损伤脑实质和脑膜，临床表现为高热、意识障碍、抽搐、颅内压升高及脑膜刺激征等严重的中枢神经系统的症状，死亡率高。病毒感染约 1 周后机体先后产生 IgM 和 IgG 中和抗体，具有保护作用，可阻止病毒血症的发生及病毒的进一步扩散；同时，机体也通过细胞免疫控制感染。乙脑病后或隐性感染都可获得牢固的免疫力，因此，免疫接种可有效地保护易感人群。

(三)微生物学检验

1.病毒分离培养

采集尸体脑组织、患者脑脊液或发病早期的血液、蚊悬液等标本，接种于 Vero 细胞、鸡胚或 C6/36 蚊细胞，病毒增殖后观察 CPE，利用鹅红细胞吸附试验、免疫荧光试验等进行鉴定。

2.免疫学检测

(1)抗原检测：可用免疫荧光、ELISA 等技术直接检测脑脊液或血液中的乙脑病毒抗原进行早期诊断。

(2)抗体检测：利用 ELISA 检测患者血清中乙脑病毒特异性 IgM 是目前早期诊断较为理想的方法。此外，也可采用乳胶凝集、间接免疫荧光法补体结合试验、血凝抑制试验、中和试验等检测双份血清中特异性抗病毒 IgG。

3.分子生物学检测

RT-PCR 检测病毒核酸的特异性和敏感性均较为理想，特别适合抗体检测阴性患者的早期

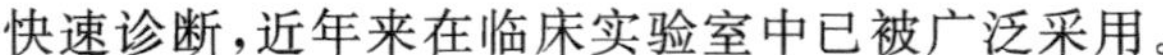

快速诊断，近年来在临床实验室中已被广泛采用。

二、森林脑炎病毒

森林脑炎病毒简称森脑病毒，在春夏季节流行于俄罗斯及我国东北森林地带，旧称俄罗斯春夏脑炎病毒。森脑病毒由蜱传播，主要侵犯人和动物的中枢神经系统。

(一)生物学特性

森脑病毒形态结构、培养特性及抵抗力似乙脑病毒。病毒呈球形，直径 30～40 nm，核酸为单股正链 RNA，衣壳呈二十面体立体对称，外有包膜并含有糖蛋白血凝素。森脑病毒有较强的嗜神经性，接种于成年小白鼠腹腔、地鼠或豚鼠脑内易引发脑炎而致死。该病毒能在鸡胚原代和传代细胞中生长并引起 CPE。

(二)致病性

森脑病毒感染动物范围比较广，储存宿主有蜱、蝙蝠、鸟类及某些哺乳动物(刺猬、松鼠、野兔等)，这些动物受染后多为轻症感染或隐性感染，其中森林硬蜱的带毒率最高，是森脑病毒的主要传播媒介。当蜱叮咬感染的野生动物后，病毒侵入其体内增殖，在其生活周期的各个阶段(包括幼虫、成虫及卵)都能携带病毒，并经卵传给子代。人对森脑病毒普遍易感，主要通过被带病毒的蜱叮咬而感染，喝被病毒或被蜱污染的生羊奶也可传染，其致病性与乙脑病毒相似。病毒侵入机体在局部淋巴结、肝、脾及单核-吞噬细胞系统增殖，通过血流进入中枢神经系统，经 8 天潜伏期后发病。部分人感染后无临床症状(隐性感染)；轻型森脑表现为发热、头痛、不适；重型者病毒损伤中枢神经系统，引起脊髓炎、脑脊髓炎及脑膜脑炎，表现为肌肉麻痹、萎缩、昏迷等症状，死亡率 20%～30%，少数痊愈者常有肌肉麻痹、精神异常等后遗症。病愈后皆血中产生中和抗体，获得持久牢固免疫力。

(三)微生物学检验

病毒的分离可采用鸡胚、猪肾等细胞，或直接接种小鼠脑内。血清中的抗体可用中和试验、补体结合试验、血凝抑制试验、ELISA 等进行检测。

三、登革热病毒

登革病毒为黄病毒科的黄病毒属的一个血清亚群，包括 4 个血清型，主要通过伊蚊传播，引起人类登革热(DF)、登革出血热/登革休克综合征(DHF/DSS)等多种不同临床类型的传染病。登革病毒的感染广泛流行于全球的热带和亚热带地区，特别是东南亚、太平洋岛国及加勒比海地区，其中以与我国接壤的东南亚国家最为严重。近年来我国的香港、福建、广东、海南、台湾等地均曾发生过一定规模的流行，其感染范围有不断扩大的趋势。

(一)生物学特性

登革病毒颗粒与乙型脑炎病毒相似，呈球状，直径 45～55 nm，核酸为单股正链 RNA，与衣壳蛋白组成核衣壳，呈二十面体立体对称。核衣壳外有由两种糖蛋白组成的包膜，包膜表面有含有糖蛋白 E 刺突，包膜内含有膜蛋白 M，分别具有型和群的特异性，可分为 4 个血清型，部分型间及与其他黄病毒有交叉反应。登革病毒可在多种哺乳动物和昆虫细胞中生长，根据病毒型别、细胞种类及传代次数不同可引起不同程度的 CPE。1～3 天龄的小鼠对登革病毒最敏感，脑内接种 1 周后可发病死亡。该病毒对低温抵抗力强，人血清中的病毒贮存于普通冰箱传染性可保持数周；不耐热，50 ℃ 30 分钟或 100 ℃ 2 分钟能使之灭活，不耐酸、乙醚，对紫外线、0.05%甲醛、氯仿、胆汁、高锰酸钾等亦敏感。

(二)致病性

人是登革病毒的主要自然宿主,患者和隐性感染者为主要传染源。登革病毒的靶细胞为具有 Fc 受体的单核-巨噬细胞等。病毒通过伊蚊叮咬进入人体,在单核-巨噬细胞及血管内皮细胞中增殖达到一定数量后进入血液循环,引起病毒血症。初次感染后体液中产生的抗登革毒 IgG 抗体可促进再次感染的病毒在上述细胞内复制,并可与登革病毒形成免疫复合物,激活补体系统,增强病毒对细胞的损伤作用,导致血管通透性增加,同时抑制骨髓中的白细胞和血小板系统,导致白细胞、血小板减少和出血倾向,此即抗体依赖性增强作用(ADE)。此外,还能活化特定 T 细胞亚群(CIM、CD8)产生 TNF、IL、IFN 因素等,导致机体出现免疫病理损伤。典型的登革热是自限性疾病,病情较轻,表现为发热、头痛、腰痛、骨或关节疼痛、皮疹及浅表淋巴结肿大等。登革出血热/登革休克综合征病情较重,开始为典型登革热,随后病情迅速发展,出血加重,伴周围循环衰竭,甚至出现休克,病情凶险,如抢救不及时可在 4～6 小时死亡。

(三)微生物学检验

1.病毒分离

培养采集发病早期患者的血清、血浆、白细胞或尸检组织(肝脏、淋巴结等)、蚊虫标本制成悬液,接种乳鼠脑内、伊蚊胸腔或培养细胞内,在出现 CPE 后用中和试验、补体结合试验、间接免疫荧光试验等进行鉴定及分型。

2.免疫学检测

常用免疫荧光、生物素-亲和素等方法检测病毒抗原,也可采用补体结合试验、血凝抑制试验、中和试验、ELISA、蚀斑减少中和实验等检测患者血清中的 IgG 和 IgM。

3.分子生物学检测

核酸杂交、RT-PCR 等可用于病毒的早期快速诊断和分型鉴定。

四、丙型肝炎病毒

丙型肝炎病毒(HCV)是丙型病毒性肝炎的病原体,也是肠道外传播的非甲非乙型肝炎的主要病原体,常引起肝炎慢性化。HCV 属于黄病毒科丙型肝炎病毒属。根据基因序列的差异可将 HCV 分为 6 个基因型,我国以 1 型和 2 型最多见。

(一)生物学特性

(1)形态结构:2001 年,日本的 Ishida S 等用免疫电镜和光学旋转技术首次观察到 HCV 核心颗粒的超微构造。HCV 呈球形,有包膜,直径 55～65 nm,核心二十面体立体对称;包膜来源于宿主细胞膜,嵌有病毒包膜蛋白;核酸为单股正链 RNA。

(2)基因组:HCV 基因组全长约 9.5 kb,仅有 1 个 ORF,由 9 个基因区组成,其中 NS1 区内存在 E2 基因,各区编码产物及主要特征见表 15-15。HCV 各型之 ORF 长度有所差别,主要由于 E2 及 NS5 基因的插入或缺失突变所致。根据 NS5 区基因序列的同源性可将 HCV 分为6 个型 11 个亚型。

(3)培养特性:HCV 的细胞培养迄今仍很困难,黑猩猩是研究 HCV 感染的动物模型,其感染过程、急性期的表现、宿主的免疫应答等与人类 HCV 感染十分相似。

(4)抵抗力:较弱,对酸、热不稳定,对二三氯甲烷、乙醚等敏感,紫外线、甲醛、次氯酸、煮沸水等理化因素均可使其感染性丧失,60 ℃ 30 小时可完全灭活血液或血制品中的 HCV。

表 15-15 HCV 各基因区的主要特征与功能

基因区	编码产物	主要特征和功能
5′NCR		对病毒复制及病毒蛋白转译有重要的调节作用，其核苷酸序列最保守，病毒株间差异小，可用于基因诊断
C 区	核心蛋白	核心蛋白具有强的抗原性，可诱发机体产生抗-C 抗体，几乎存在于所有丙型肝炎患者血清中，且持续时间长，有助于 HCV 感染的诊断
E1 区	包膜蛋白 E1	HCV 基因中变异最大的部位，在不同分离株中核苷酸差异达 30%。包膜蛋白抗原性改变而逃避免疫细胞及免疫分子的识别，是 HCV 易引起慢性肝炎的原因之一，也是疫苗研制的主要障碍
E2/NS1 区	包膜蛋白 E2	
NS2 区	解旋酶	具有解旋酶和氨酸蛋白酶酶活性
NS3、NS4 区	蛋白酶	
NS5 区	RNA 聚合酶	具有 RNA 依赖的 RNA 多聚酶活性
3′NCR		可能与病毒复制有关

(二)致病性

HCV 感染呈世界分布，全球至少有 2 亿感染者，其传播途径多样，包括血液传播、性接触传播、母婴传播和家庭内接触传播，但近半数 HCV 感染者传播途径不明；目前 HCV 占输血后肝炎的 80%～90%。HCV 的致病机制与病毒的直接作用和免疫病理损伤有关。研究表明，丙型肝炎患者血清 HCV-RNA 的含量与血清丙氨酸转移酶(ALT)的水平呈正相关，提示 HCV 的复制与肝细胞损伤有关。HCV 引起的临床感染病情轻重不一，可表现为急性肝炎、慢性肝炎或无症状携带者等，且极易慢性化，而慢性丙型肝炎与原发性肝癌关系十分密切。HCV 感染后不能诱导机体产生有效的免疫保护反应。

(三)微生物学检验

HCV 在宿主外周血中的含量及病毒抗原的含量非常低，常规方法很难直接检测。目前临床诊断 HCV 感染的方法有两大类：免疫学方法检测抗-HCV 及 PCR 法检测 HCV RNA。

(1)标本采集：HCV 抗体检测可采用血清或血浆；HCV RNA 的检测和定量分析，多采用血清，有时也采用血浆；血浆可采用 EDTA、枸橼酸葡萄糖、枸橼酸盐等抗凝剂。

(2)免疫学检测：丙型肝炎患者血清中 HCV 抗原水平很低，常规免疫学检测方法难以获得阳性结果，至今未用于临床。用 ELISA 检测血中抗 HCV 简单、快速、可靠，可用于丙型肝炎的诊断、献血员的筛选和流行病学调查，但目前尚有一定的假阳性率。因此，HCV ELISA 阳性反应者，特别是一些不具明显危险因素者，需用条带免疫法(strip immunoassay，SIA)等确证试验来排除假阳性反应。

(3)分子生物学检测：目前采用的主要方法有 RT-PCR、套式 RT-PCR 和 Real-timePCR 等。HCV-RNA是 HCV 感染的直接证据，其检测有助于诊断急性 HCV 感染、ALT 正常 HCV 感染、抗 HCV 阴性 HCV 感染，尤其是在感染早期体内 HCV 特异性抗体产生之前的诊断等方面具有特殊的价值，此外还常用于评价抗 HCV 药物的病毒学疗效。

五、庚型肝炎病毒

庚型肝炎病毒(hepatitis G virus,HGV)属于黄病毒科的丙型肝炎病毒属,基因结构与HCV相似,为单股正链RNA病毒,全基因长约9.5 kb,仅有一个ORF,编码一个长约2 900 aa的蛋白前体,经病毒和宿主细胞蛋白酶水解后形成不同的结构蛋白和非结构蛋白。根据不同地区HGV分离株间核苷酸差异情况可将HGV分为5种基因型,其中Ⅰ型多在西非人群中多见,Ⅲ型在亚洲人群中多见。

庚型肝炎呈世界性分布,传染源多为患者,主要经输血等非肠道途径传播,也存在母婴传播、家庭内传播及静脉注射吸毒和医源性传播等。HGV的致病机制现在尚不清楚,其单独感染时临床症状不明显,一般不损害肝细胞;但其常与HBV或HCV合并感染,故有学者推测其为一种辅助病毒。

HGV感染的诊断以RT-PCR和ELISA检测为主。RT-PCR采用5′NCR、NS3区和E2区的套式引物扩增待测标本的目的基因片段,是目前检测HGV感染常用和有效有方法。由于E2抗体的出现与HGV RNA的消失相关,ELISA检测血清中该抗体HGV感染恢复的标志。

(刘敬利)

第十二节 疱疹病毒科检验

疱疹病毒科是一组中等大小、有包膜的DNA病毒,广泛分布于哺乳动物和鸟类等中,现有114个成员,根据其生物学特点可分为α、β、γ三个亚科。

疱疹病毒的共同特点有:①形态特点:病毒体呈球形,核衣壳是由162个壳粒组成的二十面体立体对称结构,基因组为线性双链DNA,存在末端重复序列和内部重复序列。核衣壳周围有一层厚薄不等的非对称性披膜。最外层是包膜,有糖蛋白刺突。有包膜的成熟病毒直径120~300 nm。②培养特点:人疱疹病毒(EB病毒除外)均能在二倍体细胞核内复制,产生明显的CPE,核内出现嗜酸性包涵体。病毒可通过细胞间桥直接扩散。感染细胞同邻近未感染的细胞融合成多核巨细胞。③感染特点:病毒可表现为增殖性感染和潜伏性感染。后者病毒不增殖,其基因的表达受到抑制,稳定地存在于细胞核内,刺激因素作用后可转为增殖性感染。有部分病毒还具有整合感染作用,与细胞转化和肿瘤的发生相关。

一、单纯疱疹病毒

(一)生物学特性

单纯疱疹病毒(HSV)呈球形,直径为120~150 nm,由核心、衣壳、被膜及包膜组成,核心含双股DNA,包括两个互相连接的长片段(L)和短片段(S),L和S的两端有反向重复序列。衣壳呈二十面体对称,衣壳外一层被膜覆盖,厚薄不匀,最外层为典型的脂质双层包膜上有突起。包膜表面含gB、gC、gD、gE、gG、gH糖蛋白,参与病毒对细胞吸附/穿入(gB、gC、gD、gE)、控制病毒从细胞核膜出芽释放(gH)及诱导细胞融合(gB、gC、gD、gH),并有诱生中和抗体(gD最强)和细胞毒作用(HSV糖蛋白均可)。

HSV 有 HSV-1 和 HSV-2 两个血清型，可用型特异性单克隆抗体作 ELISA、DNA 限制性酶切图谱分析及 DNA 杂交试验等方法区分型别。HSV 的抵抗力较弱，易被脂溶剂灭活。

(二)致病性

HSV 感染在人群中非常普遍，人类是其唯一的宿主。患者和健康携带者是传染源，主要通过直接密切接触和性接触传播。病毒可经口腔、呼吸道、生殖道黏膜和破损皮肤等多种途径侵入机体。常见的临床表现是黏膜或皮肤局部集聚的疱疹，也可累及机体其他器官出现严重感染，如疱疹性角膜炎、疱疹性脑炎。

1.原发感染

HSV-1 原发感染多发生在婴幼儿或儿童，常为隐性感染。感染部位主要在口咽部，还可引起唇疱疹、湿疹样疱疹、疱疹性角膜炎、疱疹性脑炎等疾病。青少年原发性 HSV-1 感染常表现为咽炎或扁桃体炎。原发感染后，HSV-1 常在三叉神经节内终身潜伏，并随时可被激活而引起复发性唇疱疹。

HSV-2 原发感染为生殖器疱疹，大多发生在青少年以后，伴有发热、全身不适及淋巴结炎。原发感染后，HSV-2 在骶神经节或脊髓中潜伏，随时可被激活而引起复发性生殖器疱疹。

2.潜伏感染和复发

HSV 原发感染后，少部分病毒可沿神经髓鞘到达三叉神经节(HSV-1)和骶神经节(HSV-2)细胞或周围星形神经胶质细胞内，以潜伏状态持续存在。当机体抵抗力下降后，潜伏的病毒即被激活而增殖，沿神经纤维索下行至感觉神经末梢，到达附近表皮细胞内继续增殖，引起复发性局部疱疹。

3.先天性感染

HSV-2 通过胎盘感染，易发生流产、胎儿畸形、智力低下等先天性疾病。新生儿疱疹是在母体分娩时接触 HSV-2 感染的产道所致(大约占 75%)，或者出生后获得 HSV 感染，患儿病死亡率高达 50%。

4.HSV-2 感染与肿瘤

HSV-2 与子宫颈癌发生关系密切，在子宫颈癌患者组织细胞内可以检查出 HSV-2 抗原和核酸，并且患者体内存在高效价的 HSV-2 抗体。

HSV 原发感染后 1 周左右血中可出现中和抗体，3～4 周达高峰，可持续多年。这些抗体可中和游离病毒，阻止病毒在体内扩散，但不能消灭潜伏感染的病毒和阻止复发。机体抗 HSV 感染免疫以细胞免疫为主，NK 细胞可杀死 HSV 感染的靶细胞；CTL 和各种细胞因子(如干扰素等)，在抗 HSV 感染中也有重要作用。

(三)微生物学检验

1.标本采集和处理

采取皮肤、角膜、生殖器等病变处标本；如疑为疱疹性脑膜炎患者可取脑脊液；播散性 HSV 感染者的淋巴细胞能直接分离病毒。肝素能干扰病毒的分离培养，故不能用作抗凝剂。以上标本经常规抗菌处理后，应尽快用特殊的病毒运输液送达实验室检查。

2.形态学检查

将宫颈黏膜、皮肤、口腔、角膜等组织细胞涂片后，Wright-Giemsa 染色镜检，如发现核内包涵体及多核巨细胞，可考虑 HSV 感染；将疱疹液进行电镜负染后观察结果。

3.病毒分离培养

病毒分离培养是确诊 HSV 感染的金标准。标本接种人胚肾、人羊膜或兔肾等易感细胞，也可接种于鸡胚绒毛尿囊膜、乳鼠或小白鼠脑内，均可获得较高的分离率。HSV 引起的 CPE 常在 2 天后出现，细胞出现肿胀、变圆、折光性增强和形成融合细胞等病变特征。HSV-1 和 HSV-2 的单克隆抗体、HSV 型特异性核酸探针等可用于鉴定和分型。

4.免疫学检测

对临床诊断意义不大。主要原因：①HSV 特异性抗体出现较迟。②HSV 感染很普遍，大多数正常人血清中都有 HSV 抗体。③HSV 复发性感染不能导致特异性抗体效价上升。因此，血清学检查仅作为流行病学调查，常用检测方法为 ELISA。可将宫颈黏膜、皮肤、口腔、角膜等组织细胞涂片后，用特异性抗体作间接 IFA 或免疫组化染色检测病毒抗原作为快速诊断之一。

5.分子生物学检测

应用 PCR 或原位杂交技术检测标本中的 HSV-DNA，方法快速、敏感而特异，尤其是脑脊液 PCR 扩增被认为是诊断疱疹性脑炎的最佳手段。

二、水痘-带状疱疹病毒

(一)生物学特性

水痘-带状疱疹病毒(VZV)的生物学特性类似于 HSV，其基因组为 125 kb 的双链 DNA，具有 30 多种结构与非结构蛋白，部分与 HSV 有交叉，其中病毒糖蛋白在病毒吸附、穿入过程中发挥重要作用。VZV 能够在人胚组织细胞中缓慢增殖，出现 CPE 较 HSV 局限，可形成细胞核内嗜酸性包涵体。该病毒只有一个血清型。

(二)致病性

水痘-带状疱疹病毒可由同一种病毒引起两种不同的病症。在儿童，初次感染引起水痘，而潜伏体内的病毒受到某些刺激后复发引起带状疱疹，多见于成年人和老年人。

水痘是 VZV 的一种原发性感染，也是儿童的一种常见传染病，传染性强，2～6 岁为好发年龄，患者是主要传染源。病毒经呼吸道、口咽黏膜、结膜、皮肤等处侵入机体后，在局部黏膜组织短暂复制，经血液和淋巴液播散至单核-吞噬细胞系统，经增殖后再次进入血液(第二次病毒血症)而播散至全身各器官，特别是皮肤、黏膜组织，导致水痘。水痘的潜伏期 14～15 天，水痘的出疹突发，红色皮疹或斑疹首先表现在躯干，然后离心性播散到头部和肢体，随后发展为成串水疱、脓疱，最后结痂。病情一般较轻，但偶可并发间质性肺炎和感染后脑炎。在免疫功能不足或无免疫力的新生儿，细胞免疫缺陷、白血病、肾脏疾病及使用皮质激素、抗代谢药物的儿童，水痘是一种严重的、涉及多器官的严重感染。儿童时期患过水痘，病毒可潜伏在脊髓后根神经节或颅神经的感觉神经节等部位，当机体受到某些刺激，如外伤、传染病、发热、受冷、机械压迫、使用免疫抑制剂、X 光照射、白血病及肿瘤等细胞免疫功能损害或低下等，均可诱发带状疱疹。复发感染时，活化的病毒经感觉神经纤维轴索下行至皮肤，在其支配皮区繁殖而引起带状疱疹。一般在躯干，呈单侧性，疱疹水疱集中在单一感觉神经支配区，串联成带状，疱液含大量病毒颗粒。患水痘后机体产生特异性体液免疫和细胞免疫，但不能清除潜伏于神经节中的病毒，故不能阻止病毒激活而发生的带状疱疹。

(三)微生物学检验

根据临床症状和皮疹特点即可对水痘和带状疱疹做出诊断，但症状不典型或者特殊病例则需辅以实验诊断。临床标本主要有疱疹病损部位的涂片、皮肤刮取物、水疱液、活检组织和血清。可通过病毒分离、免疫荧光、原位杂交或PCR方法,检测患者组织或体液中VZV或其成分。

三、巨细胞病毒

(一)生物学特性

巨细胞病毒(CMV)具有典型的疱疹病毒形态,完整的病毒颗粒直径在120～200 nm。本病毒对宿主或培养细胞有高度的种属特异性,人巨细胞病毒(HCMV)只能感染人,在人纤维细胞中增殖。病毒在细胞培养中增殖缓慢,初次分离培养需30～40天才出现CPE,其特点是细胞肿大变圆,核变大,核内出现周围绕有一轮"空晕"的大型包涵体,形似"猫头鹰眼"状。

(二)致病性

人类CMV感染非常普遍,可感染任何年龄的人群,且人是HCMV的唯一宿主。多数人感染CMV后为潜伏感染,潜伏部位主要在唾液腺、乳腺、肾脏、白细胞和其他腺体,可长期或间隙地排出病毒。通过口腔、生殖道、胎盘、输血或器官移植等多途径传播。随着艾滋病、放射损伤、器官移植和恶性肿瘤等的增多,CMV感染及其引发的严重疾病日益增加,其临床表现差异很大,可从无症状感染到致命性感染。

1.先天性感染

在先天性病毒感染中最常见,感染母体可通过胎盘传染胎儿,患儿可发生黄疸,肝大、脾大,血小板减少性紫癜及溶血性贫血,脉络膜视网膜炎和肝炎等,少数严重者造成早产、流产、死产或生后死亡。存活儿童常智力低下,神经肌肉运动障碍,耳聋和脉络视网膜炎等。

2.产期感染

在分娩时胎儿经产道感染,多数症状轻微或无临床症状,偶有轻微呼吸障碍或肝功能损伤。

3.儿童及成人感染

通过吸乳、接吻、性接触、输血等感染,常为亚临床型,有的也能导致嗜异性抗体阴性单核细胞增多症。由于妊娠、接受免疫抑制治疗、器官移植、肿瘤等因素激活潜伏在单核细胞、淋巴细胞中的CMV病毒,引起单核细胞增多症、肝炎、间质性肺炎、视网膜炎、脑炎等。

4.细胞转化及与肿瘤的关系

CMV和其他疱疹病毒一样,能使细胞转化,具有潜在的致癌作用。CMV的隐性感染率较高,CMV DNA很可能整合于宿主细胞DNA,因而被认为在某种程度上与恶性肿瘤的发生有关。在某些肿瘤如宫颈癌、结肠癌、前列腺癌、Kaposis肉瘤中CMV DNA检出率高,CMV抗体滴度亦高于正常人。

机体的细胞免疫功能对CMV感染的发生和发展起重要作用,细胞免疫缺陷者,可导致严重、长期的CMV感染,并使机体的细胞免疫进一步受到抑制。

(三)微生物学检验

1.标本采集

收集鼻咽拭子、咽喉洗液、中段尿、外周血、脑脊液、羊膜腔液、急性期和恢复期双份血清等。

2.形态学检查

标本经离心后取沉渣涂片,Giemsa染色镜检,观察巨大细胞及包涵体,可用于辅助诊断,但阳性率不高。

3.病毒分离培养

病毒分离培养是诊断 CMV 感染的有效方法，人胚肺成纤维细胞最常用于 CMV 培养，在培养细胞中病毒生长很慢，需 1～2 周出现 CPE，一般需观察 4 周，如有病变即可诊断。也可采用离心培养法。

4.免疫学检测

(1)抗原检测：采用特异性免疫荧光抗体，直接检测白细胞、活检组织、组织切片、支气管肺泡洗液等临床标本中的 CMV 抗原。在外周血白细胞中测出 CMV 抗原表明有病毒血症，该法敏感、快速、特异。

(2)抗体检测：采用 EIA、IFA 等方法检测 CMV 抗体，以确定急性或活动性 CMV 感染、了解机体的免疫状况及筛选献血员和器官移植供体。IgM 抗体只需检测单份血清，用于活动性 CMV 感染的诊断。特异性 IgG 抗体需测双份血清以作临床诊断，同时了解人群感染状况。

5.分子生物学检测

(1)核酸杂交原位杂交能检测甲醛固定和石蜡包埋组织切片中的 CMV 核酸，可直接在感染组织中发现包涵体，并可作为 CMV 感染活动性诊断。

(2)PCR：在一些特殊的 CMV 感染中有着重要的价值，如 CMV 脑炎的 CFS 标本。先天性 CMV 感染患儿的尿液、羊水、脐血标本等。但 PCR 阳性很难区分感染状态，其检出也不一定与病毒血症和临床症状一致。为了减少由潜伏感染而导致的 PCR 假阳性结果，可用定量 PCR 弥补其不足，在分子水平监测 CMV 感染、区分活动性与潜伏感染。

四、EB 病毒

(一)生物学特性

EB 病毒(EBV)为疱疹病毒科嗜淋巴病毒属。EBV 抗原分为 2 类：①病毒潜伏感染时表达的抗原，包括 EBV 核抗原(EBNA)和潜伏感染膜蛋白(LMP)，这类抗原的存在表明有 EBV 基因组。②病毒增殖性感染相关的抗原，包括 EBV 早期抗原(EA)和晚期抗原，如 EBV 衣壳抗原(VCA)和 EBV 膜抗原(MA)。EA 是病毒增殖早期诱导的非结构蛋白，EA 标志着病毒增殖活跃和感染细胞进入溶解性周期；VCA 是病毒增殖后期合成的结构蛋白，与病毒 DNA 组成核衣壳，最后出芽获得宿主的质膜装配成完整病毒体；MA 是病毒的中和性抗原，能诱导产生中和抗体。EB 病毒具有感染人和某些灵长类动物 B 细胞的专一性，并能使受感染细胞转化，无限传代达到“永生”。

(二)致病性

EB 病毒在人群中广泛感染，95%以上的成人存在该病毒的抗体。幼儿感染后多数无明显症状，或引起轻症咽炎和上呼吸道感染。青春期发生原发感染，约有 50%出现传染性单核细胞增多症。主要通过唾液传播，也可经输血传染。EB 病毒在口咽部上皮细胞内增殖，然后感染 B 淋巴细胞，这些细胞大量进入血液循环而造成全身性感染，并可长期潜伏在人体淋巴组织中，当机体免疫功能低下时，潜伏的病毒活化形成复发感染。由 EBV 感染引起或与 EBV 感染有关疾病主要有三种。

1.传染性单核细胞增多症

传染性单核细胞增多症是一种急性淋巴组织增生性疾病。多系青春期初次感染 EBV 后发病。典型症状为发热、咽炎和颈淋巴结肿大。随着疾病的发展，病毒可播散至其他淋巴结。肝、脾大,肝功能异常,外周血单核细胞增多,并出现异型淋巴细胞。偶尔累及中枢神经系统(如脑炎)。某些先天性免疫缺陷的患儿可呈现致死性传染性单核白细胞增多症。

2.Burldtt 淋巴瘤

多见于5～12岁儿童,在中非新几内亚和美洲温热带地区呈地方性流行。好发部位为颜面、腭部。所有患者血清含EBV抗体,其中80%以上滴度高于正常人。在肿瘤组织中发现EBV基因组,故认为EBV与此病关系密切。

3.鼻咽癌

我国南方及东南亚是鼻咽癌高发区,多发生于40岁以上中老年人。HBV与鼻咽癌关系密切,表现在:①所有病例的癌组织中有EBV基因组存在和表达。②患者血清中有高效价EBV抗原(主要HCV和EA)的IgG和IgA抗体。③病例中仅有单一病毒株,提示病毒在肿瘤起始阶段已进入癌细胞。

人体感染EBV后能诱生EBNA抗体、EA抗体、VCA抗体及MA抗体。已证明MA抗体能中和EBV。体液免疫能阻止外源性病毒感染,却不能消灭病毒的潜伏感染。一般认为细胞免疫对病毒活化的"监视"和清除转化的B淋巴细胞起关键作用。

(三)微生物学检验

1.标本采集

采集唾液、咽漱液、外周血细胞和肿瘤组织等标本。

2.病毒分离培养

上述标本接种人脐带血淋巴细胞,根据转化淋巴细胞的效率确定病毒的量。

3.免疫学检测

(1)抗原检测:采用免疫荧光法检测病毒特异性蛋白质抗原(如病毒核蛋白EBNA等)。

(2)抗体检测:用免疫荧光法或免疫酶法,检测病毒VCA-IgA抗体或EA-IgA抗体,滴度≥1∶10或滴度持续上升者,对鼻咽癌有辅助诊断意义。传染性单核细胞增多症患者血清中VCA IgM抗体阳性率较高,抗体效价>1∶224有诊断意义。

4.分子生物学检测

利用核酸杂交和PCR或RT-PCR,可在病变组织内检测病毒核酸和病毒基因转录产物。但核酸杂交法的敏感性低于PCR法。

五、其他疱疹病毒

(一)人类疱疹病毒6型

人类疱疹病毒6型(HHV-6)在人群中的感染十分普遍,60%～90%的儿童及成人血清中可查到HHV-6抗体,健康带毒者是主要的传染源,经唾液传播。HHV-6的原发感染多见于6个月至2岁的婴儿,感染后多无症状,少数可引起幼儿丘疹或婴儿玫瑰疹。常急性发病,先有高热和上呼吸道感染症状,退热后颈部和躯干出现淡红色斑丘疹。

在脊髓移植等免疫功能低下的患者,体内潜伏的HHV-6常可被激活而发展为持续的急性感染,并证实与淋巴增殖性疾病、自身免疫病和免疫缺陷患者感染等有关。随着器官移植的发展和艾滋病患者的增多,HHV-6感染变得日益重要。

病原体检查可采集早期原发感染患儿的唾液和外周血淋巴细胞标本,接种经PHA激活的人脐血或外周血淋巴细胞作HHV-6病毒分离;也可用原位杂交和PCR技术检测受感染细胞中

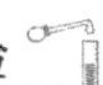

的病毒DNA。间接免疫荧光法常用于测定病毒IgM和IgG类抗体，以确定是近期感染还是既往感染。

(二)人疱疹病毒7型

人类疱疹病毒7型(HHV-7)与HHV-6的同源性很小，是一种普遍存在的人类疱疹病毒，75%健康人唾液可检出此病毒。从婴儿急性、慢性疲劳综合征和肾移植患者的外周血单核细胞中均分离出HHV-7。绝大多数人都曾隐性感染过HHV-7，2岁以上的婴儿HHV-7抗体阳性率达92%。HHV-7主要潜伏在外周血单个核细胞和唾液腺中，唾液传播是其主要的传播途径。

该病毒的分离培养条件与HHV-6相似，特异性PCR、DNA分析等试验可用于病毒鉴定。因CD4分子是HHV-7的受体，抗CIM单克隆抗体可抑制HHV-7在$CD4^+$ T细胞中增殖。由于HHV-7与HIV的受体皆为CD4分子，两者之间的互相拮抗作用，将为HIV的研究开辟新的途径。

(三)人类疱疹病毒8型

人类疱疹病毒8型(HHV-8)，1993年从艾滋病患者伴发的卡波济肉瘤(KS)组织中发现。该病毒为双链DNA(165 kb)，主要存在于艾滋病卡波济肉瘤组织和艾滋病患者淋巴瘤组织。HHV-8与卡波济肉瘤的发生、血管淋巴细胞增生性疾病及一些增生性皮肤疾病的发病有关。

(蔡新华)

第十三节 人乳头瘤病毒检验

人乳头瘤病毒(human papilloma virus，HPV)是乳多空病毒科、乳头瘤病毒属的一个种。引起人皮肤、黏膜不同程度的增生性病变，临床表现为良性疣或乳头状瘤，HPV也是尖锐湿疣(condyloma acminatum，CA)的病原体。另外，某些型别的HPV可使组织发生癌变，引起子宫颈癌、口腔鳞状细胞癌、皮肤癌、肛门癌等。

一、生物学特性

(一)形态结构

病毒呈球形，直径52～55 nm，20面体对称，核衣壳由72个壳微粒组成，无包膜。

(二)基因组结构与功能

病毒基因组为双链环状DNA，以共价闭合的超螺旋结构、开放的环状结构、线性分子3种形式存在。长约8 kb，分为三个区段。

1.早期区(E区)

大小约占4 kb，含有8个ORF，依次为E_6、E_7、E_1、(E_8)、E_2、E_4、(E_3)、E_5。E区与DNA复制、转录调节和细胞转化有关，各基因的功能分别是：E_1参与DNA复制，HPV的DNA复制除E_1外，还与E_2、E_6、E_7有关；E_2涉及病毒DNA转录的反式激活机制；E_4编码胞浆蛋白，可能在病毒成熟中起作用；E_5、E_6、E_7与细胞转化有关。当HPV DNA整合到宿主细胞基因组中时，常使E_2丧失转录调节功能，引起转化蛋白E_6、E_7的过度表达。HPV高危型别的E_6、E_7区的癌蛋白可与特异性的细胞蛋白结合，如E_6可与细胞内抑癌基因产物p53蛋白结合、E_7可与抑癌基因产物 Rb 蛋白结合。结合后使之失活，干扰其抑制细胞分裂与增长的作用，引起细胞增殖周期紊乱，诱发突变、损伤细胞 DNA，使正常细胞转变为恶性细胞，最终导致肿瘤的产生。

2.晚期区（L 区）

约 3 kb，有 2 个 ORF，编码病毒衣壳结构蛋白，包括主要衣壳蛋白 L_1 和次要衣壳蛋白 L_2。L_1 是主要的种特异性抗原，L_2 是型特异性抗原。

3.上游调节区（URR 区）

URR 区又叫长控制区（LCR）或非编码区（NCR），URR 区是 HPV 基因组中变异较大的一个区段，在不同的型别之间存在差异。长约 1 kb，无编码能力，含有一系列调节因子。

（三）病毒复制

复制周期较长。HPV 的主要特点是它的宿主范围极窄，病毒的复制与上皮细胞的分化阶段相关，复制周期受细胞分化状态限制。HPV 基因组含多个启动子，在不同的感染细胞内 RNA 有不同的拼接方式。此外，HPV 基因组是断裂基因，含有内含子和外显子，在 mRNA 的转录后加工过程中，可产生多种不同的 mRNA。HPV 的复制方式独特，皮肤中只有基底层细胞可以分裂增殖，基底层细胞可以向表皮层分化为棘细胞、颗粒细胞、角质层细胞。病毒 DNA 在基底干细胞内呈静息状态，在上皮棘细胞内表达病毒的早期基因，在上皮颗粒细胞的核内表达病毒的晚期基因、合成病毒的结构蛋白，完整的 HPV 病毒体只在终末分化的角质层细胞核内生长。即 HPV DNA 的复制、衣壳蛋白的合成与装配分别在上皮不同的细胞层内进行，所以人乳头瘤病毒不能在体外细胞培养中增殖。

（四）其他

根据 HPV DNA 的同源性分为型或亚型，目前已发现 60 多个型别，仍有新型陆续发现。若 DNA 同源性＜50％，则被认为是不同的型；若 DNA 同源性＞50％，但限制性内切酶片段不同的称为亚型。HPV 具有高度的宿主和组织特异性，对人的皮肤和黏膜上皮细胞具有特殊的亲嗜性，在易感细胞核内增殖形成核内嗜酸性包涵体，使感染细胞转变为空泡细胞。HPV 不能在实验动物中增殖，组织培养也未成功。

二、致病性

人是 HPV 的唯一宿主，传染源主要是患者和病毒携带者。大多通过直接接触感染者的病变部位或间接接触 HPV 污染的物品而感染，而生殖器的 HPV 感染主要通过性交传播，少数也可经污染的内裤、浴盆、浴巾、便盆而间接受染。新生儿出生时，可经带病毒的产道感染而患喉部乳头瘤。病变主要发生在喉黏膜和声带，偶可延伸到气管、支气管。HPV 感染人的皮肤黏膜，主要引起各种疣状损害，无病毒血症。HPV 型别不同，引起的病变不同。跖疣和寻常疣主要由 HPV_1、HPV_2、HPV_4 型引起；HPV_7 型与屠夫寻常疣有关，病变多发生在手上；HPV_3、HPV_{10} 型主要引起皮肤扁平疣，病变常见于面部和手背；而 HPV_{16}、HPV_{18} 型主要感染子宫颈，因机体免疫力降低、局部长期慢性刺激等，病毒基因组可整合到宿主细胞染色体上，与子宫颈癌的发生有密切关系，被认为是与恶性转化有关的高危型别。另外，HPV_{33} 型、HPV_{31} 型也可引起子宫颈癌；尖锐湿疣多由 HPV_6 型、HPV_{11} 型引起，因其很少引起浸润性癌，故被认为是低危型别。其中 HPV_{11} 型多见于男性同性恋患者。此外，还发现口腔黏膜白斑与 HPV_{16} 型、HPV_{11} 型感染有关；口腔鳞状细胞癌与 HPV_{16} 型感染有关。

尖锐湿疣又名生殖器疣，是一种性传播疾病，与生殖器的增生性黏膜损害有关。近年来发病率持续增长，仅次于淋病，位居第二。其中 HPV_6、HPV_{11}、HPV_{16}、HPV_{18} 型最常见，且易于复发。潜伏期数周到数月，平均约 3 个月。尖锐湿疣临床表现为生殖器、会阴和肛门部位上皮乳头瘤样增生，多发生在温暖湿润的部位。若生殖道存在其他感染，如阴道滴虫、梅毒、淋病等，则更易发生尖锐湿疣。HIV 感染或妊娠时，因机体免疫力下降，可加重 HPV 感染。尖锐湿疣形态多样，初发为淡红色小丘疹，但可迅速增大，融合成一片。由于局部湿热和慢性刺激，皮疹迅速增大，形成乳头状或菜花状增殖。一般疣体柔软，多充满血管。当疣体表面粗糙、发生破溃感染时可有恶臭。男性好发于阴茎的冠状沟、包皮系带、龟头等处。男性同性恋者常见于肛门及直肠，其肛门疣的发病率是阴茎疣的 7 倍。女性好发于阴唇、阴蒂、外阴、阴道、子宫颈等部位。

三、微生物学检验

依据典型的临床表现即可诊断。但肉眼观察的生殖道损害与组织学检查结果约有 10%不符合。对男性患者，尖锐湿疣需与扁平湿疣、传染性软疣等鉴别；而女性宫颈组织的 HPV 感染常可导致异型性扁平疣，用醋酸白试验或阴道镜检查，特别是将两者结合起来，将有助于诊断。

（一）标本采集

根据病变部位，采集相应的病损组织用不同的方法做检测。

（二）形态学检查

1.醋酸白试验

可检测临床表现不明显或不典型的 HPV 感染。用棉拭子蘸 5%醋酸涂敷于可疑的病变皮肤上，1 分钟后即可观察到病变局部表皮变粗糙，并出现白色丘疹或白斑。如果是肛周皮损则变白时间要更长些，需观察 15 分钟左右，使用放大镜检查会看得更清楚。醋酸白试验检测 HPV 感染较为敏感，但因这是一种非特异性检查方法，故有假阳性。

2.细胞学检查

女性宫颈 HPV 感染，可做宫颈细胞刮片，作 Papanicolaou 染色，空泡细胞、双核细胞及角化不全细胞等是 HPV 感染的特征性细胞学改变。此法简便易行。

3.组织病理学检查

所有生殖道异型性病损均应做组织病理学检查，这是确诊尖锐湿疣及排除肿瘤的最佳方法。病变组织制成切片经 HE 染色后，若发现尖锐湿疣的组织病理学改变，即可诊断。

（三）免疫学检测

临床表现不典型者除应做组织病理学检查外，也可用免疫组化方法检测病变组织中的 HPV 抗原。

（四）分子生物学检测

因 HPV 不能体外培养，目前主要采用基因检测法鉴定，是实验室最常用的检查 HPV 感染的方法，它既可对 HPV 感染进行确诊，又能对 HPV 进行分型。主要的方法有斑点杂交法（可检测 50 个 HPV 基因组拷贝）、原位杂交法（每个细胞中含 10～15 个病毒基因拷贝才可检测到）、DNA 印迹法（最可靠的诊断方法）及聚合酶链反应（PCR）。其中 PCR 法可检查 HPV DNA 片段含量很少的标本，而且标本来源不受限制，操作简便、省时，特异性高，是最敏感的检测方法，但易出现假阳性。

（蔡新华）

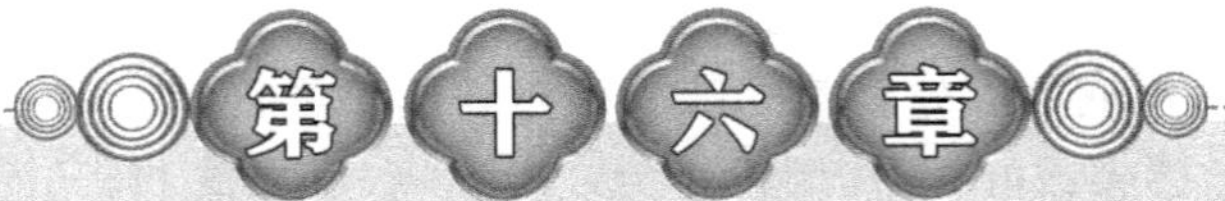

第十六章 细菌性食物中毒的微生物检验

第一节 食品中沙门菌检验

一、病原学特性

沙门菌是肠杆菌中的一个大菌属，广泛存在于水和土壤中，在工厂和厨房设施的表面上都发现有该类细菌。到目前为止，已发现有近 2 000 个血清型和生化型。它们主要寄生在人和动物的肠道内，可使其发生疾病。沙门菌为革兰氏阴性的短杆菌，不产芽孢及荚膜，周生鞭毛，能运动，兼性厌氧。嗜温性，最适生长温度为 37 ℃，但在 18～20 ℃时也能生长繁殖，且具有极强的抗寒性，如在 0 ℃以下的冰雪中能存活 3～4 个月。在自然环境的粪便中可存活 1～2 个月。沙门菌的耐盐性很强，在含盐 10%～15%的腌鱼、腌肉中能存活 2～3 个月。高水分活度下生长良好，当水分活度低于 0.94 时生长受抑。抗热性差，在 60 ℃下 20～30 分钟就可被杀死。因此，蒸煮、巴氏消毒、正常家庭烹调、注意个人卫生等均可防止沙门菌污染。沙门菌不产生尿素酶，不利用丙二酸钠，不液化明胶，在含有氯化钾的培养基上不能生长。能使赖氨酸、精氨酸、鸟氨酸脱羧基，不发酵蔗糖、乳糖、水杨苷等，在 TSI、BS、HE、DHL 等选择性培养基上生长，能产生它们特有的菌落特征。

二、沙门菌食物中毒

沙门菌很容易通过食品传染给人，发生食物中毒。沙门菌食物中毒的主要临床症状为急性肠胃炎症状，如呕吐、腹痛、腹泻，腹泻一天可达数次，甚至十多次，还可引起头痛、发热等。沙门菌食品中毒的潜伏期一般为 12～36 小时，潜伏期的长短与进食菌的数量以及菌的致病力强弱有关。致病力强的沙门菌，当每克或每毫升食品中含菌量在 2×10^5 个时，即可导致发病。中毒严重可引起死亡。

沙门菌可以通过人和动物的患者或带菌者，以各种途径散布，也可以是被污染的食品、物品通过人手、老鼠或苍蝇等传染给其他食品，从而引发食物中毒。

三、微生物学检验方法

食品中沙门菌的检验是食品卫生和检验工作者所必须掌握的一项基本技术。沙门菌检验目前通用的方法分五个步骤：前增菌、选择性增菌、选择性平板分离、生物化学筛选和血清学鉴定。

(一)设备和材料

检验食品中沙门菌所需设备和材料，除微生物实验室常规灭菌及培养设备外，其他设备和材料如下。

(1)冰箱 2～5 ℃。

(2)振荡器。

(3)恒温培养箱(36±1)℃，(42±1)℃。

(4)均质器。

(5)电子天平感量 0.1 g。

(6)无菌锥形瓶容量 500 mL、250mL。

(7)无菌吸管 1 mL(具 0.01 mL 刻度)、10 mL(具 0.1 mL 刻度)或微量移液器及吸头。

(8)无菌培养皿直径 90 mm。

(9)无菌试管 3 mm×50 mm、10 mm×75 mm。

(10)无菌毛细管。

(11)pH 计或 pH 比色管或精密 pH 试纸。

(12)全自动微生物生化鉴定系统。

(二)培养基和试剂

沙门菌检验所需培养基和试剂如下。

(1)缓冲蛋白胨水(BPW)。

(2)四硫磺酸钠煌绿(TTB)增菌液。

(3)亚硒酸盐胱氨酸(SC)增菌液。

(4)亚硫酸铋(BS)琼脂。

(5)HE 琼脂。

(6)木糖赖氨酸脱氧胆盐(XLD)琼脂。

(7)沙门菌属显色培养基。

(8)三糖铁(TSI)琼脂。

(9)蛋白胨水、靛基质试剂。

(10)尿素琼脂(pH 7.2)。

(11)氰化钾(KCN)培养基。

(12)赖氨酸脱羧酶试验培养基。

(13)糖发酵管。

(14)邻硝基酚 β-D-半乳糖苷(ONPG)培养基。

(15)半固体琼脂。

(16)丙二酸钠培养基。

(17)沙门菌 O 和 H 诊断血清。

(18)生化鉴定试剂盒。

(三)检验程序

沙门菌检验程序如图 16-1 所示。

(四)操作步骤

(1)前增菌称取 25 g(mL)样品放入盛有 225 mL BPW 的无菌均质杯中,以 8 000～10 000 r/min均质 1～2 分钟,或置于盛有 225 mL BPW 的无菌均质袋中,用拍击式均质器拍打 1～2 分钟。若样品为液态,不需要均质,振荡混匀。如需测定 pH,用 1 mol/mL 无菌 NaOH 或 HCI 调 pH 至 6.8±0.2。无菌操作将样品转至 500 mL 锥形瓶中,如使用均质袋,可直接进行培养,于(36±1)℃培养 8～18 小时。如为冷冻产品,应在 45 ℃以下不超过 15 分钟,或 2～5 ℃不超过 18 小时解冻。

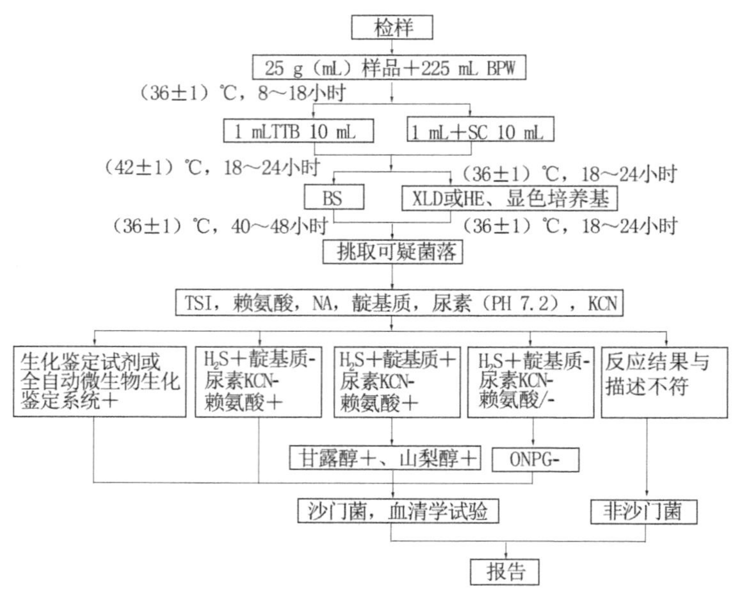

图 16-1 沙门菌检验程序

(2)增菌轻轻摇 动培养过的样品混合物,移取 1 mL,转种于 10 mL TTB 内,于(42±1)℃培养 18～24 小时。同时,另取 1 mL,转种于 10 mL SC 内,(36±1)℃培养 18～24 小时。

(3)分离分别用接种环取增菌液 1 环,划线接种于一个 BS 琼脂平板和一个 XLD 琼脂平板(或 HE 琼脂平板或沙门菌属显色培养基平板)上。(36±1)℃分别培养 18～24 小时(XLD 琼脂平板、HE 琼脂平板、沙门菌属显色培养基平板)或 40～48 小时(BS 琼脂平板),观察各个平板上生长的菌落,各个平板上的菌落特征见表 16-1。

表 16-1 沙门菌属在不同选择性琼脂平板上的菌落特征

选择性琼脂平板	沙门菌
BS 琼脂	菌落为黑色有金属光泽、棕褐色或灰色,菌落周围培养基可呈黑色或棕色;有些菌株形成灰绿色的菌落,周围培养基不变
HE 琼脂	蓝绿色或蓝色,多数菌落中心黑色或几乎全黑色;有些菌株为黄色,中心黑色或几乎全黑色
XLD 琼脂	菌落呈粉红色,带或不带黑色中心,有些菌株可量现大的、带光泽的黑色中心,或呈现全部黑色的菌落;有些菌株为黄色菌落,带或不带黑色中心
沙门菌属显色培养基	按照显色培养基的说明进行判定

四、结果与报告

在实际工作中,常常根据以上试验就可判断检样中沙门菌生长情况,并做出报告。

若需要进一步分型鉴定,则还应做血清学反应试验。根据血清学分型鉴定的结果,按照有关沙门菌属抗原表判定菌型。如果需要做血清学分型试验,则可查阅相关资料。综合以上结果做出报告。即报告为 25 g(mL)样品中检出或未检出沙门菌。

(甘 峰)

第二节 食品中金黄色葡萄球菌检验

金黄色葡萄球菌在自然界中无处不在,空气、土壤、水、人和动物的排泄物中都可找到。因而,食品受其污染的机会很多。近年来,美国疾病控制中心报告,由金黄色葡萄球菌引起的感染占第二位,仅次于大肠埃希菌。金黄色葡萄球菌肠毒素是个世界性卫生问题,在美国由金黄色葡萄球菌肠毒素引起的食物中毒占整个细菌性食物中毒的 33%,加拿大则更多,占 45%,我国每年发生的此类中毒事件也非常多。

金黄色葡萄球菌的流行病学一般有如下特点:多见于春夏季;中毒食品以乳、肉、蛋、鱼及其制品最为常见。此外,剩饭、油煎蛋、糯米糕及凉粉等引起的中毒事件也有报道。上呼吸道感染患者鼻腔带菌率 83%,所以人畜化脓性感染部位常成为污染源。

一般说,金黄色葡萄球菌可通过以下途径污染食品:食品加工人员、炊事员或销售人员带菌,造成食品污染;食品在加工前本身带菌,或在加工过程中受到了污染,产生了肠毒素,引起食物中毒;熟食制品包装不严,运输过程受到污染;奶牛患化脓性乳腺炎或禽畜局部化脓对肉体其他部位的污染等。

食品中金黄色葡萄球菌的检出主要应用细菌学检验技术,首先将检样进行涂片镜检,如发现有典型的金黄色葡萄球菌存在,便可初步判断检样中金黄色葡萄球菌存在。但有时因检样中菌数太少,或不为典型的葡萄状,需进行培养分离后再进行鉴定。有时也可把检样接种到葡萄糖肉汤培养基中,30 ℃增菌培养 24～48 小时,再进行涂片镜检。

中华人民共和国卫健委 2010 年 3 月 16 日发布了 GB4789.10-2010《食品安全国家标准食品微生物学检验金 黄色葡萄球菌检验》,规定了食品中金黄色葡萄球菌的检验方法。下面以 GB4789.10-2010《食品安全国家标准食品微生物学检验金黄色葡萄球菌检验》介绍金黄色葡萄球菌的检验技术。

该标准第一法适用于食品中金黄色葡萄球菌的定性检验;第二法适用于金黄色葡萄球菌含量较高的食品中金黄色葡萄球菌的计数;第三法适用于金黄色葡萄球菌含量较低而杂菌含量较高的食品中金黄色葡萄球菌的计数。

一、病原学特性

典型的金黄色葡萄球菌为球形,直径 0.5～1.0 μm,显微镜下排列成葡萄串状。金黄色葡萄球菌无芽孢、鞭毛,大多数无荚膜,革兰氏染色阳性。金黄色葡萄球菌营养要求不高,在普通培养基上生长良好，需氧或兼性厌氧，最适生长温度 37 ℃，最适生长 pH 7.4。平板上菌落厚、有光泽、圆形凸起，直径 1～2 mm。血平板菌落周围形成不透明的溶血环，有时也为白色、大而凸起、圆形表面光滑，在 Bair-Parker 平板上菌落呈圆形、光滑凸起，湿润、直径 2～3 mm，颜色灰色到黑色，边缘为淡色，周围为一浑浊带，在其外层有一透明圈。用接种针接触菌落似有奶油至树胶的硬度，偶尔会遇到非脂肪溶解的类似菌落，但无浑浊带及透明圈。长期保存的冷冻或干燥食品中所分离的菌落比典型菌落所产生的黑色较淡些，外观可能粗糙且干燥。金黄色葡萄球菌有高度的耐盐性，可在 10%～15%氯化钠肉汤中生长。可分解葡萄糖、麦芽糖、乳糖、蔗糖，产酸不产气。甲基红反应阳性，V-P 反应弱阳性。许多菌株可分解精氨酸，水解尿素，还原硝酸盐，液化明胶。金黄色葡萄球菌具有较强的抵抗力，对磺胺类药物敏感性低，但对青霉素、红霉素等高度敏感。

金黄色葡萄球菌是人类化脓感染中最常见的病原菌，可引起局部化脓感染，也可引起肺炎、胃肠炎、心包炎等，甚至败血症、脓毒症等全身感染。金黄色葡萄球菌的致病力强弱主要取决于其产生的毒素（如溶血毒素、杀白细胞素、肠毒素）和侵袭性酶（如血浆凝固酶、脱氧核糖核酸酶等）。

二、葡萄球菌食物中毒

葡萄球菌性食物中毒是由于进食被金黄色葡萄球菌及其所产生的肠毒素所污染的食物而引起的一种急性疾病。引起葡萄球菌性食物中毒的常见食品主要有淀粉类（如剩饭、粥、米面等）、牛乳及乳制品、鱼肉、蛋类等，被污染的食物在室温 20～22 ℃搁置 5 小时以上时，病菌大量繁殖并产生肠毒素，此毒素耐热力很强，经加热煮沸 30 分钟，仍可保持其毒力而致病。该病以夏秋两季为多。

三、微生物学检验方法

检验金黄色葡萄球菌所需设备和材料除微生物实验室常规灭菌及培养设备外，其他设备和材料如下。恒温培养箱站（36±1）℃；冰箱 2～5 ℃；恒温水浴箱 37～65 ℃；天平感量 0.1 g；均质器；振荡器；无菌吸管 1 mL（具 0.01 mL 刻度）、10 mL（具 0.1 mL 刻度）或微量移液器及吸头；无菌锥形瓶容量 100 mL、500 mL；无菌培养皿直径 90 mm；注射器 0.5 mL；pH 计或 pH 比色管或精密 pH 试纸。

（一）培养基和试剂

检验金黄色葡萄球菌所需培养基和试剂有如下。

（1）10%氯化钠胰酪胨大豆肉汤。

（2）营养琼脂小斜面。

（3）血脂平板。

（4）Baird-Parker 琼脂平板。

（5）7.5%氯化钠肉汤。成分：蛋白胨 10.0 g；牛肉膏 5.0 g；氯化钠 75 g；蒸馏水 1 000 mL；pH 7.4。制法：将上述成分加热溶解，调节 pH，分装，每瓶 225 mL，121 ℃高压灭菌 15 分钟。

（6）脑心浸出液肉汤（BHI）。成分：胰蛋白质胨 10.0 g；氯化钠 5.0 g；磷酸氢二钠（$12H_2O$）2.5 g；葡萄糖 2.0 g；牛心浸出液 500 mL；pH（7.4±0.2）。制法：加热溶解，调节 pH，分装16 mm×160 mm试管，每管 5 mL 置 121 ℃灭菌 15 分钟。

（7）兔血浆。成分：兔血浆，柠檬酸钠 3.8 g，蒸馏水 100 mL。制法：取 3.8%柠檬酸钠溶液

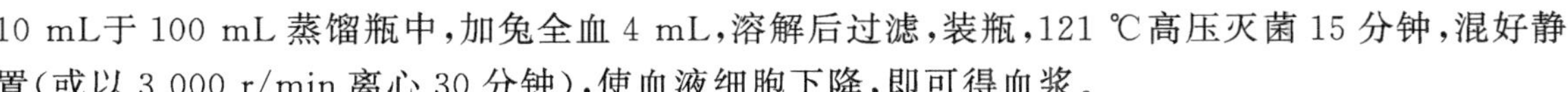

10 mL于 100 mL 蒸馏瓶中，加兔全血 4 mL，溶解后过滤，装瓶，121 ℃高压灭菌 15 分钟，混好静置（或以 3 000 r/min 离心 30 分钟），使血液细胞下降，即可得血浆。

(8)磷酸盐缓冲液。成分：磷酸二氢钾（KH_2PO_4）34.0 g；蒸馏水 500 mL；pH 7.2。制法如下。储存液：称取 34.0 g 的磷酸二氢钾溶于 500 mL 蒸馏水中，用大约 175 mL 的 1 mol/L NaOH 溶液调节 pH 至 7.2，用蒸馏水稀释至 1 000 mL 后储存于冰箱。稀释液：取储存液 1.25 mL，用蒸馏水稀释至 1 000 mL，分装于适宜容器中，121 ℃高压灭菌 15 分钟。

(9)革兰氏染色液。

(10)0.85％无菌生理盐水。

(二)金黄色葡萄球菌定性检验(第一法)

金黄色葡萄球菌定性检验程序如图 16-2 所示。

1.检验程序

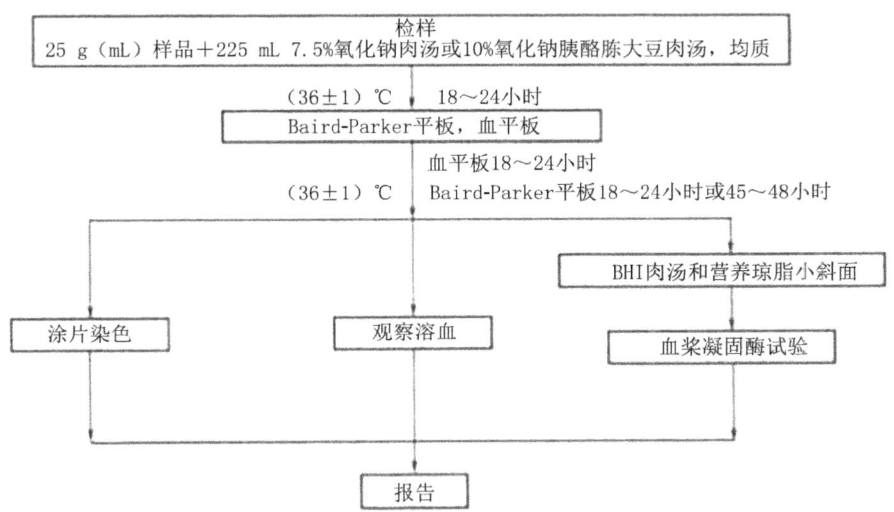

图 16-2 金黄色葡萄球菌定性检验程序

2.操作步骤

(1)样品的处理：称取 25 g 样品至盛有 225 mL 7.5％氯化钠肉汤或 1％氯化钠胰酪胨大豆肉汤的无菌均质杯内，8 000～1 000/分均质 1～2 分钟，或放入盛有 225 mL 7.5％氯化钠肉汤或 10％氯化钠胰酪胨大豆肉汤的无菌均质袋中，用拍击式均质器拍打 1～2 分钟。若样品为液态，吸取 25 mL 样品至盛有 225 mL 7.5％氯化钠肉汤或 10％氯化钠胰酪胨大豆肉汤的无菌锥形瓶（瓶内可预置适当数量的无菌玻璃珠）中，振荡混匀。

(2)增菌和分离培养：①将上述样品匀液于(36±1) ℃培养 18～24 小时。金黄色葡萄球菌在 7.5％氯化钠肉汤中呈浑浊生长，污染严重时在 10％氯化钠胰酪胨大豆肉汤内呈浑浊生长。②将上述培养物，分别划线接种到 Baird-Parker 平板和血平板，血平板(36±1)℃培养 18～24 小时。Baird-Parker 平板(36±1)℃培养 18～24 小时或 45～48 小时。③金黄色葡萄球菌在 Baird-Parker 平板上，菌落直径为 2～3 mm，颜色呈灰色到黑色，边缘为淡色，周围为一浑浊带，在其外层有一透明圈。用接种针接触菌落有似奶油至树胶样的硬度，偶尔会遇到非脂肪溶解的类似菌落，但无浑浊带及透明圈。长期保存的冷冻或干燥食品中所分离的菌落比典型菌落所产生的黑色较淡些，外观可能粗糙且干燥。在血平板上，形成菌落较大，圆形、光滑凸起、湿润、金黄色(有时为白色),菌落周围可见完全透明溶血圈。挑取上述菌落进行革兰氏染色镜检及血浆凝固酶试验。

(3)鉴定。①染色镜检:金黄色葡萄球菌为革兰氏阳性球菌,排列呈葡萄球状,无芽孢,无荚膜,直径为 0.5～1.0 μm。②血浆凝固酶试验:挑取 Baird-Parker 平板或血平板上可疑菌落 1 个或多个,分别接种到 5 mL BHI 和营养琼脂小斜面,(36±1)℃培养 18～24 小时。取新鲜配置兔血浆 0.5 mL,放入小试管中,再加入 BHI 培养物 0.2～0.3 mL,振荡摇匀,置(36±1)℃温箱或水浴箱内,每半小时观察一次,观察 6 小时,如呈现凝固(即将试管倾斜或倒置时,呈现凝块)或凝固体积大于原体积的一半,被判定为阳性结果。同时以血浆凝固酶试验阳性和阴性葡萄球菌的肉汤培养物作为对照。也可用商品化的试剂,按说明书操作,进行血浆凝固酶试验。结果如可疑,挑取营养琼脂小斜面的菌落到 5 mL BHI,(36±1)℃培养 18～48 小时,重复试验。

(4)葡萄球菌肠毒素的检验:可疑食物中毒样品或产生葡萄球菌肠毒素的金黄色葡萄球菌菌株的鉴定。

3.结果与报告

(1)结果判定:符合上述(2)增菌和分离培养③和(3)鉴定的可判定为金黄色葡萄球菌。

(2)结果报告:在 25 g(mL)样品中检出或未检出金黄色葡萄球菌。

(三)金黄色葡萄球菌 Baird-Parker 平板计数(第二法)

1.检验程序

金黄色葡萄球菌平板计数程序如图 16-3 所示。

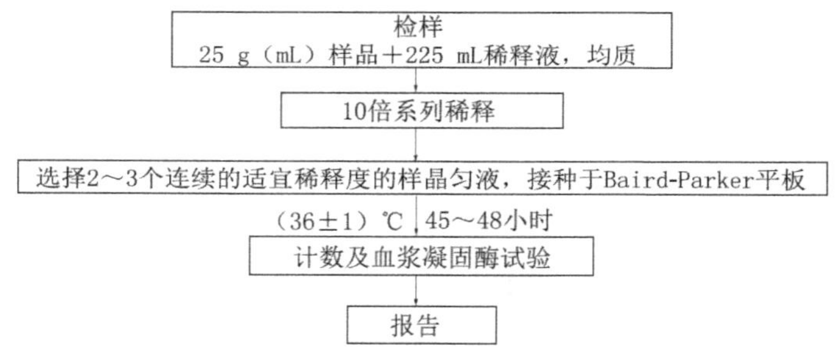

图 16-3 金黄色葡萄球菌 Baind-Parker 平板计数程序

2.操作步骤

(1)样品的稀释。①固体和半固体样品:称取 25 g 样品置于盛有 225 mL 磷酸盐缓冲液或生理盐水的无菌均质杯内,8 000～10 000 r/min 均质 1～2 分钟,或置于盛有 225 mL 稀释液的无菌均质袋中,用拍击式均质器拍打 1～2 分钟,制成 1∶10 的样品匀液。②液体样品:以无菌吸管吸取 25 mL 样品置于盛有 225 mL 磷酸盐缓冲液或生理盐水的无菌锥形瓶(瓶内预置适当数量的无菌玻璃珠)中,充分混匀,制成 1∶10 的样品匀液。③用 1 mL 无菌吸管或微量移液器吸取 1∶10 样品匀液 1 mL,沿管壁缓慢注于盛有 9 mL 稀释液的无菌试管中(注意吸管或吸头尖端不要触及稀释液面),振摇试管或换用 1 支 1 mL 无菌吸管反复吹打使其混合均匀,制成 1∶100 的样品匀液。④按③操作程序,制备 10 倍系列稀释样品匀液。每递增稀释一次,换 1 支 1 mL 无菌吸管或吸头。

(2)样品的接种根据对样:品污染状况的估计,选择 2～3 个适宜稀释度的样品匀液(液体样品可包括原液),在进行 10 倍递增稀释时,每个稀释度分别吸取 1 mL 样品匀液以 0.3 mL、

0.3 mL、0.4 mL 接种量分别加入三块 Baird-Parker 平板，然后用无菌 L 棒涂布整个平板，注意不要触及平板边缘。使用前用无菌 L 棒涂布整个平板，注意不要触及平板边缘。使用前，如 Baird-Parker 平板表面有水珠，可放在 25～50 ℃的培养箱里干燥，直到平板表面的水珠消失。

(3)培养：在通常情况下，涂布后，将平板静置 10 分钟，如样液不易吸收，可将平板放在培养箱(36±1)℃培养 1 小时，等样品匀液吸收后翻转平皿，倒置于培养箱，(36±1)℃培养 45～48 小时。

(4)典型菌落计数和确认。①金黄色葡萄球菌在 Baird-Parker 平板上，菌落直径为 2～3 mm，颜色呈灰色到黑色，边缘为淡色，周围为一浑浊带，在其外层有一透明圈。用接种针接触菌落有似奶油至树胶样的硬度，偶尔会遇到非脂肪溶解的类似菌落，但无浑浊带及透明圈。长期保存的冷冻或干燥食品中所分离的菌落比典型菌落所产生的黑色较淡些，外观可能粗糙且干燥。②选择有典型金黄色葡萄球菌菌落且同一稀释度 3 个平板所有菌落数合计在 20～200 CFU 的平板，计数典型菌落数。如果：a.只有一个稀释度平板的菌落数在 20～200 CFU 且有典型菌落，计数该稀释度平板上的典型菌落。b.最低稀释度平板的菌落数小于 20 CFU 且有典型菌落，计数该稀释度平板上的典型菌落。c.某一稀释度平板的菌落数大于 200 CFU 且有典型菌落，但下一稀释度平板上没有典型菌落，应计数该稀释度平板上的典型菌落。d.某一稀释度平板的菌落数大于 200 CFU 且有典型菌落，且下一稀释度平板上有典型菌落，但其平板上的菌落数不在 20～200 CFU，应计数该稀释度平板上的典型菌落。e.2 个连续稀释度的平板菌落数均在 20～200 CFU，计算。③从典型菌落中任选 5 个菌落(小于 5 个全选)，分别做血浆凝固酶试验。

4.结果与报告

根据 Baird-Parker 平板上金黄色葡萄球菌的典型菌落数，报告每克(mL)样品中金黄色葡萄球菌数，以 CFU/g(mL)表示；如 T 值为 0，则以小于 1 乘以最低稀释倍数报告。

(四)金黄色葡萄球菌 MPN 计数(第三法)

1.检验程序

金黄色葡萄球菌 MPN 计数程序如图 16-4 所示。

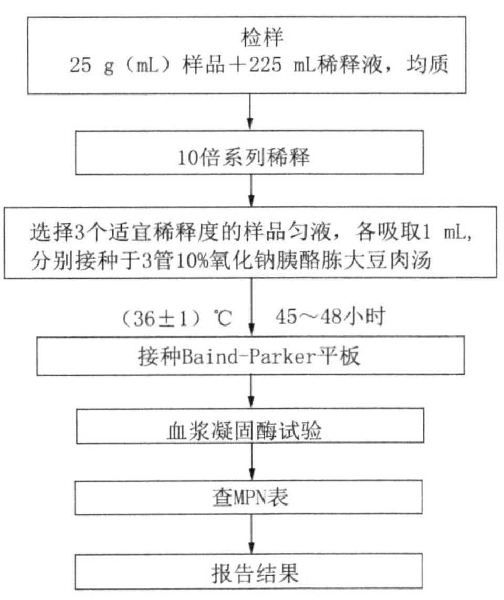

图 16-4 **金黄色葡萄球菌 MPN 计数程序**

2.操作步骤

(1)样品的稀释:按第二法操作步骤(1)样品的稀释进行。

(2)接种和培养。①根据对样品污染状况的估计,选择3个适宜稀释度的样品匀液(液体样品可包括原液),在进行10倍递增稀释时,每个稀释度分别吸取1 mL样品匀液接种到10%氯化钠胰酪胨大豆肉汤管,每个稀释度接种3管,将上述接种物于(36±1)℃培养45~48小时。②用接种环从有细菌生长的各管中,移取1环,分别接种于Baird-Parker平板,(36±1)℃培养45~48小时。

(3)典型菌落确认。①见第二法2.操作步骤中(4)典型菌落计数和确认。②从典型菌落中至少挑取1个菌落接种到BHI肉汤和营养琼脂斜面,(36±1)℃培养18~24小时。进行血浆凝固酶试验。

3.结果与报告

计算血浆凝固酶试验阳性菌落对应的管数,查MPN检索表,报告每克(mL)样品中金黄色葡萄球菌的最可能数,以MPN/g(mL)表示。

(五)葡萄球菌肠毒素检验

1.试剂和材料

除另有规定外,所用试剂均为分析纯,试验用水应符合GB/T6682-2008《分析实验室用水规格和试验方法》对一级水的规定。

(1)A、B、C、D、E型金黄色葡萄球菌肠毒素分型ELISA检测试剂盒。

(2)pH试纸,范围在3.5~8.0,精度0.1。

(3)0.25 mol/L、pH 8.0的Tris缓冲液将121.1 g的Tris溶解到800 mL的去离子水中,待温度冷至室温后,加42 mL浓HCl,调pH至8.0。

(4)pH7.4的磷酸盐缓冲液:称取$NaH_2PO \cdot H_2O$ 0.55 g(或$NaH_2PO \cdot 2H_2O$ 0.62 g)、$NaH_2PO \cdot 2H_2O$ 0.85 g(或$NaH_2PO \cdot 12H_2O$ 5.73 g)、NaCl 8.7 g溶于1 000 mL蒸馏水中,充分混匀即可。

(5)庚烷。

(6)10%次氯酸钠溶液。

(7)肠毒素产毒培养基。①成分:蛋白胨20.0 g、胰消化酪蛋白200 mg(氨基酸)、氯化钠5.0 g、磷酸氢二钾1.0 g、磷酸二氢钾1.0 g、氯化钙0.1 g、硫酸镁0.2 g、芋酸0.01 g、蒸馏水1 000 mL、pH 7.2~7.4。②制法:将所有成分混于水中,溶解后调节pH,121 ℃高压灭菌30分钟。

(8)营养琼脂。①成分:蛋白胨10.0 g、肉膏3.0 g、氯化钠5.0 g、琼脂15.0~20.0 g、蒸馏水1 000 mL。②制法:将除琼脂以外的各成分溶解于蒸馏水内,加入15%氢氧化钠溶液约2 mL,校正pH至7.2~7.4。加入琼脂,加热煮沸,使琼脂熔化。分装烧瓶,121 ℃高压灭菌15分钟。

2.仪器和设备

(1)电子天平:感量0.01 g。

(2)均质器。

(3)离心机:转速3 000~5 000 g。

(4)离心管:50 mL。

(5)滤器:滤膜孔径0.2 μm。

(6)微量加样器:20～200 μL、200～1 000 μL。

(7)微量多通道加样器:50～300 μL。

(8)自动洗板机(可选择使用)。

(9)酶标仪:波长 450 nm。

3.检测步骤

(1)从分离菌株培养物中检测葡萄球菌肠毒素方法:待测菌株接种营养琼脂斜面(试管 18 mm×180 mm)37 ℃培养 24 小时,用 5 mL 生理盐水洗下菌落,倾入 60 mL 产毒培养基中,每个菌种种一瓶,37 ℃振荡培养 48 小时,振速为 100 次/分,吸出菌液离心,8 000 r/min 20 分钟,加热 100 ℃,10 分钟,取上清液,取 100 μL 稀释后的样液进行试验。

(2)从食品中提取和检测葡萄球菌毒素方法。①乳和乳粉:将 25 g 乳粉溶解到 125 mL、0.25 mol/L、pH 8.0 的 Tris 缓冲液中,混匀后同液体乳一样按以下步骤制备。将乳于 159 ℃,3 500 g离心 10 分钟。将表面形成的一层脂肪层移走,变成脱脂乳。用蒸馏水对其进行稀释(1∶20)。取 100 μL 稀释后的样液进行试验。②脂肪含量不超过 40%的食品:称取 10 g 样品绞碎,加入 pH 7.4 的 PBS 液 15 mL 进行均质。振摇 15 分钟。于 15 ℃,3 500 g 离心 10 分钟。必要时,移去上面脂肪层。取上清液进行过滤除菌。取 100 μL 的滤出液进行试验。③脂肪含量超过 40%的食品称取 10 g 样品绞碎,加入 pH 7.4 的 PBS 液 15 mL 进行均质。振摇 15 分钟。于 15 ℃,3 500 g 离心 10 分钟。吸取 5 mL 上层悬浮液,转移到另外一个离心管中,再加入 5 mL 的庚烷,充分混匀 5 分钟。于 15 ℃,3 500 g 离心 5 分钟。将上部有机相(庚烷层)全部弃去,注意该过程中不要残留庚烷。将下部水相层进行过滤除菌。取 100 μL 的滤出液进行试验。④其他食品可酌情参考上述食品处理方法。

(3)检测。①所有操作均应在室温(20～25 ℃)下进行,A、B、C、D、E 型金黄色葡萄球菌肠毒素分型 ELISA 检测试剂盒中所有试剂的温度均应回升至室温方可使用。测定中吸取不同的试剂和样品溶液时应更换吸头,用过的吸头以及废液要浸泡到 10%次氯酸钠溶液中过夜。②将所需数量的微孔条插入框架中(一个样品需要一个微孔条)。将样品液加入微孔条的 A～G 孔,每孔 100 μL。H 孔加 100 μL 的阳性对照,用手轻拍微孔板充分混匀,用黏胶纸封住微孔以防溶液挥发,置室温下孵育 1 小时。③将孔中液体倾倒至含 10%次氯酸钠溶液的容器中,并在吸水纸上拍打几次以确保孔内不残留液体。每孔用多通道加样器注入 250 μL 的洗液,再倾倒掉并在吸水纸上拍干。重复以上洗板操作 4 次。本步骤也可由自动洗板机完成。④每孔加入 100 μL 的酶标抗体,用手轻拍微孔板充分混匀,置室温下孵育 1 小时。⑤重复③的洗板程序。⑥加 50 μL 的 TMB 底物和 50 μL 的发色剂至每个微孔中,轻拍混匀,室温黑暗避光处孵育 30 分钟。⑦加入 100 μL 的 2 mol/L 硫酸终止液,轻拍混匀,30 分钟内用酶标仪在 450 nm 波长条件下测量每个微孔溶液的 OD 值。

(4)结果的计算和表述。①质量控制:测试结果阳性质控的 OD 值要大于 0.5,阴性质控的 OD 值要小于 0.3,如果不能同时满足以上要求,测试的结果不被认可。对阳性结果要排除内源性过氧化物酶的干扰。②临界值的计算:每一个微孔条的 F 孔和 G 孔为阴性质控,两个阴性质控 OD 值的平均值加上 0.15 为临界值。③结果表述:OD 值小于临界值的样品孔判为阴性,表述为样品中未检出某型金黄色葡萄球菌肠毒素;OD 值大于或等于临界值的样品孔判为阳性,表述为样品中检出某型金黄色葡萄球菌肠毒素。

5.生物安全

因样品中不排除有其他潜在的传染性物质存在，所以要严格按照 CB19489-2008《实验室生物安全通用要求》对废弃物进行处理。

（陶 炜）

第三节 食品中大肠埃希菌检验

大肠埃希菌是埃希菌属的代表，与非病原性大肠埃希菌一样，都是人畜的肠道细菌，可随粪便一起污染环境和食品，故在卫生学上被作为卫生监督的指示菌。

正常情况下，大肠埃希菌不致病，而且还能合成 B 族维生素和维生素 K，生产大肠菌素，对机体有利。但当机体抵抗力下降或大肠埃希菌侵入肠外组织或器官时，可作为条件性致病菌而引起肠道外感染，有些血清型可引起肠道感染。

一、病原学特性

（一）形态特征

大肠埃希菌为两端钝圆的短小杆菌，一般大小为（1.0～3.0）μm×（0.5～0.8）μm，革兰氏染色阴性。此菌多单独或成双存在，但不成长链状排列。因生长条件不同，个别菌体可星现近似球状或长丝状。有 50%左右的菌株因具有周生鞭毛而能运动，但多数菌体只有 1～4 根，一般不超过 10 根，故菌体动力弱；多数菌株生长有比鞭毛细、短、直且数量多的菌毛，有的菌株具有荚膜；不形成芽孢，对普通碱性染料着色良好。

（二）培养特性

（1）需氧及兼性厌氧菌。

（2）对营养的需求不高，在普通的琼脂上就生长良好，在 15～45 ℃范围内均可生长，但最适生长温度为 37 ℃，最适 pH 为 7.2～7.4。

（3）在普通琼脂平板上培养 24 小时，可形成圆形、凸起、光滑、湿润、半透明、边缘整齐、中等大小的菌落，其菌落与沙门菌比较相似，但是，对大肠埃希菌菌落进行（45°折射）观察时可见荧光。

（4）在肉汤培养基中生长 18～24 小时变为均匀液，而后低部出现黏性沉淀物，

（5）在鲜血琼脂平板上生长，有些菌株可见 β 溶血环。

（6）在远藤琼脂上长成带金环光泽的红色菌落。

（7）在 SS 琼脂平板上多不生长，少数生长的细菌，也因发酵乳糖产酸而形成红色菌落。

（8）在伊红美蓝琼脂上形成紫黑色、具有金属光泽的菌落。

（9）在麦康凯琼脂上培养 24 小时后菌落呈红色。

（三）生化特性

（1）可发酵葡萄糖、乳糖、麦芽糖、甘露醇产酸产气，有些不典型的菌株不发酵或迟缓发酵乳糖。

（2）不同菌株对蔗糖、卫矛糖、水杨苷发酵结果不一致。

(3)本菌可使赖氨酸脱羧、不能使苯丙氨酸脱氨。

(4)不产生 HS,不熔化明胶,不分解尿素。

(5)不能在氰化钾培养基上生长,靛基质试验阳性,V-P 试验阴性。

后四项生化特性是典型的大肠埃希菌,与此不一致的即为非典型大肠埃希菌。

二、致病性大肠埃希菌食物中毒

(一)流行病学

致病性大肠埃希菌在自然界的分布非常广泛,常污染食品及餐具。人及动物均有健康带菌现象,牛、猪带菌对本菌引起的食物中毒至关重要。人的健康带菌在流行病学上具有重要意义。3个本菌引起的食品中毒以动物性食品比较多,主要为肉食品类。动物生前感染以及带菌,是引起本菌食物中毒的重要原因。

(二)致病力和致病机理

(1)侵袭力大肠埃希菌具有 K 抗原和菌毛,K 抗原具有抗吞噬作用,有抵抗抗体和补体的作用,菌毛能帮助细菌黏附于肠黏膜表面。有侵袭力的菌株可以侵犯肠道黏膜引起炎症。

(2)大肠埃希菌细胞壁具有内毒素的活性,其脂类 A 是毒性部位,而 O 特异多糖有助于细菌抵抗宿主的防御机制。

(3)肠毒素肠毒素有两种:一种为不耐热肠毒素(LT),其成分可能是蛋白质,60 ℃ 30 分钟即被破坏,LT 作用是激活小肠上皮细胞内的腺苷酸环化酶,使 ATP 转变为 cAMP,促进肠黏膜细胞的分泌功能,使肠液大量分泌,引起腹泻;另一种为耐热肠毒素(ST),ST 无免疫性,耐热,100 ℃ 10～20 分钟不被破坏,它也可使肠道上皮细胞的 cAMP 含量升高,引起腹泻。

(三)所致疾病

1.肠道感染大肠埃希菌

肠道感染大肠埃希菌是引起人类泌尿系统感染最常见的病原菌,也是革兰氏阴性杆菌败血症的常见病因。此外还可引起胆囊炎、肺炎,以及新生儿或婴儿脑膜炎等。

2.能引起腹泻的大肠埃希菌

(1)肠产毒素大肠埃希菌(ETEC)是婴幼儿及旅游者腹泻的主要原因。本组细菌的主要特点是能产生 ST 和 LT 两种肠毒素。其所致疾病的临床表现为轻度腹泻,也可出现严重的类似霍乱的症状。

(2)肠致病性大肠埃希菌(EPEC)是婴儿腹泻的主要原因,严重者可致死。本组细菌不产生肠毒素,它主要寄生于十二指肠、空肠和回肠上端。

(3)肠道侵袭性大肠埃希菌(EIEC)主要引起较大儿童和成年人腹泻,有时能暴发流行病。不产生肠毒素,主要侵袭大肠上皮细胞,临床上表现出类似痢疾的症状。具有 H 抗原但无动力。常有非典型的生化反应,对乳糖迟缓发酵或不发酵,其中某些菌型与痢疾杆菌有共同抗原,因此常被误诊为细菌性痢疾。

(4)肠出血性大肠埃希菌(EHEC)是 1982 年首次在美国发现的引起出血性肠炎的病原菌,1984 年在日本发现 O_{157}:H 引起腹泻病例,1996 年夏季在日本大规模流行。O_{157}:H 食物中毒是由细菌自身和其产生的毒素协同作用引起的。它的致病机理还不十分清楚。其主要临床症状是潜伏期长(4～9 天),轻者表现为腹泻、腹痛、呕吐,重者表现为水样腹泻,易引起老幼患者死亡。

三、微生物学检验方法

(一)增菌

样品采集后应尽快检验。除了易腐食品在检验之前预冷藏外，一般不冷藏。以无菌操作取检样 25 g(mL)，加在 225 mL 营养肉汤中，以均质器打碎 1 分钟或用乳钵加灭菌砂磨碎，取出适量，接种乳糖胆盐培养基，以测定大肠菌群 MPN，其余的移入 500 mL 广口瓶内，于(36±1)℃培养 6 小时。挑取一环，接种于 1 管 30 mL 肠道菌增菌肉汤内，于 42 ℃培养 18 小时。

(二)分离培养

将乳糖发酵阳性的乳糖胆盐发酵管和增菌液分别划线接种麦康凯或伊红亚甲蓝琼脂平板；污染严重的检样，可将检样匀液直接划线麦康凯或伊红亚甲蓝琼脂平板，(36±1)℃培养 18～24 小时，观察菌落。不但要注意乳糖发酵的菌落，同时也要注意乳糖不发酵和迟缓发酵的菌落。

四、结果与报告

综合整体情况做出报告。

(陈　焱)

第四节　食品中志贺菌检验

一、病原学特性

志贺菌属的形态与一般肠道杆菌无明显区别，为革兰氏阴性杆菌，大小为(2～3)μm×(0.5～0.7)μm。无鞭毛、有菌毛。菌落呈圆形、微凸、光滑湿润、无色、半透明、边缘整齐、直径为 2 mm，在液体培养基中均匀浑浊生长，无菌膜形成。

本菌属都能分解葡萄糖，产酸不产气，大多不发酵乳糖。甲基红试验阳性，V-P 试验阴性，不分解尿素，不产生 H_2S。

需氧或兼性厌氧菌，最适温度 37 ℃，pH 6.4～7.8，在普通琼脂培养基和 SS 平板上，形成圆形、微凸、光滑湿润、无色半透明、边缘整齐、中等大小的菌落。宋内志贺菌菌落较大、较不透明、粗糙而扁平，在 SS 平板上可迟缓发酵乳糖，菌落呈玫瑰红色，在肉汤中呈均匀浑浊生长，无菌膜。

二、志贺菌食物中毒

志贺菌属(通称痢疾杆菌)是细菌性痢疾的病原菌。临床上能引起痢疾症状的病原生物很多，有志贺菌、沙门菌、变形杆菌、大肠埃希菌等，其中以志贺菌引起的细菌性痢疾最为常见。志贺菌病常见为食物暴发型或经水传播。与志贺菌病相关的食品包括沙拉(土豆、金枪鱼、虾、通心粉、鸡)、生的蔬菜、乳和乳制品、禽、水果、面包制品、汉堡包和有鳍鱼类。志贺菌在拥挤和不卫生条件下能迅速传播，经常发现于人员大量集中的地方，如餐厅、食堂。食源性志贺菌流行的最主要原因是食品加工行业人员患痢疾或带菌者污染食品，食品接触人员个人卫生差，存放已污染的

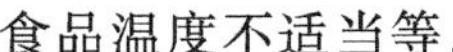

食品温度不适当等。

志贺菌引起的细菌性痢疾主要通过消化道途径传播。根据宿主的健康状况和年龄，只需少量病菌(为10个以上)进入，就有可能致病。志贺菌的致病作用，主要是侵袭力、菌体内毒素及个别菌株产生的外毒素。内毒素作用于肠壁，使其通透性增高，从而促进毒素的吸收，继而作用于中枢神经系统及心血管系统，引起临床上一系列毒血症症状，如发热、神志障碍，甚至中毒性休克。外毒素为蛋白质，不耐热，75～80 ℃ 1小时即可破坏，其作用是使肠黏膜通透性增加，并导致血管内皮细胞损害。一般认为具有外毒素的志贺菌引起的痢疾比较严重。因此，志贺菌成为食品中病原微生物检验的重要内容之一。

三、微生物学检验方法

(一)增菌

以无菌操作取检样 25 g(mL)，加入装有灭菌 225 mL 志贺菌增菌肉汤的均质杯，用旋转刀片式均质器以 8 000～10 000 r/min 均质；或加入 225 mL 志贺菌增菌肉汤的均质袋中，用拍击式均质器连续均质 1～2 分钟，液体样品振荡混匀即可于(41.5±1)℃厌氧培养 16～20 小时。

(二)分离

取增菌后的志贺增菌液分别划线接种于 XLD 琼脂平板和 MAC 琼脂平板或志贺菌显色培养基平板上，于(36±1)℃培养 20～24 小时，观察各个平板上生长的菌落形态。宋内志贺菌的单个菌落直径大于其他志贺菌。若出现的菌落不典型或菌落较小不易观察，则继续培养至 48 小时再进行观察。

之后进行生化试验和血清学鉴定。

四、结果报告

综合以上结果，报告 25 g(mL)样品中检出或未检出志贺菌。

(于 倩)

参考文献

[1] 潘建华.临床检验医学技术进展[M].武汉:湖北科学技术出版社,2022.

[2] 马全成.现代医学检验与临床[M].哈尔滨:黑龙江科学技术出版社,2023.

[3] 马双林,侯敬侠,张秀丽,等.医学检验与临床应用[M].青岛:中国海洋大学出版社,2023.

[4] 孙一圣,龚国忠,邓慧,等.临床检验技术与应用[M].长春:吉林科学技术出版社,2023.

[5] 岳保红,杨亦青.临床血液学检验技术[M].武汉:华中科技大学出版社,2022.

[6] 黄华.新编实用临床检验指南[M].汕头:汕头大学出版社,2021.

[7] 杨大干.临床检验标本采集手册[M].北京:科学出版社,2023.

[8] 齐丽荣,赵伟华,张秀丽,等.医学检验技术与临床应用[M].哈尔滨:黑龙江科学技术出版社,2022.

[9] 尹成娟,刘奉伟,杨芹,等.现代临床医学检验[M].上海:上海科学技术文献出版社,2023.

[10] 胡嘉波,朱雪明,许文荣.临床基础检验学[M].北京:科学出版社,2022.

[11] 郝坡,张玲,董立.临床检验基础[M].北京:北京大学医学出版社,2023.

[12] 王秀玲,马丽芳,李英,等.现代医学检验与临床诊疗[M].北京:科学技术文献出版社,2021.

[13] 马春玲,胡荣,宇芙蓉.免疫学检验技术[M].北京:高等教育出版社,2023.

[14] 李晓辉.现代临床检验技术[M].北京:科学技术文献出版社,2021.

[15] 谭超超,谢良伊.检验医学与临床诊治典型实例分析[M].长沙:湖南科学技术出版社,2022.

[16] 张保永,王海针,景现奇,等.临床检验项目选择与应用[M].上海:上海科学普及出版社,2022.

[17] 尹峰.现代检验医学[M].上海:上海交通大学出版社,2023.

[18] 郑珍,孙业富,宋兴丽.免疫学检验[M].天津:天津科学技术出版社,2023.

[19] 徐风亮.实用临床检验与分析[M].北京:科学技术文献出版社,2021.

[20] 王婧婧.临床医学检验与解读[M].南昌:江西科学技术出版社,2022.

[21] 徐克前.临床生物化学检验[M].北京:人民卫生出版社,2023.

[22] 陈敬霞,聂海玲,任玉宝.现代临床检验医学[M].武汉:湖北科学技术出版社,2022.

[23] 曾昭霞.实用临床检验与规范[M].哈尔滨:黑龙江科学技术出版社,2022.

[24] 高洪元.免疫学检验理论与临床研究[M].西安:陕西科学技术出版社,2021.

[25] 张瑾,曹佳伟,胡丽萍.医学检验技术与应用[M].上海:上海交通大学出版社,2023.

[26] 韩瑞,张红艳.临床生物化学检验技术[M].武汉:华中科技大学出版社,2021.

[27] 杨云山.现代临床检验技术与应用[M].郑州:河南大学出版社,2022.

[28] 刘洪涛.现代医学检验与病例[M].天津:天津科学技术出版社,2023.

[29] 曹媛.医学检验与医学实验技术[M].长春:吉林科学技术出版社,2023.

[30] 刘巧玲,张春霞,刘忠伦,等.现代临床输血检验[M].合肥:安徽科学技术出版社,2022.

[31] 张恒丽.现代医学检验与临床诊断[M].长春:吉林科学技术出版社,2023.

[32] 张秀明,李朝阳.临床生化检验案例分析[M].北京:人民卫生出版社,2023.

[33] 邓新立.血液与体液检验质量管理[M].北京:科学出版社,2023.

[34] 段玮,郑德亮,王维.临床检验技术探索与理论实践[M].天津:天津科学技术出版社,2021.

[35] 冯佩青.医学检验实用技术与应用[M].青岛:中国海洋大学出版社,2023.

[36] 温静,马琳.优化管理用于微生物标本检验的作用[J].中国卫生产业,2023,20(8):60-62.

[37] 费静.临床免疫检验中影响质量的因素以及对策[J].质量安全与检验检测,2021,31(1):125-127.

[38] 吴青娟.血液生化检验标本分析过程中结果准确性影响因素分析[J].中国乡村医药,2023,30(22):58-59.

[39] 韩晓云.细菌培养与涂片镜检在微生物检验中的临床价值分析[J].中国医药指南,2022,20(12):99-101.

[40] 杜新华,郑艳斌,傅吉春,等.血糖检验和尿糖检验在糖尿病患者中的检验价值分析[J].糖尿病新世界,2023,26(15):47-50.